2ND EDITION

임상 면역학

CLINICAL IMMUNOLOGY

2ND EDITION

임상 면역학

권혁한 · 김미경 · 김은중 · 김진각 · 박기호
박은석 · 성희경 · 엄용빈 · 윤중수 · 이영종
이재식 · 정우복 · 조혜경 · 허지혜 공저

CLINICAL IMMUNOLOGY

KOMB 고려의학
Korea Medical Book Publishing Company

개정판에 드리는 글

최근의 면역학은 그 연구범위가 더욱 더 커지고 전문적인 분야로 자리매김하고 있다.

또한 기초의학 및 진단 및 치료의학에 있어서는 매우 중요한 분야로 생화학, 해부구조학, 유전학, 약리학, 임상병리검사학 등뿐만 아니라 알러지학, 관절학, 장기이식학, 종양학 등의 임상의학분야에서도 발전을 거듭해가고 있다.

본서는 이에 부응하여 기존의 그림 설명을 좀 더 명확하게 하기 위하여 더 섬세한 작업을 통해 그림을 새롭게 추가하고 각 장마다 중요한 내용에는 볼드체 및 영문용어를 동반하여 편집을 시도하였다.

제1장은 면역학의 역사적 배경에 대한 지식을 위주로 기술하였으며, 특히 2장, 3장에서는 이해하기 쉽도록 항원, 항체 등의 구조도 등을 새롭게 추가하였으며, 진단법을 자세하게 기술하였다. 또한 4장에서 10장까지는 면역반응에 대한 내용으로 구성하였으며, 11장에서 16장까지는 임상예를 추가하여 질병관련 장으로 할애를 하였다.

면역학은 지속적으로 발전을 해 나가는 학문으로 자리매김할 것으로 본다. 앞으로도 보다 더 충실한 내용으로 채워져 나갈 수 있도록 노력할 것이다.

끝으로 이 임상면역학이 나오기까지 수고하신 고려의학 편집팀 및 편집을 잘해주신 이성림 대리님, 디자인팀의 서상석 과장님과 허은채 디자이너의 노고에 감사드립니다.

또한 미진한 부문을 보완해주신 여러 선생님들께도 심심한 감사의 말씀을 드립니다.

편저자 드림

임상면역학 책을 엮으면서(초판)

면역학은 그 학문영역이 광범위하여 기초의학, 진단 및 치료의학에 없어서는 안 될 분야로써 최근에는 생화학, 해부학, 응용생물학, 유전학, 약리학, 임상병리학 등의 기초 및 생명과학뿐 아니라, 알러지학, 관절학, 장기이식술, 종양학 등의 임상의학분야에서도 면역학의 지대한 발전이 이루어져 왔다.

그러므로 면역학은 보건학 및 의학, 간호학, 치학, 약학, 수의학 등을 전공하는 학생에게는 필수적인 학문영역으로 자리잡고 있으며 또한 생명과학을 공부하는 이들도 그 중요성에서 뒤지지 않고 있다. 이러한 학문적 욕구를 충족시키기 위한 의학 및 응용과학의 공동연구가 최근에 들어서 급진전하고 있다. 그러나 빠르게 변화하는 면역학분야에 지식을 얻는 데 어려움이 따르고 있다. 특이 질병과 관련하여 임상면역학의 경우에는 더욱더 절실하다고 할 것이다.

이에 저자들은 대부분의 면역학전문서적들이 대부분 영문 및 외국어로 쓰여 있어 여러 분야를 공부할 학생이나 전공자들이 제한된 시간에 공부하기에는 어려운 실정임을 인식하여 우리글로 된 이해하기 쉬운 그리고 전문적인 내용을 가진 면역학 책을 출간하게 되었다.

이 임상면역학은 특히 각 쪽마다 내용을 보다 쉽게 이해하도록 그림 및 사진을 같이 실어 정리하였으며 각 장마다 중요한 내용의 주제어에 고딕체로 표기하여 공부하기에 편하게 하였다.

제1장은 면역학의 전반적 이해를 돕기 위하여 역사적 배경을 시작으로 2장에서부터 마지막 장까지의 내용에 대한 일목요연한 정리를 시도하였다. 제3장에서는 임상면역진단법분야에 중점적으로 할애를 하였으며 임상 예를 들어 설명하도록 노력하였다. 특히 4장에서 10장까지는 면역반응에 대부분을 관여하는 항체 및 림프구에 대한 탐구에 많은 지면을 할애하였다. 또한 11장에서 16장까지는 질병관련 장으로 자가면역반응 및 알레르기분야도 그 중요성을 피력하였다.

면역학은 계속해서 발전을 거듭하고 있으며 이에 대한 연구가 계속 이어져야 할 것이다. 앞으로도 내용에 충실을 기해 더 좋은 임상면역학의 귀중한 지침서가 되도록 노력할 것이다.

끝으로 이 임상면역학이 태어나기까지 수고를 아끼지 않으신 고려의학 편집부임직원과 최병진 사장께 감사드리며 미진한 부분을 보완해주신 여러 선생님들께 감사한 마음을 지면을 통해 알리는 바입니다.

연건동에서

편저자

목 차

chapter

01

면역이란 무엇인가 (Introduction to Immunology)

1. 면역학의 역사적 배경

면역학의 가장 기본적 기능은 감염에 대한 방어로 시작된다. 감염성 질환의 "germ theory"가 대두되기 이전에는 질병으로부터 회복되어지는 것은 재감염에 대한 저항성을 갖느냐에 달려 있었다.

그러므로 고전적 의미에 있어서의 면역학은 미생물학에서 기초하였고, 또한 미생물학 발전에 큰 공헌을 가져 왔다.

최근에는 생화학, 해부학, 응용생물학, 유전학, 약리학, 병리학 등의 기초 및 생명과학뿐 아니라, 알러지학, 관절학, 장기이식술, 종양학 등의 임상의학분야에서도 면역학의 발전이 이루어져 왔다.

다시 말해서 면역학의 기초를 통하여 여러 생명과학분야가 새롭게 눈을 뜨고 있는 것이다. 이러한 면역학의 발달사를 표 1-1에 요약하여 정리하였다.

현대의학이 발달되기 이전의 11세기 무렵의 한 중국의사에 의해 사람들이 천연두(마마, Small pox)의 흡입으로 인해서 이 질병의 발병이 저지됨을 발견하였다. 이후 중동지역에서 분말로 만들어진 우두 접종의 기술이 시행되었다. 이러한 초기적 면역 접종은 18세기 Pylarini와 Timoni에 의해서 영국으로 전파되었으며 Mary Wortley Montagu (그림 1-1)에 의해 보편화되었다. 그러나 이 치료법이 때로는 사망을 불러일으켜 여러 사람의 방해를 받기도 하였다.

현대 면역학의 미래는 당시 내과 의사였던 Edward Jenner (그림 1-2)의 획기적인 발견으로부터 시작되었다 해도 과언이 아니다. 그는 우두에 걸린 소의 젖을 짜는 사람이 마마에

표 1-1. 면역학의 역사적 발견

1000 A.D.	Chinese – 천연두 감염예방
1798	Jenner – 우두예방접종
1880	Koch – 결핵증에서 지연성 과민반응 발견(세포 매개성 면역)
1881	Pasteur – 사균과 약독생균 개발
1885	Roux and Yersin – 최초로 세균독소 발표
1890	von Behring* and Kitasato* – 최초로 항독소 발견
1893	Buchner – 보체 발견(alexine)
1894	Pfeiffer and Bordet* – 1919년 세포융해에서 보체와 항체의 작용 발견
1896	Durham and bon Gruber – 세균의 응집반응 발견
1896	Widal – 장티푸스의 혈청학적 진단시험

면역성 이론
(THEORIES OF IMMUNITY)

세포성 (CELLULAR) — Metchnikoff* (1908) (식균작용)

체액성 (HUMORAL) — Ehrlich*(1908) (측쇄설)

조직손상(*Tissue injury*)

"Metchnnkoff 재발견"

세포성 (CELLULAR)

1944	Medawar, Burnet* (1960)자기 대 비자기
1945	Owen – 키메리즘
1947	Levine and Stetson – Rh 혈액형 발견
1952	Bruton – 최초로 무γ–globulin 혈증발견
1955	Jerne and Burnet – 클론선택설
1961	Miller and Good – 흉선의 역할규명
(1980)	Dausset and Snell* – 조직적합성 항원
(1980)	Benacerraf* 면역응답에서 유전적 조절

조직손상(*Tissue injury*)

1902	Richet* and Portier – 아나필락시스
1903	Arthus – 특이적 괴저환부 : Arthus 반응
1906	von Pirquet – 알레르기
1924– 1939	Sanarelli–Shwartzman – 괴저반응 : 내독소
1945	Landsteiner* and Chase – 지연형 과민반응의 세포이동(1930)
(1982)	Bergstrom*, Samuelsson*, Vane* – 즉시형 과민반응 과민증의 매개

체액성 (HUMORAL)

1900	Landsteiner – ABO 혈액형
1930	Heidelberger – 침강반응의 정량
1934	Marrack–래티스설
1939	Kabat and Tiselius – 항체가 감마글로불린이라고 주장
1940	Pauling – 단백질의 일차구조
1959	Porter* ┐ gammaglobulin의
1960	Edelman ┘ 구조와 형성
1967	Johansson and Ishizaka – IgE의 발견
(1977)	Yalow* – 방사면역분석법의 개발

* Nobel상 수상자

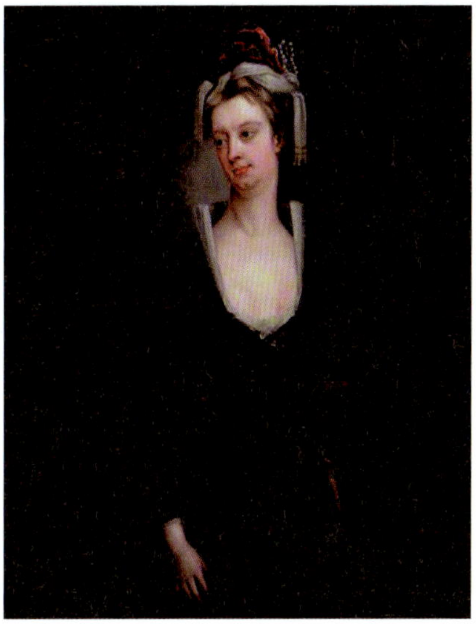

그림 1-1. Lady Mary Worteiy Montagu (1689~1762)

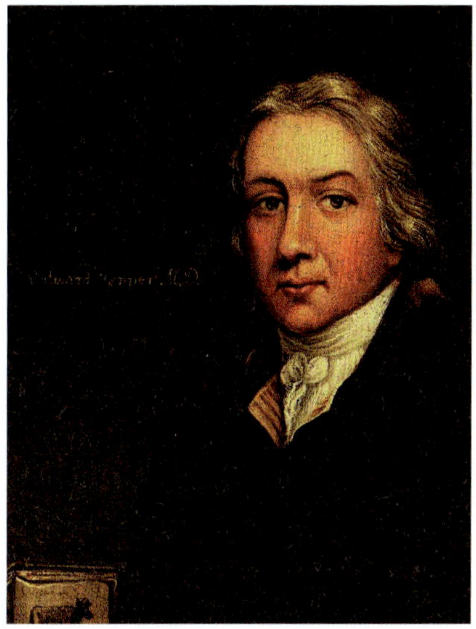

그림 1-2. Edward Jenner (1749~1823)

저항성이 있다는 사실을 관찰한 후에 인간에게 직접 생체실험을 통하여 우두가피를 접종해서 마마에 대한 저항력을 획득하도록 하는 데 성공하였다.

그리고 방어성 예방접종의 더 큰 발전은 Louis Pasteur (그림 1-3)에 의해 가능해졌다. Pasteur는 fennel의 공로에 대하여 vaccine (vacca 라틴어로 소, cow)이란 용어를 사용하였다. Pasteur의 연구에 의해 질병의 "germ theory"가 발전되었으며 이에 기초로 하여 세균배양기술을 발전시켰다. 이 연구에서 Pasteur는 오래 배양시킨 닭 콜레라균을 닭에 접종시켰을 때 아무런 질병도 발생하지 않는다는 것을 발견하였다.

그 후 놀랍게도 이 닭은 새로운 균체에 의한 재감염 시에도 저항성이 있었으며 완전면역이 되었다. 이것은 현재까지도 많은 감염성질환의 예방에 선택적인 치료법이 되고 있다. 이것을 **능동면역**이라고 한다. 그리고 Robert Koch (그림 1-4)는 감염성질병의 균체역학 연구 도중 *Mycobasterium tuberculosis*를 발견하게 되었다. 그는 또한 결핵균에 대한 백신을 연구하던 중 **지연형 과민반응**으로 잘 알려진 현상을 발견하게 되었다. *Diphtheria bacillus*의 분리 이후, Roux와 Yersin은 이 균체에 의해 만들어지는 외독소가 존재함을 증명하였다(그림 1-5). 이 독소는 von Behring과 Kitasato에 의해, 동물에 주사되었으며(그림 1-6), 이 동물에서 혈청 내에 '항독소'라 불리는 독소중화물질을 생산해 냈다. 이 중화능력은 접종 안된 동물에게 혈청을 통하여 전달이 되며, 이것을 '**수동면역**'이라 한다.

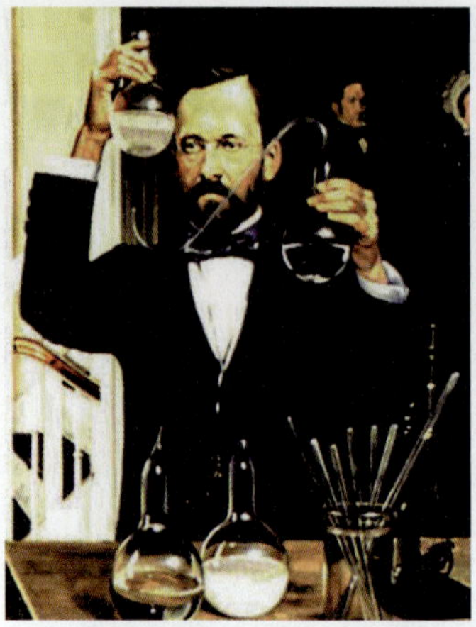

그림 1-3. Louis Pasteur (1822~1895)

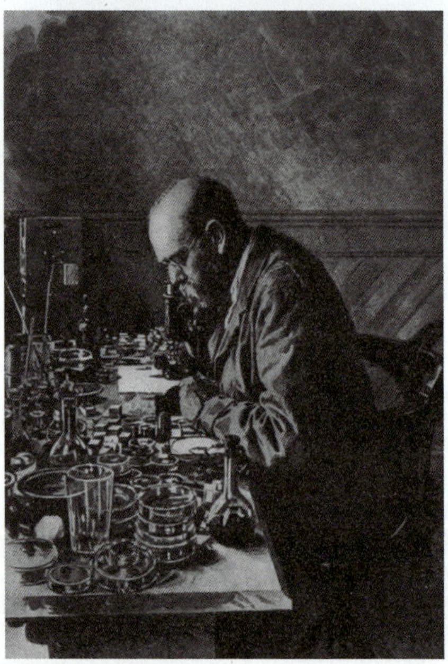

그림 1-4. Robert Koch (1848~1910)

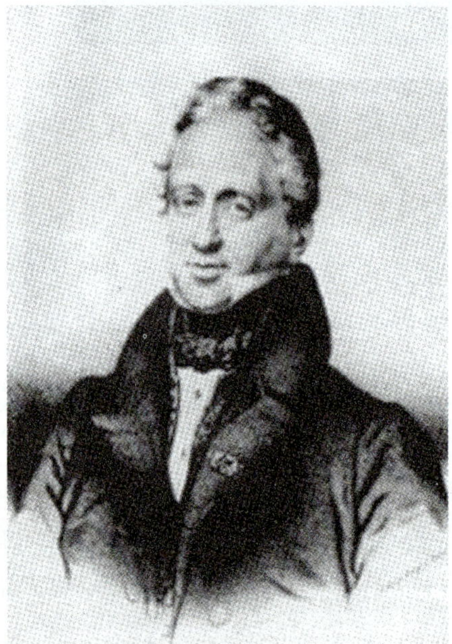

그림 1-5. Pierre Paul Emile Roux (1853~1933)

그들의 업적은 수동면역(혹은 면역요법)을 통하여 질병을 방지하는 현대의학의 기초를 형성하게 되었다.

Pfeiffer와 Bordet는 항체와는 다르지만 세균을 파괴하는 데 필요한 물질인 "보체"를 혈청으로부터 분리해 내었다. 혈청성분이 세균을 응집시킬 수 있다는 Durharm과 von Gruber의 관찰은, 감염성 응집반응의 진단시험에 기초를 형성하였다.

그 예로, 장티푸스(장염유발) 진단에 사용되는 비달응집반응(widal test)가 있다. 한편 프랑스와 독일에서는 면역학의 연구에 있어서 2개의 학설로 나뉘어져 활발한 연구가 이루어지고 있었다.

이때, 두 가지의 다른 관점이 대두되어 이들 관점에 의해 면역학이 발전되었다.

(1) 체액성 : 세포에 의해 만들어지는 액상물질 즉 항체에 관한 연구를 강조

(2) 세포성 : 외부물질에 대한 숙주의 반응과 관련된 세포들의 생물학적 효과를 강조

Paul Ehrlich (그림 1-7)는 항체 형성과 관련된 "체액성 이론"을 제시하였으며, 이와 동시에 Elie Metchnikoff는 "세포성 이론"을 발전시켰다. 실제로 이 체액성, 세포성 인자들은 서로 의존적으로 작용하기 때문에 둘 다 옳은 이론인 것이다.

Ehrlich의 측쇄설(side-chain theory) 그림 1-8은 살아 있는 세포에는, 독소와 작용하는 수용체가 존재함을 제시하였다. 이것은 과도한 수용체는 분비되어져 항체로써 순환한다는 것이다.

오늘날 면역학적 연구의 중요한 영역 중 하나가 면역적격세포의 수용체에 관한 연구라는 점은 아이러니다. 계속적으로, 체액성 인자의 검증, 특징 및 생물학적 역할에 대한 연구가 중요한 부분으로 강조되고 있다.

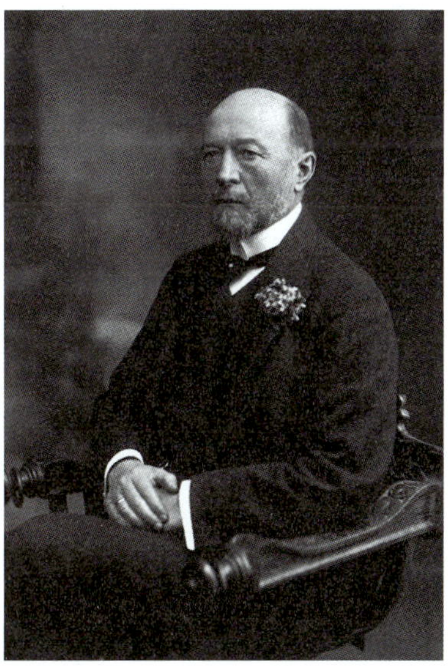

그림 1-6. Emil Adolf von Behring (1845~1917)

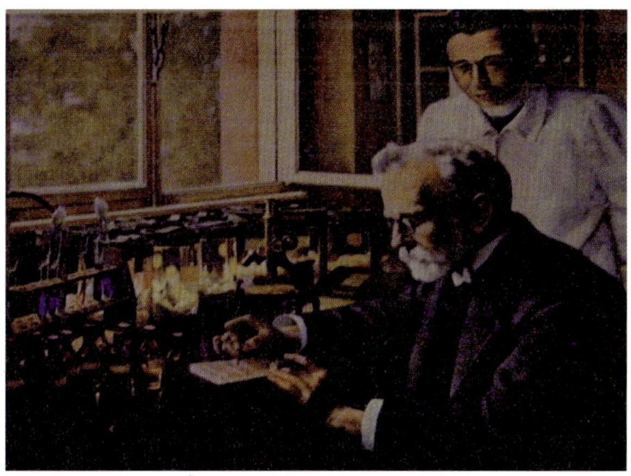

그림 1-7. Paul Ehrlich (1845~1915)

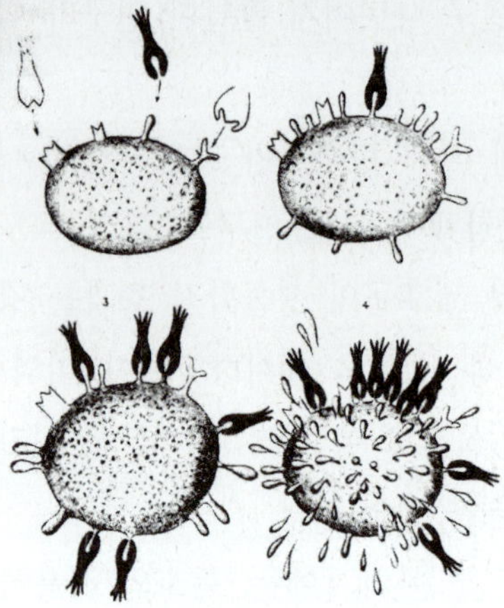

그림 1-8. Ehrlich의 측쇄설(side-chain theory). Ehrlich는 항원과 이미 형성된 B 세포 수용체(지금의 항체)와의 결합에 의해 세포가 자극받아 더 많은 수용체들을 생산하고 분비한다고 가정했다.

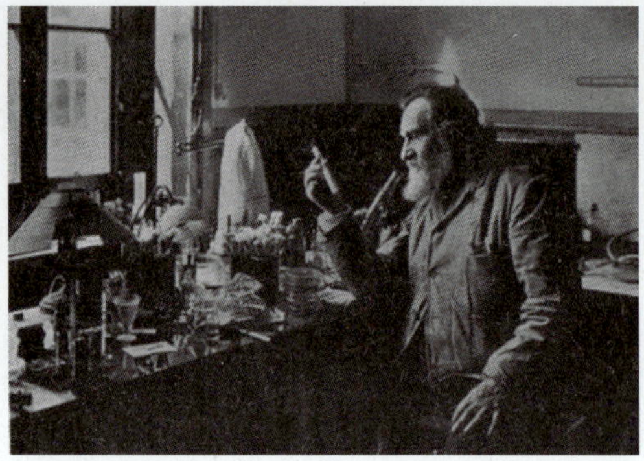

그림 1-9. Elie Metchnikoff (1845~1916)

Metchnikoff (그림 1-9)의 세포성 면역이론에서는, 탐식세포인 식세포(phagocytes)가 방어기전은 물론 외부물질에 대한 중요한 검색자로서 역할을 한다고 주장하였다. 그의 개념은 몇 십년 동안 인식되지 않았으나, 오늘날은 면역학 연구의 중요한 영역을 나타낸다. 세포성, 체액성 인자 모두가 방어와 조직상해 등의 불가분의 면역학적 과정의 원리를 이해하는데 연관되어 있다.

오늘날, 면역학 연구에는 두개의 학파로 나눠지는데 먼저 체액성 학파는, 면역글로불린(immunoglobulins)이라는 항체 활성을 갖는 단백 물질을 발견하고, 그 특징을 연구하는데 초점을 맞추고 있다. 이 연구는 모든 항체 물질의 아미노산배열을 밝힘으로써 최고조에 달했다.

동시에, 세포성 영역에 대한 학파는 인간의 암에 대한 면역성은 물론, 감염성 물질에 대한 방어·조직이식거부 등에 관한 입장에서 연구하고 있다. 체액성과 세포성의 분열은 면역체계에 있어서 선천적 결함을 가진 사람의 감수성(유형 1, 2, 3)의 증가 등의 임상적 관찰에 의해 설명되어질 수 있다.

유형 1 : 체액성 방어 기능 부족, 세포성 면역기능 정상

유형 2 : 세포성 면역이 결함, 체액성 면역 정상

유형 3 : 세포성·체액성 모두 결함이 있는 경우

명확히, 두 영역 모두 인간에게 매우 중요하다. 비록, 이 중에서 어떤 것을 몇 배 더 강조하더라도 면역에 있어서 세포성·체액성 인자들은 상호 관련 적이며 의존적이다.

2. 면역계의 역할

우리의 주변 환경에는 수없이 많은 미생물이 존재하며, 그중 어떤 것은 생체 중에 침입하여 증식함으로써 생체에 중대한 해를 끼치게 된다. 이물질이 점막을 통하여, 혹은 자상에 의해서 생체 내에 침입하며, 때로는 독성을 지니고 있어서 생체를 손상하는 경우가 있다. 대부분 생체 내에서의 이물질은 생체의 운영에 여러 가지 지장을 초래하게 된다.

생체 내에서는 **세포분열**(그림 1-10)에 의해서 각자 그 조직에서 새로운 세포가 생성되고, 조직의 활력이 유지되거나 손상을 입은 조직이 수복된다. 이 과정에서 불완전한 세포가 발생하는 수가 있다. 그러한 세포(변이세포)의 존재 자체가 부적합한 것이며, 암세포로 된 것은 생명을 위협하는 원인이 된다. 신진대사로 인한 노폐화된 세포나 조직이 남아 있으면 방해가 되며, 지장을 주게 된다.

수혈을 한다거나 장기이식을 하지 않는 이상, 다른 사람의 세포나 조직이 생체 내로 들어오는 것은 불가능하지만 계통 발생적으로 거슬러 올라가서, 다세포동물로써 확립되어 가는 단계의 동물에서는, 다른 개체의 세포가 기어들어 오는 수가 있었을 것이라고 생각되지만 그러한 개체의 성립은 부적합한 것이다.

생체에 있어서의 면역계의 역할론은, 그와 같은 생체에 있어서 위해가 되는 혹은 부적합한 이질적인 것을 배제시켜 생체를 올바르게 유지하는 것이 된다. 따라서 면역현상은 미생물의 감염방어, 다른 개체 세포의 거절, 변이세포-노폐조직의 제거 등에 관련되어 있는 것이라고 할 수 있다.

이 기능을 운영하기 위해서는, 배제해야 할 이질적 상대와, 자신의 생체를 구성하고 있는 보존해야 할 조직을 정확히 구별해야 하는 과정과, 구별한 상대를 처리하여 배제시키는 과정이 필요한 것이다. 면역학에서는, 배제시켜야 할 상대를 "**비자기**(non self)", 보존해야 할 자기자신의 조직을 "**자기**(self)"라고 부른다.

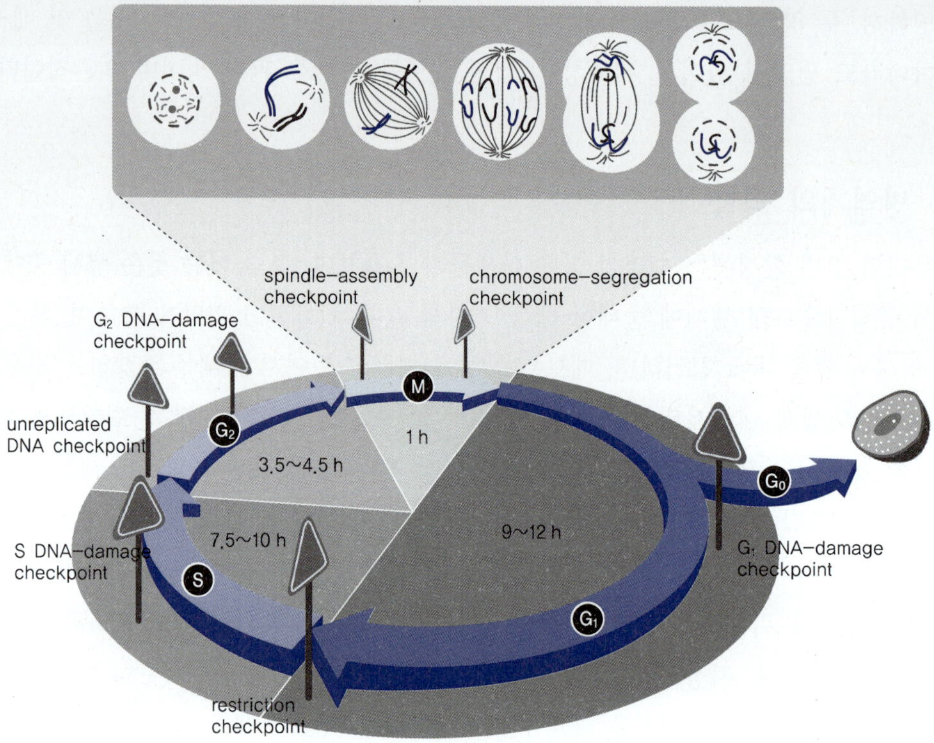

그림 1-10. 진핵세포의 세포주기

3. 비자기(non self)의 인식 기전

"자기(self)"와 "비자기(non self)"를 구별하려면, 어떤 인식표가 필요하다. "비자기"에는 "자기"에게 없는 어떤 것이 존재함으로써 "비자기"라고 인식하게 된다. 면역계에 있어서 이와 같이 특이항체를 생산하는 비자기물질을 가리켜 **항원**(antigen)이라고 한다. 면역계는 그와 같은 항원의 출현에 대하여 배제를 시작한다. 그 역할을 하고 있는 면역계의 중심이 되고 있는 세포가 림프구이다. 림프구가 왜 상대물질이 "비자기"라고 인식하게 될 수 있는가 하는 것은 세포표면에 "비자기"의 항원과 착 들어맞는 요철(凹凸) 관계와 같은 구조를 지니고 있기 때문이다. 이것을 **항원 수용체**(antigen receptor)라고 한다. 림프구의 표면에는 "비자기"의 항원에 대한 수용체가 존재하므로, "비자기"를 인식하면 이와 결합하고, 이어서 비자기의 배제 기능을 시작하게 된다.

"자기"의 물질에 부딪힌 경우에는, 그것에 대한 수용체를 지니고 있지 않으므로 어떤 일도 발생되지 않는다(그림 1-11).

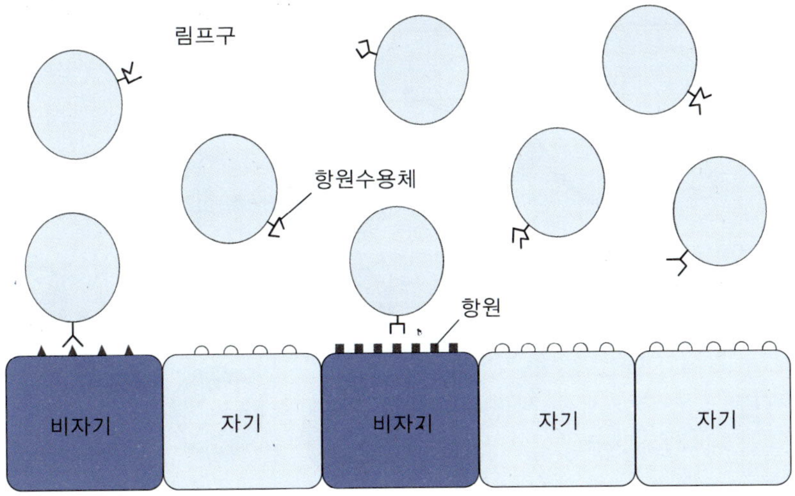

그림 1-11. "비자기"에는 "자기"에게 없는 표시(항원)가 있다. 이것과 들어맞는 항원 수용체를 가진 림프구가 존재하며 그것은 "비자기"에 반응하는 "자기"의 항원에 들어맞는 항원 수용체를 지닌 수용체는 존재하지 않는다. "자기"에서는 반응이 생기지 않는다.

그러나, 단순히 "비자기"라고 하여도 수 없이 많은 종류의 것들이 존재하게 된다. 타인의 세포나, 세균, 바이러스 등도 있다. 그것들이 같은 인식표를 지니고 있다고 할 수는 없다. 각기 다른 항원을 지니고 있으므로 이들이 같은 인식표를 가지고 있을 리는 없다. 그렇다면 림프구는 그것들에 항원 개개에 대한 수용체를 지니고 있지 않으면 안 되게 되어 있다.

그렇지만, 한 개의 세포가 수없이 많이 존재하는 별개의 분자를 합성한다는 것이 어려운 일이다. 한 개의 림프구는 한 종류의 수용체밖에 지니고 있지 않다. 그러므로 그것에 대응하는 특정 항원밖에는 상대하지 않는다. 따라서 각기 다른 항원 수용체를 지닌 림프구가 수 없이 많은 수의 종류가 있으며, 어떠한 "비자기"의 침입에 있어서, 그 항원에 대응할 수용체를 지닌 림프구만이 그 "비자기"에 대처하게 된다.

그렇지만, 타인 측에서 보면 "자기"는 "비자기"가 된다. 따라서 "자기"의 조직에는 타인에 있어서 항원이 되는 분자가 존재하게 된다. 왜 자신은 이 "자기의 항원"에 대하여 배제하기 위한 행동을 일으키지 않는 것일까. 그것은, 자기의 "항원"에 대응하는 수용체를 지닌 림프구가 존재하지 않음에 기인하지만, 어찌하여 그렇게 되어있는 것일까? 라는 의문이 제기된다.

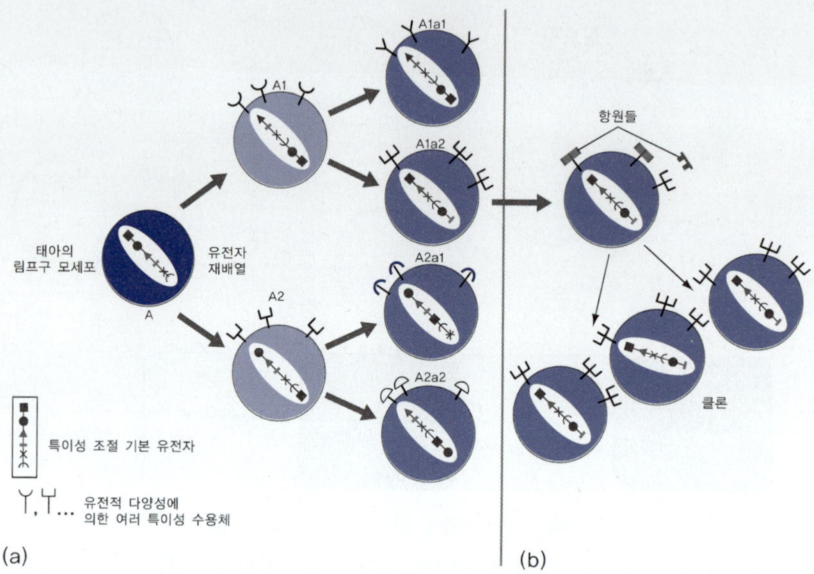

그림 1-12. a) 모세포에서 분화되는 동안 항원에 특이적으로 프로그램 된 유전자가 재배열 됨. b) 클론 선택과 확장(항원출현).

생체는 우선, 여러 종류의 항원 수용체를 한 종류씩 지닌 림프구를 수없이 많은 수의 종류에 대한 준비를 한다. 그리고 그중에서 자기의 항원에 대응하는 수용체를 지닌 림프구를 소거해 버리는 수단을 이용하고 있는 것이다. 왜 자기의 항원에 대응하는 것만이 소거되는가는 다음과 같다. "자기의 항원"은 "비자기의 항원"에 비해서 주변에 대량으로 존재한다. 따라서, 그 항원을 림프구의 항원 수용체에 직접 대량으로 결합하여, 그 림프구는 행동을 개시할 수 없으므로, 그대로 불활화된다는 것이다. 같은 항원 수용체를 지닌 림프구의 동료(그것은 한 개의 림프구의 세포분열에 의해 발생한 세포집단이며, 본래 세포의 복수카피라고도 할 수 있는 것이다)를 지칭, **클론**(clone)이라고 하지만 "자기의 방어군"에 대응하는 클론을 선택하며, 금지하게 되는 것은 아니다. 이와 같은 가설을 **클론선택설**(그림 1-12)이라고 한다. "자기의 항원"에 대응하는 것은 **금지클론**이 된다.

어느 특정의 "비자기"가 침입해 오면, 수없이 많이 존재하는 림프구의 클론 중에서 그 항원에 대응하는 클론만이 반응하게 되지만, 그 수는 극소수이므로, 충분한 반응을 일으키기 위하여, 당초 소수였던 그 클론의 림프구는 항원과의 반응에 의해 세포분열을 개시하며 급속히 증식하여 집단을 확대하고, 해당 "비자기"에 대하여 강하게 반응하는 것이다(그림 1-13).

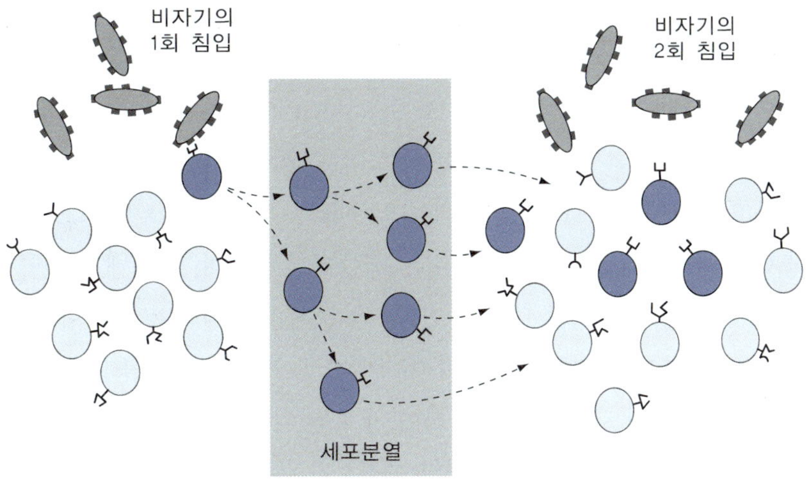

그림 1-13. "비자기"의 첫 번째 침입에서 그 항원에 반응하는 림프구는 그것과 반응하여 증식한다. 그 결과 두 번째에 같은 "비자기"가 침입해 왔을 때는 이미 림프구가 증식해 있으므로 보다 빠르고 강하게 반응이 일어난다. 첫 번째는 "비자기"가 병변을 일으키나 두 번째는 보다 빨리 처리가 되므로 병변을 일으키지 않는다.

그와 같은 림프구는, 잠시 동안 생체 내에 잔존하므로, 그 "비자기"에 대응하는 림프구는 증가하여, 다음 기회의 침입에 임해서는 보다 강하고, 보다 빠른 반응을 일으키게 된다. 이것을 **면역학적 기억**(immunological memory)이라고 부르고 있다. 일반적으로 "면역이 되었다"라는 것은 바로 이것이다. 최초의 "비자기"의 침입에 의해서, 그것에 강력히 반응할 수 있는 기억이 남아있어서, 다음 번의 해당 "비자기"의 침입에는 신속히 대처하여, 병변을 일으키지 않고 끝날 수 있게 해치우는 것이다. 예방접종은 이 원리를 이용하고 있는 것이다. 이 기억은, 첫 번째에 침입하여 생긴 항원과 동일한 항원에 의해서만 이루어지는 것이며, 다른 종류의 항원에 대해서는 첫 번째로서의 약한 반응밖에 생기지 않는다. 이러한 일대일의 반응성은 매우 엄밀하다. 항원과 항원 수용체가 서로 요철(凹凸)관계처럼 매우 엄밀한 일대일의 반응을 하고 있는 관계로 이와 같은 특정한 것밖에는 반응하지 않는다는 관계를 **면역학적 특이성**(immunological specificity)이라고 일컫는다. "자기"와 매우 유사한 자기의 변이 세포와 같은 "비자기"가 미세한 항원의 차이밖에 지나지 않는다는 것이라도 "자기"와 구별하기 위하여, 그와 같은 특이성을 지니는 것이 중요하므로, 열쇠로 자물쇠를 여는 것같이, 하나하나 확립하는 반응이 필요한 것이다.

4. 어떻게 많은 수의 항원 수용체를 준비하는 것인가?

항원 수용체도 하나의 단백분자이다. 통상, 하나의 유전자에 의해서하나의 단백(폴리펩타이드)이 생성된다. 예를 들어 1억 종류의 항원이 존재한다고 하면, 1억 종류의 항원 수용체를 준비해야만 한다. 그러기 위하여 1억 종류의 유전자가 존재한다고 할 수는 없다. 우리의 생체가 지닐 수 있는 유전자의 수는 제한되어 있으며, 그중에서 면역을 위해 할애할 수 있는 유전자도 한정되어 있는 것이다. 이 문제를 해결하기 위해서는, **유전자재배열**(gene rearrangement)이라고 하는 현상이 이루어지고 있다. 유전자를 3가지 그룹으로 나누고, 그중에서 한 가지씩 유전자를 추출하여 새로운 활성유전자를 만드는 방법이다. 예를 들면, 각각 그 그룹에 100개, 10개, 5개의 유전자가 존재한다고 가정한다면, 짝맞춤의 원리에 의해서 100×10×5=50,000개의 새로운 활성유전자가 만들어지게 된다. 항원 수용체는 2개의 폴리펩타이드로 되어 있지만, 또 한편은 300개와 5개의 2개 그룹의 유전자를 써서 300×5=1,500의 새로운 유전자를 만들고 있다면, 합쳐서 115+305=420개의 유전자를 이용하여 $5\times10^3\times15\ \times10^2=7.5\times10^6$종의 항원수용체유전자가 준비된다는 계산이 된다. 실제로 이와 같이 하여, 그 밖의 변이도 합하여 1억 종류나 되는 항원 수용체가 준비되어 있는 것이다.

5. "비자기"의 인식에서 "비자기"의 배제 예

상대가 배제해야 할 "비자기"라고 규명이 되면(이것을 면역학에서는 **항원인식**이라고 한다) 다음 단계로써, 이것을 제거하는 기구가 작용해야만 한다. 상대가 다른 개체의 세포이거나, 자기의 변이세포인 경우에는, 그 표면의 항원에 대한 수용체를 지니고 그것에 반응한 림프구가, 그 세포를 파괴하는 메커니즘이 작용한다. 일반적으로, 상대가 세균이나 이물질인 경우에는, 이를 세포 내로 끌어들여 파괴하고, 소화하는 **탐식세포**가 작용하지만, 탐식세포의 표면에는 항원 수용체가 없으므로, 탐식세포는 림프구와 같이 상대가 "비자기"인가 "자기"인가를 충분히 구별하는 것이 불가능하다. 그리하여 어떤 종류의 림프구는 항원 수용체를 대량으로 만들어 유리시켜 상대에게 결합시킨다.

이 세포에서 유리된 형태의 항원 수용체를 **항체**라고 일컫는다. 항체는 글로불린에 속한 단백이며, 면역의 작용을 하는 글로불린이라고 하는 것으로서, 이를 **면역글로불린**이라고 한다. 항체는 각기 대응하는 "비자기"의 항원에 결합하지만, 그런 일은 "비자기"에 한정된다고 할 수 있는 것이다. 따라서, 항체가 결합하였다고 하는 것은, 그것이 "비자기"라는 것을 표시하는 공통된 인식표가 새로이 생긴 것이 된다. 식세포의 표면엔 항체분자의 공통된 분자(Fc부)에 대한 수용체가 있으므로, 항체가 결합한 상대, 즉 "비자기"에 부착이 가능하고, 그 처리에 대처할 수 있게 되는 것이다(그림 1-14). 즉, 식세포 자신에는 "비자기"를 확실히 구별하는 능력이 없지만, 항체가 결합함으로써, 그것이 "비자기"라는 것을 알 수 있게 되는 것이다.

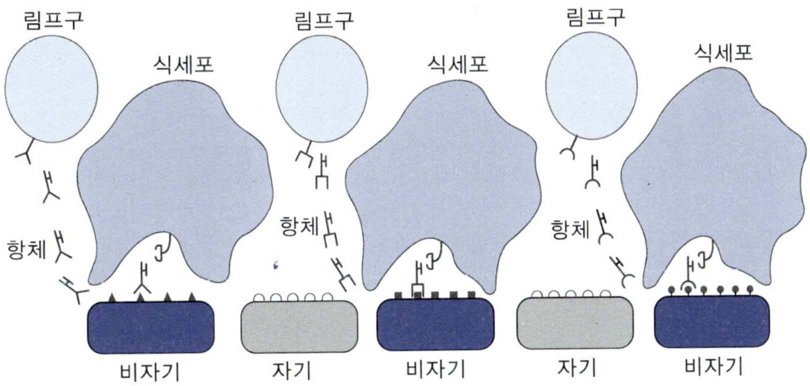

그림 1-14. 림프구가 항원 수용체(항체)를 유리시키면 "비자기"에게만 결합한다. 식세포 자신에는 "자기"와 "비자기"로 식별하는 능력이 없지만 항체와 결합한 상대는 "비자기"라는 것으로 알 수가 있다.

림프구가 유리형의 항원 수용체로서의 항체를 대량으로 만들어 주변에 유출하는 것은, 세포상의 항원 수용체로서 상대에게 결합하는 것보다도 효율적으로 신속히 상대에게 결합되는 이점을 지니고 있다(그림 1-15). 만들어진 항체는 혈액 중이나 체액에 대량으로 부유하여 존재한다. 거기에 세균 등의 "비자기"가 침입해 오면, 그것은 즉시 항체의 결합을 받고, 탐식세포에게 잡히게되고, 세포 내로 끌려 들어가 처리되는 것으로 연결이 된다. 상대가 독소인 경우에는, 그 상대에게 즉시 항체가 결합하고, 독성인 부분을 덮어씌워 중화하는 역할을 한다. 침입해 온 바이러스로, 항체의 결합을 받게 되면 세포에게 감염시키는 능력을 잃어버리고 만다. 그것에 대한 항체를 대량으로 생성하여 체내에 뿌려 놓아두면, 다음에 같은 "비자기"가 침입해 왔을 때에는 항체가 즉시 그것에 결합하고, 우선적으로 그 독성을 없애며, 그리고 탐식세포에 의한 처리로 연결하여, 재빨리 배제하는 것이 가능하다. 이것이 "면역이 되었다"라고 하는 것이다.

체액 중에는 보체라는 단백이 존재한다. 보체는 세균이나 세포의 세포막에 공혈이 생겨,

세균이나 세포를 파괴하는 작용을 지니고 있는 것이지만, 통상은 휴면상태에 있다. "비자기"에게 항체가 결합하면 그 항체에 결합함으로써 부근의 보체는 활성화되고, 항체의 결합을 받은 상대의 세균이나 세포를 파괴한다. 보체도 항체가 결합하였다고 하는 것이 인식표가 되어서, 상대의 세포가 "비자기"라는 것을 알고, 그것을 공격하는 것이다.

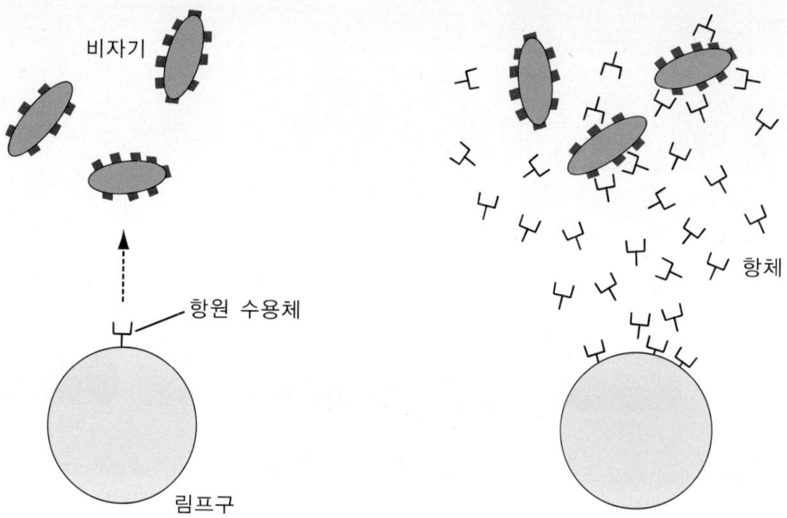

그림 1-15. 림프구가 직접 "비자기" 에게 반응하는 것보다는 항원 수용체(항체)를 대량 생성하여 줌으로써 상대(비자기)에 대한 결합이 원활해진다.

6. 반응의 증폭과 제어

1억 종류 정도의 항원 그 개개에 반응할 림프구가 준비된다고 한다면, 그중에서 "자기"에 반응하는 클론을 제거하였다 하여도 특정한 항원에 반응하는 림프구는 많아야 1만 개에 1개 정도일 것이다. 침입해 온 "비자기"가 10종류의 항원을 지니고 있다고 하여도, 그 "비자기"에 대응하여 생기는 림프구는 1,000개에 1개의 계산이 된다. "비자기"가 침입해 왔을 때, 당초에는 대응할 수 있는 림프구의 수는 극히 소수에 불과하므로, 급속히 동료를 증식, 그 "비자기"에 대처하지 않으면 안된다. 그리하여, 그 림프구의 증식이나 분화를 도울만한 다른 림프구가 작동한다. 실제로 항체를 만드는 림프구와 증식을 돕는 림프구가 있다고 하는 등의 관계가 존재하는 것이다. 보조를 하는 쪽의 림프구는 대개의 경우, 상대 세포의 증식이나 분화를 유도할 만한 물질을 만들어서, 그 작용을 한다(그림 1-16). 어떤 물질은, 어떤 세포에서 또 다른 세포로, 세포 간에 작용함으로 **인터루킨**(interleukin)이라고 한다. 면역학에서는, 상대의 세포를 파괴하거나 항체를 만드는 등의 실제로 일을 하는 림프구를 지칭하여 **효과세포**(effector cell) 그 후원하는 림프구를 **보조세포**(helper cell)라고 일컫는다. 이와 같은 증폭기구가 존재하므로, 즉시 대응이 가능한 것이지만, 그 종류의 림프구가 관여하는 것은, 상대가 진실로 "비자기"인 것이냐 하는 더블체크로 되어 있기도 하다. 하나의 림프구가 "비자기"라고 판단하여도, 다른 림프구가 그렇지 않다고 판단하면 그 상대에 대한 반응은 충분히 발생되지 않는다. 왜, 그와 같이 더블체크까지 하여 "자기"와 "비자기"를 엄밀히 규명하지 않으면 안 되는 것이냐는 질문은 바로, 자기자신을 "비자기"로 오인하여 공격을 걸어오면 큰 일이 발생되기 때문이다.

그렇다면, 이와 같이 급격히 가속된 반응이 발생한다고 하면, 필요가 없어져도 그대로 돌진해 버릴 염려가 있다. 그러므로, 그것을 제어하는 어떤 기구가 작용하지 않으면 안 된다. 이와 같은 일을 분담하는 림프구가 있으며, **억제세포**(suppressor cell)라고 일컫는다. 항체가 형성되면, 그 항체의 생성을 억제하는 항체가 형성된다고 하는 자기억제기구도 존재한다.

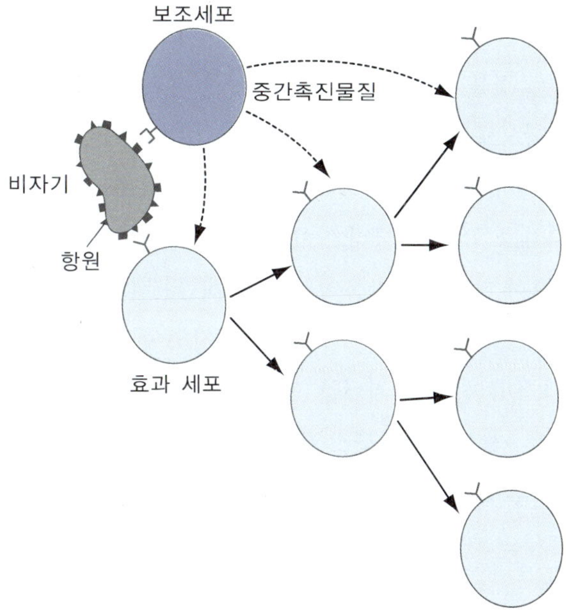

그림 1-16. 실제 일을 하는 림프구(효과세포)를 급속히 증가시키게 하기 위해 그 증식이나 분화를 보조하는 T 세포가 존재한다.

7. 림프구에는 몇 개의 다른 성질의 그룹이 있다.

지금까지 한마디로 림프구라고 불러 왔지만, 그것에는 서로 다른 분화의 과정을 가지고,

상이한 작용을 하는 몇 개의 그룹이 존재한다. 그 하나는 항원 수용체를 대량으로 합성하여 그것을 유출하는 즉, 항체를 생성하는 종류의 것으로, **B 림프구(세포, B cell)**라고 일컫는다. 모든 림프구는 골수 등의 조혈기에서 발생하는 것이지만, B 림프구 이외의 다른 것들은 흉선에 진입, 그곳에서 분화한다. 이들의 림프구는 **T 림프구(세포, T cell)**라고 일컫는다. T 림프구의 주요 임무는, 자기의 변이세포와 다른 개체의 세포를 찾아내서, 그것을 파괴하는 것이다. 사람인 경우 같은 종속에 속해 있어도, 다른 개체의 세포표면에는, 자신의 세포와는 다른 항원이 있음으로써 구분이 가능한 것이다. 세포표면분자이며, 개체마다 다른 항원으로서의 성질을 보이는 것을 **조직적합 항원**이라고 한다. 장기이식 시에 거부반응의 발생 원인이 되고 있는 항원이며, 조직이 적합한가 부적합한가를 알고 있는 항원이기 때문이다. 그중에서도 특히 중요한 것을 **주요조직적합 항원**이라고 한다. 사람에서는 **HLA 항원**이다. 이것은 대별하여 **클라스 I**(class I)과 **클라스 II**(class II)가 있으며, T 림프구에는 클라스 I 항원에 대응하는 것과 클라스 II항원에 대응하는 것의 2종류가 있으며, 각기 그 대응 항원을 지닌 다른 개체의 세포를 파괴한다.

그렇지만, 앞서 기술한 항체를 만드는 림프구(B 세포)를 보조하는 림프구가 T 세포이며 클라스 II 그룹이라는 것을 알고 있다. 이 보조 T 세포가 기능을 발휘하는 것은, 항원과 항원 수용체가 반응함으로써 기능을 발휘하지만, T 림프구는 본래가 주요조직적합 항원을 상대로 하므로, 상대가 세포물질 등의 "비자기"인 경우, 그 항원과 직접 반응하는 것은 불가하다. 자기의 타세포 표면의 클라스 II 항원에 그 항원이 연결하여, 약간 변화한 클라스 II 항원이 된 이후에, 비로소 반응이 가능하게 된다(그림 1-17). 이와 같이 T 세포가 항원과 반응할 수 있도록 보조하는 세포를 지칭하여 **항원제시세포**(antigen presenting) Cells라고 한다. 클라스 II 항원을 지니는 것을 필요조건으로 하지만 클라스 I 항원은 대부분의 조직에 존재하는 데 반해, 클라스 II 항원은 수상세포·대식세포(macrophage)·B 세포라고 하는 극히 일부 세포에만 존재하며, 그것들이 항원제시세포가 되는 것이다.

이와 같이 T 림프구의 항원 수용체는 주요조직적합항원과의 관련에 있어서 항원과 잘 들어맞는다는 특별한 성질을 가지며, B 세포의 항원 수용체와는 서로 다르다. T 림프구의 항원 수용체를 지칭하여 **T 세포 항원 수용체**(T cell antigen receptor)라고 한다.

보조 T 림프구(helper T cell)는, 항체를 만드는 B 림프구를 후원할 뿐만 아니라, 다른 개체의 세포나 자기의 변이세포(암세포나 바이러스의 감염을 받은 세포 등)를 파괴하여 죽이는 세포독성 T 세포의 증식이나 분화를 보조한다. 또, 강력한 세균이나 진균을 세포내로 끌어들여 죽이는 작용을 하는 대식세포(macrophage)의 작용을 높이는 보조역할도

한다. 이들의 보조작용은 대개의 경우, T 림프구가 인터루킨으로 총칭되는 물질을 생성, 유출하는 것에 기인한다.

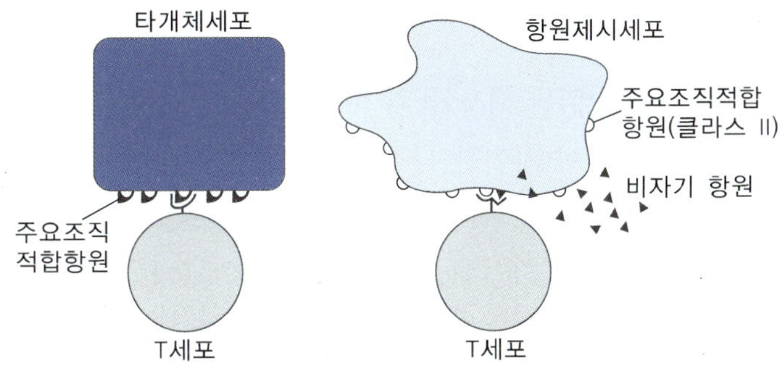

그림 1-17. T 림프구는 다른 RCP의 항원을 인식하는 데 T 림프구 항원 수용체를 사용하는데 이때 일반적으로 "비자기" 항원에 대해서 자기의 주요조직적합 항원과 그 비자기 항원과의 짝지움에 들어맞아 반응을 한다. 그런데 이를 위하여서는 항원제시세포의 도움이 필요하게 한다.

8. 원초적인 "비자기"의 인식과 배제의 기구

림프구의 항원 수용체를 이용한 "비자기"의 인식기구는 정밀한 감별방법이며, 특이성이 높은 만큼 절대로 "비자기"와 "자기"를 오인하는 일은 없다. 그러나, 침입해 온 "비자기"에 대응할 수 있는 것은 1만 개당 한 개 정도의 림프구이기 때문에, 그것이 상대와 반응하는 효율은 별로 좋지 않다. 그것을 보충할 만한, 한 개가 상대와 반응하면 세포분열에 의해 급속히 동료를 증식하는 방법을 이용하게 되는 것이지만, 그러기 위해서는 시간이 필요하게 된다. 위급할 때에는 감별의 정도는 다소 좋지 않아도 즉시 대응할 수 있는 편이 좋을 경우도 있다. 그리고 명백한 이물질은, 어떠한 정밀한 항원 수용체를 동원하지 않아도 생체에는 이에 대응하도록 되어 있는 것이다.

탐식세포(phagocyte, 물질을 세포내로 끌어들여, 파괴하고, 소화하여 처리하는 세포)에는, 백혈구인 호중구와 대식세포(여러 가지의 조직에 분포해 있는 대형이며 단핵의 식세포)가 있다. 이들의 세포는 항원 수용체를 가지고 있지 않으므로, 상대에게 항체가 결합되어 있지 않으면 "비자기"라고 인식하지 못하게 될 것이지만, 상대가 "자기"와 상당히 차이가 나는 것이 인식되었을 때는, 어느 정도는 미리 짐작할 수 있으며, 세포로 끌어들이게 된다. 대식세포는 이물질이나 노폐조직을 연속적으로 처리해 버리는 것이다. 호중구도 대식세포로, 항체가 결합돼 있을 때 세균, 진균을 어느 정도 포착하여 끌어들일 수 있다.

보체는 일반적으로 항원과 결합하며, 분자구조에 변화를 일으킨 항체에 의해서 활성화되는 것이지만, 상황에 따라서는, 균이나 세포표면의 어떤 물질에 의해서 직접 활성화되는 수도 있다. 그러므로 활성화 보체는 그 균이나 세포에 결합하여, 그것들을 파괴할 수 있게 되는 것이다.

종양세포나 바이러스에 감염된 세포 등의 변이세포는, 자기의 세포이기는 하지만, 정상적 세포와는 그 표면의 성상이 차이가 나는 수가 있다. 대식세포는 그런 것을 탐지하며, 그 세포를 사멸하는 데 가담할 수 있다. 림프구 중에도 그와 같은 작용을 하는 것이 있으며, **자연살해세포**(natural killer cell; NK)라고 일컫는다. 보체도 그러한 변이세포 표면의 물질에 의해서 활성화되며, 그 세포를 파괴하는 경우가 있다.

한차례 상대의 항원과 반응하여, 그것에 대응하는 림프구가 증식하거나 항체가 형성되거나 하여, 같은 상대의 다음 침입에 대비할 수 있는 기구를 **획득면역**이라고 한다. 이러한 기구는 면역학적 특이성이 있으며, 해당되는 상대에게는 작용되지만, 다른 상대에게는 효과가 없다. 이것이 **특이면역**이라고 한다. 일반적으로, 식세포나, NK 세포·보체의 작용은, 아무런 조작 없이도 즉시 상대에게 작용가능한 점이 상이하다. 자연히 구비되어 있는 "비자기"에 대한 저항성이라는 측면에서, 자연저항성이라고 한다. 즉각적이기는 하지만, 면역학적 특이성이 없어 **비특이면역**이라고도 한다. 비특이면역도 특이면역이 작용함으로써 유지되며 증폭된다. 앞서 기술한 것같이, 항체의 상대에의 결합은 식세포가 상대를 끌어들이는 것을 보조하며, 보체의 활성화도 유도된다. 항원과 반응한 T 림프구의 생성, 유출하는 인터루킨은, 마크로파지의 살균작용·종양파괴작용을 증강한다. NK 세포의 활성도 인터루킨에 의하여 상승한다. 인터루킨의 작용으로 종양세포파괴작용을 보이게 되는 림프구인 LAK 세포(Loymphokine Activated Killer cell)도 있다.

비특이적 면역을 중심으로 하는 자연적이며 선천적인 저항성은 원시적인 동물에서 존재하는 기본적인 생체방위기구이다. 아주 작긴 하지만, 거기에 맞는 중요한 작용을 하고 있다. 그 자신의 비자기의 제거에 작용하는 경우도 있지만은 대개는 비특이 면역을 유도하여 증강하는 것에 의해서 "비자기"의 제거를 수행하고 있다.

9. "비자기"의 배제에 "자기"의 희생도 따르는 알레르기와의 관계

"비자기"를 제거한다는 것은, 하나의 전쟁과 같은 것이다. 전쟁이 발발하면 그 전쟁터가 된 조직은 말려들게 되고, 다소간 피해를 받게 된다. 때로는 "비자기"의 피해보다도, 그것을 배제하기 위해서 일으킨 면역반응 쪽이 생체에 중대한 피해를 가져오는 수가 있다. 면역반응의 결과로써 생체에 병변이 초래되는 경우 그것을 **알레르기**(allergy)라고 한다. 생체를 지키는 면역과 알레르기와는 불가분의 관계에 있다고 말할 수 있다.

면역계는 "자기"와 "비자기"를 엄밀히 구별하도록 구성되어 있는 것이지만, 어떤 사람에게는 그것이 흐트러져서 "자기"에 대하여 배제를 위한 반응을 일으키는 착오를 범하는 수가 있으며, 그 결과 병변이 발생한다. 이것을 **자가면역 질환**(autoimmune disease)라고 한다. 면역반응에 의해서 병변이 발생한다고 하는 의미는 일종의 알레르기라고 할 수 있다.

10. 면역과 임상

면역현상은 임상의 여러 가지 분야에 관련되어 있다. 감염에 대한 방어의 기본은 면역이며, 면역계에 결함이 생겨 감염이 일어나면 면역계는 작동을 시작한다. 그런데 때로는 타고난 면역계에 결함이 있는 병변도 존재하지만, 여러 가지 병변으로 면역기능에 저하가 생겨, 감염이 문제가 되기도 한다. 한편 특정한 미생물에 대한 면역을 인위적으로 만드는 것을 **예방접종**이라고 한다. 이와 같이 감염병과 면역과의 관계는 오래 전부터 임상의 테마로 되어 왔다.

암에 대한 면역학적인 배제 기구가 존재한다고 믿어 왔다. 그것을 증강시키는 연구가 이루어지고 있으며, 면역을 이용하여 암을 치료하는 것도 기대할 수 있다. 몇 가지 연구들이 진행되고 있으며, 어느 정도의 성과가 얻어지고 있다.

기능의 이상으로 쓸모가 없어진 장기를 타인의 건강한 장기와 바꾸는 것을 **장기이식**이라고 한다. 그러나 "비자기"의 장기이기 때문에 장기이식을 하려는 개체는 당연히 그것에 대한 면역반응이 생기게 되는데 이를 **이식 거부반응**이라고 한다. 이 반응을 감소시키기 위하여, 되도록 "자기"에 가까운 사람의 장기를 이식받을 것, 면역반응을 억제하는 처치를 할 것 등의 연구가 진행되고 있다. 수혈도 이와 마찬가지이며, "자기"에 가까운 사람의 혈액을 사용하지 않으면 면역반응에 의해 수혈한 적혈구는 괴사해 버린다. 그러나 최근 다양한 혈액형을 누구나 수혈을 받을 수 있도록 하는 즉 "O"형의 성질을 갖도록 처리하는 새로운 연구 결과가 나와서 실용화를 목전에 두고 있다.

chapter

02 항체에 관한 기초 (Antibody and Immunoglobulins)

1. 항체란 무엇인가?

어떤 미생물의 감염으로 병변이 되면, 다음에 같은 미생물이 체내에 침입하여도 그 병변에 걸리지 않거나 가볍게 끝나거나 하는 현상이 일어난다. 이러한 이유의 하나는, 몸안에 그 미생물에 결합하는 물질을 지닌 단백이 형성된다는 것이다. 이와 같은 단백을 지칭하여 **항체**(antibody)라고 일컫는다. 어떤 것에 "대항하는 물질"이라고 하는 의미가 포함되어 있다. 그리고 그 항체를 형성하게 하는 계기가 된 것, 항체의 결합을 받는 것을 지칭하여 **항원**(antigen)이라고 한다. 항체를 생산하게 하는 "근원"이 된 것이라는 함축성이 있다.

그렇지만, 항체라고 일컫는 단백에는 몇 가지 특별한 성질이 있다. 첫째로, 그 항체를 형성하게 하는 원인이 된 상대와는 결합하지만, 다른 것과는 결합하지 않는다는 것이다. 이 사실은, 상대마다 각각 상이 한 항체가 형성되고, 그 항체는 결정된 상대하고 결합하며, 다른 것은 안중에 두지도 않는다는 것을 의미하고 있다. 이 관계는 열쇠와 자물쇠의 관계에 비유되는 바와 같이, 상당히 엄밀한 것이다. 이와 같이, 일을 일으키는 상대가 엄밀히 한정되어 있으며 특별한 관계에 놓여 있는 상황을 **특이적**(specific)이라고 하는 말을 써서 표현하고 있다. 항체는 특이성을 지닌 단백인 것이다. 항체분자의 구조 중에는, 특정의 상대(항원)와의 이가 잘 맞아서 결합하는 요철 부분이 존재하는 것을 예상하게 한다. 이런 면에서 실제로 어떠한 일이 생길 것인가를 예를 들면, "홍역"에 걸려서 생긴 항체는 "홍역"을 방지하는 것은 가능하지만, "수두"는 방지하지 않는다는 것이 된다.

그러면, 항체는 세균이나 바이러스에 부탁하여, 그것들을 처리해 나가는 과정에 관계된 단백으로 생각되지만, 무엇인가를 포착할 경우를 생각해 보기로 하자. 우리들은 물건을 잡을 때 손가락을 여러 개 사용 한다. 적어도 2개 이상을 사용한다. 단백은 아미노산이 몇 개 정도 연결돼서 생긴 폴리펩타이드로 되어 있다. 항체의 상대를 포착할 때 몇 개의 손가락을 사용하는 것처럼 예상되지만, 실제로 항체는 2본의 폴리펩타이드쇄를 사용하여 상대에게 결합하는 것이 명백히 되어 있는 것이다. 즉, 항체분자의 항체결합부는 2본의 폴리펩타이드쇄로 되어 있다.

항체는 혈액 중에서도 혈청에 존재한다. 어떤 세균의 감염으로 항체가 형성된 사람의 혈액에서 혈청을 채취, 그 혈청과 해당 세균을 혼합하여 현미경으로 보면, 세균끼리 서로 밀접하게 결합하여, 점차 거대한 집괴가 되어 가는 것을 관찰하게 된다. 이것은 항체에 의해서 세균끼리 결속한 결과에 의해서 생긴다. 두 가지 세균을 결합하려면 항체분자 중에 각각 그 세균과 결합하는 부분이 존재하지 않으면 안 된다. 즉, 항체분자에는 항원결합부가 최소한 두 곳은 존재할 것이다. 실제, 항체의 기본 구조에는 항원 결합부가 두 곳 있다. 이것도 항체의 특성의 하나이다(그림 2-1).

그에 관련하여 세균이나 혈구와 같이 현미경으로 볼 수 있는 정도의 것이, 항체에 의해서 상호 결합되어 집괴를 형성하게 하는 반응을, **응집반응**이라고 일컫는다. 순차적으로, 단백과 같이 눈에 보이지 않는 것도 있으나, 그것에 대한 항체에 의해서 결합되고, 몇 개의 집합된 집괴를 형성하고, 그것이 혼탁으로 관찰되는 경우를 **침강반응**이라고 한다. 혼탁의 근원이 된 집괴는, 중력에 의해서 점차 침강하게 되기 때문이다. 어떤 반응도, 항체가 "2가(價)"인 까닭으로 발생하게 되는 것이다.

세균이 신체에 침입하여, 그것에 대한 항체가 형성되고, 세균에 항체가 결합하면, 그것으로 신체를 보존하는 것이 가능할 것인가. 세균에 항체가 결합하여도 세균은 반드시 죽지는 않는 것이다. 그러므로 세균을 처치하는 한 가지 방법은 백혈구가 균을 끌어들이고, 죽이고 소화하는 것이 있다. 그렇지만, 정상 상태의 세균은 쉽사리 백혈구에 의해서 포착되지 않는다. 세균에 항체가 결합해 있으면, 용이하게 포착된다. 어떤 물체가 갈고리가 걸린 것은 건어 올려지지만, 그렇지 않은 것은 내버려지는 것과 같다. 항체를 갈고리에 비유한 것처럼 항체분자에는, 갈고리의 손잡이에 맞먹는 것이 존재하며, 백혈구는 그것을 포착하게 되는 것으로 볼 수가 있다. 이때, 갈고리 부분을 **항원결합부**라고 하게 된다. 후술한 것같이, 항체분자에는 이 "손잡이"에 상당하는 구조가 있다.

세균을 없애버리는 또 한 가지 방법이 있다. 혈액 중에는, 세균에 매달려 세균막을 천공하여, 파괴해버리는 물질이 존재한다. 이 물질은 보통의 세포도 같은 식으로 파괴하는 힘이 있으므로, 신체에 있어서 위험한 물질이며, 평소에는 작용하지 않도록 되어 있다. 그

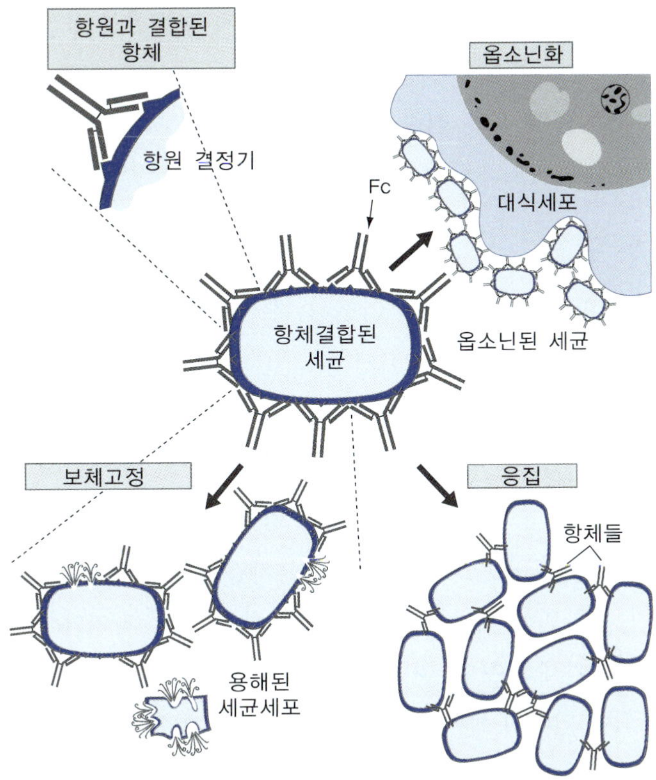

그림 2-1. 세균에 대한 여러 가지 항원 항체 반응

런데, 세균에 항체가 결합하게 되면, 다이너마이트에 불이 붙은 것과 같이 파괴력을 발휘하게 된다. 항체는 라이터의 역할을 하고 있는 것이 된다. 그렇지만, 항체도 이물질도 혈액 중에 공존하고 있기 때문에, 항체가 불이 붙은 라이터라고 한다면 큰일이며, 그들 중에서 다이너마이트의 폭발이 발생하고 만다. 평소에는 불이 꺼진 라이터인 것이다. 세균은 결합한 결과, 라이터의 단추가 눌리어 불이 붙고, 세균부분에서만 폭발이 있고, 세균만이 얻어맞게 된다는 식으로 되어 있다. 이 다이너마이트에 비유한 물질을 지칭하여 **보체**라고 한다. 항체의 작용을 "보조하는 것"이라는 의미이다. 항체분자 중에는 이 라이터에 상당하는 부분도 존재할 것이다.

백혈구나 보체가 없더라도 항체는 제 역할을 하게 된다. 세균이 방출하는 독물에 결합하면, 그 독성을 보이는 부분을 덮어씌워 신체를 보호하게 된다. 바이러스는 세포에 달라붙어, 그 속에 들어가 증식하는 미생물이지만, 항체와 결합하게 되면, 세포에 달라붙거나, 속에 들어가거나 하는 능력을 소실하게 된다. 이러한 형태로도 소용이 된다. 독은 작용을 하는 항체를 지칭하여, **중화항체**라고 일컫는다. 또, 보체의 작용을 유도하는 항체는 **보체결합항체**라고 한다. 또, 전술한 응집반응을 일으키는 것은 응집항체 혹은 응집소, 침강반응을 일으키는 것을 **침강항체** 혹은 **침강소**라고 일컫는다.

2. 항체의 분자 구조

이상 기술한 바와 같이, 항체가 어떤 단백인가는, 대체적인 모양이 부상하게 되었다고 생각하지만, 항체분자는 기본적으로 Y자형을 하고 있다. 실제로는 복잡한 입체구조를 그림 2-2에 표시했다. 아미노산 220개 정도로서 되어 있는 폴리펩타이드쇄 2본과 440~550개 정도의 아미노산으로 되어 있는 폴리펩타이드쇄 2본으로 형성되어 있다. 짧은 쪽은 **L쇄**, 길은 쪽은 **H쇄**라고 한다. 이것은 Light (경) 및 Heavy (중) 라고 하는 것에서 생겨난 것이다. L쇄의 분자량은 23,000~24,000, H쇄의 분자량은 52,000~65,000이다. 이 4본의 쇄가 이중설파이드간 결합되어 하나의 분자를 형성하고 있는 것이다.

각각 그 1본의 쇄를 자세히 보면, 아미노산 약 110개씩의 길이가 단위가 되어서, 하나의 **s-s결합**으로 통괄되어 있다. L쇄에는 이와 같은 것이 2개 있으며, H쇄에는 4개 내지 5개 있다. 그것을 **도메인**이라고 일컫는다. **영역**이라고 하는 의미이다.

폴리펩타이드는 아미노산기리의 아미노기(NH_2)와 카르복실기(COOH)의 결합에 의한 아미노산의 쇄로서 되어 있는 것이기 때문에, 그 쇄의 한쪽 글은 아미노기에서 끝나 있으며, 다른 쪽 글은 카르복실기에서 끝나 있다. 각각 그것을 **N말단, C말단**이라고 한다. 항체분자에서는 Y자형의 위쪽이 N말단이 되어 있으며, 아래쪽이 C말단이 되어 있다.

그렇지만, N말단에서 보아 두 개째 이하의 도메인을 보면, 그 부분의 아미노산의 종류와 줄지어 있는 순서는 어느 쪽에 있는 항체를 검사해 보아도 대체로 다르지 않으나, 1번째의 도메인에 관해서는 항체마다 하나하나 다르다. 그리하여 1번째의 도메인 부분을 **가변영역**(variable region), 다른 부분을 **정상영역**(constant region)이라고 한다. 그리고 각각의 도메인을 H쇄에 부착하여 N말단으로부터 VH, CH_1, CH_2, CH_3, CH_4, L쇄에 부착하여 VL, CL이라고 하는 명칭이 부여되고 있는 것이다.

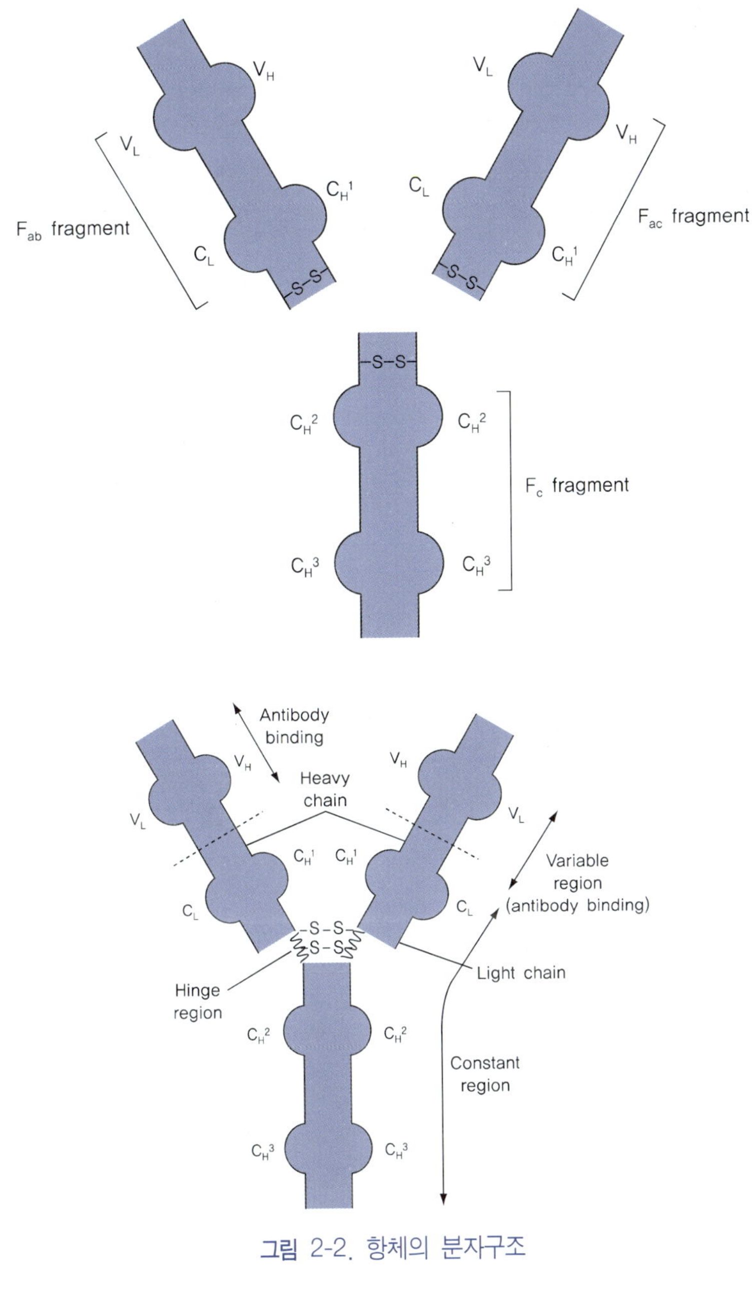

그림 2-2. 항체의 분자구조

항체 분자에 단백분해효소인 파파인을 작용시키면, H쇄와 L쇄가 한 짝이 되어 있는 부분 두 개와 H쇄만으로 짝을 이루고 있는 부분으로 구분된다. 각기 그것을, **Fab**, **Fc**라고 일컫지만, 이것은 H쇄와 L쇄와 병합하여 있는 부분에 항원과 결합하는 부위가 있고, 그 의미가 되는 항원 결합 부위(antigen binding fragment)의 두 문자를 따서 Fab라고 명명하게 된 것이다. Fc 쪽은, 결정이라고 할 수 있는 점에서, 그 crystal의 머리 문자를 인용하고 있다. 펩신을 작용시키면, Fab가 두 개 결합한 상태의 것과, Fc가 미세하게 된 것으로 된다. Fab가 두 개 결합해 있는 것을 $F(ab')_2$로서 표시한다.

이와 같은 항체의 분자구조와 먼저 기술한 항체의 작용과의 관계가 어찌되어 있는가 하는 것이지만, VH와 VL은 항원과 결합한다. Fab는 두 개이므로, 두 곳에서 항원과 결합하게 된다. CH_2의 부분에 보체의 작용을 유도하는 라이터에 비유한 부분이 있다. 그리고 Fab 두 곳에서 항원에 결합하면, 그것에 인하여 CH_2부에 변화를 일으켜, 라이터의 버튼이 눌러져, 보체에 불이 붙어지게 되는 것이 된다. CH_1과 CH_2와의 사이에 폴리펩타이

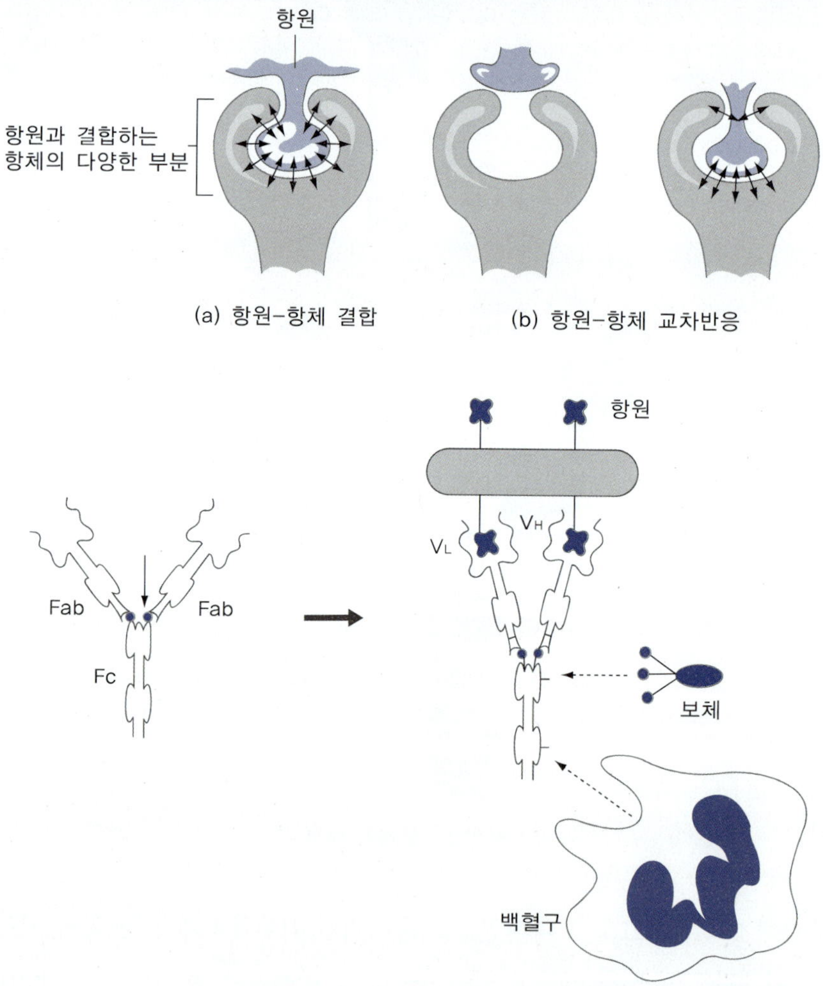

그림 2-3. 항체의 구조와 반응이 일어나는 부위

이드 부분은 Fc부에 대하여 Fab부가 자유로이 작용할 수 있는 경첩과 같이 되어 있으므로 **힌지**(hinge, 경첩)라고 일컫는다. 항원과 결합함으로 인해서, 이 힌지를 축으로 하여 두 개의 Fab가 근접하다고 하는 구조상의 변화가, CH_2의 보체에의 작용을 가져온다고 생각된다(그림 2-3).

또, 백혈구가 포착되는 손잡이 부분은 CH_3부에 존재한다고 한다. 이 부분과 백혈구와의 결합은 항체가 항원과 결합한 상태의 경우, 강고해지고, 자유(free)항체와 백혈구와의 결합은 별로 발생치 않는다. 이런 것은, 목적론적으로도 기회가 좋은 것이다. 백혈구가 항체를 포착하는 "손"이 자유형의 항체로 가득 차있으면, 항원과 결합한 항체에는 Fc 부분의 구조상의 변화가 생겨 CH_3부에 백혈구가 강하게 결합할 수 있게 되는 것이라고 생각된다. 그에 관련하여, 이 백혈구가 항체의 Fc 부분을 포착하는 "손"을 지칭하여 **Fc 수용체**라고 일컫는다.

이것은, 미생물 등에서 신체를 지키는 방식(이것을 **면역**이라고 하고 있지만)에 있어 기본적인 성질이긴 하지만, 자기의 몸을 형성하고 있는 것에 대해서는 작용하지 않으나, 그렇지 않은 것에 대해서는 작용하여 그것을 배제하는 것이다. 그러기 위해서는 무엇이 자기의 일부이며, 무엇이 그렇지 않은가를 식별할 필요가 있다. 백혈구가 항체와 결합한 상대는 끌어들여 처리하지만, 그렇지 않은 것에 대해서는 작용하지 않는다고 하는 것은, 항체의 결합한 상대는 자기의 것이 아니라고 하는 지표로 되어 있는 것이라고도 할 수 있다. 백혈구 자체에는 그 감별안이 충분하지 않으므로, 항체가 결합하였는가 아닌가로 구별하고 있을 것이다. 항체는 자기를 형성하는 것과 그렇지 않은 것, 환언하면, 처리하여 몸을 지켜야 할 상대와 그 필요 이외의 상대를 구별하는 지표로서도 사용된다고 할 수 있다. 이런 방식이 성립되기 위해서는 자기의 몸에 대해서는 항체가 형성되지 않는다고 하는 것을 전제로 하고 있다. 왜 그렇게 되어 있는지에 대해서는, 다음에서 계속해서 언급하고자 한다.

3. 면역글로불린

항체는 일종의 단백이다. 혈청 단백은 알부민과 글로불린으로 분류되지만, 항체는 글로불린에 속하는 단백이다. 병변에서 몸을 지키는 즉, 역에서 면제되는(면역) 일을 하고 있는 단백이라서 이 종류의 단백은 **면역글로불린**이라고 일컫는다.

혈청 중에서 여러 가지 단백이 존재하고 있지만, 그것을 분류하는 방법으로서, **단백 전**

기영동법이 있다. 단백은 (+) 혹은 (−)로 하전하는 것이기 때문에, 전기를 걸게 되면, (+)로 하전하는 단백은 (−) 전극쪽으로 (−) 하전하고 있는 단백은 (+) 전극 쪽으로 끌어당기어져서 이동한다. 하전이 강한 것일수록 빨리 움직이는 한편, 분자가 커서 무거운 것은 동작이 둔해진다. 이러한 성질의 차이에 의해서, 전기를 걸었을 때 변화하는 위치는, 각각 그 단백에 의해서 차이가 나게 되는 것이다. 혈청과 같이 액체의 상태로는 전기를 걸어서 단백을 구분해 놓아도, 단백은 자유로이 움직여서 그 위치가 혼동되어 버린다. 그리하여, 한천이나 셀룰로즈 아세테이트막 중의 한점에 혈청을 점적해 두고, 전기를 거는 식으로 하는 것이다. 그렇게 해서 검사하면, 혈청단백은 대개 넷으로 구분된다. 알부민은 (−)로 하전하여 있으므로 양극 측으로 이동한다. 글로불린은 셋으로 구분되고, 알부민에 가까운 쪽부터 α, β, γ라고 일컫는다. 그런데 γ 글로불린은 가장 음극 측으로 움직이고, 양도 글로불린 중에서는 가장 많다(그림 2-4). 항체는 주로 γ 글로불린 쪽으로 이동하지만 β 글로불린 중에도 존재한다. 항체의 대개가 γ 글로불린이므로, 면역글로불린과 γ 글로불린이라고 하는 용어는 마찬가지 의미로 쓰이고 있다. 그러나, 정확하게는 면역글로불린의 모두가 γ 글로불린이라고 할 수는 없다. α 글로불린은 α_1과 α_2, β 글로불린은 β_1, β_2로 또다시 구분되어 있다.

면역글로불린은, 정상영역의 구조가 약간씩 차이가 있으므로, 몇 가지로 분류할 수 있다. 그 차이를 어떻게 구별할 것인가 하는 것이지만, 사람의 면역글로불린을 동물에게 주사하면, 동물에게 있어서는 이물 단백이기 때문에, 그것에 대항하는 항체를 형성한다. 면역글로불린의 여러 가지 부분에 대한 항체가 형성되지만, 그중에는 어떤 면역글로

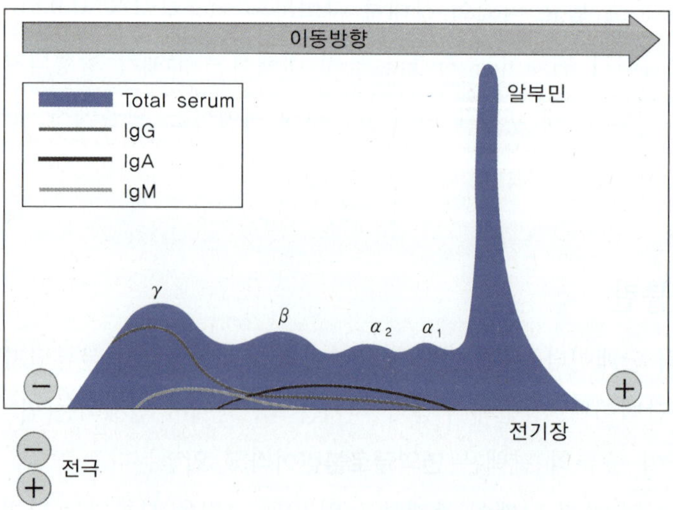

그림 2-4. 전기영동법에 의한 단백분리

Class	Heavy chain	Light chain	Subclasses	Molecular formula
IgG	γ	κ or λ	$\gamma1$, $\gamma2$, $\gamma3$, $\gamma4$	$\gamma_2\kappa_2$ $\gamma_2\lambda_2$
IgA	α	κ or λ	$\alpha1$, $\alpha2$	$(\alpha_2\kappa_2)_n$ $(\alpha_2\lambda_2)_n$ n=1, 2, 3, or 4
IgM	μ	κ or λ	None	$(\mu_2\kappa_2)_n$ $(\mu_2\lambda_2)_n$ n=1 or 5
IgD	δ	κ or λ	None	$\delta_2\kappa_2$ $\delta_2\lambda_2$
IgE	ε	κ or λ	None	$\delta_2\kappa_2$ $\delta_2\lambda_2$

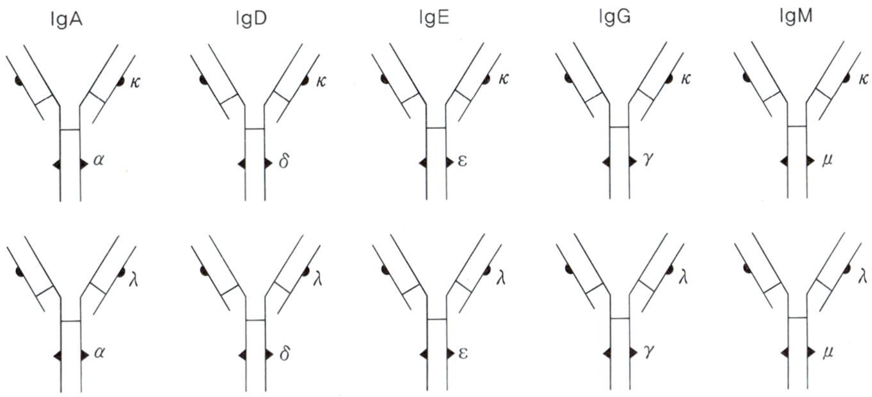

그림 2-5. 이소타입의 면역글로불린의 종류

불린에도 공통으로 존재하는 부분에 대하는 항체도 있으며, 면역글로불린의 종류에 따라 다른 구조를 하고 있는 부분에 대하는 항체도 있다. 후자의 항체에 따라서 서로 상이한 구조를 지니는 것이 구별되어서, 면역글로불린은 크게, 5종류로 분류하는데 면역글로불린의 영문인 Immuno-globulin 머리를 따서, IgA · IgD · IgE · IgG · IgM라고 표기한다. 그리고, 각각 그 독특한 구조부분은 항체와 반응하므로, 항원이라고 할 수 있지만, 그 항원을 각기 α, δ, ε, γ, μ라고 지칭한다. 또한 예를 들면, IgA의 H쇄는 α항원을 지니므로 α쇄라는 호칭을 한다.

수혈 시 문제가 되는 적혈구 표면의 항원은 A형 혹은 B형이라고 호칭되고 있지만, 그와 같이 종류를 구별하는 데 사용되는 항원을 타입이라는 말로 표시한다. 혈액형과 같이 타인, 동료 간에 서로 다른 항원을 **알로타입**(allotype)이라고 한다. 그리고 동일인 중에서

상이한 종류를 구별하는 등의 항원을 **이소타입**(isotype)이라고 한다. 앞서 기술한 α, δ, ε, γ, μ라고 하는 항원은 면역글로불린의 이소타입이다(그림 2-5).

IgM은 항체의 기본구조가 5분자 집합의 형을 하고 있는 것이 많다. 이러한 것을 **5량체**(pentamer)라고 한다. IgA의 대부분은 2량체(dimer)의 형을 하고 있다. 그리고, IgM의 5량체와 IgA의 2량체에는 또한 **J쇄**라고 칭하는 폴리펩타이드가 결합하여 있으며, 이들의 면역글로불린이 타액이나 점액 중에 분비될 때 관계되는 것이다. IgA · IgD · IgG의 H쇄는 VH, CH_1, CH_2, CH_3의 4개의 도메인으로 되어 있지만, IgE와 IgM은 CH_4가 더 가해져, 5개의 도메인으로 되어 있다(그림 2-6).

IgG 중에도 Fc부가 약간씩 상이한 것이 있으며, 그것은 마찬가지로 항체를 이용하여 구별되고, IgGl · IgG2 · IgG3 · IgG4의 4가지로 분류된다. 이것을 **IgG 서브클라스**라고 칭한다. IgA에는 IgAl · IgA2의, IgM에는 IgMl · IgM2의 서브클라스가 있다.

IgA는 눈물 · 타액 · 점액 · 요 · 유즙 중에 다량으로 분비되어 점막의 표면에 존재하며, 외계에서 침입하는 미생물 등에 결합하여, 그 침입을 막는 중요한 일을 하고 있다. 점막하에서 형성된 IgA는 2량체의 형을 하고 있으며, 점막상피세포 사이를 통과해 오는 동안에 상피세포에서 1본의 폴리펩타이드로 둘러싸인 형이 된다. 이 펩타이드를 **분비성분**(secretory component)라고 하며, IgA를 단백분해효소 등에서 보호하고, 쉽게 괴사되지 않게 하고 있다.

각 클라스의 면역글로불린의 주요성질의 차이를 표 2-1에 정리하였다. IgM은 5량체이므로 분자량이 크고, 단백을 원심하였을 때의 침강 계수도 19S로 IgG의 7S에 비해서 크다. 각각 그 클라스에 따라 특성이 있지만, 후에 자세히 기술하기로 한다.

면역글로불린의 Fab 부분의 VH, VL 도메인은 항원과 결합하는 부분이며, 상대의 항원이 다르면 상이한 구조를 하게 되는 것은 말할 필요도 없다. CH, CL 부분은 상대의 항원이 무엇인가를 불문하고, 같은 구조를 하고 있지만, L쇄를 동물에게 면역하여 그것에 대하는 항체를 형성하게 하여, 면역글로불린의 클라스를 정한 것과 마찬가지로 하여 검사하면, 서로 약간씩 다른 것이 있으며, 2종류로 분류된다는 것을 알게 되었다. CL 도메인상의 구조의 차이, 즉 항원으로서의 차이로서 κ, λ라고 호칭된다. 일인의 면역글로불린 중에서도 κ형의 L쇄를 지니는 것과 λ형의 L쇄를 지니는 것이 있는 것이다.

이것은 모든 클라스에 대하여 말할 수 있다. IgA에도 κ의 것과 λ의 것이 IgD에도 κ와 λ의 것이 있다(그림 2-5).

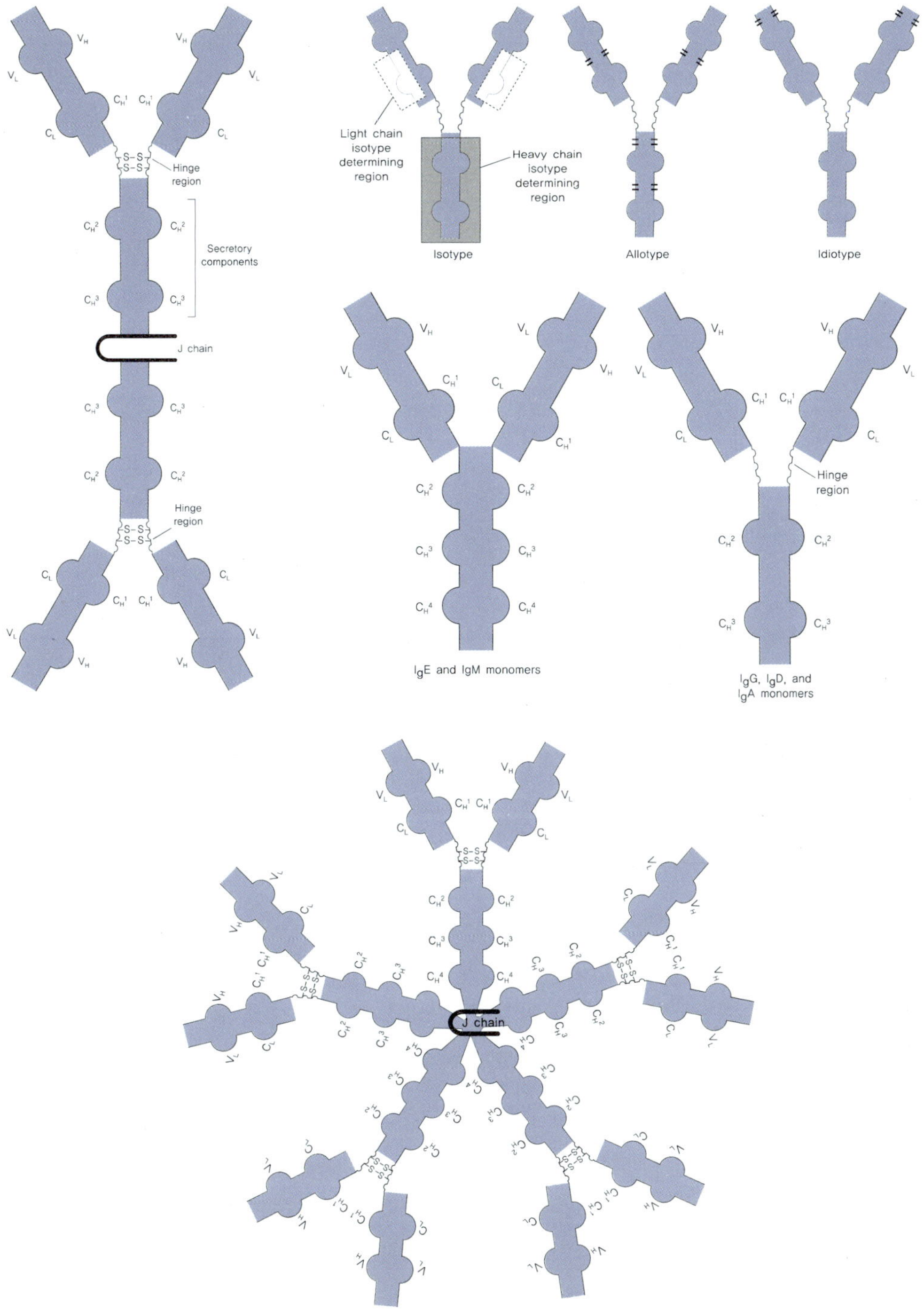

그림 2-6. 각 클라스 면역글로불린의 분자구조

표 2-1. 면역글로불린

	IgA	IgD	IgE	IgG	IgM
분자량(만)	16(분비형 39)	18	20	15	90
침강계수(S)	7,9(분비형 11)	7	8	7	19
반감기(일)	6	3	3	21	5
보체활성화					
고전경로	+	-	+	++	+++
2차경로	+	+	+	+	
태반통과성	-	-	-	+	-
서브클라스	IgA1 IgA2			IgG1 IgG2 IgG3 IgG4	IgM1 IgM2
결합세포			비만세포 호염기구	호중구 대식세포 NK세포	

항체는 림프구 중에서 B **세포**라고 칭하는 종류의 것이 항원에 반응한 결과, 항채생산세포가 되고, 그 세포에 의해서 형성되는 것이지만, 1개의 B 세포는 여러 가지 클라스의 면역글로불린의 항체를 만드는 능력을 지니고 있으며, IgM을 형성하던 것이 IgG를 형성하는 것으로 변화하거나 한다. 이것을 **클라스 전환**이라고 한다. 면역글로불린의 클라스는 변화하지만, κ 의 것을 형성하느냐, λ 의 것을 형성하느냐는 변하지 않는다. 즉, 1개의 세포는 κ 의 것을 형성하느냐, λ 의 것을 형성하느냐는, 한쪽의 것에 운명이 결정되어 있다.

또, 상대로 하는 항원도 변화하지 않는다. 클라스 스위치가 발생하여도 항원을 결정하는 부분은 마찬가지이다. 그렇지만, 상대의 항원이 변화하면 항체의 항원결합부(V_H, V_L)의 구조도 달라져 있다면, 그 차이는 면역글로불린을 정한 것같이 그 부분에 대하는 항체를 형성하므로 구별이 가능하게 될 것이다. 그렇게 하여 결정된 V영역부분의 항원을 지칭하여 **이디오타입**(idiotype)이라고 한다. 1개의 세포가 형성하는 항체의 V영역은 항상 변화하지 않게 될 것이므로, 같은 이디오타입의 항체를 형성하게 된다. 다른 항원에 대하는 항체는 각각 다른 이디오타입을 지니게 된다. 그러나, 이디오타입은 항원결합부위의 일부가 항원으로 나타난 것이기 때문에, 그 부분만이 같으면 다른 항원에 대하는 항체일지라도 같은 이디오타입을 가지게 된다.

이 이디오타입이나 κ, λ가 임상에 응용되는 수가 있다. 분화한 1개의 세포가 세포 분열하여 2개로 된 경우, 그 2개의 세포는 전혀 같은 성질의 것이며, 본래의 세포의 카피라고 할 수 있다. 이리하여 세포분열을 반복하여, 2개의 세포에서 출발하게 된 세포집단은, 각각의 세포가 같은 것이며, **클론**이라고 칭한다. B 세포나 항체생산세포에 관해 말한다면, 그 중 하나의 클론의 κ, λ냐 그 중 어느 한 글로불린밖에 형성치 않는다. 또, 같은 이디오타입의 면역글로불린밖에 형성하지 않는다. 한편 같은 클론일지라도, 어느 클라스의 면역글로불린을 형성하는가는 변화할 수 있다. "암"은 일반적으로, 1개의 세포에서 스타트한 클론이라고 생각되고 있다. 어떤 병변으로, 증식하고 있는 B 세포나 항체생산세포가 "암"(임파종·백혈병·골수종)인가 아닌가를 정하고자 할 때, 이 κ, λ 이디오타입을 응용할 수 있다. 그 세포가 형성하고 있는 면역글로불린이 κ냐 λ냐 어느 것에 국한되어 있는 경우, 혹은 하나의 이디오타입의 것일 때는, 그것은 클론이라는 것을 보이게 되어, "암"이라고 생각하게 한다. 한편, κ의 것도 λ의 것도 있거나, 몇 가지 이디오타입의 것이 있거나 할 때는 다른 병변으로 그들의 세포가 증식하고 있다고 생각할 수가 있다. 골수종은 면역글로불린을 형성하나, 그 형성된 면역글로불린의 L쇄는 분자량이 작으므로 요중에 배출되는 수가 있다. 이것을 **Bence-Jones 단백**이라고 하며 κ이거나 κ형에 국한되어 있다.

4. 면역글로불린 각 클라스의 특성

면역글로불린은 Fc 부분의 윗부분에서 5가지 클라스로 대별할 수 있지만, 이들은 작용상으로도 상이한 성질을 보인다.

1) IgM

(1) 개체 발생상 가장 일찍부터 생성된다.

태생기라도 자극을 받으면 IgM 항체가 형성되고, 혈청 중의 IgM이 증식한다. IgM의 신생아에서의 혈청농도는 통상 5 mg/dL 정도이지만, 감염을 받고 있는 아이에서는 성인 레벨의 100 mg/dL를 훨씬 초과하는 수가 있다. 30 mg/dL 이상이었을 경우, 자궁내 감염을 의심하게 한다. 혈청 면역글로불린치의 연령 변화를 그림 2-7에 표시하였다.

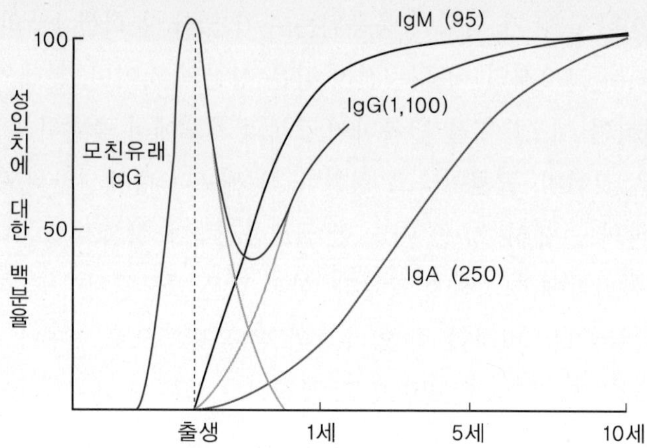

그림 2-7. 연령에 의한 혈청 면역글로불린치의 변화( )의 성인치 mg/dL

(2) 항원의 침입에 있어서 짧은 시간 내에 생성된다.

항원이 침입해 오면, 이에 대하여 IgM에 속하는 항체가 다른 클라스보다 먼저 형성되고, IgG 등, 다른 클라스의 항체가 형성되기에 일면, 생성이 종료된다. 이 성질은 감염증의 진단에 응용된다. 감염을 받으면, 그 원인 미생물에 대한 항체가 형성되므로, 역으로 혈청 중의 항체를 검사하여 어떤 미생물에 대한 항체의 증가가 보이는 경우는, 그 미생물의 감염을 받은 것이라고 추정할 수 있다.

그런데, IgG 항체의 경우는 반감기가 20일 이상이나 길고, 또 같은 미생물의 경한 감염 시마다 형성되므로, 상당히 오랜 기간 항체가 증식된다고 하는 결과가 얻어진다. 따라서, 항체가 상당히 있다고 하여도, 그것이 이번 감염에 의해서 증식된 것인가, 이전의 다른 감염에 의해서 증식한 것이 남아있는 것인가 구별이 어렵다.

한편, IgM 항체의 경우에는, 그 감염 시에만 일시적으로 증가하고, 반감기가 5일 정도이므로 곧 소실하게 된다. 따라서 IgM 항체의 증가가 나타나면, 그것은 그때의 감염에 의해서 생긴 것이라고 생각되며, 이번 감염이 그 미생물에 의한 것이라고 예견할 수 있다 (그림 2-8).

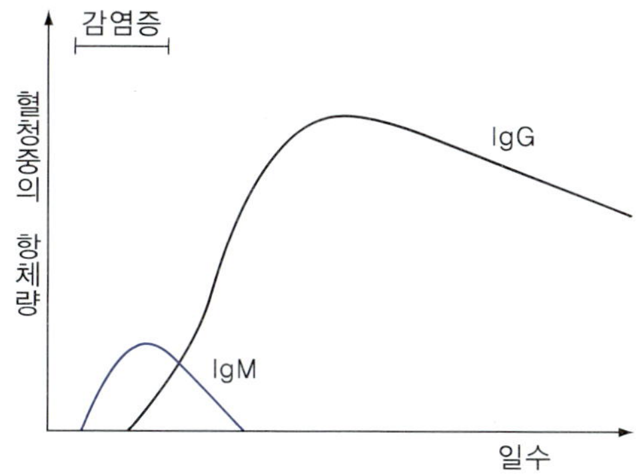

그림 2-8. 감염증 후의 항체량의 변동(IgM과 IgG가 나타남)

(3) 보체활성화능·세균응집능이 높다.

IgM은 주로 5량체의 형을 하고 있다. 보체를 활성화하는 데는 항체의 Fc 부분이 두 곳은 필요하다. IgG의 경우에는 2분자가 상호 근접하여 항원과 결합하지 않으면 안된다. 일반, IgM은 1분자 중에 Fc부가 5곳이 있으므로, 1분자가 항원과 반응한 것만으로 어느 장소에서 그 조건을 이용하여 두 개의 상대를 연결할 것이 되므로 Fab를 두개 밖에 지니지 않은 IgG보다도 그것을 10개 지닌 IgM 쪽이 응집시키는 비율이 높게 된다.

(4) 특정한 항체는 주로 IgM에 속한다.

혈액형이 A형인 사람은 B형 적혈구에 대한 항체를 지니고 있다. 역으로 B형인 사람은 항 A형 적혈구 항체를 지니고 있다. 이와 같은 항체를 동종적혈구응집소라고 한다. 동종이라 함은 같은 인간이라고 하는 동물종 속에 속해 있긴 하나, 타인이라고 하는 것처럼 약간씩 상이한 곳이 있는 관계의 경우 사용되는 언어이다. 타인의 적혈구를 주사한 것도 아닌데 그와 같은 항체가 형성되는 것은 신체주변에 많이 존재하는 세균들 중에는 적혈구 항원과 같은 항원을 지닌 것이 있어서, 그러한 세균에 접하는 동안, 무의식중에 항체를 형성하고 있기 때문이다.

동종적혈구응집소는 주로 IgM에 속해 있다. 이것이 IgG에 속하는 항체라면 문제가 발생하는 경우가 있다. B형의 모친이 A형의 아들을 가진 경우, 모친의 항 A 항체가 IgG라면 뒤에 기술하는 것같이 태반을 통하여 태아에 이르러, 태아의 적혈구에 반응하여 그것을 파괴하기 때문이다. 일반적으로 IgM 항체가 중요하므로, 그러한 것은 별로 발생하지 않고 끝낸다. 그밖에 마이코플라스마 감염증 등으로 형성되는 한랭응집소·전염성단핵증으로 형성되는 **이호항원**(PAUL-BUNNELL 항원), 관절, 류머티즘에서 나타나는 류마토이드인자(IgG의 Fc부에 대한 자가항체), 그람 음성균 O 항원에 패한 항체 등도 주로 IgM에 속해 있다.

이들 항체는 왜 IgG의 것이 적고, IgM의 것이 많은가 하게 되는데, 일반적으로 항체생성세포가 항체를 형성할 때, 최초는 IgM의 항체를 형성, 다음에 IgG의 항체를 형성하도록 바뀌지만, 이들 항원의 성질에 따라서 그 바뀌는 메커니즘이 작용하지 않게 되기 때문이라고 생각된다.

2) IgG

(1) 중화항체, 옵소닌항체의 대개가 이에 속한다.

항체의 작용 중에서, 독성물질이나 바이러스에 결합하여 그것을 무해화 하는 것, 백혈구의 식살균작용을 보조하는 것은 대단히 중요한 것이지만, 그러한 작용을 보이는 중화항체·옵소닌항체의 대개는 IgG에 속한다. 보체를 활성화하는 작용도 지니고 있으며, 용균현상을 일으키는 능력도 있다. IgG에는 네 개의 서브클라스가 있으나, 각각의 성질을 표 2-2에 나타냈다. 바이러스에 대한 항체는 IgGl의 것이 많으나, 세균 다당체에 대하는 항체는 IgG2의 것이 많다(그림 2-9).

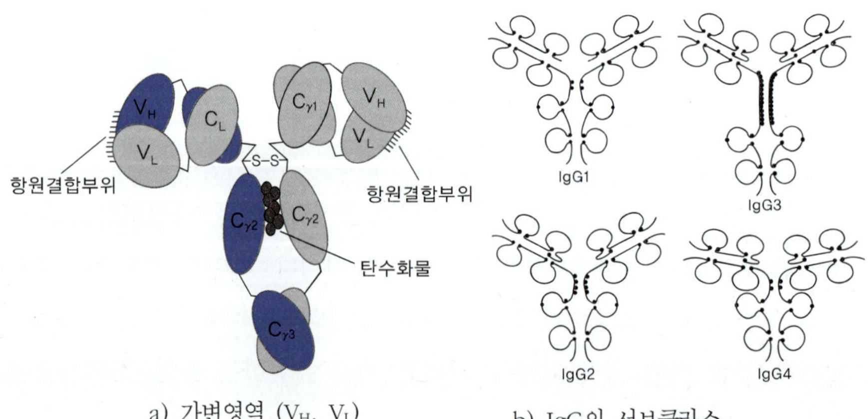

a) 가변영역 (V_H, V_L)　　b) IgG의 서브클라스

그림 2-9. 사람 IgG 분자의 모식도

표 2-2. IgG 서브클라스의 성상

	IgG1	IgG2	IgG3	IgG4
혈청 중의 농도비(%)	60	29	7	4
반감기(일)	21	21	7	21
보체활성화				
고전경로	++	+	++	-
2차경로	+	+	++	
태반통과성	++	+	++	++
결합세포				
호중구	+	+	+	+
대식세포	+	±	+	+
비만세포	-	-	-	+
프로테인 A 결합성	+	+	-	+

(2) 반감기가 길다.

다른 클라스 면역글로불린의 반감기가 수일 이내인 데 비해 IgG는 21~23일로 더 길다. 한 차례 형성되면 장기간 작용하게 된다.

태어날 때부터 면역글로불린을 형성하지 못하는 사람이 있다(무감마글로불린 혈증)

그 치료에 면역글로불린을 주사하여 보충하는 것이 시행되고 있으나, 반감기가 1개월 가까이 되므로, 1개월에 한 번 보충해 나가는 방법을 사용한다. A형 간염 유행지를 여행하는 경우, 면역을 지니고 있게 하나, 1개월 정도만 충분효과가 지속된다. 또, 후술하는 바와 같이 IgG는 태반을 통하여 모친에서 태아로 부여된다. 반감기가 길므로 아기의 생후 수개월에 걸친 감염방어에 소용된다.

(3) 태반 통과성이 있다.

모친 혈액 중의 항체가 태반을 경유하여 태아의 몸에 부여되는 것은 IgG에 속한 것뿐이다. 이것은 단지 여과에 의해서 이행되는 것이 아니며, 태반의 세포가 IgG의 Fc부를 포착하여, 세포 내로 끌어들여 태아 측으로 가게 된다(그림 2-10).

이와 같은 작용은 태생기의 후반부터 완성하며, 출생 전에는 모친혈액 중의 농도와 동일하거나, 그 이상이 된다. 출생 후 아기의 IgG 생산은 생후 3~4월부터 활발하게 되므로, 모친에게서 받은 IgG는 감소하고, 스스로의 생성은 아직 충분하지 못하므로 생후 3개월 된 아기 혈액 중의 IgG 농도가 가장 낮은 시기가 된다. 이 시기를 **생리적 저감마글로불린**

혈증이라고 일컫는다.

이와 같이 모친에서 아기에게로 부여되는 면역을 **모자면역**이라 칭하고, 생후 어느 정도로 아기의 면역방어에 유효한가는, 모친이 그 미생물에 대하여 어느 정도의 항체를 지니고 있느냐에 달려있다. 홍역에 대한 항체는 상당히 많으므로 생후 6~7개월까지는 아기가 홍역에 걸리는 일은 대체로 없다. 백일해균에 대한 항체는 별로 없으므로, 아기는 생후 얼마 안 있어 곧 백일해에 감염된다.

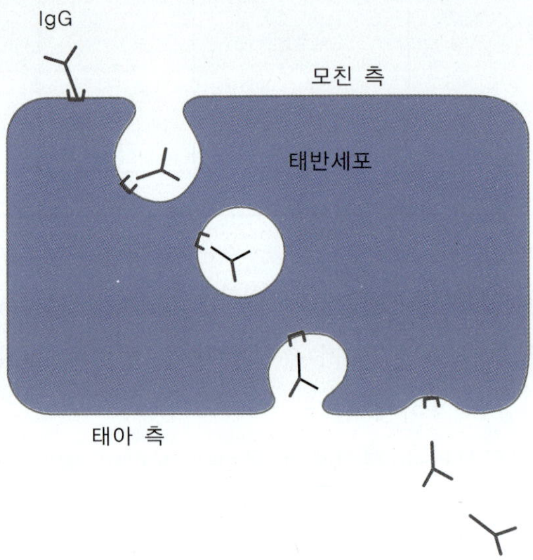

그림 2-10. IgG 항체는 태반세포의 Fc 수용체에 의해서 포착되고 태아 측에 전달된다.

자기 신체에 대하여 항체를 형성하는 이상이 생기는 수가 있다. 이것을 자가항체라고 하며, 그로 인한 병변을 **자가면역질환**이라고 하나, 모친이 그 병변이 있으며, IgG에 속한 항체를 지니고 있으면, 그것은 태아에게 이행하여, 아기에게 병변을 일으킨다. 혈소판에 대한 자가항체에 의한 신생아 혈소판 감소성 자반증, 근육의 아세틸콜린 수용체에 대한 자가항체에 의한 **신생아 중증 근무력증**, **전신성 홍반성 낭창**(SLE)의 모체로부터의 **신생아 홍반성 낭창** 등이 있다.

항체가 이화하므로 소실할 때까지의 일과성 병변이다.

(4) 가장 양이 많다.

성인의 혈액중 농도를 보면, 혈청농도로써 IgA 250 mg/dL, IgM 100 mg/dL인 것에 대하여 IgG는 1,100 mg/dL로 대단히 많다. 이것은 IgG가 면역글로불린 중에서도 가장 중요한 것이라는 것을 반영하고 있다.

IgA 혹은 IgM을 별로 형성하지 않은 사람의 경우, 감염에 대하여 별로 약하지 않으나, IgG가 충분히 형성되지 않은 사람은 감염증이 중복이나 중증화가 나타난다.

연령에 따라 정상 혈중 농도는 상이하나, 비슷한 연령 건강자의 평균치의 50% 이하가 되는 경우에는 문제가 있다. 200 mg/dL 이하는 명백한 이상이다.

3) IgA

(1) 분비액 중에 가장 많다.

눈물·타액·비즙·기관지점액·장관점액·요 등에 가장 많이 함유되어 있는 면역글로불린이며, 점막표면에 존재해 있다(그림 2-11). 점막은 피부에 비해 각질의 발달이 나쁘고, 외계의 미생물 혹은 이물의 침입을 받기 쉽다. 항체가 존재하면 그것들은 항체와 결합하여 침입이 저지된다. 이와 같은 미생물의 국소침입에서의 방어 메커니즘을 **국소면역**이라고 하며, IgA 항체는 국소면역의 중심이 된다. 감염을 방지할 뿐만 아니라, 음식물 알레르기 예방에도 관여한다. 음식물성분이 상당히 큰 상태로 소화기점막을 통하여 신체에 들어오면 신체에선 IgE 항체(후술)를 형성하여 알레르기 질환을 일으키므로, 이러한 것의 침입을 막기 위한 것이라고 생각된다.

장관 림파조직의 표면 점막에는 M 세포가 있으며, 그 세포 내에 이물 등을 끌어들여 림파조직에 항원이 끼친다.

점막하 림파조직 중의 항체 생성계(B 세포)는 IgA를 생성하기 쉽고, 또 IgA 클라스를 생성하도록 스위치시키는 흉선유래 림프구(T 세포)도 존재한다. 항원과 반응하여 IgA를 형성하는 B 세포는 림파관에 진입, 흉관을 거쳐 혈중에 이르고, 유선·타액선·누선 그리고 점막에 도달하여 IgA 항체를 형성한다. 점막을 탈출 점막에 귀환하려면 4~6일 걸린다.

유즙 중에도 대량으로 함유되어 있으므로 그것을 마신 아기의 상기도나 소화관 표면의 점막상에 IgA 항체가 분포하게 되며, 아기의 감염을 막는 데 관여한다.

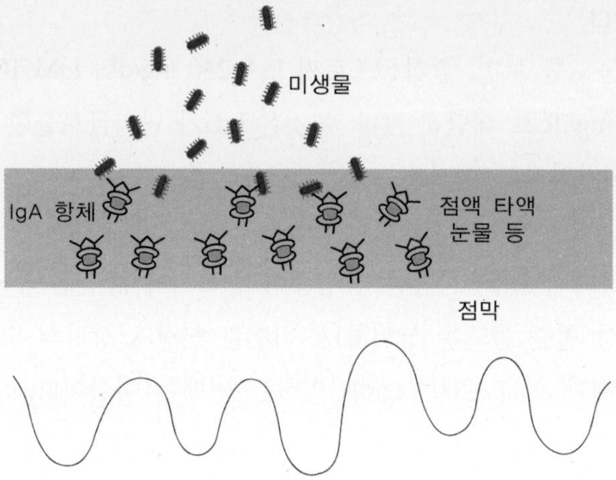

그림 2-11. 점막성의 분비액 중에는 IgA 항체가 존재하여 외계에서의 미생물, 이물질에 결합하여 그들의 침입을 저지한다.

그러기 위해서는 호흡기나 소화관에 침입해오기 쉬운 미생물에 대한 항체이어야 함이 바람직하여, 특히 그러한 것이 많이 함유되어 있다. 이것은 전술한 것 같이 호흡기나 소화관의 점막하에서 그 부위에 존재하는 미생물항원과 반응한 IgA 항체를 생산하는 림프구가 그곳에서 유리되어 유선에 도달하고 그곳에서 IgA 항체를 형성하는 상태가 좋은 성질을 지니고 있기 때문이다(그림 2-12).

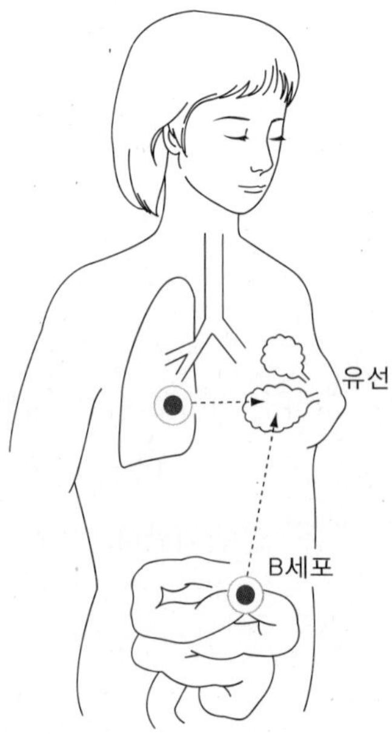

그림 2-12. 폐나 장관에서 항원과 반응한 B 세포는 외분비선으로 이동하여 해당항원에 대한 IgA 항체를 생산한다. 따라서 분비액 중에는 기도나 장관에 존재하는 항원에 대한 IgA 항체가 많이 함유되어 있다.

(2) 분비형이라고 하는 특별한 구조를 하고 있다.

혈액 중에 존재하는 IgA는 IgG와 마찬가지로 단량체(monomer) 것이 많으나, 점막하의 림파조직 주위의 항체생성 세포에 의해 형성된 IgA는 2량체(dimer)의 형을 하고 있으며 그것이 점막 상피세포 내 혹은 상피세포 간을 통과하여 점막상에 분비되어 오는 동안 상피세포의 분비 성분(secretory component; SC)라고 하는 폴리펩타이드쇄에 휘감긴 형이 된다 (그림 2-13). 이러한 형의 IgA 분자를 지칭하여 **분비형 IgA**라고 한다.

분비형 IgA는 단백분해 효소의 작용에 저항성이며, 산에도 안정하다. 따라서, 점막상에 분비되어도 오래도록 작용을 손실하지 않고 존재할 수 있다. 모유·누액·타액 뇨 중의 것도 분비형 IgA가 주체이다. 분비형 IgA를 경구적으로 마시게 하면 소화관의 감염방어에 유효하지만, 혈청 중에 존재하는 비분비형의 IgA를 마시게 하면, 별로 유효하지 않다. IgA가 생성된 경우, J쇄를 지닌 IgM이 많이 분비되어 IgA의 결손을 가져오는 수가 있다.

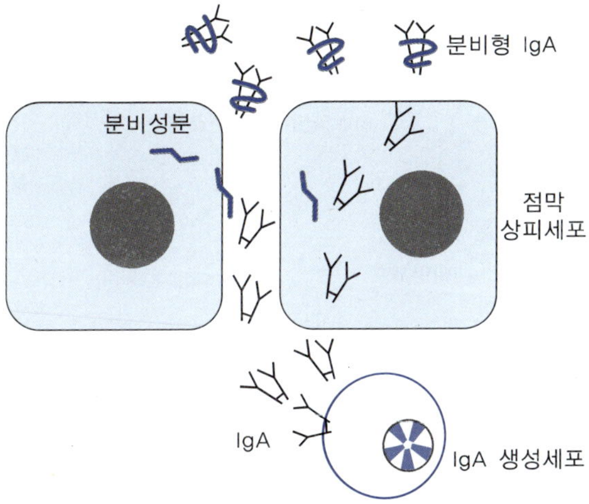

그림 2-13. 점막하의 항체 생산세포에 의해서 생성된 IgA 항체는 2량체를 하고 있으나 세포 내를 통과하는 사이에 상피세포에서 생성된 분비성분의 폴리펩타이드와 결합하여 분비형 IgG 항체가 되어 점막상에 분비가 된다.

4) IgE

(1) 즉시형 알레르기의 원인이 된다.

IgE에 속하는 항체는 조직의 비만세포나 혈중의 호염기구의 Fc부에서 결합 특별한 성질을 가지고 있다. 이것은 비만세포나 호염기구의 표면에는 IgE의 Fc부에 해당하는 수용체가 존재하기 때문이다. IgG 항체의 경우, 항원의 Fab 부분에 결합하고 나서 비로소, 호중구 등의 Fc 수용체에 강하게 결합하지만 IgE는 항원과 결합해있지 않아도 비만세포의 Fc 수용체와 강하게 결합한다. 따라서, 비만세포상에는 IgE 항체가 결합한 형으로 존재하고, 그곳에 항원이 반응하면, 세포표면상의 항체 몇 분자가 항원분자에 의해서 연결되는 형이 된다. 이로 인해 비만세포의 대사계는 활성화되어, 류코트리엔의 화학물질이 생성되고, 기존 히스타민 등과 함께 유출된다(그림 2-14). 그리고, 이들 물질에 의해 조직반응이 생긴다. 알레르기성 비염, 담마진, 기관지 천식 등 이른바 알레르기 질환을 유발시킨다. 이와 같은 알레르기 질환은 몸에 들어오고 나서 수분 내지 수십 분으로 발생하므로, **즉시형 알레르기**라고 일컫는다. IgE에 속하는 항체는 즉시형 알레르기의 원인이 되는 항체인 것이다.

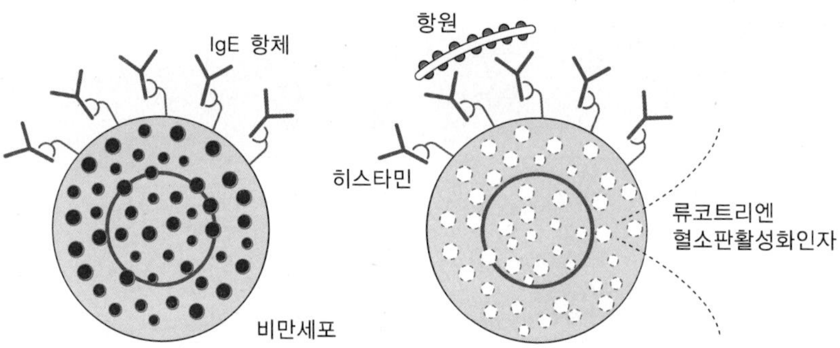

그림 2-14. IgE 항체는 비만세포에 Fc부에 결합하여 존재하지만 여기에 항원이 반응하면 비만세포에서 히스타민 등의 화학물질의 생성, 방출이 일어난다.

알레르기 반응은 인체에 바람직하지 않은 반응이기도 하지만, 본래는 생체에 유용한 반응으로서 발달한 것으로 생각된다. 예를 들면, 화분을 흡입하여 재채기를 하고 콧물을 흘리는 것은 화분이라는 이물을 속히 체외로 씻어내 버리려는 목적이 있는 반응으로 돌릴 수 있다. 소화관 알레르기도 장을 신속히 작동하여 점액의 분비를 높여, 신체에 해가 될지도 모르는 이물을 체외로 축출하는 반응이라고 할 수도 있다.

또, 실제로 기생충의 방어에 관해서는 IgE 항체는 중요한 살해를 수행하고 있는 것으로 알고 있다. 이것을 반영하여, 일반적으로 기생충 항원에 대해서는 IgE가 형성되기 쉽다.

비만세포에 강하게 결합하는 것이 IgE의 지극히 중요한 특징이나, IgG 중의 IgG4도 마찬가지로 비만세포에 결합한다. 그러나, IgG4에 속한 항체가 알레르기의 원인이 되는가, 혹은 역으로 IgE의 반응을 억제하는가는 아직 명확하지 않다.

혈청 중 IgE의 양은, IgG의 양이 1,100 mg/dL, IgA가 250 mg/dL, IgM이 100 mg/dL나 되는데 비해, 수백 ng/dL(실제로 국제단위로 표시하게 되어 있으며 성인에서는 100 IU/dL 정도)의 레벨로 미량밖에 존재하지 않는다. 알레르기 질환의 존재나 기생충 감염으로 상승하므로, IgE치를 측정하는 것은 그들의 질환을 예측하는 데 응용되고 있다. 또, 어떤 성질에 의한 알레르기 증상을 나타내는 사람에서는 그것에 대한 IgE 항체가 증가하고 있으므로 혈청 중에 어떤 항원에 대한 IgE 항체가 존재하는가를 검사하는 것은, 그 환자가 어떤 항원에 의해서 알레르기 반응을 나타내는가를 아는 데 유용하다.

표 2-3. 혈청 면역글로불린치에 변화를 가져오는 질환

면역글로불린클라스	증가	저하
IgA	IgA 신증 만성감염 교원병	무, 저γ 글로불린혈증 IgA 단독결손증 ataxia telangiectasia
IgE	알레르기성 질환 기생충질환 고 IgE 증후군 Wiskott-Aldrich 증후군	ataxia telangiectasia
IgG	감염증 만성감염 교원병	무, 저γ 글로불린혈증 중증복합면역부전증 네프로제 면역억제제 투여 림프계 종양
IgM	간염, 간경변증 IgM 증가를 수반하는 면역부전증 자궁내 감염	무저감마글로불린혈증 Wiskott-Aldrich증후군

5) IgD

혈청 중에 1 mg/dL 정도밖에 존재치 않고, 그 기능은 아직 불명확하다. 항체 생성계 림프구(B 세포)상에 존재하는 IgD는, B 세포가 항원과 반응에 관계하며, 항체 생성세포가 분화할 때 중요한 역할을 하는 것 같다.

5. 혈청 면역글로불린치와 질환

각각의 면역글로불린의 양은 여러 가지 질환으로 인하여 변화된다. 그 중 중요한 것을 표 2-3에 나타내었다. 일반적으로 면역계가 활발히 작용하는 것 같은 질환이며, IgG를 중심으로 증가하고, IgM · IgA도 증가한다. 감염증이나 교원병이 되는 γ 글로불린의 증가는 교원병의 진단기준의 한 가지로 되어 있다. 간염 · 간경변에도 증가하지만, 생성의 항진에 의거하는 것 같다. 형질 세포종과 같이 항체생성세포가 종양화한 것에서 증가를 나타내는 것은 말할 것도 없다. 앞에서도 기술한 것과 같이 IgE의 증가는 알레르기성 질환이나, 기생충 감염증에 특징적이다.

한편, 선천적인 항체생성계의 결함 등으로 저하를 보이는 질환도 있다. 면역 부전증의 일부를 이룬다. BRUTON형 무 γ-글로불린 혈증이나, 일반적으로 흔히 보이는 저 γ-글로불린 혈증(common variable immunodeficiency), 세포성 면역에도 중증 복합면역 부전증과 같이 IgA, IgG, IgM 모두가 감소되어 있는 것이나, IgM 증가를 수반한 면역 부전증이나 유아기 일과성 저 γ-글로불린 혈증과 같이 IgG, IgA의 저하를 보이는 것이 있다. 또, IgA 단독결손증이나 ataxia telangiectasia와 같이 IgA만 낮은 경우도 있다.

WISKOTT-ALDRICH 증후군에서는 IgM만의 저하를 보이는 수가 있다.

다른 질환에 관련하여 면역글로불린의 저하를 보이는데, 네프로제에서는 뇨중에의 상실과 면역억제기질의 출현에 의한 생산 부전에 의해 IgG가 저하하는 수가 있다. 장림파관 확장증에서는, 장내의 혈장단 백의 상실에 의해 IgG가 감소한다. 부신피질 스테로이드, 엔독산 등 면역제제약의 장기복용도 면역글로불린을 감소시킨다. 항 간질 약인 알레비아틴으로는 IgA의 저하를 보이는 수가 있다.

6. 항원이란 무엇인가?

1) 항원과 면역원

원래 항원(antigen)이란 용어는 B 세포를 자극하여 특이항체를 생산하는 분자(항체발생기)를 말하는 데 사용하였다. 그리고 항원이란 용어는 항체에 국한된 용어이므로 세포성 면역을 포함하는 데 적당치 않다는 생각이 지배적인 학자들은 면역반응 전체에 대한 **면역원**(immunogen)이라는 용어를 사용할 것을 제안하였다. 일반적으로 면역원이란 10,000달톤이상의 고분자물질로서 항체와 결합할 수 있는 구조를 가진다. 이러한 구조를 면역원 분자의 항원 결정 부위(antigenic determinant) 또는 에피토프(epitope)라고 한다. 이러한 면역원은 한 분자당 최소한 2개 이상의 결정기가 있을 것이라고 여겨진다. 에피토프는 대개 4~6개 정도의 아미노산이나 5~7개의 당단백 정도의 크기이다. 항원 또는 면역원으로 작용할 수 있는 능력을 각각 **항원성**(antigenecity) 또는 **면역원성**(immunogenecity)이라고 한다. 이러한 이유로 이물질이 면역반응을 유발하는 능력을 면역원성 그리고 면역반응의 결과로 생긴 항체 또는 행동세포와 이물질이 작용하는 능력을 항원성으로 표현하였다. 그러나 현재는 면역계통의 후천성 요소, 즉 B 세포 또는 T 세포, 또는 B 및 T 세포 두 가지 세포에 의해서 특이하게(specifically) 인지될 수 있는 분자이면 어느 분자이든지 간에 이들 분자를 지칭하여 이 용어가 널리 사용되고 있다.

이러한 면역반응연구에 크게 기여하고 있고 지금도 사용되는 비교적 분자량이 작은 화학물질로서 **합텐**(hapten)이라는 물질이 있다. 1900년경 칼 란드스타인너가 항원과 항체의 교차반응과 특이성을 연구하기 위해 합텐을 사용하였다. 합텐은 단독으로 생체에 투여했을 경우에는 면역반응을 유도하지 못하지만(면역원성은 없지만) 합텐에 대하여 생산된 항체와는 반응할 수 있는 항원성을 가진 물질이다. 그러나 합텐을 캐리어와 복합체를 형성하여 생체에 투여하면 합텐에 대한 항체가 만들어진다. 항체분자는 감염미생물의 전체에 결합하지 않고 각 항체분자는 미생물 표면에 있는 많은 분자들 중의 하나에 각각 결합한다. 어떤 한 일정한 병원체에 대한 몇 가지 다른 항체가 있을 수 있으며 이들 각 항체는 그 병원체 표면에 존재하는 각각 다른 한 항원에 결합한다. 일생 동안 동물체가 마주치는 그 많은 다른 항원에 결합할 수 있는 항체분자의 충분한 다양성(diversity)이 발생되는 방법은 추후 설명 될 것이다. 각 항체는 이른 바 **항원결정기**(antigenic determinant), 또는 **에피토프**(epitope)라고 하는 항원의 특정부분 구조에 결합한다(그림 2-15).

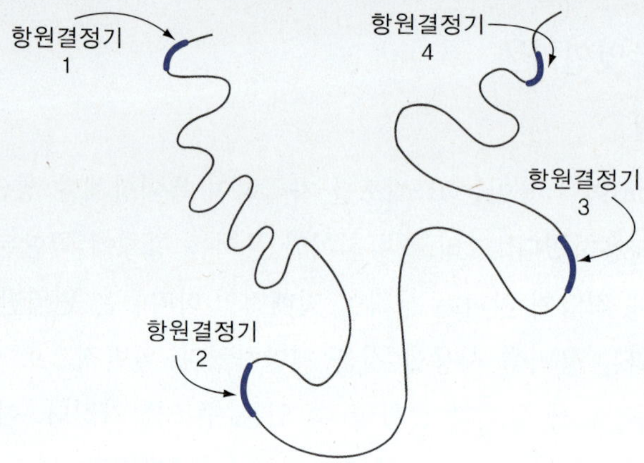

그림 2-15. 항원결정기는 분자물질의 아미노기 혹은 카복실기에 대부분 위치한다(항원결정기 1, 4). 또 다른 항원결정기는 분자물질의 바깥쪽으로도 위치한다(2, 3).

어느 하나의 특정한 항원은 몇 가지 다른 에피토프 또는 반복된 에피토프를 가질 수 있다(그림 2-16). 항체는 어떤 하나의 항원분자 전체에 특이적이라고 하기보다는 에피토프에 특이적(specific)이다.

T 세포도 역시 항원을 인지하나 그들은 세포 내에서 유래되는 항원 다시 말하면, 다른 숙주세포의 표면에 존재하는 작은 폴리펩타이드 절편을 인지한다. 예를 들면 바이러스에 이미 감염되어 있는 숙주세포는 그 세포 표면에 바이러스 단백질의 작은 절편을 발현하며, 따라서 세포독성 T 세포에 의해서 즉시 인지될 수 있다. 항원절편은 특수한 그룹의 분자로 세포 표면에 존재한다. 이들은 주요 조직적합 복합체(major histocompatibility complex, MHC)로서 알려진 한 세트의 유전자로 암호화되어 있으며, 따라서 이를 MHC 분자라 한다. T 세포는 그들의 항원-특이성 수용체 TCRs를 이용하여 MHC 분자로 결합된 항원성 펩타이드를 인지한다.

항원에 관하여 기억해야 할 중요한 점은 그것이 모든 후천성 면역반응의 기폭제이고 추진력이라는 것이다. 면역계통은 진화하여 항원을 인지하고 그것들을 파괴하고 그들의 생산의 원천인 세균 및 바이러스에 감염된 세포들을 제거한다. 항원이 제거되면 면역반응은 중단된다.

항 원

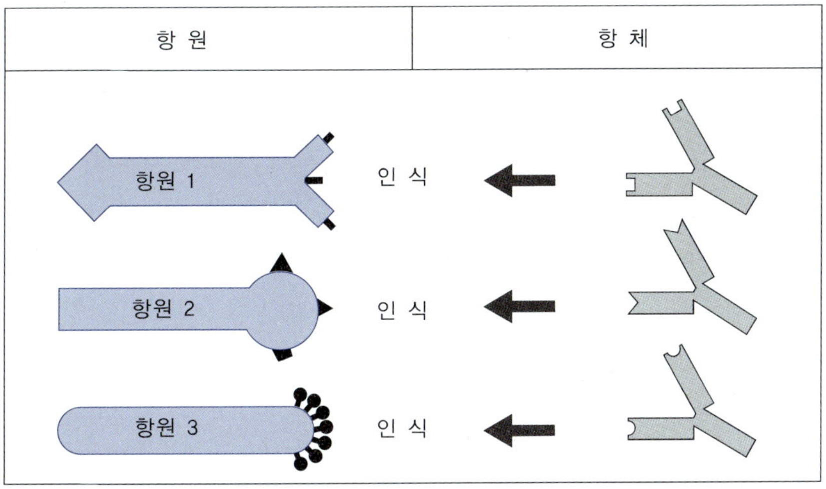

그림 2-16. 항체의 생산을 유발하는 물질을 항원이라고 한다. 각 항원분자는 에피토프라는 항원결정기세트를 가지고 있다. 한 항원(Agl)에 있는 에피토프는 다른 항원(Ag2)에 있는 에피토프와 보통 서로 다르다. 일부의 항원(Ag3)은 한 종류의 에피토프만으로 구성되기도 한다.

2) 항원성에 영향을 주는 인자

어떤 물질이 항원성이 있느냐 없느냐는 엄밀히 구분할 수는 없다. 다만 항원성이 높은 물질과 낮은 물질로 구분된다. 그리고 같은 물질이라도 그 조건에 따라 항원성에 차이를 보인다. 이러한 특성은 이물질, 분자량의 크기, 화학구조의 복잡성, 유전적 구조 등에 따라 결정된다(표 2-4).

표 2-4. 면역원성에 영향을 주는 인자

인자	내용
이물질	자기 대 비자기
분자량	10000달톤 이하, 100000달톤 이상
화학구조와 복잡성	단백이 가장 좋다. 탄수화물이 그 다음이며, 지질 및 핵산은 약하거나 반응이 없다.
유전적 구조	HLA 항원은 수용체를 제공하기 위해 중요하다.
투약의 시간, 투여량 투여부위	매우 다양하다.

3) 합텐과 특이성

항원 자극에 의하여 생산된 항체가 자신을 만들어낸 동일한 항원과 반응하고 다른 항원과는 반응하지 않는 특성을 **특이성**(specificity)라고 한다. 항원항체반응의 특이성은 항원 구조가 조금만 변해도 민감하게 차이를 보인다. 이것은 란드스타이너의 또 다른 실험에서도 증명되고 있다. 원래의 합텐과 구조가 유사한 또 다른 합텐을 원래의 합텐 항체와 반응을 시켰다. 먼저 한 실험에서는 아닐린(aniline)의 올쏘위치에 카르복시기 COOH와 설포니기 HSO_3의 두 개의 화합물을 가지고 반응을 시켰더니 특이 항체가 각각의 면역원에 대하여 발생하였으며 한 가지에만 반응을 하였다. 아닐린 *COOH는 항 아닐린 *COOH와 반응을 하였고, 항 아닐린 *HSO_3 와는 반응을 하지 않았으며 이와는 대조적으로 아닐린 *HSO_3는 항 아닐린 *HSO_3와 반응을 하고 항 아닐린 *COOH와는 반응을 일으키지 않았다. 또 다른 실험에서는 아닐린을 올쏘, 메타, 파라의 위치에 카르복시기를 융합시켜 위의 실험에서와 같이 하였다. 이 실험에서도 그림 2-17과 같이 항체반응은 매우 특이적이고 항원 합텐의 3차구조를 인지하는 것으로 결론지어졌다.

A

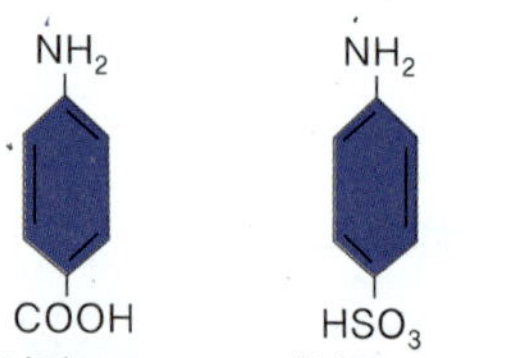

	아닐린*COOH	아닐린*HSO_3
항아닐린*COOH	양성	무반응
항아닐린*HSO_3	무반응	양성

B

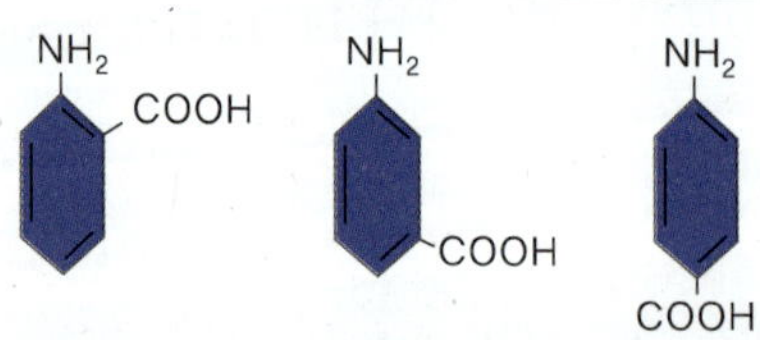

	파라	메타	올쏘
항파라	양성	무반응	무반응
항메타	무반응	양성	무반응
항올쏘	무반응	무반응	양성

그림 2-17. 합텐 항체는 매우 특이적 반응을 한다. 아닐린을 이용한 합텐 항체의 특이성 실험

4) 면역반응 항진물질(아쥬반트, Adjuvants)

아쥬반트는 면역반응을 항진시키는 물질로서 면역원은 아니며 혼자서는 면역반응을 일으키지 못한다. 대부분은 특이 면역글로불린의 양을 증가시키기 위한 반응으로 사용되며 대식세포의 활성화나 세포성 면역반응에서도 가끔 사용된다.

아쥬반트의 종류를 표 2-5에 정리하여 나타내었다.

표 2-5. 흔히 사용되는 아쥬반트의 작용기전

아쥬반트	가능한 작용기전		
	항원잔류지연	육아종형성	림프구 비특이적 자극
Freund's incomplete adjuvant	+	+	-
Freund's complete adjuvant	+	++	-
Insoluble aluminum salts (alum)	+	+	-
Mycobacterium tuberculosis	-	+	-
Bordetlla pertussis	-	-	+
Bacterial lipopolysaccharide (LPS)	-	-	+
Synthetic polynucleotides (poly IC/poly AU)	-	-	+

5) 항원의 종류

동물의 종에 따라 다른 종의 동물에서 얻은 항원을 이종항원(xenogeneic antigen), 동일종의 다른 개체에서 얻은 항원을 동종항원(allogeneic antigen), 동일종의 서로 다른 개체이지만 유전적 배경이 같은 개체에서 얻은 항원을 **동계항원**(syngeneic antigen), 자신에서 발생된 항원을 **자가항원**(autologous antigen)으로 구분한다. 항원의 종류에 따라 B 림프구가 항체를 생산하는데 T 림프구의 도움을 필요로 하는 것과 필요하지 않은 항원으로 구별한다. 이들을 각각 **가슴샘 비의존항원**(thymus-independent antigen) 그리고 **가슴샘 의존항원**(thymus-dependent antigen)이라고 한다. 대부분의 항원들은 가슴샘 의존항원이고 다당류 및 합성 아미노산복합체 등의 극히 일부만이 가슴샘 비의존성 항원에 속한다.

chapter

03 항체반응을 이용한 검사 (Laboratory Diagnostic Applications)

항체는 항원과 매우 정교하게 1:1의 대응성을 가지고 결합하는 특징을 지닌 단백이다. 이런 점이 항체가 생체 내에서 그 기능을 수행하는 데 있어서 기본이 된다. 그러나 체외로 추출시켜 시험관 등에서 항원과 반응하게 되면 여러 가지 현상을 볼 수가 있다.

이러한 반응을 이용하여 임상병리학적 검사의 여러 분야에 응용되고 있다. 이때 각각의 방법으로 검출되는 최소의 항체량을 표 3-1에 표시하였다. 낮을수록 감도가 높은 검사법이라는 것이 잘 나타나 있다.

표 3-1. 주요 혈청반응의 항체검출강도

혈청반응	검출항체량
침강반응	1~100 μg/mL
간접적혈구 응집반응	10~100 ng/mL
보체결합반응	10~100 ng/mL
RIA, EIA	0.1~1 ng/mL
바이러스 중화반응	0.1 mg/mL

RIA : radioimmunoassay, EIA : Enzymeimmunoassay

1. 응집반응

항원물질이 현미경으로 관찰할 수 있을 정도의 크기인 경우, 여기에 항체를 반응시키면, 항원물질상에는 몇 개의 **항원결정기**(epitope)가 있고, 항체에는 적어도 2개 이상의 항원 결합부가 있기 때문에 항원물질끼리 항체의 교량역할에 의해 결합되며, 점차적으로 거대한 집괴가 되고, 응집물을 육안으로도 관찰할 수 있게 된다. 이것을 **응집반응**이라고 일컫는다(그림 3-1). 항원물질이 적혈구나 세균과 같이 입자상일 때 생기는 현상이다. IgM에 속하는 항체가 IgG에 속하는 항체보다도 효율적으로 이 반응을 일으킨다. IgG는 한 개 분자에 항원과 결합할 수 있는 부분이 2곳밖에는 없으나, IgM은 10곳이 있고, 2개 결합부 사이의 길이가 최대로 IgG의 3배 정도 있다는 것 등이 그 이유이다.

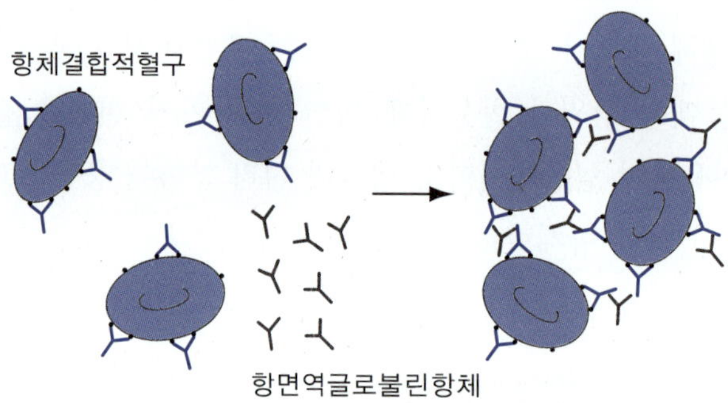

그림 3-1. 입자상태의 항원물질은 항체에 의해서 서로 결합되며 2차적으로 거대한 집괴를 형성하여 육안 관찰할 수 있게 된다.

2. 적혈구 응집반응

응집반응은 수혈의 경우, 적혈구의 형 판독(혈액형 타이핑, blood typing)에 응용된다. 피검 적혈구에 항 A형 항체(B형인 사람의 혈청에서 얻어진다)와 항 B형 항체(A형인 사람의 혈청에서 얻어진다)를 각각 반응시켰을 때, 항 A형 항체에서만 응집반응이 생기면 A형, 항 B형 항체에서만 응집하면 B형, 양쪽에서 응집하면 AB형, 어느 쪽에서도 응집하지 않으면 O형이라고 한다(그림 3-2).

적혈구에는 ARO형 이외의 항원도 많이 있으며, 때로는 수혈 시 문제를 일으키므로, 수여자(recipient)의 혈청 중에 공여자(donor)의 적혈구에 대한 항체가 없는 경우나 반대로 공여자의 혈청 중에 수여자의 적혈구에 대한 항체가 없는 경우에 각각 짝을 지어서 응집반응이 일어나는가를 검사하는 것을 **교차시험**(cross match)이라고 한다. A형의 사람이 B형 항원에 대한 항체를 지니고 있는 경우이거나, 세균 중에는 A형이나 B형과 공통되는 항원을 지니는 것이 있어서 그들의 감염으로 인해 항체가 형성된다고 보아진다. 이때, A형 항원은 자기 것이기 때문에, A형 항원과 공통항원을 지닌 세균의 감염 시에도 항 A형 항체는 생성되지 않게 된다.

Rh형 음성의 모친이 적혈구 Rh형 양성의 아기를 출산하면 아기 적혈구의 일부가 모친의 체내에 침입하여 Rh형 항원에 대한 항체가 형성된다. 이와 같은 모친이 다음번에도 Rh형 음성의 아기를 임신하면, IgG에 속한 항 Rh 항체는 태반을 경유하여 아기에게 침입하여 아기의 적혈구에 결합한다. 이때 항체와 결합한 적혈구는 파괴되고, 아기에게 빈혈과 파괴적혈구의 혈색소(hemoglobin)에서 유래되는 빌리루빈의 축적에 의한 황달이 생기는데 이것이 **신생아 용혈성 황달**이다(그림 3-3). 신생아의 황달이 적혈구에 대한 항체의

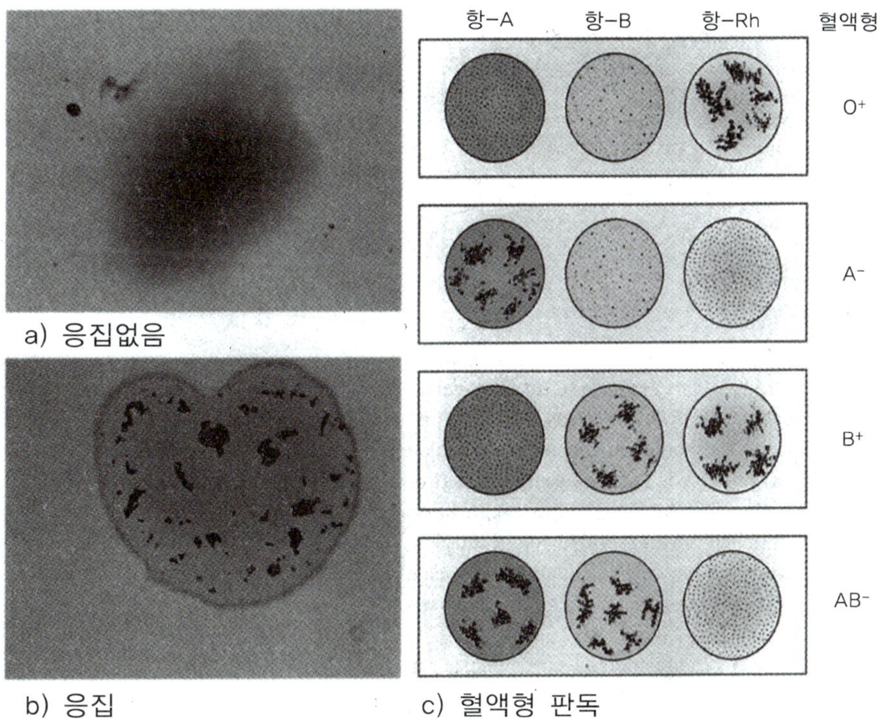

그림 3-2. 혈액형 판독

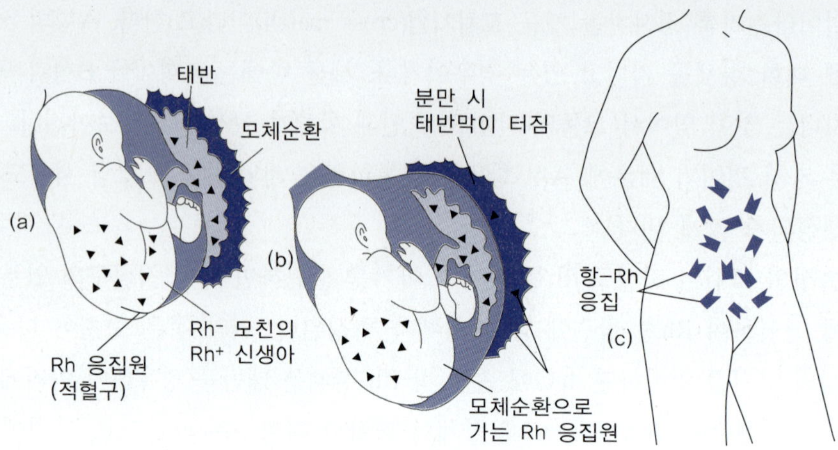

그림 3-3. 신생아의 용혈성 질환

결합에 기인하다는 것을 증명하기 위해서는, 아기의 적혈구에 사람의 면역글로불린에 대한 항체를 반응시켜, 적혈구가 응집하는가를 관찰하는 방법이 사용된다. 적혈구 표면에 항체 즉, 면역글로불린이 존재하면, 항면역글로불린 항체에 의해서 적혈구끼리 결합되어 응집하기 때문이다(그림 3-4). 이것을 **직접 쿰스 시험**이라고 한다. 그리고, 사용한 항인간 면역글로불린 항체를 지칭하여 **쿰스 혈청**이라고 한다.

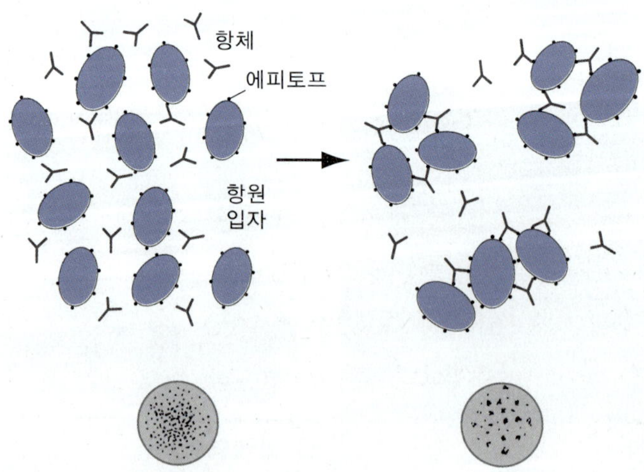

그림 3-4. a) 직접 쿰스(Coombs)시험. 적혈구에 항체가 결합하여 있으면 항사람 면역글로불린 항체를 첨가함으로써 응집반응이 관찰된다.

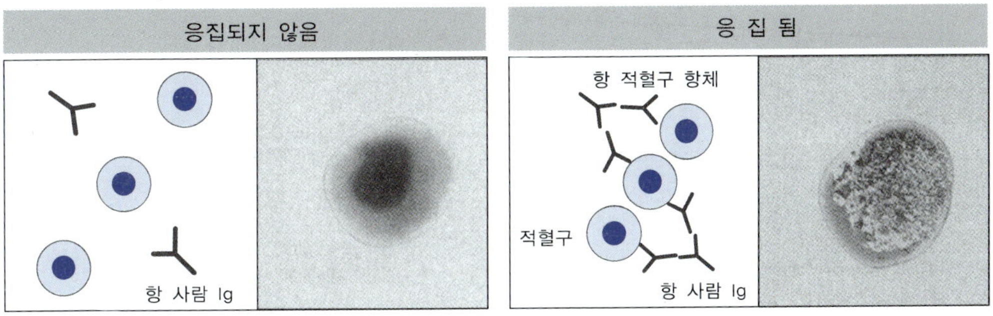

그림 3-4. b) 간접 쿰스(Coombs)시험

혈청 중에 적혈구에 대한 항체가 존재하는가를 알고 싶을 때에는 적혈구에 혈청을 첨가하여 응집이 생기는지를 관찰하면 되지만, 항체가 존재하여도 응집이 생기지 않는 경우가 있다. 적혈구 표면은 음성으로 하전되어서 Na^+ 이온을 주변에 집합시키지만, 이로 인하여 적혈구끼리 서로 반발하여 집합하기 곤란한 상태가 된다. 항체는 그러한 역가에 극복하여 적혈구끼리 결합하지 않으면 안 되는 것이지만, 그것이 가능한 항체를 완전항체, 그렇지 못한 항체를 **불완전항체**라고 한다. IgM에 속하는 것은 **완전항체**이고, IgG에 속하는 것 중에 불완전항체가 있다. 혈청을 반응시킨 결과, 불완전항체가 결합한 경우라도 적혈구에 쿰스 혈청을 가하면 응집이 일어나고, 항체가 결합하고 있다는 것을 증명할 수 있다. 이것을 **간접 쿰스 시험**(indirect Coombs test)이라고 한다.

불완전항체는 생리식염수 내에서 반응시키면 응집을 일으키지 않아도, 반응액에 알부민 등을 첨가하여 적혈구 표면의 전하를 약화시키면 응집반응이 보이게 된다.

마이코플라즈마 감염증 등에서는, 저온에서만 사람 적혈구에 결합하여, IgM에 속한 항체가 형성되는데 이것을 한랭 응집소(cold hemagglutinin)라고 한다. 환자 혈청을 0~4℃에서 O형 적혈구에 첨가하면 응집반응이 생긴다. 전염성 단핵구증에서는, 양(sheep)적혈구에 대한 항체가 형성되며, 환자의 혈청도 양적혈구를 응집시킨다. 건강인의 혈청 중에도 양적혈구에 대한 항체가 존재하지만, 그것은 모로모트 신(kidney)에 공통으로 존재하는 항원에 대한 항체이므로, 전염성 단핵구증환자 혈청은 모로모트 신항원과 반응시켜, 그러한 항체를 흡수 제거해 놓아도, 반응이 양성으로 나온다. 이것을 PAUL–BUNNELL **시험**이라고 한다. 이종 동물의 적혈구에 반응하는 이와 같은 항체를 **이호항체**(heterophil antibody)라고 한다. 이와 같은 적혈구 응집반응은 환자의 혈청 중에 해당되는 항체가 존재하는가 어떤가의 검출에 이용되어 이들의 감염증의 진단에 응용되고 있다.

3. 균 응집반응

살모넬라균 부유액에 균에 대한 항체를 작용시키면 세균의 응집이 관찰된다. 이것을 이용하여 환자 혈청 중에 살모넬라에 대한 항체가 출현하였는지 아닌지를 알 수 있게 되며, 살모넬라 감염증의 진단에 응용된다. 창안자의 이름을 따서 **비달(WIDAL)반응**이라고 한다. 균주의 선정이나, 근의 유기용매, 혹은 열에 의한 처리 방법 등에 의해, 균체(O항원), 편모(H 항원), 협막(Vi 항원)에 대한 항체를 각기 분류하여 검출하는 것이 가능하다.

이와 같은 응집반응은, 다른 세균이나, 칸디다, 리케치아, 클라미디아(공통항원을 지닌 세균을 사용하여) 등에 대한 항체의 검출에도 응용되고 있다.

어떠한 응집반응에 있어서도, 혈청을 배수 희석하여 반응을 각각 행한 후, 응집반응을 일으키는 최대희석배수를 그 검체의 항체가라고 표시한다. 항체가가 높을수록 혈청 중의 항체농도가 높게 된다.

4. 간접 응집반응

적혈구나 라텍스, 폴리스틸렌 등의 인공입자의 표면에 특정한 항원을 인위적으로 결합시켜 놓은 후, 각각의 항원에 대한 항체를 작용시켰을 때 응집반응을 일으킨다. 1gG를 입자표면에 결합시켜 놓으면 IgG에 대한 자기항체 즉, 류마토이드관절염 환자에게 출현하는 **류마토이드인자**를 검출할 수 있으며, 갑상선(thyroid)글로불린으로 피복하여 놓으면, 만성갑상선염 환자에서 나타나는 항갑상선 글로불린 자가항체를 검출할 수 있고, 진단에 응용할 수 있다. 이 방법은 여러 가지 종류의 항원에 대한 항체를 측정하는 방법으로써 널리 사용되고 있다. **간접 응집반응**(passive agglutination)이라고 한다. 적혈구를 사용한 경우는, **간접 적혈구 응집반응**(passive hemagglutination)이다.

입자의 표면에 특정한 항원에 대한 항체를 결합시키면, 해당되는 항원물질의 존재에 의해 입자는 응집반응이 생긴다. 그 항원이 용액 중에 존재하는가를 증명하는 방법으로 응용된다(그림 3-5). 이것을 **역간접 응집반응**이라고 한다.

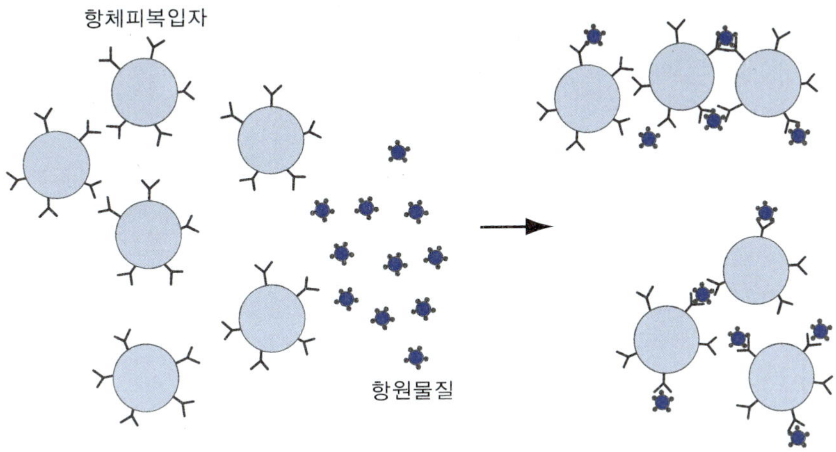

그림 3-5. 역간접 응집반응. 항체를 표면에 결합시켜 입자에 항원을 첨가하면 응집반응이 일어난다.

5. 침강반응

원리는 응집반응과 마찬가지이다. 그러나, 항원물질이 현미경하에서 보이지 않는 액성 물질인 경우로써, 응집물이 관찰되지 않으나, 항원분자가 항체와 결합하여 반응액의 혼탁이나, 침강물이 형성되는 것을 **침강반응**이라고 한다.

이 반응에는 항원분자와 항체분자의 비율이 크게 관여한다. 항원에 비해 항체가 대단히 많으면, 항체는 2개의 항원분자에 걸쳐 결합하는 형태를 취할 수 없게 되고, 입자생성이 안 되어 결론적으로 항원분자의 집괴도 형성되기 어렵게 된다(그림 3-6). 한편, 항원분자가 많고 항체가 적은 경우에는 다수의 항원분자를 하나로 결합시키는 것이 곤란하게 되고, 역시 집괴 형성이 어렵다. 따라서, 상당한 크기의 집괴가 여러 개 형성되고, 침강물로써 관찰될 수 있게 하려면, 항원과 항체의 혼합비가 적당한 것이어야만 된다. 이것을 **최적비**(zonal reaction ratio)라고 한다.

침강반응을 보는 여러 가지 방법이 있다. 그중 한 가지는 혼합법이다. 항원액과 항체액(혈청)을 혼합하여 반응시킨 후, 용액에 광원을 주어 침강반응에 의해 생긴 미세침강물에 의한 광원의 산란정도에서 반응한 항원량을 보는 것이 **비탁광도법**(nephelometry)이다. 기지량의 항원을 단계희석하고, 각각 항체를 반응시켜 얻어진 각각의 산란도에서 표준곡선을 형성해 두면 미지검체를 항체와 반응시켰을 때의 산란도에서 검체 중의 항원량을 알 수 있게 된다. 혈청 중의 면역글로불린이나 보체(C_3, C_4)는 각각 그에 대한 항체를 사용한 침

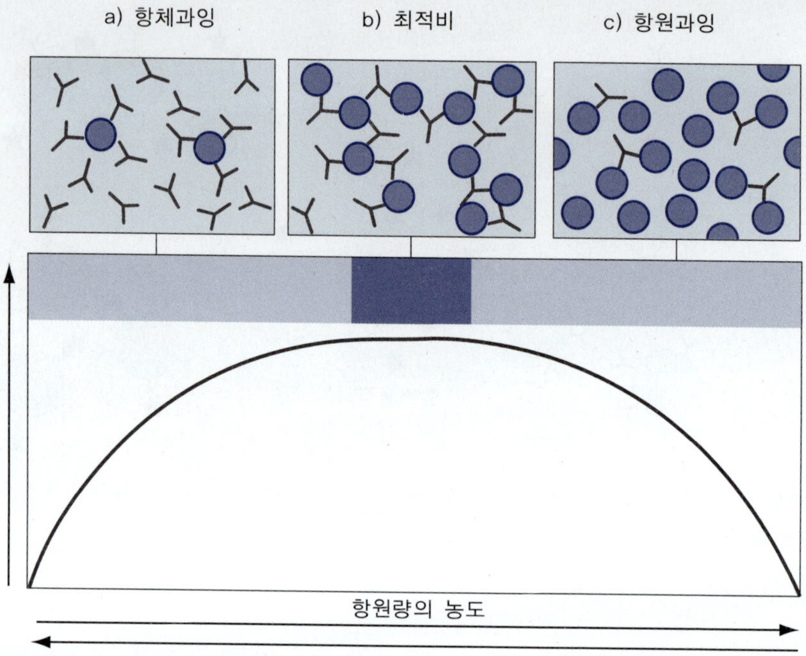

그림 3-6. 침강반응에 있어서 항체나 항원이 많게 되면 항원분자와 항체분자가 적절한 반응이 되지 않아 침강물이 형성되기 어렵다.

강반응의 흡광도를 측정한다. 반응시킨 혼합액을 원심하여 생긴 침전물의 양을 측정하는 것이며, 반응한 항원량을 아는 방법이기도 하다.

중층법에서는 가는 시험관 내에서 항원액과 항체액을 중층한다. 이 경우, 경계면이 혼란되지 않도록, 하층의 용액에는 비드(bead) 등을 첨가하여 비중을 높여 놓는다. 항원 혹은 항체는 점점 상대측으로 확산해 가며, 최적비가 되는 부분에서 침강물이 형성, 침강륜으로 관찰된다. 하층에 항체액을 상층에 항원액을 놓았을 경우, 항체가 진하면 경계면의 위에, 항원이 진하면 경계면의 아래에 **침강륜**이 형성된다(그림 3-7a). 일정량의 항원과 단계 희석한 혈청을 반응시켜, 혈청의 어느 희석단계까지 침강륜이 관찰되는가로, 혈청 중의 항체역가를 알 수 있다.

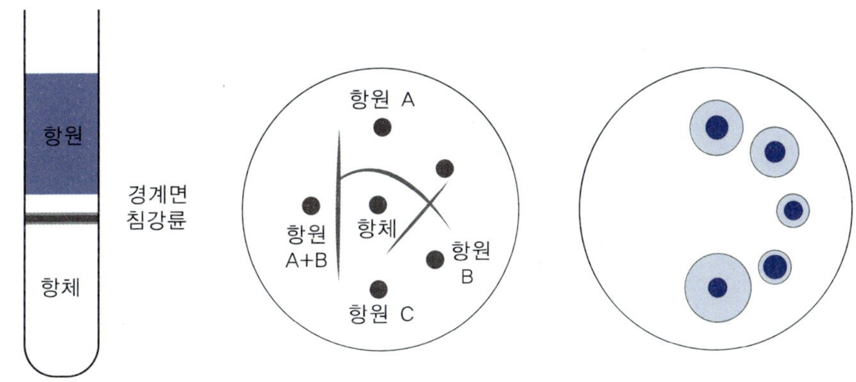

a) 중층법
b) 이중확산 겔내 침강반응 (Ouchterlony 법)
c) 일차원 방사면역확산법 (Mancini 법)

그림 3-7. 여러 가지 침강반응

6. 겔 내 침강반응

한천이나 아가로스 등의 겔 내에서 반응을 검사하는 방법이 있으며, 이것을 **겔내 침강반응**이라고 칭한다. 이 방법의 장점은 항원 내지 항체가 가한 곳에서 규칙적인 농도 구배를 형성하여 주변으로 확산되어 가면, 형성된 침강륜이 혼탁되지 않게 되는 것이다. 페트리디쉬 등의 위에 형성한 한천판 2개소에 구멍을 뚫고, 한쪽에는 항원액을, 다른 한쪽에는 항체액을 넣으면, 각기 그것은 점점 주변으로 확산되어 가며, 구멍의 가까운 부분은 짙고, 먼 부분은 엷은 농도 구배가 된다. 각각이 화합하여 서로 최고비가 되는 부분에 침강물이 출현하며, 두 개의 구멍 사이에 선상의 침강륜으로써 관찰된다(그림 3-7 b). 2종류의 항원과 항체가 관계하는 경우에는, 각각의 최고비가 되는 장소가 상이하므로 2개의 침강륜이 형성된다.

그림 3-7 b와 같이 구멍을 만들고, 중앙의 구멍에 항 A와 항 B 혼합 항체액을 넣고 주변에 A, B, C라고 하는 상이한 항원을 각각 넣으면, 그림과 같은 침강륜이 생긴다. A와 항 A사이에 생긴 침강륜 B와 항 B와의 사이에 생긴 침강륜은 서로 연결한다. 또, 동일 분자상에 A와 B를 지닌 항원과의 침강륜과는 반교차한다. C와는 항 C가 없으므로 침강륜이 생기지 않는다. 이와 같은 방법을 **이중확산 겔 내 침강반응(OUCHTERLONY)법**이라고 한다. 2개의 물질이 동일 항원인가 아닌가를 침강륜이 연속적인가 아닌가를 기준으로 결정하거나, 각 종류의 항원 혹은 항체가 있는가를 침강륜의 수로써 알게 되며, 항원이나 항체를 순화할 때에 그것이 어느 정도 순화되었는가를 침강륜이 1개가 되었는가 아닌가

로써 추정하는 것에 응용된다.

한천판을 만들 때, 용해된 한천에 일정농도의 항체를 균일하게 첨가해 놓고, 한천을 고체화하여 그 한천판을 구멍을 뚫어 항원액을 넣으면, 항원농도가 높을수록 커다란 직경의 원형 침강륜이 생긴다(그림 3-7 c). 이것은 항원이 이 구멍에서 주변으로 확산해가서, 점차 엷어지게 되며, 한천 중에 용해하여 놓은 항체가 최고비로 반응된 부분에서 명확한 침강륜이 생기게 되는 것이지만, 이것은 항원이 짙으면 짙을수록 먼 위치에 놓이기 때문이다. 그리고, 그 지름이 2제곱과 항원농도가 비례하므로, 몇몇 기지의 농도의 항원을 구멍에 넣을 때에 생기는 침강륜의 지름을 측정하여, 지름과 항원농도의 관계를 반대수 눈금의 방인지에 직선으로 그려 놓으면, 미지의 항원에 관하여, 그것을 구멍에 놓았을 때의 지름을 측정함으로써, 그 농도를 알 수 있게 된다. 혈청 중의 면역글로불린의 농도 등은, 이 방법으로 측정된다. 이것을 **일차원 방사 면역확산법**(MANCIMI)이라고 한다.

이중 면역확산법에 있어서, 그 반응시간을 단축하기 위하여, 겔 내에 전하를 흘려보내는 방법이 있다. 항체(면역글로불린)는 양성으로 하전해 있으며, 음성으로 하전해 있는 항원과는 전류를 보내면 속히 접촉한다(그림 3-8 a). 이 방법은 항원의 검출도를 높이고, 보다 미량을 증명할 수 있다. 체액 중의 세균항원의 증명 등에 응용되고 있다. **이중 면역 전기 확산법** 혹은, **향류면역 전기영동법**이라고 한다.

일차원 면역 전기 확산법에서는, 균질하게 항체를 넣은 겔 판에 구멍을 내고, 거기에 항원액을 넣고, 전류를 건다. 음성전하의 항원은 양극측으로 이동하여 항체와 침강반응을 일으킨다. 침강륜이 로케트상의 형태를 취하므로, **로케트 전기 영동법**이라고도 일컫는다. 구멍부터 로케트 선단까지의 거리는 항원농도가 높을수록 길게 되므로, 항원량은 반정량적으로 측정된다(그림 3-8 b).

혈청 중에는 여러 가지 단백이 존재한다. 그것을 동물에게 면역하면, 각기 그에 대한 항체를 함유한 항혈청이 얻어진다. 이 항혈청과 단백 전기 영동법과를 비교하여, 혈청단백을 분석할 수 있다.

그림 3-8 c와 같이 슬라이드 유리 위에 만든 한천평판의 중앙에 구멍을 내고, 거기에 혈청을 넣어, 한천평판에 전류를 걸면, 각각의 단백들은 각각의 하전 강도에 따라 이동하나. 알부민(albumin)은 양극 측으로 IgG, IgA 등은 음극 측으로 이동하여 서로 분산하여 각각의 위치에 존재하게 된다. 그 시점에서 곁에 형성한 구에 항혈청을 넣으면, 각각의 항체는 확산해 가고, 대응하는 혈청단백과 반응하여 침강륜을 형성한다. 침강륜의 위치로, 각각의 혈청단백이 정상인지 아닌지를 검사할 수 있다.

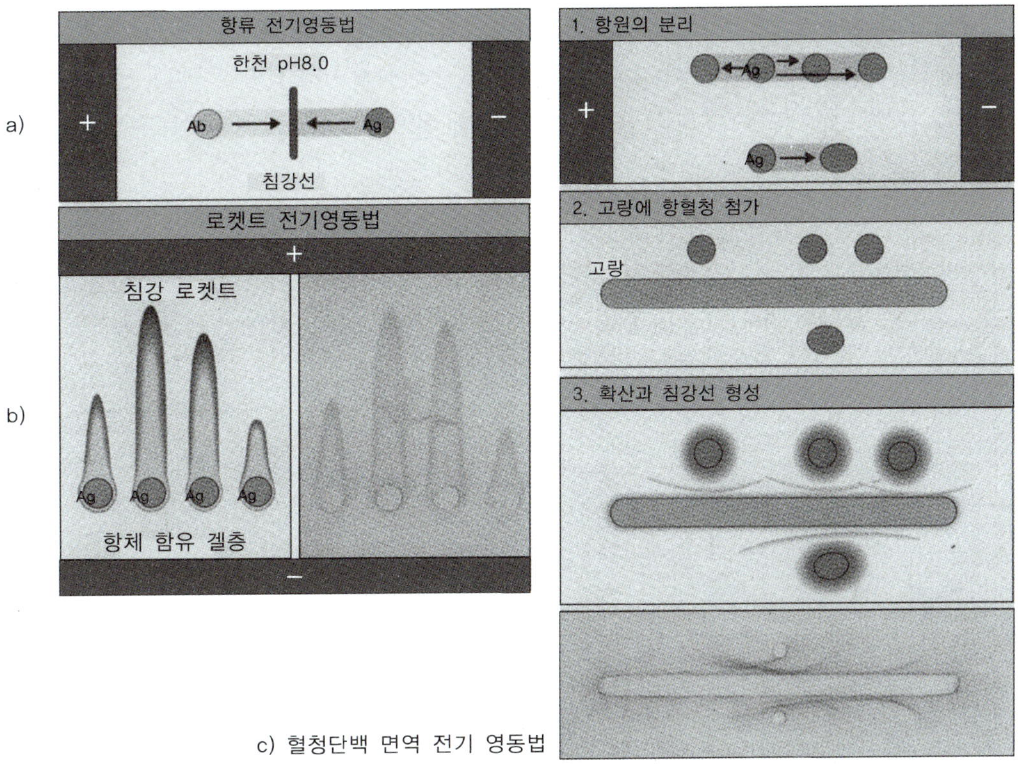

c) 혈청단백 면역 전기 영동법

그림 3-8. 여러 가지 면역 전기 영동법

7. 보체 결합 반응

항원에 항체가 결합하면, 항체 Fc 부위에 보체 제1성분이 결합하고, 그것을 계기로 연쇄적으로 보체 각 성분의 제9성분까지 활성화된다. 즉, 항원항체반응이 발생하면, 용액 중의 보체는 그것에 결합하여 소모되는 것이다. 보체의 소모 여부로 항원항체반응이 발생하였는지를 알 수 있게 된다. 보체의 검출에는 일반적으로 양의 적혈구에 그것에 대한 항체를 결합시켜 놓고 보체를 첨가하여 생기는 용혈을 지표로 사용하는 경우가 많다. 혈청(항체)을 단계희석하여, 각기 일정한 항원액을 가한 후, 일정량의 보체(모르모트 신선 혈청 등)를 첨가한다. 반응시킨 후, 각기 항체를 결합시킨 양의 적혈구 부유액을 일정량씩 가한다. 항원항체반응이 충분히 발생했을 경우엔 보체가 모두 소비되었으므로 용혈현상이 발생하지 않는다. 그러나, 희석에 의해 항체가 감소되어 있는 상태인 경우, 보체가 남아있게 되므로 용혈이 생긴다. 용혈을 발생하지 않는 최대 희석배수를 그 혈청의 항체역가로 표현한다(그림 3-9).

이와 같은 항체 측정법을 **보체 결합반응**이라고 한다. 매독 등에 대한 항체 측정에 널리 사용되고 있다. 이때, 검사할 항체 자체에도 보체가 함유되어 있으므로, 미리 56℃에서 30분 동안 처리하여 보체의 활성을 소실시켜 둔다. 이것을 **비동화**라고 한다. 이것은 보체의 양이 일정치 않으면 소비의 유무를 알 수 없게 되기 때문에, 보체는 새로 첨가할 일정량의 모르모트 혈청만으로 시행한다.

보체 결합반응을 이용하여, 혈청 중의 보체량을 측정할 수도 있다. 혈청을 단계희석하여, 각기 항체를 결합시킨 양의 적혈구에 첨가, 50%의 적혈구가 용혈을 일으키는 희석배수를 정하고, 표준보체의 것과 비교하며 보체의 역가를 정한다. CH5O (50% 용혈가)라고 한다. 희석도를 높게 해도 용혈을 일으키는 혈청은 그 중의 보체의 양이 많게 된다.

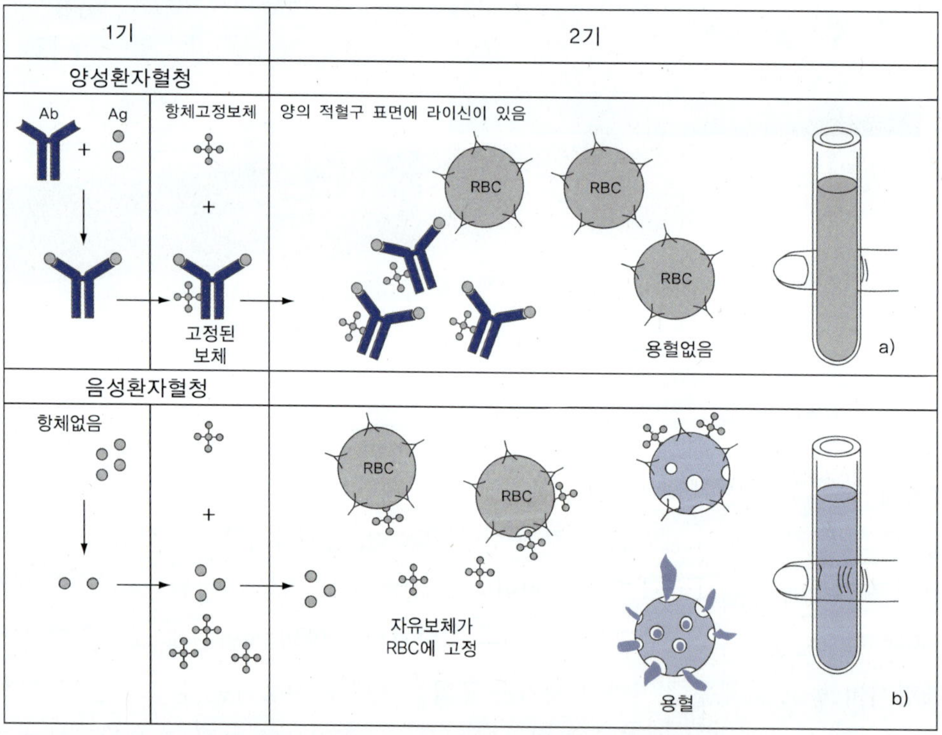

그림 3-9. 보체 결합반응 원리

a) 항원항체반응이 일어나서 보체가 소모되었을 때는 용혈이 저지된다.

b) 감작 양의 적혈구(항체 결합 양 적혈구)에 보체를 첨가하면 용혈을 일으킨다.

8. 면역 용균반응

특정한 균에 대한 항체가 존재하는지를 검사하기 위하여, 균에 검체(혈청 등)를 작용시킨 후 또다시 보체를 작용시켜 균이 융해하는가를 보는 방법이 있다. 항체가 존재하면 항체는 균에 결합하고, 그 항체에 의해 보체가 활성화되며, 활성화된 보체는 균막을 천공하여 균을 파괴하기 때문이다.

역으로, 특정한 균항원에 대한 항체를 사용하여, 미지의 균의 종류나 형을 정할 수 있다. 균은 종류가 다르면, 다른 항원을 지니며, 같은 종류의 균일지라도 형이 다르면, 다른 항원을 지니기 때문이다.

9. 세포 상해 시험

상기의 균의 경우를 세포에 응용할 수 있다. 혈청 중에 종양세포에 대한 항체가 존재하는지를 증명하려면, 종양세포에 피검혈청과 보체를 함께 작용시켜, 종양세포가 파괴되는가를 관찰할 수 있다. 세포가 파괴된 것은 트립판블루나 에오진과 같은 색소를 이용하여 검사할 수 있다. 살아있는 세포의 세포막은 색소를 통과시키지 않아 염색되지 않는 반면에, 죽은 세포는 색소를 통과시켜 염색된다(dye exclusion).

이 검사는 조직이식 시 조직적합항원(사람에서는 HLA 항원)의 타이핑에도 응용된다. 검사할 사람의 림프구와 각각의 HLA 항원에 대한 항체와 보체를 함께 작용시켜, 어느 항체를 작용시켰을 때 림프구가 파괴되었는가를 검사하며 그 림프구가 어떤 HLA 항원을 지녔는가를 결정하는 것이다. 예를 들면, HLA-A에 관해서는 20개 정도의 항원이 있으나, 각기 항체를 작용시켰을 때, A-2와 A-11에 대한 항체에 의해 림프구가 파괴되었다면, 그 사람은 HLA-A에 관해서는 A-2와 A-11을 지니고 있는 것이 된다(그림 3-10).

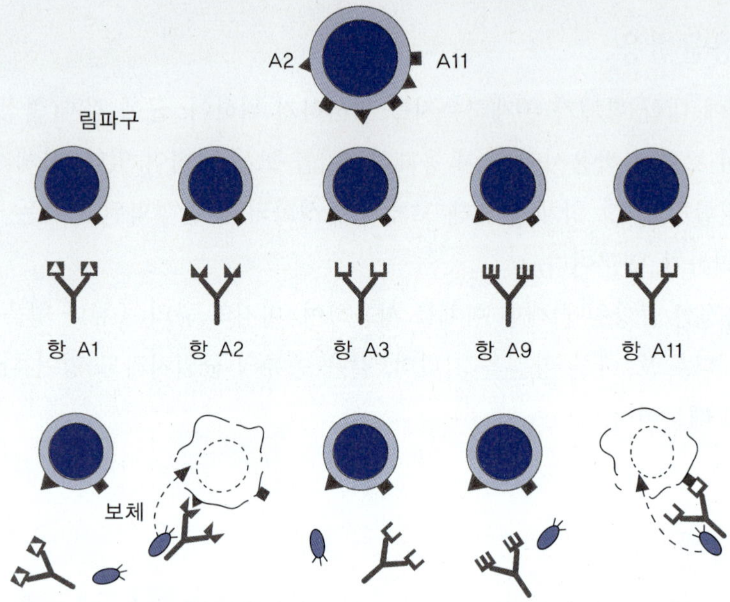

그림 3-10. HLA 항원의 항결정(타이핑). 림프구에 HLA에 대한 몇몇 항체와 보체를 작용시켜 세포를 용해시킨 항체를 앎으로써 그것에 대응할 HLA 항원(여기서는 A2와 A11)이 존재하면 결정이 된다.

10. 면역 점착반응

항원과 항체의 반응이 생기면, 항원에 결합한 항체의 Fc 부위에 보체 제1성분이 결합하며, 그것을 시발로 하여 이하의 보체성분이 차례로 활성화된다. 그동안에 제3성분은 C3a와 C3b로 분해되며, C3b는 항원항체 복합물에 결합한다. C3b 몇 개가 결합한 복합물이 존재하면, 사람의 적혈구는 C3b에 대한 수용체를 여러 개 가지고 있으므로, 그 복합체의 교량역할에 의해 서로 결합되어, 몇 개가 응집괴로 되어 응집반응으로 관찰된다(그림 3-11). 이것을 **면역 점착반응**(immune adherence)이라고 한다.

특정 항원 O에 대한 항체가 혈청 중에 존재하는지를 알고 싶을 때, 계단 희석한 혈청 개개에 그 항원과 보체를 가하여 반응시켜, 그것이 사람 적혈구를 응집시키는지를 관찰한다. 높은 희석단계가지 응집이 생기면, 항체가가 높은 것이다.

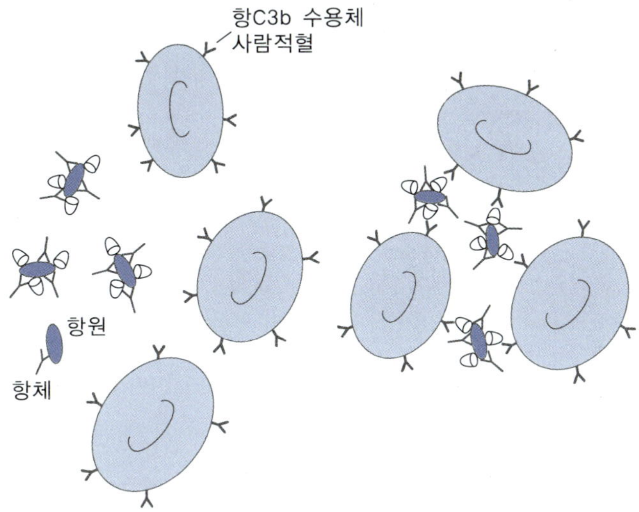

그림 3-11. 면역점착반응. 사람의 적혈구표면에는 활성화보체 제3성분(C3b)에 대한 수용체가 있다. 이 항체에 의해서 보체계가 활성화되며 C3b가 생성되어 면역 복합체로 결합되면 적혈구는 응고가 일어난다.

역으로, 특정한 항체를 이용하여, 그것에 반응하는 항원을 검출할 수도 있다. 혈청 중의 B형 간염의 항체 혹은, 항원의 양은 이 방법에 의해서 측정되고 있다. 면역반응은 검출감도가 높은 방법이다.

11. 중화시험

바이러스나 독소 등은 그것에 대한 항체와 결합을 하게 되면, 그 감염성이나 독성을 소실한다. 그러한 작용을 하는 항체를 **중화항체**라고 한다. 이와 같은 반응을 작용하여 바이러스나 독소에 대한 항체를 측정할 수 있게 된다.

바이러스를 배양세포에 감염시키면, 바이러스가 증식한 세포는 변형되거나 붕괴되어 현미경하에서 관찰이 가능하게 된다. 이것을 **세포독성 효과**(cytopathogenic effect; CPE)라고 한다.

이것을 지표로 하여 바이러스의 존재를 알 수 있게 된다. 항체의 존재를 검사하고자 하는 혈청을 단계희석하며, 그것을 일정량의 바이러스에 가하여, 바이러스의 CPE를 조사할 수 있는 최대의 희석도에서 혈청 중의 중화항체가를 결정하는 일이 이루어진다(그림 3-12), 이 중화시험은, CPE가 소실되면, 그 항체에 대응하는 바이러스였다는 것이 된다.

CPE를 관찰할 수 있는 적당한 배양세포가 없을 때는, 바이러스를 동물에 전종하여 그 동물의 발증 혹은, 발증에 의한 사망 등을 지표로 하여 실험이 가능하다. 바이러스에 혈청을 가한 후, 동물에 접종하였을 때 발증이 없으면, 그 혈청 중에는 해당되는 바이러스에 대한 항체가 존재하는 것이 된다. 바이러스 중에는 인플루엔자 등과 같이 적혈구 응집소(hemagglutinin)을 지닌 것이 있다. 적혈구 부유액에 이 바이러스를 가하면 이 응집소에 의해 적혈구끼리 결합되어 응집괴를 형성하여 관찰된다(그림 3-13). 단계희석 혈청을 바이러스에 가했을 때, 어느 희석도까지 그것을 저지할 수 있는가에 따라서 혈청의 항체가를 측정하는데 이것을 **적혈구 응집저지시험**(hemagglutination inhibition test; HI)라고 하며 일종의 중화시험이다. 주로 인플루엔자, 풍진, 멈프스 등에 대한 항체에 대한 측정에 사용된다.

세균독소 등은, 동물에 접종시켜 생사 여부로 그 강도를 측정할 수 있으나 독소에 대한 항체의 존재는 독소가 그 작용을 중화할 수 없는가로 알 수 있게 된다.

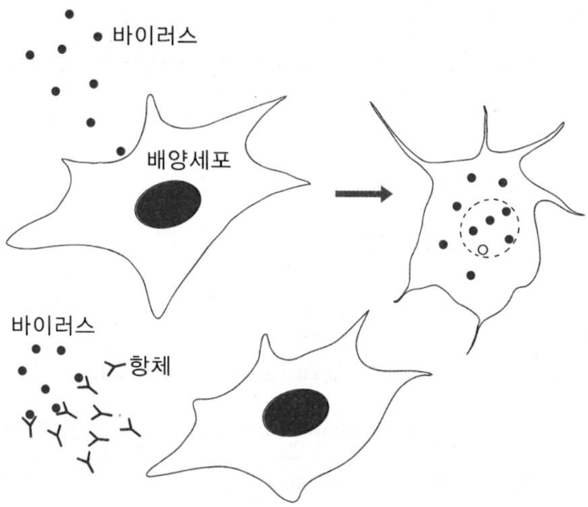

그림 3-12. 바이러스 중화시험 바이러스의 감염을 받은 배양세포는 형태상으로 변화를 일으킨다. (cytopathogenic effect) 바이러스에 대한 항체(중화 항체)가 있어서 저지시킨다.

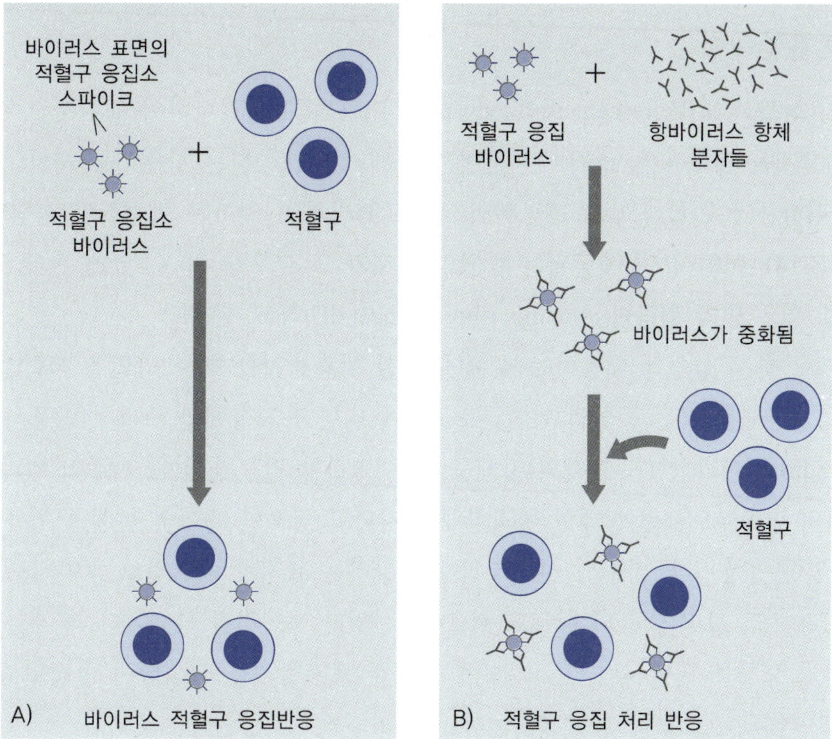

그림 3-13. 적혈구 응집저지반응 적혈구 응집소를 지닌 바이러스를 적혈구끼리 반응하여 응집을 일으킨다. 바이러스에 대한 항체가 존재 시 저지시킨다.

용혈성 연쇄구균은 용혈독 스트렙토라이신(streptolysin-O)을 생성하고, 적혈구를 용혈시킨다. 이에 대한 혈청중의 항체(antistreptolysin-0; ASO)는 단계희석혈청에 의한 용혈의 저지정도를 측정하게 되며, 널리 이용되는 검사이다.

디프테리아균이나 용혈성 연쇄구균(성홍열의 원인균)의 외독소는 피내에 주사하면 그 부위에 염증반응을 가져온다. 독소에 단계희석 혈청을 가하며 어느 정도 그 반응을 유지할 수 있는가에 따라서, 혈청 중의 항독소 항체량을 측정하는 것이 가능하다. 각각 **Schick 시험**, **Dick 시험**이라고 칭한다.

12. 표지항체법

항체의 형광색소(fluorescein isothiocyanate, FITC 등)을 결합하여 표지시킨 후(형광 표지항체) 그것을 세포표본, 조직표본 등에 반응시키면 대응하는 항원이 존재할 경우 그 부위에 표지항체가 결합하므로, 형광현미경으로 관찰하면 원하는 목적물이 형광을 발생한다(그림 3-14). 이와 같이 해당되는 항원의 존재와 그 분포를 알 수 있게 된다. 이것을 **형광항체법** 혹은 **면역 형광법**(immuno fluorescence; IF)라고 한다.

목적으로 하는 항원에 대응하는 항체에 직접 형광표지를 하는 방법을 **직접법**(direct)이라하고, 그 항체를 얻은 동물의 면역글로불린에 대한 표지항체를 또다시 반응시키는 것을 **간접법**(indirect)이라 한다. 각각의 항체를 모두 표지할 필요가 없는 이점이 있다. 예를 들면, 토기의 면역글로불린에 대한 형광항체를 지니고 있으면 토끼의 항체를 이용하여 검출하는 항원에 응용된다. 항원의 존재부위에 결합하는 표지항체의 양도 많아지므로 형광도는 보다 강하고, 보다 미량의 항원도 검출할 수 있다. 즉, 민감도가 높다. 항체를 반응시키고, 거기에 보체를 결합시킨 후, 그 보체에 대한 표지항체를 염색하는 방법도 있다. 보체법이라고 한다. 민감도는 한층 더 높다.

형광항체법은, 세포 내의 바이러스 항원의 검출 등에 이용되지만, 바이러스에 대응하는 항체의 측정에도 이용되고 있다. 바이러스 감염세포의 표본에 여러 가지 단계희석의 혈청을 반응시킨 후 다시 사람의 면역글로불린에 대한 표지항체를 반응시킨다.

그리고 어느 희석단계까지 형광염색이 가능한가에 따라 혈청 중의 항체가를 결정하는 것이다. EB 바이러스, 성인 T 세포 백혈병 바이러스, HIV(AIDS 바이러스) 등에 대한 항체측정에 이용된다. 표지항체를 IgM에 대한 것, IgG에 대한 것으로 분별 사용함으로써, 면역글로불린의 클라스별로 항체를 측정할 수 있는 이점도 있다.

바이러스에 대한 항체뿐만이 아니라 트레포네마, 톡소프라즈마, 크립토코카스 등에 대한 항체, 세포의 핵물질에 대한 자가항체인 항핵 항체 등의 검출에도 이용된다.

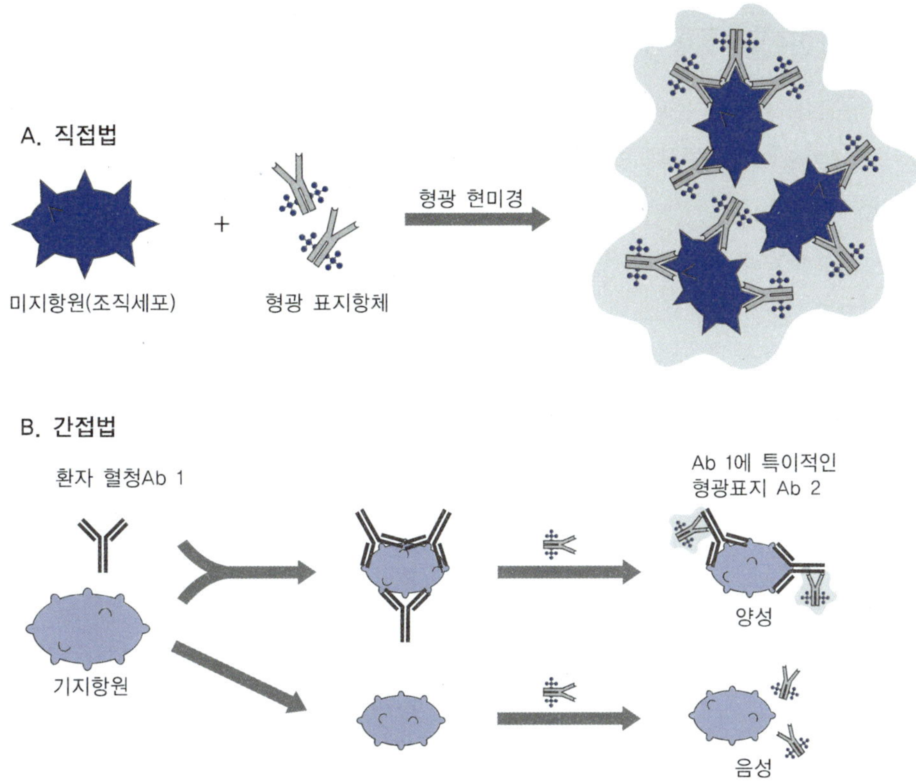

그림 3-14. 형광항체법

형광항체법의 경우, 항원이 존재하는 형광부분 이외의 부분은 관찰할 수 없으며, 따라서 세포의 구조와의 관계, 조직에 있어서 존재부의 위치관계 등을 명확히 알 수 없다. 그래서, 항체에 특정한 효소(peroxidase 등)를 표지한 효소표지항체가 이용된다. 원리는 형광항체법과 동일하며, 항원의 존재부에 효소가 집합하게 된다. 그리하여, 그 효소의 작용을 받으면 발색하게 되는 물질을 기질로써 반응시키면 효소의 존재부 즉, 항원의 존재부가 착색된다. 통상의 광학 현미경으로 관찰이 가능하므로 세포, 조직과 항원의 존재부와의 관계를 명확히 알 수 있다. 효소항체법에도 직접법과 간접법이 이용된다.

항원의 존재부를 전자현미경으로 관찰하는 방법이 있다. 트렌스페린 중의 철이 전자 현미경에서 입자로 검출되므로, 트렌스페린을 표지한 항체를 반응시키면, 항원의 존재부에 그것이 결합하여, 항원의 존재를 알 수 있게 된다.

13. 방사성면역측정법(RIA)

항체나 항원에 방사성 동위원소를 표지해 두고, 항원항체 반응물의 방사능 활성을 측정하는 등으로, 항원이나 항체의 양을 정량하는 방법을 **방사성 면역 분석법**(radioimmunoassay)라고 하며, 미량의 것을 검출하는 데 우수한 방법이다.

항원항체 결합물과 미반응의 항원 내지 항체를 분리하여 방사능 활성을 측정할 필요가 있다. 그러므로, 항원이나 항체의 한쪽을 고체에 결합시켜 놓고, 반응 후 반응물이 존재하는 고체와, 미반응의 유리한 항체 내지 항원을 함유한 액체를 분류하는 **고상법**(solid phase)과 용액 상태로 반응시켜 항원항체 반응물을 침강시켜, 침강물과 미반응의 항원 내지 항체를 함유한 액체를 분류하는 **액상법**(liquid phase)이 있다. 여러 가지 방법이 있지만 그 중의 몇 가지 원리는 다음과 같다.

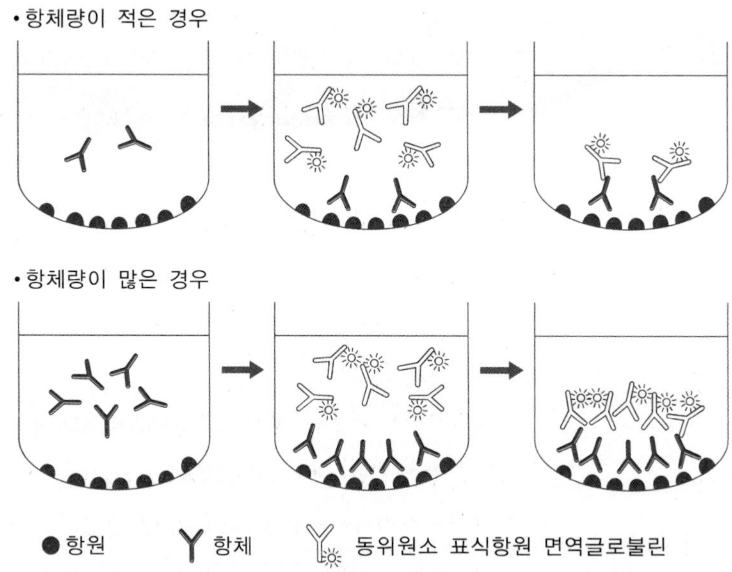

그림 3-15. 방사성면역측정법에 의한 항체량의 측정(샌드위치법) 항원을 프라스틱플레이트의 각 well에 입자 등을 코팅시켜 놓고 여기에 혈청들의 피검물을 반응시킨다. 항체량에 따라서 고상의 항원에 결합한다. 여기에 동위원소 표지 항면역글로불린 항체를 반응시키면 결합된 항체량에 따라서 표지 항체가 반응한다. 용액을 세척하여 고상의 방사능을 측정한다. 피검물을 항체 농도가 높을수록 방사활성이 높아진다.

어느 특정한 물질에 대한 항체를 측정할 때, 항원물질을 세파로스·젤라틴 등의 입자·여지판 혹은 시험관내벽·플라스틱 판의 내벽 등에 결합하여 고상화 시킨다. 거기에 검사할 혈청 등을 반응시킨다. 항체가 존재하면 그 양에 따라서 고상화한 항원에 결합한다. 혈청을 제거하고. 면역글로불린에 대한 아이소토프 표지항체를 반응시킨다. 표지항체는 고상으로 결합한 항체에 또다시 결합한다. 미반응의 표지항체를 제거하고, 고상의 방사성 활성을 측정한다(그림 3-15). 혈청 중의 항체농도가 높을수록 반응 후의 고상의 방사능 활성이 높아진다. 기지량의 표준항체를 단계 희석한 것을 이용한 것의 각각의 방사능치와 비교함으로써, 피검혈청의 항체량을 정량할 수 있다. 표지항체를 IgG에 대하는 것, IgE에 대하는 것 등으로 분류사용하면 각 클라스의 항체를 개별적으로 측정할 수 있다. 알레르기 환자 혈청 중의 원인항원(알러 젠)에 대한 IgE 항체를 측정하는 데 이러한 방법이 이용되고 있다.

RAST (radio-allergosorbent test)라고 일컫는다. HIV (AIDS 바이러스)를 비롯하여 많은 바이러스 항체의 측정에도 응용된다(그림 3-16).

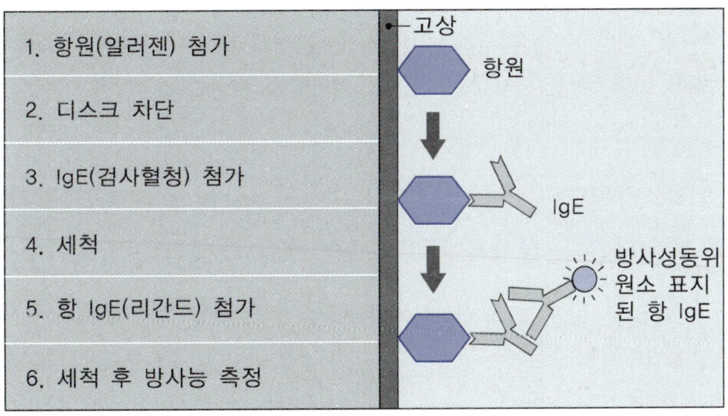

그림 3-16. RAST

또 한 가지 방법은 표지항체와 항원과의 반응을, 피검물 중의 항체가 표지항체와 결합하여 유지하는 것을 이용한 것이다. 항체의 양이 많을수록 표지항체 결합물을 침강시켜, 침강물과 용액을 분리하여 침강물의 방사능 활성을 측정하거나, 용액 중의 방사능 활성을 측정하여 그 감소정도를 이용하여 측정할 수 있다. 항원을 미리 고체에 결합시켜 고상으로 해 놓으며, 고상에 결합한 표지항체의 양과, 미반응으로 용액 중에 잔존하는 표지항체의 양은, 각각 분리하여 방사능 활성을 측정함으로써 알 수 있게 된다(그림 3-17).

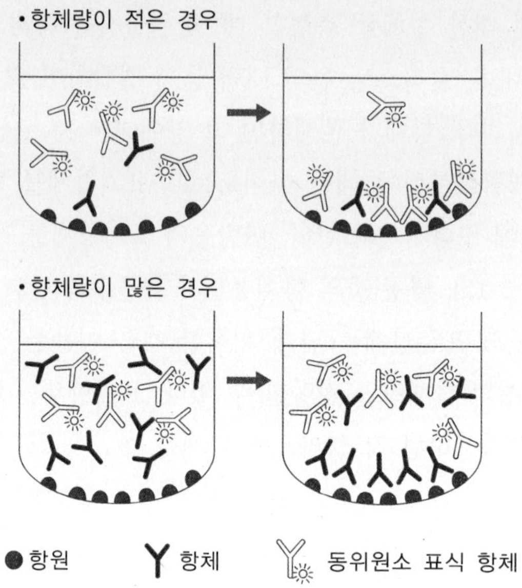

그림 3-17. 방사성면역측정법에 의한 항체량의 측정(경합법). 일정량의 항원에 피검물과 일정량의 표지 항체를 가한다. 피검물 중의 항체와 표지항체와는 경합하여 항원에 결합함으로써 피검물중의 항체가 적으면 보다 많은 표지항체가 항원에 결합한다. 항체가 많으면 표지 항체에의 결합을 저지시켜 적게 결합된다. 항원항체를 침강시켜 분리하여 방사능을 측정하거나(액상법) 그림과 같이 미리 항원을 고체에 결합시켜 놓고 비반응물을 반응하여 고체의 방사능을 측정한다(고상법).

같은 원리에 의해, 항원량의 측정이 가능하다. 일정량의 표지항원에 피검물을 가하여, 일정량의 항체와 반응시킨다. 피검물 중의 항원은 표지항원과 경합해가며, 항체와 결합하므로 피검물 중의 항원이 많을수록 표지항원의 항체에 대한 결합이 보다 강하게 된다. 각개의 방사능 활성을 측정함으로써 구분되며, 침강물의 방사능 활성의 저하도 혹은, 용액의 방사능 활성의 증가로서 피검물 중의 항원량을 알 수 있게 된다. 항체를 미리 고체에 결합시켜 고상으로 해 놓으면 항체에 결합한 표지항원과 미반응으로 용액 중에 잔존한 표지항원을 구분하여 측정하는 것이 용이하다(그림 3-18). 기지의 표준항원을 이용하여 측정한 값과 비교함으로써 피검물중의 항원량을 알 수 있게 된다.

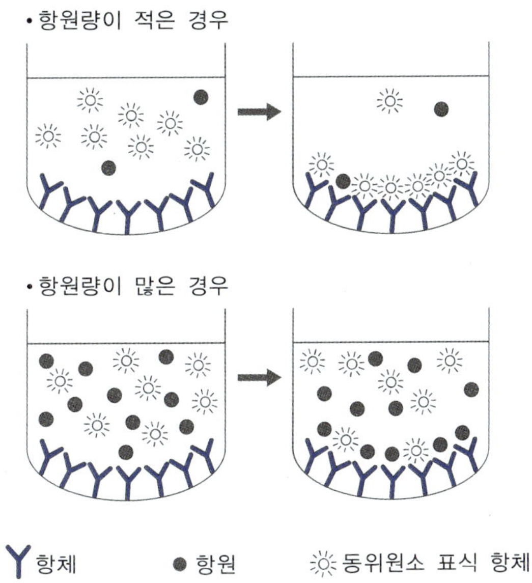

그림 3-18. 방사성면역측정법에 의한 항원량의 측정. 일정량의 동위원소 표시 항원에 피검물을 가하여 일정량의 항체와 반응시킨다. 표지항원과 피검물 중의 항원과는 경합하여 항체와 반응함으로써 피검물 중의 항원량이 많을수록 항체에 결합하는 표지 항원량이 감소하게 된다. 그림에서 보면 미리 항체를 고상에 결합시켜 놓고 여기에 결합한 방사능 활성을 측정한다(고상법). 항체벽과 반응시켜 항원항체반응물을 침강시켜 그 침강물의 방사성 활성을 측정한다(액상법).

고상으로 된 항원에 표지항체가 결합하는 것을 피검물 중의 항원이 어느 정도 저지하는가로 항원량을 측정할 수도 있게 된다. 일정량의 표지항체와 피검물을 반응시킨 후, 고상의 항원에 가한다. 피검물 중의 항원량이 많을수록 표지항체에 더 많이 결합하여 항원결합부를 막으며, 고상항원과의 결합을 저지하게 된다.

고상에 항체를 결합시켜 놓고, 거기에 어느 정도 항원이 결합하는지는 표지항체를 또 다시 반응시킨 후, 그 결합량을 고상의 방사능 활성을 측정함으로써 알 수 있게 된다(그림 3-19).

이와 같은 방법으로, 혈청 중의 인슐린 · ACTH · TSH · HGH 등의 호르몬, 디기톡신, morphine 등의 약물량, IgE양, CEA (carcino-embryonic antigen) 등이 측정되고 있다.

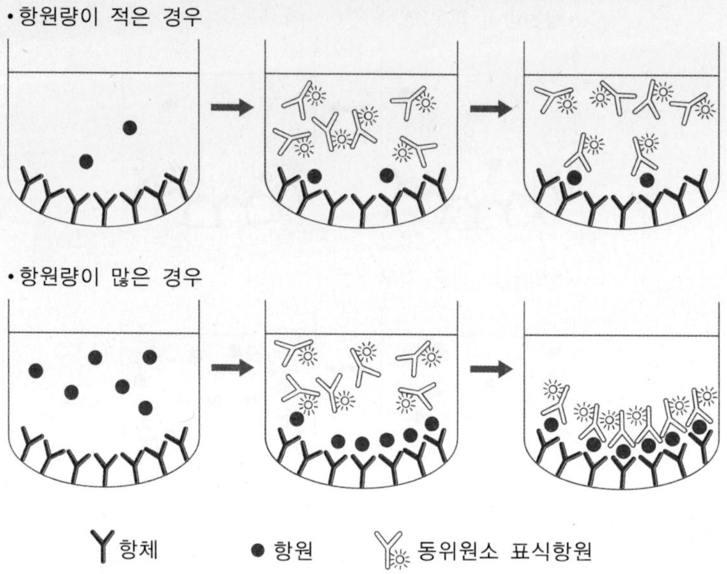

그림 3-19. RIA에 의한 항원량의 측정. 항체를 고체에 결합시켜 놓고 피검물을 반응시킨다. 항원이 있으면 고상의 항체에 결합한다. 여기에 동위원소로 표지하여 반응시키면 항원량에 따라 방사능 활성이 높아진다.

14. 효소면역측정법(EIA)

방사성면역분석법은 미량의 항원과 항체를 측정하는 매우 우수한 방법이지만, 방사성물질을 취급해야만 하는 최대의 단점을 지니고 있다. 그래서 동위원소 대신 효소를 항체에 결합시키는 방법이 사용되어 피검물 중의 항원량을 측정할 수도 있다.

원리적으로는 방사성면역분석법과 동일하며, 마찬가지로 몇 가지 방법이 있다. 방사능을 측정하는 대신, 그 효소의 작용에 의해 발생하게 된다. 효소량은 항원항체반응의 정도를 반영한다. 효소로는 페록시다제나 β-갈락토시다제가 쓰이고 있다. 이것을 **효소면역 분석법**(enzyme immunoasssay)이라고 하며, 고상을 사용했을 때는 **ELISA** (enzyme linked immunosorbant assay)라고 한다. 그 예를 그림 3-20 a와 b에 나타내었다. ELISA 용의 프라스틱 판 96 well Plate의 각 홀의 내벽에 항원을 결합시켜 놓고, 측정하고자 하는 항체를 함유한 피검물을 가하여 반응시킨다. 항체는 고상의 항원에 결합하게 되며, 그 결합량은 피검물 중의 항체량이 많을수록 많아진다. 거기에 또 다시 효소 표지한 항면역글로불린 항체를 반응시킨다.

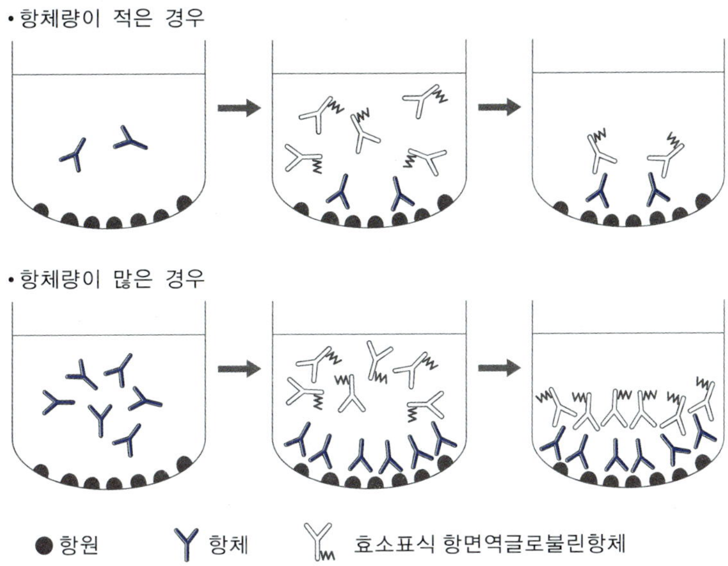

a) ELA에 의한 항체의 측정

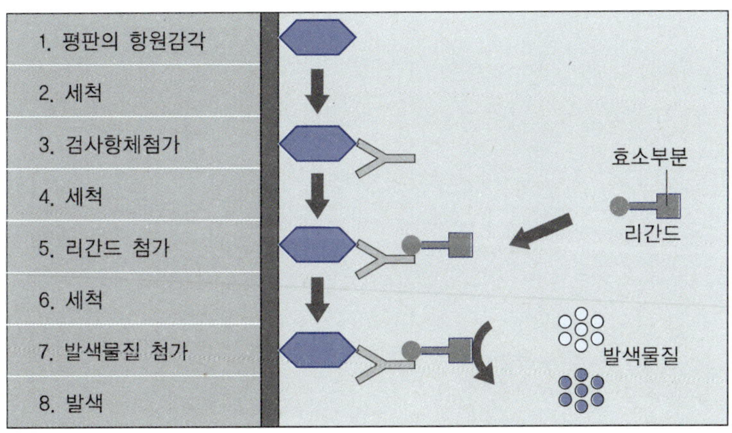

b) ELISA법에 의한 측정

그림 3-20. EIA와 ELISA

표지항체는 고상으로 결합해 있는 항체에 결합한다. 표지항체의 결합량은 항체가 많을수록 많아진다. 미반응의 표지항체를 제거하고, 그 효소의 작용에 의해 발색하는 기질을 가한다. 기질은 효소의 양에 비례해 발색하므로, 결합해 있는 효소표지항체가 많을수록 강한 색조를 나타낸다. 이 용액의 색의 강도를 비색계로 측정하면, 피검물 중의 항체량을 알 수 있게 된다. 기지량의 항체를 단계희석한 것 각각에 관하여 측정해 두면, 그 값과 비교함으로써 피검물 중의 항체량을 정량화할 수 있다.

chapter

04 항체를 이용한 질환의 예방과 치료 (Prevention and treatment : The use of antibody)

항체는 본래 생체를 방어하기 위하여 생성되는 단백이다. 따라서 그것을 이용하면 질환의 예방이나 치료에 응용이 가능할 것이다. 감염증을 대상이 되는 경우가 많지만, 그 밖의 질환에도 유용하다.

1. 항체를 어떻게 해서 입수하는가

항체는 혈청 중에 다량 존재하므로 대개의 경우 혈청을 이용하는 수가 많다. 목적하는 항체가 많이 존재하는 것이 좋으므로, 미리 항원을 주사하여(면역하여), 혈청 중의 항체를 증가시켜 놓은 개체에서 혈청을 얻는 것이 진행된다. 이와 같이 특정 항체를 많이 함유한 혈청을 **항혈청**이라고 한다. 과거에는 동물을 면역하여 생성한 항혈청이 이용되었다. 디프테리아나 파상풍은 그 세균의 생성, 방출하는 독소(균이 외부로 방출해내는 독소를 **외독소**라고 한다)가 생체에 해를 일으키는 병변이다.

그 외독소에 대한 항체를 가하면, 외독소를 중화시켜 병변 발생을 방지하거나 치유할 수 있다. 주로, 불활성화한 외독소를 말에게 주사하여 면역시킨 후, 그 혈청을 환자에게 주사하는 것이 시행되어 왔다. 이것을 **항독소 요법**이라고 한다.

그러나 동물의 혈청을 인간에게 주사하면 그것은 이종단백이기 때문에, 그것에 대한 항체가 생성되게 된다. 말의 혈청 단백과 그것에 대한 항체가 혈액 중에서 반응하고, 그것이 원인이 되어 발진(담아진 양)이 생기거나, 신염을 일으키거나, 관절염을 일으키거나, 혈압이 낮아져서 쇼크를 일으키거나 하는 수가 있다. 이와 같은 부작용을 **혈청병**이라고 한다. 동물의 혈청을 주사하여 생긴 병변이기 때문이다.

표 4-1. 면역글로불린 제제 중의 각 클라스, 서브클라스의 구성

IgG1	50~70%	(46)
IgG2	30~40	(22)
IgG3	0~6%	(5)
IgG4	2~3%	(3)
IgA	0.1~1%	(18)
IgM	0.1~0.5%	(6)

사람이 성인이 될 때까지는 여러 가지 미생물의 감염을 받는다. 따라서, 혈청 중에는 그들의 미생물에 대한 항체가 존재한다. 그것을 이용할 목적으로 많은 성인에게서 얻어진 혈장을 한 데 모아(pool plasma), 여기에서 γ 글로불린을 분리하여 생성한 것이 **사람 면역글로불린 제제**이다(표 4-1). 아직 항체를 지니지 않은 사람에게 그것을 주사해 주면 효과적이다. 전술한 바와 같이, 인위적으로 특정한 항체를 많이 지니게 하여서 형성한 면역글로불린 제제는 특별히, **고도(高度) 면역글로불린**이라고 한다.

분비형 IgA에 속하는 항체는 점막에서의 미생물의 침입 방어에 유용하며, 상기도나 소화관의 점막상에 보충함으로써 치료에 활용할 수가 있다. 혈청 중에도 IgA가 존재하지만, 분비형이 아니므로 혈청에서의 IgA는 상기의 목적으로 사용될 수가 없다. 한편, 유즙 중에는 분비형 IgA가 대량 존재한다. 그러므로 모유에서 추출한 IgA를 제재로 사용한다.

항체는 B 세포인 림프구에서 생성된다. 이 B 세포를 시험관 중에서 증식시킬 수 있게 된다면, 그 생성하는 항체를 얻을 수 있을 것이다. 통상의 B 세포는 무한히 증식할 수는 없으므로 그대로는 쓸 수 없다. 그리하여 몇 가지 연구가 이루어졌다. 한 가지는, 암화된 B 세포(골수종 혹은, 형질 세포종이라는)와 항체를 형성하는 B 세포를 부착하여 1개의 세포로 만드는 것이다. 이와 같은 세포를 **하이브리도마**(hybridoma)라고 한다. 하이브리드(hybrid)는 "잡종", 오마(oma)는 "암"의 의미이며, 2가지 세포의 잡종암세포라는 것이다. 이 하이브리도마 세포는, 암세포로서 무한히 세포 분열을 하여 증식하는 성질과, 항체 생성 세포로서 항체를 생성하는 성질의 양쪽 모두를 지니고 있다. 이것을 시험관 중에서 배양하면 다량의 항체를 얻을 수 있게 되는 것이다(그림 4-1).

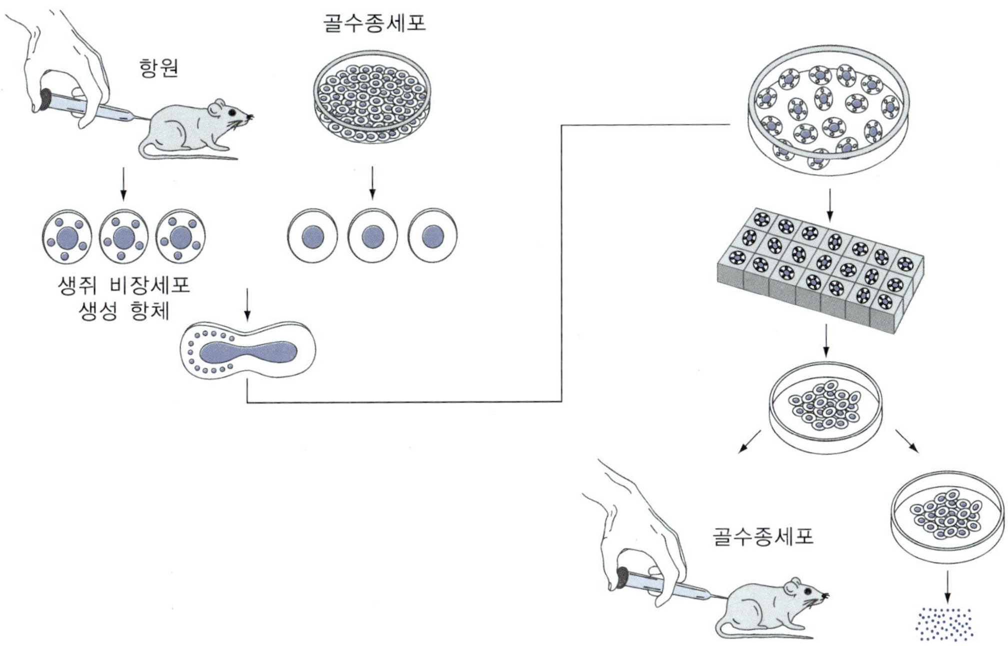

그림 4-1. 골수증세포의 단클론 항체생성

1개의 하이브리도마 세포를 배양하면 세포 분열에 의해서 자기의 카피를 대량으로 만든다. 동일한 세포의 세포집단이 생긴다. 이와 같은 것을 **클론**이라고 한다. 한 개의 클론에 속하는 세포는 동일한 세포이기 때문에, 모두 동일한 항체를 형성한다. 따라서, 한 개의 클론에서 얻어지는 항체는 순수한 한 종류의 항체이다. 특정한 항원과 반응하는 항체뿐인 것이다. 이와 같은 항체를 **단클론 항체**(monoclonal antibody)라고 한다. 순수한 한 종류의 항체로서, 다른 항체가 혼입되어 있으면 곤란한 경우의 여러 가지 목적에 응용되고 있다.

B 세포를 시험관 내에서 증식을 지속시키는 또 한가지 방법은, B 세포를 암세포화시키는 것이다.

EB 바이러스(Epstein-Barr virus)가 이러한 목적에 이용된다. 이 방법으로도 단클론 항체의 채취가 가능하다.

2. 바이러스 감염증의 발증 예방

면역글로불린 제제는 과거부터 홍역의 질병 예방에 사용되었다. 감염 후 2~3일 이내에 주사하면 발증하지 않고 지난다. 마진 바이러스는 대개 기도 점막으로 침입하고 그곳에서

1차 증식을 한 후 혈중에 침입하여, 전신의 장기에서 증식을 시작한다. 거기에서 마진이 발증하는 것이다. 만약, 혈중에 마진 바이러스에 대한 항체가 있으면, 혈중에 진입한 바이러스는 중화되어 확산하지 못한다. 1차 증식은 하여도 발증은 면제된다(그림 4-2). A형 간염 바이러스는 대개 장관으로 침입하며, 혈중에 들어가 간에 도달하고, 그곳에서 증식하여 간염을 발생시킨다. 혈중에 그것에 대한 항체가 존재하면 간에서 정착이 방지되어, 발증을 면하게 된다. 면역이 아직 안된 사람이 A형 간염 유행지를 여행할 시에는 미리 면역글로불린을 주사하여 항체를 지니게 해 두면 안전하다. 항체의 반감기는 약 3주이므로, 1~2개월은 예방 효과를 기대할 수 있다.

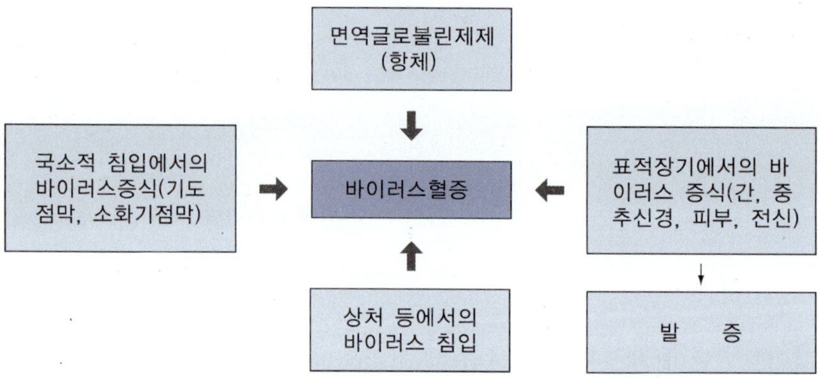

그림 4-2. 바이러스 감염증에 있어서 면역글로불린 제제의 발증예방효과의 작용점

일반적으로 면역글로불린 제제는 마진이나 A형 간염의 발증을 유효하게 예방한다. 이것은 보통 건강한 성인이 이들의 바이러스에 대한 항체를 충분히 지니고 있으며, 그들로부터 채혈하여 만든 제제 중에는 높은 역가의 항체가 존재하기 때문이다.

B형 간염은 바이러스를 지닌 혈액이 상피의 상처 등으로 침입하여, 바이러스가 혈중에 침투하여 순환하다 간에 정착하여 간염을 일으킨다. 바이러스가 아직 혈중에 존재하는 조기에 면역글로불린을 주사하면 발증을 막을 수 있다. 다만, 통상의 면역글로불린 제제 중에는 항체가 대체로 존재하지 않으므로, 고도 면역글로불린(HB 면역글로불린)을 사용하지 않으면 무효하다.

수두(또는 대상성 포진) · 유행성 이하선염 · 풍진 · 골수이식의 경우 문제가 되는 사이토메갈로 바이러스 등에 대한 항체에 관해서는 통상의 면역글로불린 제제 중에 어느 정도 존재하지만, 그리 충분하지 않다. 따라서 우연히 항체가 많은 lot 제제에 쓰이면 유효하지만, 그렇지 않으면 충분한 효과를 기대할 수 없다.

인플루엔자 등의 감기 바이러스는 기도점막에 감염하여 그 부위에서의 바이러스 증식이 발증으로 이어진다. 한번 증식해버린 것에는 항체를 투여해도 별로 도움이 안 된다. 또 면역글로불린 제제를 주사하여도 점막상으로 분비되는 항체가 거의 없으므로 감염이전에 주사해 놓아도 바이러스의 점막으로의 감염을 막을 효과는 없다. 따라서 이와 같은 바이러스에 대해서는 면역글로불린 제제에 의한 발증 예방의 대상이 되지 않는다.

3. 세균 감염증의 치료

일반 세균은 주로, 백혈구(호중구)의 식살균 작용에 의해서 처리된다. 그람 음성균에 대해서는 보체에 의한 용균도 관계된다. 그중 어느 것에도 항체의 존재, 즉 세균의 존재하에 결합에 의해서 호중구에 의한 균의 흡수가 촉진되며 보체의 활성화가 유도되기 때문이다. 또한, 항체는 세균독의 중화에도 이용이 된다.

세균감염 시 그것에 대한 항체가 생성될 때까지는 수일을 소요한다. 이미 과거에 그 세균의 감염을 받은 적이 있어 항체를 지니고 있는 사람이라도, 들어온 세균에 반응하여 항체가 소비된다. 중증인 질환을 지니고 있고 새로 이 항체를 만들 능력이 열악한 사람에게는 문제가 생긴다. 중증의 세균 감염증에서는 항체의 생성 보충이 충족하지 못한 상태가 생기게 된다. 따라서, 중증 환자의 세균 감염, 중증의 세균 감염에 대해 면역글로불린 제제를 주사하여 항체를 보충하는 것은 의의가 있다.

제제 중에는 포도상구균 · 연쇄구균 · 인플루엔자균 · 녹농균 · 클렙시엘라 등에 대한 항체가 상당히 들어 있으며, 그들의 감염증 치료에 유효하다는 것이 알려져 있다. 소위 항체의 칵테일이기 때문에, 이미 감염된 균이 불분명한 경우라도 효과를 기대할 수 있다.

파상풍이나 디프테리아에서는 세균을 방출하는 외독소가 발증에 중요한 의의를 가지고 있으며, 외독소에 대한 항체를 주사하는 것이 치료의 기본으로 되어 있다. 먼저 기술한 바와 같이 파상풍에는 항파상풍외독소면역글로불린이 사용되지만 디프테리아에 대해서는 말의 항혈청이 현재에도 사용되고 있다. 치료의 목적에는 이미 대량의 독소가 생성되고 있으므로, 그것을 중화하려면 대량의 항체를 주사하지 않으면 안 되지만, 외상 시의 발증 예방에 사용될 경우에는 소량으로 끝난다.

4. 무·저감마 글로불린 혈증의 감염 예방

면역계의 선천적인 결함 때문에 충분한 항체를 만들지 못하는 것이 있다. 혈청 중의 면역글로불린(γ 글로불린)의 양이 적으므로 저감마 글로불린 혈증이라고 한다. 이로 인하여 자주 감염증에 이환되고 그 감염증이 잘 치유되지 않는 문제가 생긴다. 그러므로, 면역글로불린 제제를 주사하여 항체를 보충해주는 치료가 시행된다. 면역글로불린을 건강인의 것으로 바꿔놓는다는 의미에서 면역글로불린 치환 요법이라고 한다. 이와 같은 환자에서는 제재의 주성분인 IgG의 반감기가 약 4주 정도이므로, 초회는 200 mg/kg체중 정도 주사하고, 이후 1개월마다 100 mg/kg체중을 추가하여 가면, 혈액 중의 면역글로불린 레벨을 일정 이상으로 보존할 수 있게 되며, 감염증이환을 감소할 수 있다(그림 4-3). 혈청 IgG양을 200 mg/dL이상으로 유지하는 것이 일단 목표가 되지만 호흡 기능의 예후를 생각하면, 더 높은 레벨(400~500 mg/dL) 쪽이 바람직하다는 것이다.

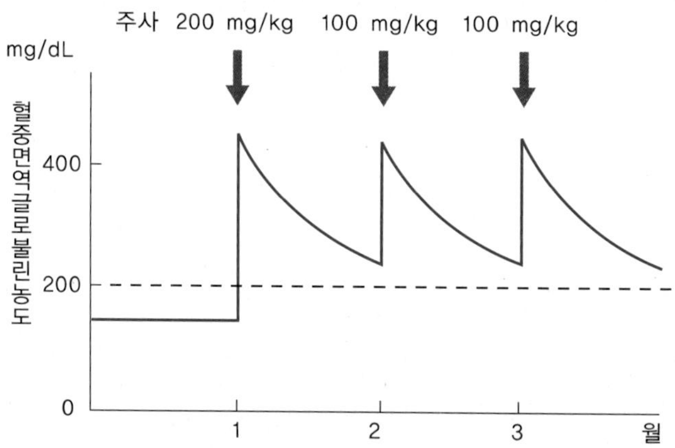

그림 4-3. 저γ글로불린 혈증에 대한 면역글로불린 치환

근육 주사용의 면역글로불린 제재는 15%로 조정되어 있으므로, 체중 50 kg이라고 하면, 200 mg/kg을 투여하기 위해서는 약 70 mL를 주사해야만 한다. 이 양의 근육 주사용 제제를 정맥 주사하는 것은 위험하다. IgG의 중합체가 혼재하며, 그 Fc부는 혈중의 보체를 활성화하여 아나필락시를 일으킬 가능성이 존재하기 때문이다. 보체 활성화작용이 없는 몇몇 정맥 주사용 제제가 개발되어 있으나, 펩신이나 플라스민 등 Fc부에 효소처리를 가한 것은 반감기가 짧고, 이 목적에는 부적당하다. 설퍼화, 환원알킬화, 폴리에틸렌글리

콜 처리, pH4처리 등의 정맥 주사용 제제가 사용된다.

5. 혈액형 부적합 임신시 감작 예방

적혈구 항원의 Rh형이 음성인 여성이 Rh 양성인 아기를 임신하여 출산하면, 일부 태아의 적혈구가 임산모의 체내에 침입하여 모친은 Rh형 항원에 대한 항체를 생성하게 된다. (그림 4-4) 항체를 지니게 된 여성이 두 번째 아기를 임신하면 그 항체는 태반을 경유하여 아기의 체내에 침입하여 아기의 적혈구와 결합하여 파괴시킨다. 그 결과 아기의 적혈구는 감소되고 빈혈을 일으킨다. 파괴된 적혈구의 헤모글로빈에서 빌리루빈이 생성되며, 출생 후 중증의 황달이 출현한다. 이것이 **신생아 용혈성 황달**이라고 한다.

이것을 막기 위해서, 첫 아이 출생 직후에 항 Rh 항체를 모친에게 주사하여 항체를 형성하지 않도록 하는 예방법이 시행된다. Rh형에는 몇몇 항원이 있으나, 문제가 되는 것은 거의 다 D 항원이므로, 실제로는 항 D 항체가 사용된다. 이것은 D 음성의 남성에게 양성의 이것을 막기 위해서, 첫아이 출생 직후에 항 Rh 항체를 모친에게 주사하여 항체를 형성하지 않도록 하는 예방법이 시행된다. Rh형에는 몇몇 항원이 있으나, 문제가 되는 것은 거의 다 D 항원이므로, 실제로는 항 D 항체가 사용된다. 이것은 D 음성의 남성에게 양성의 적혈구를 주사하여 항 D 항체를 형성시킨 후, 그 혈액에서 γ 글로불린을 분리한 것이다(항 D 사람의 면역글로불린). 분만 후 72시간 이내에 250 ug을 주사한다. 이 방법은 당초, 항체를 주사하여 침입한 아기의 적혈구를 재빨리 파괴하고 제거하여 감작의 성립(그 항원에 면역 반응을 일으키는 계기를 만드는 것)을 막는다고 하는 생각으로 이루어진 것이지만, 오히려 항체투여에 의한 (-)의 피드백을 이용한 항체 생성 억제에 의한다고 생각되고 있다.

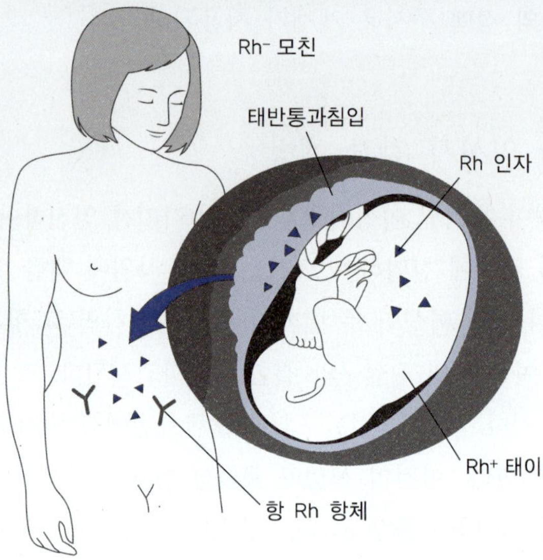

그림 4-4. Rh-모친의 Rh 항체 형성

6. 암의 치료

단클론 항체(monoclonal antibody)를 만드는 기술의 발달로 정상 세포에는 존재치 않으나 암세포에만 존재하는 항원과 반응하는 항체를 순수하게 만드는 것이 가능하게 되었다 즉, 그 항체는 암세포와만 반응한다. 이 항체를 환자에게 주사함으로써 암을 치료하는 것이 시험되고 있다. 항체와 결합한 암세포에 대해 대식세포(macrophage)나 일부의 림프구(killer T Iymphocyte)가 작용하여 그것을 파괴하는 것을 기대하는 것이지만, 단지 항체를 주사하는 것만으로는 많은 것을 기대할 수 없다. 그리하여 항체에 독물이나 항암제를 결합시켜놓고, 그것을 주사하는 것이 시행된다. 항체는 암세포에만 결합하므로, 독물이나 항암제를 암세포에 집중적으로 작용하게 된다. 독물이나 항암제가 항체에 유도되어 암세포를 공격하는 것에서 미사일 요법이라고 일컫는다.

7. 혈소판 소모성 자반병의 치료

혈소판 소모성 자반병 환자에게 면역글로불린 제제를 대량으로 정맥주사하면 혈소판이 증가하게 된다. 그 주요 작용 기전은 비·간·폐 등 이른바 세망 내피계에서의 혈소판의 파괴를 억제하는 것에 있다고 생각된다. 대식세포의 표면에는 IgG의 Fc부에 대한 수용체가 존재하지만, 그것에 IgG가 결합하면 대식세포의 기능이 억제된다.

특히 혈소판에 대한 항체의 결합이 혈소판 파괴 항진의 원인이 되고 있는 특발성 혈소판 소모성 자반병에서의 대식세포는 Fc 수용체에 의하여 항체가 결합한 혈소판을 포착하므로 Fc 수용체에 IgG를 결합시켜서 그 작용을 차단해 버리면, 대식세포는 혈소판을 포착하지 못하게 되며, 혈소판의 파괴가 억제되는 것이 된다.

이와 같은 작용 기전에 의한 혈소판의 상승은 일시적이기 때문에, 외과 수술이나 출산 시 혹은 외상 시에 출혈을 억제할 목적으로 사용된다. 혹은 급성형으로 여하한 자연치유가 기대되는 증례이며, 고도의 혈소판 소멸이 있는 경우에, 과다 출혈의 위험을 예방하기 위하여 사용된다.

이 치료법에 관해서는 다른 기전도 생각하게 된다. 후술하는 바와 같이 대량의 면역글로블린 투여는 항체 생성을 억제하므로, 혈소판에 대한 항체의 생성도 억제된다고 하는 것이다. 만성형에 대해 다른 치료법으로 효과가 상승하지 않는 경우에는 그와 같은 것을 기대하여 사용해 보게 된다.

400 mg/kg 체중을 매 1회, 연속적으로 5일간 정맥 주사하는 것이 시행된다. 그 후 필요에 따라서 동일한 스케줄의 주사를 반복한다.

8. 자가면역질환, 면역복합체질환 치료

자가면역질환의 치료에 대량의 면역글로불린을 투여하는 것이 시행된다. 이 방법의 기전으로 생각되어지는 것이 바로 자기 항체 생성의 억제이다. IgG는 (−)의 피드백을 면역계에 걸어 항체 생성을 억제한다. 이것은 림프구 중에 IgG의 Fc부에 대한 수용체를 지닌 것이 있으며 거기에 IgG가 결합함으로 활성화되어 항체 생성을 억제하는 물질을 생성하는 것으로 생각된다. 항체의 생성에는 대식세포도 관여되지만, IgG의 결합에 의해 대식세포의 기능이 억제되는 것도 관계한다고 생각된다. 이런 경우 자기항체뿐만이 아니라 다른 일반의 항체 생성도 억제된다.

또 한 가지 생각되는 것은 항이디오타입 항체의 관여이다. 항체분자는 특정한 항원과만 결합하게 되어 있다. 그러므로 항원 결합부에 그 항체의 고유의 구조가 존재한다. 항체를 동물에 면역하면, 항체 분자의 여러 가지 부분에 대한 항체가 형성되지만 그 대부분은 어떠한 항체에도 공통적으로 존재하는 구조에 대한 것이다. 그러나 먼저 기술한 그 항체의 고유한 구조에 대한 항체도 형성하게 된다. 이것을 항이디오타입 항체라고 한다. 동물에 면역한 것이 아니라도 어떤 항체가 형성된다고 하는 현상이 있다. 그리고 항이디오타입 항체는 전 항체의 생성을 억제하게 된다.

자기 신체의 세포나 조직에 대한 항체 즉, 자기항체는 자기의 신체에만 상해적으로 작용하여 자가면역질환을 일으킨다. 따라서 그와 같은 항체는 형성되지 않도록 해야 한다. 자기 항체 생성을 억제하는 메커니즘은 몇 몇 있지만, 그중 하나가 항이디오타입 항체에 의한 것이다. 건강인에게서는 자기 항체에 대한 항이디오타입 항체가 충분히 형성되어 있으며 그것은 혈청 중에도 존재할 가능성이 있다. 따라서 면역글로불린 제제 중에도 항이디오타타입 항체가 존재하며 자기항체 생성을 억제하게 될 것으로 기대된다.

항체는 항원분자와 결합하는 성질이 있으므로, 항원과 항체와의 반응의 결과, 약간의 항원과 항체 분자가 모여서 집괴를 형성한다. 이것을 **면역복합체**(immune complex)라고 한다. 면역 복합체가 조직에 침착하여 여기에 호중구와 보체가 결합하여 그 부위에 염증 반응을 일으킨다. 이와 같은 식으로 생긴 조직 상해를 **면역복합체질환**이라고 한다. 사구체 신염의 대부분은 면역 복합체 질환이다.

면역 복합체가 조직에 침착하는 데 있어서 그 조직의 세포가 항체의 Fc부에 대한 수용체를 지니고 있으면 그곳에 침착하기가 쉬워진다. 면역글로불린을 대량으로 주사하여, 그 수용체에 결합시켜 차단하면, 면역 복합체의 침착이 발생하기 어려워진다. 면역 복합체가 자기 항원과 자기항체에 기인하는 것일 경우에는 면역글로불린 제제 중의 항이디오타이프 항체가 자기항체의 항원 결합부에 항원과 결합하므로 면역 복합체의 형성을 방해하거나, 이미 어떤 면역 복합체를 분리시키거나 함으로써 치료 효과를 높일 가능성이 있다. 만성 관절 류머티즘의 발증에는 IgG를 항원으로 하고, 그것에 대한 **자가항체**(류마토이드 인자, rheumatoid factor)가 형성됨으로써, 생성된 면역 복합체가 관계되어 있다고 생각된다. 항원과 항체의 결합이 그들의 집괴를 형성하기 위해서는 항원의 양과 항체의 양과의 비율이 중요하며, 항원이 과다하거나 항체가 과다하여도 항체가 면역글로불린 제제의 대량투여는 항원과잉 상태를 만들고, 면역 복합체를 해리시킬 가능성이 있다.

이상과 같은 기전이 가능하며 실제로, 신염 · 관절 류마티즘 · 인슐린 의존성 당뇨병에 면역글로불린 대량 요법을 하면 어느 정도의 효과가 얻어지고 있다.

chapter

05 림프구의 작용 (Function of the Lymphocyte)

림프절 비장 · 편도선 · 흉선 등에 밀집하여 존재하는 구상의 핵을 가진 세포이며 일반적으로 식작용을 나타내 보이지 않는 세포를 림프구라고 부르고 있으나 여러 가지 종류가 존재한다. 이들 중 일부는 림프관 흉관 혈관 내를 통하여 위의 림프조직 사이를 순환하고 있다. 혈액 중 백혈구의 약 30%는 림프구이며 흉관 중에 순환하는 세포의 대부분이 림프구이다(그림 5-1).

1. 체액성 면역과 세포성 면역

세균의 독소를 중화시키는 작용은 면역을 지닌 동물의 혈청을 주사함으로써 아직 면역을 지니지 않은 동물에게 투여할 수 있게 된다. 이것은 혈액과 같은 체액 중에는 항체가 존재하고 그것이 이전되기 때문이다. 이와 같은 측면에서 항체에 의해 유발하는 면역 반응을 **체액성 면역**(humoral immunity)이라고 한다.

한편, 결핵균에 대한 면역을 지니고 있는 튜베르쿨린 반응 양성 동물의 혈청을 주사하여도, 면역을 지니지 않는 동물의 튜베르굴린 반응을 양성으로 할 수는 없다. 림프구를 채취하여 주입하면 그것이 가능하다. 이와 같이 림프구에 의해 영위되고 있는 것으로 생각되는 면역반응을 **세포성 면역** 혹은, **세포 매개성 면역**(cell mediated immunity)이라고 한다. 일반 바이러스에 대한 방어기능, 결핵균 · 살모넬라균 · 나균 · 리스테리아 등에 대한 방어 기능, 진균의 방어기능, 이식 거부반응, 앞에서 기술한 투베르쿨린 반응과 같은 항원에 대한 피부반응(지연형 알레르기 반응이라고 칭하는) 등은 림프구를 중심으로 하는 반응이 세포성 면역이다.

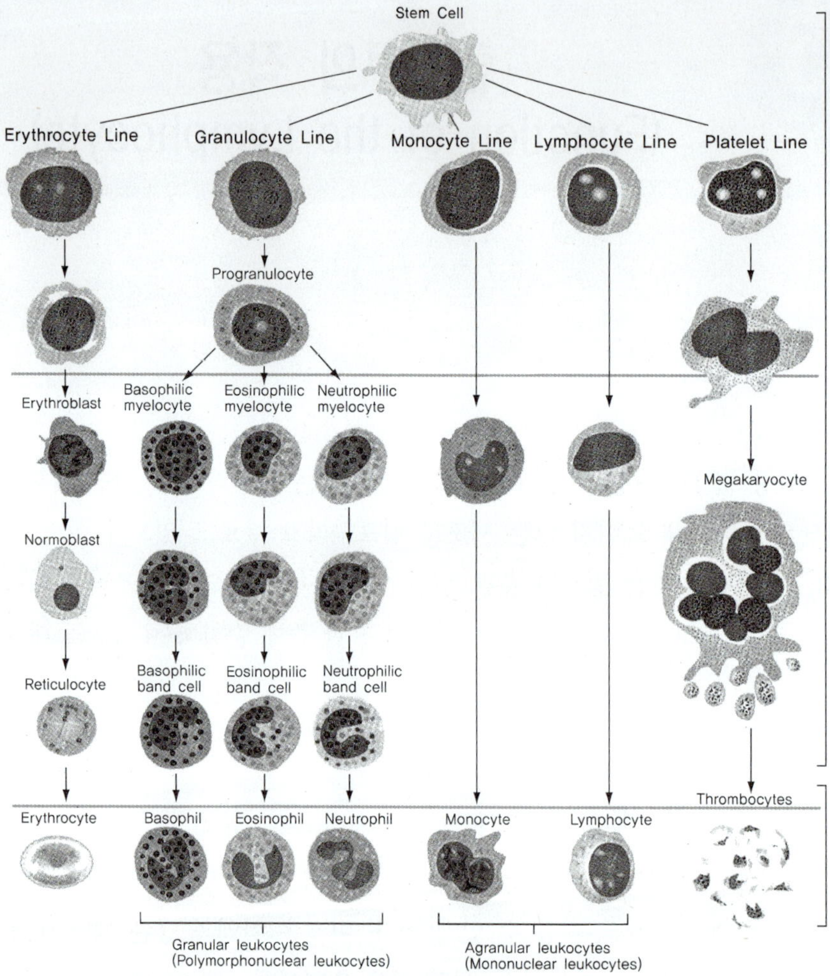

a) 모세포로부터의 혈액세포의 분화

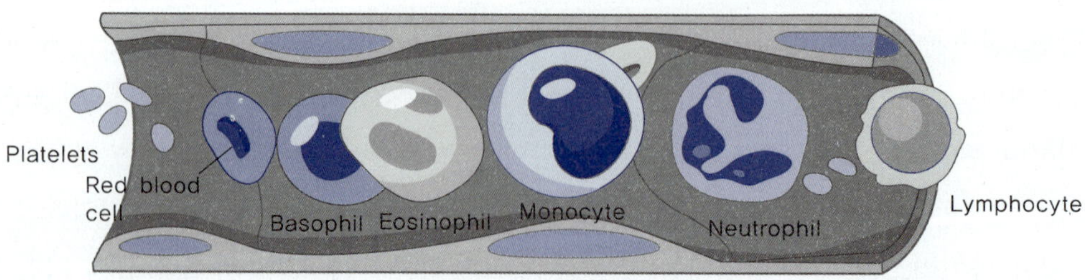

b) 혈액 중 백혈구의 종류

그림 5-1. 혈액세포의 분화

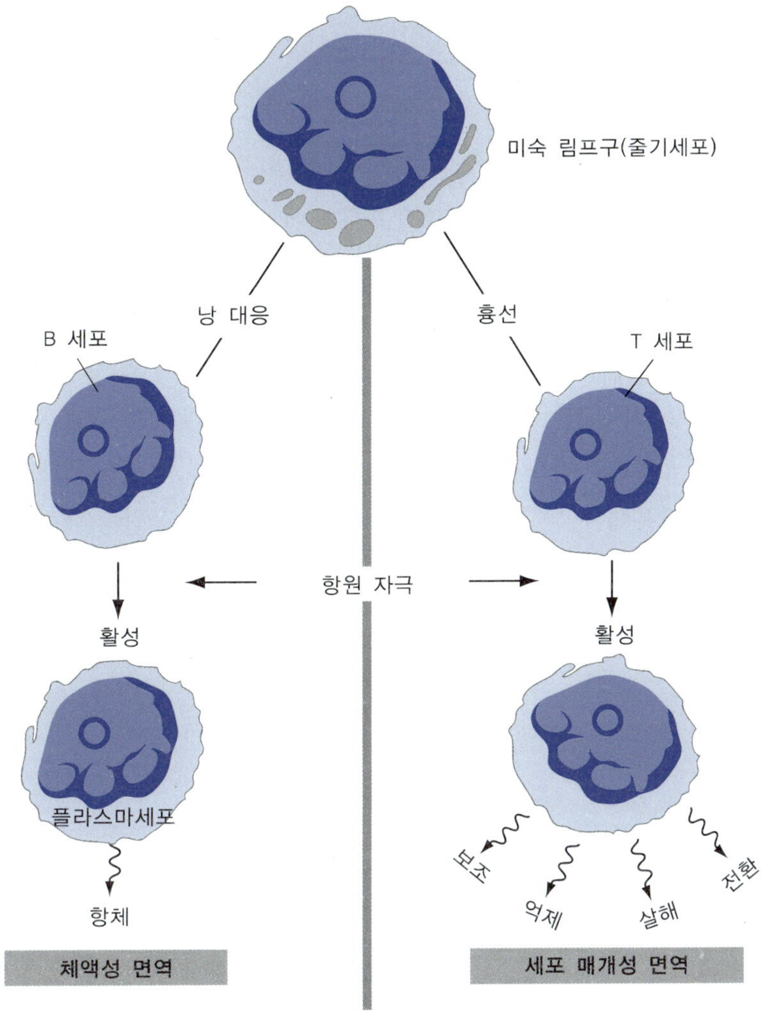

그림 5-2. 림프구의 면역반응

그런데 이와 같은 세포성 면역을 영위하는 림프구는 흉선이 없으면 존재하지 않는다는 것이 알려져 있다. 이들의 림프구는 흉선에서 유래된다. 다시 말하면, 골수 등의 조혈기에서 발생한 미숙 림프구가 흉선 내에 들어가서 증식하며 위의 작용을 보이는 능력을 지닐 수 있게 분화한다. 이와 같은 림프구를 지칭하여 T 림프구라고 하며 흉선(thymus)의 첫 자 "T"를 따서 표기한 것이다. 항체는 다른 종류의 림프구 중에서 형성되며 T 세포에서는 형성되지 않는다. 항체를 형성하는 림프구를 B 세포라고 한다.

2. T 림프구의 발생

T 림프구는 항원과 반응함으로써 그 기능을 발휘하게 된다. 그러므로 세포 표면에 항체의 Fab 부분과 마찬가지로 항원과 1대 1의 대응성을 가진 수용체(receptor)가 존재한다. 이것을 **T 세포 항원 수용체**(T-cell antigen receptor) 혹은, 단순히 T 세포 수용체(T-cell receptor)라고도 한다. T 세포 수용체는 현재로서 α, β 라고 하는 2본의 폴리펩타이드쇄로 생각되지만, γ, δ 쇄가 관여하고 있는 T 세포도 있다.

혈구는 태생기에는 간에서, 그 후에는 골수에서 형성되며 가장 미숙한 림프구도 이를 통하여 조혈기에서 발생한다. 그 중의 일부가 흉선에 들어가서 T 림프구로 분화를 하며 전 T 세포는 흉선중의 상피세포·대식세포·수상 세포 등과의 접촉에 의해서, 또는 그들이 생산하는 물질의 작용에 의해서 분열·증식되며 각각 특정한 항원에 대한 T 세포 수용체를 지닌 T 세포로 분화되어 간다. T 림프구 중에도 서로 상이한 부분을 분담하는 몇 가지 종류가 있으며, 이들을 T 세포 서브세트(subset)라고 한다. 각 서브세트는 흉선 내에서 분화한다(그림 5-3).

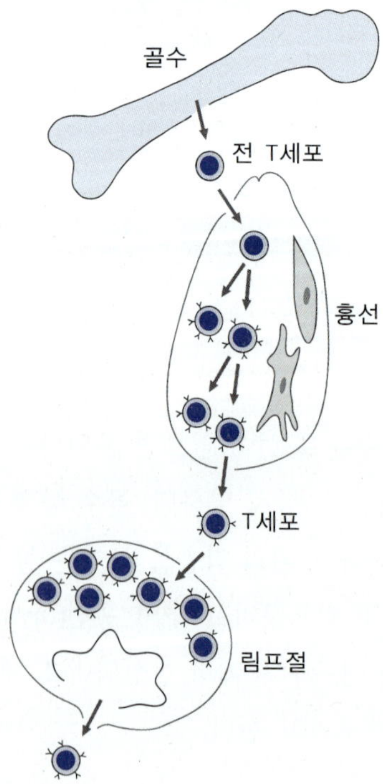

그림 5-3. T 세포의 발생과 분화.
조혈기에서 발생된 전 T 세포는 흉선으로 가서, 이 중에서 여러 가지세포의 영향에 의해 성숙 T 세포로 분화하고, 림프절이나 순환혈중에 공급된다.

3. T 림프구의 기능

T 림프구의 작용은 이식 세포와 같이 생체에 이물인 것 같은 세포를 파괴하여 배제하는 일, 다른 세포를 유주시키거나 활성화하거나 하는 등의 작용을 지닌 물질을 생산하고 방출하여 균이나 이물을 처리하는 반응을 일으키는 일, B 림프구나 다른 T 림프구의 작용을 보조하거나 반대로, 억제하여 조절하는 일 등, 3가지로 요약할 수 있다.

조직의 세포 표면에는 개체마다 서로 다른 항원이 존재하며, 다른 개체의 세포를 이식하면 그 항원에 대한 면역반응이 발생하여 거부반응이 생긴다. 이와 같은 항원을 조직 적합 항원이라고 한다. 그중에서 특히 중요한 것을 주요조직적합 항원이라고 하며, 이를 **주요 조직 적합성 복합체**(major histocompatibility complex; MHC)라고 한다.

사람의 경우, HLA이다. 주요조직적합 항원에는 대부분의 조직 세포에도 존재하는 것과 같은 클라스 I과 B 세포·대식세포(macrophage)·수상 세포 등 극히 일부의 세포상에만 존재하는 클라스 II가 있다. 조직적합 항원이 상이한 다른 개체의 세포에 대해서는, T 림프구가 그 항원에 반응하여 상대의 세포에 상해 물질을 작용시켜 죽여버린다. 클라스 I의 주요조직적합 항원에 반응하는 것이 주체이지만, 클라스 II에 반응하는 것도 있다. 이와 같은 작용을 하는 T 림프구를 지칭하여 살해 T 세포(killer T cell)라고 한다. 이것은 상대를 죽인다(kill)는 뜻에서 온 것이다. 세포 독성 T 림프구(cytotoxic T Iymphocyte; CTL)라고도 한다. 그리고 살해 T 림프구가 충분히 작용하도록 그것을 보조하는 T 림프구가 있다. 이것을 보조 T 세포라고 한다. 보조(help)에서 유래한다. 바이러스는 세포 속에서 자기복제를 하는 미생물이므로, 바이러스를 배제시키려면 바이러스가 감염된 세포를 완전히 처리해야만 한다. 살해 T 세포는 바이러스 감염세포를 배제하기도 하며 종양세포를 파괴하기도 한다(그림 5-4).

결핵균·살모넬라균·리스테리아 등의 세균은 주로 대식세포(macrophage)가 그것을 흡수하고, 살균함으로써 처리된다. 대식세포(macrophage)라 함은 왕성한 식작용(물질을 원형질 속으로 흡수하여 소화하는)을 지닌 대형이고 구상의 핵을 지닌 세포이다. 여러가지 이물질도 대식세포(macrophage)에 의해 흡수·소화되어 처리된다. T 림프구는 세균 등의 항원과 반응하면 여러 가지의 작용을 지닌 물질을 생산하여 방출한다. 그러한 물질을 림포카인이라고 총칭한다. 림프구가 만드는 작용물질(카인 kine)이라는 뜻에서 온 말이다. 림포카인이 있는 것은 대식세포(macrophage)를 그 부위로 불러 모으는 주화 인자(chemotactic factor)로서의 작용을 지녀 대식세포(macrophage)를 균이나 이물의 침입부에 모은다.

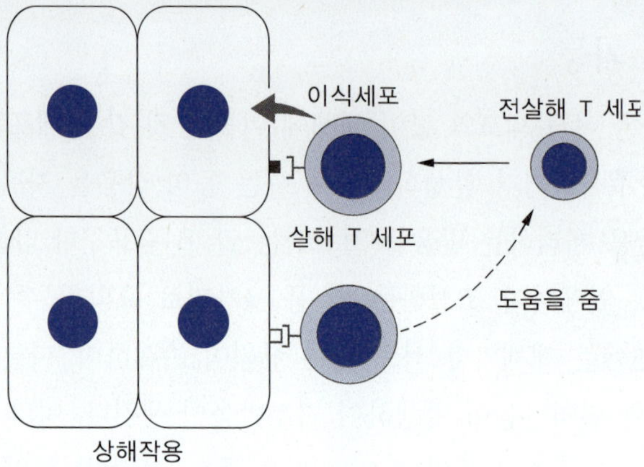

그림 5-4. 살해 T 세포는 이식세포상에 조직적합 항원에 반응하여 상대세포를 상해한다. 이 과정에 보조 T 세포가 도와준다.

또한 다른 림포카인은 활성화 인자(activating factor)로써, 균이나 이물을 흡수한 대식세포(macrophage)의 살균력이나 소화력을 높인다(그림 5-5). 투베르쿨린 반응은 결핵균 항원과 반응한 T 림프구가 림포카인을 방출하여 일으키는 염증반응이다.

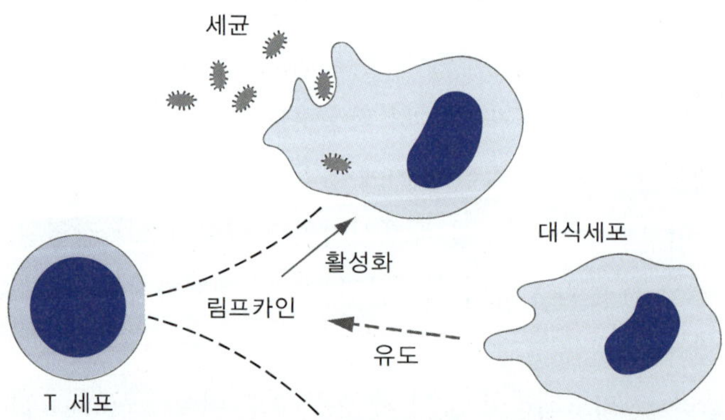

그림 5-5. T 세포는 림포카인을 방출하고, 대식세포를 모아 활성화시켜 이물의 처리에 임하게 된다.

투베르쿨린 반응은 결핵균 항원과 반응한 T 림프구가 림포카인을 방출하여 일으키는 염증반응이다. 투베르쿨린을 주사하고 나서 서서히 반응이 진행하고, 2일째쯤에 최대의 반응이 되기 때문에, 이와 같은 반응을 지연형 피부 과민반응(알레르기 반응)이라고 한다. 결핵균의 감염을 받은 적이 없는 사람은 반응이 음성이며 이 반응은 결핵 감염 여부의 진단에 응용되고 있다.

항체를 생산하는 세포는 항원과 반응한 B 림프구에서 분화하게 된다. 대개의 경우, 그 과정은 T 림프구에 의해 보조되고 있다. B 림프구가 항체 생산 세포로 분화하려면, 항원과 반응하는 것 이외에 T 림프구의 작용도 필요하다. 이러한 일을 하는 T 림프구를 보조 T 세포라고 한다. 항체가 언제까지나 계속 형성되는 것은 헛된 일이므로, 어디에선가 브레이크를 걸지 않으면 안 된다. 보조 T 세포나 B 림프구에 작용하여 그들을 억제하는 T 림프구가 존재하며, 억제 T 세포라고 일컫는다. 억제(suppression)에서 그 명칭이 왔다(그림 5-6). 억제 T 세포에는 항체 생산을 억제하는 것 외에도, 살해 T 세포를 억제하거나, T 림프구에서의 생산을 억제하는 것도 있다.

림프구의 표면에 여러 가지 분자가 존재하여, 단클론 항체를 이용하여 분석이 가능하게 되었으며, 그것에 의하면 T 림프구는 CD4 분자와 CD8 분자를 지닌 것이 있으며 억제 T 세포의 대부분은 후자에 속해 있다. 림포카인을 생산하는 T 림프구는 주로 전자에 속하나, 후자에 속하는 것도 있다. 억제 T 세포의 발현을 유도하는 유도(inducer) T 세포는 CD8를 지닌다(표 5-1).

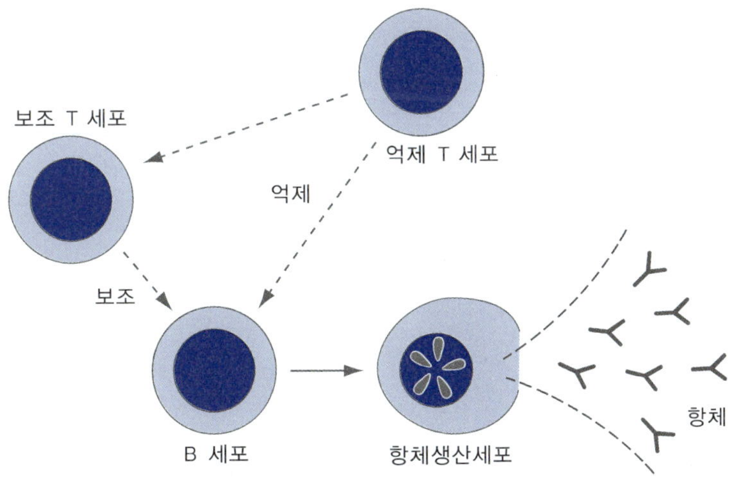

그림 5-6. B 세포의 항체생산은 보조 T 세포에 의해 보조되고, 억제 T 세포에 의해서 억제되어 조절되고 있다.

표 5-1. T 세포 서브세트

CD4	CD8
· 항원인식에 MHC 클래스 II를 이용 · MHC 클래스 II를 지닌 항원제시 세포가 필요	항원인식에 MHC 클래스 I을 이용
· 보조 T 세포 · 억제의 유도 T 세포 · 살해 T 세포의 일부	· 살해 T 세포 · 억제 T 세포

4. T 림프구의 항원 인식과 T 림프구 서브세트

B 림프구나 T 림프구는, 그 표면에 존재하는 항원 수용체에 항원이 결합한 것에 의해서 활동을 시작한다. 수많은 세포 중에서 그 항원에 대응하는 수용체를 지닌 것만이 선택되어 반응하는 것이다. 림프구 측에서 보면, 수많은 항원 중에서 자기가 대응해야 할 항원을 찾아내서 반응하는 것처럼 보인다. 이 때문에 림프구의 항원 수용체의 **항원 인식**(antigen recognition)이라는 표현이 사용된다.

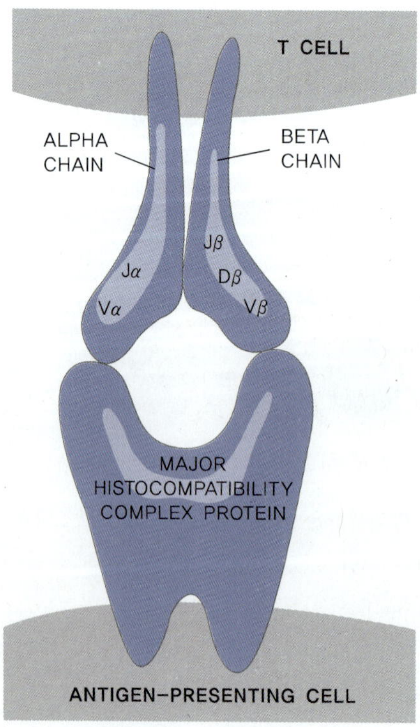

그림 5-7. 항원제시세포

그렇지만, T 림프구가 항원을 인식하려면 수용체와 항원과의 결합만으로는 불충분한 것으로 알려져 있다. 항원 제시 세포(antigen presenting cell)라고 하는 다른 세포의 존재를 필요로 하게 된다. T 림프구는 항원제시세포상의 주요조직적합 항원과 항원과의 짝짓는 것에 반응한다(인식한다)는 것이다. 항원제시세포는 일반 세포와 마찬가지로 클라스 I 조직 적합 항원을 표면에 지님과 동시에, 클라스 II 조직적합 항원도 지니고 있다(그림 5-7). 조직적합항원과 해당 항원과의 결합을 인식한다고 하는 양식에 관해서는, 여러 가지 가설이 세워져 있지만, 대변하면 각기 따로 따로 반응한다(이중 인식, dual recognition)고 하는 가설과, 주요조직적합 항원이 해당 항원의 첨가에 의해 수식된 것(수식된 자기의 주요 조직적합항원, modified self)을 항원 수용체로 인식한다고 하는 가설이 있다(그림 5-8).

그래서, T 림프구에는 CD4 분자를 지닌 것과 CD8 분자를 지닌 것의 2가지가 있다고 전술하였는데, 전자는 MHC 클라스 II 항원을 생산하든, 킬러 T 세포의 작용 발현이든 CD4항원을 지닌 보조 T 세포에 의존하고 있으며, 림포카인을 생산하는 T 림프구도 주로 CD4항원을 지닌 것에 속해 있으므로, 대부분의 면역 반응의 개시에 CD4 그룹의 T 림프구가 중요하다.

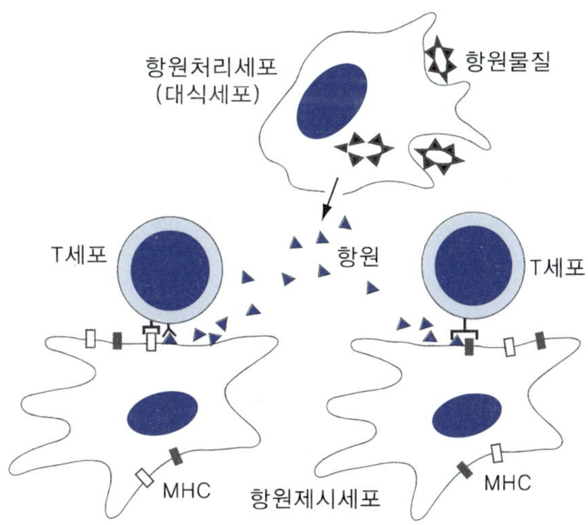

그림 5-8. T 세포에 의한 항원인식
항원과 항원제시세포상의 MHC (주요조직적합항원)를 개별로 인식하거나(좌), MHC에 항원이 가해져서 수식되어 인식한다(우).

5. B 림프구의 발생

B 세포는 조혈기에 발생한 미숙 림프구에서 유래하며 B림프구도 항원과 1대 1의 반응성을 가지고 반응하는 항원 수용체는 B 림프구가 항체 생산 세포로 분화된 후 생산하는 항체와 동일한 것이다. 즉, B 림프구는 면역글로불린을 항원 수용체로써 사용하고 있는 것이다. B 림프구의 전단계의 세포를 전 B 림프구라고 일컬으며, 아직 표면에 면역글로불린을 가지고 있지는 않다. 그러나, 원형질에 불완전한 IgM의 H쇄가 존재한다. B림프구에는 T 림프구의 경우의 흉선과 같은 장기는 없으며, 조혈기에서 림프 조직으로 이행하는 동안에 분화가 진행되는 것으로 생각되어 진다. 그러한 것에서 골수유래(bone marrow derived) 림프구로써 B 림프구의 명칭이 있는 것이지만 모든 림프구는 골수에서 유래하는 것이기 때문에 여기에 걸 맞는 명칭이라고 볼 수는 없다. 새들 사이에서는 총배설강 근처에 있는 Bursa of Fabricius는 B 림프구의 분화장소로 알려져 있다.

6. 살해(Killer; K) 세포

식세포는 그 표면에 항체의 Fc 부분에 대한 수용체(Fc receptor)를 지니고 있으며, 항체가 결합한 균이나 이물을 수습하여 세포 내로 끌어들여 처리한다. 림프구 중에도 Fc 수용체를 지닌 것이 존재하며, 그것을 이용하여 항체가 결합해 있는 세포에, 항체를 교량으로 하여 결합해 그 세포를 파괴한다. 이러한 작용을 지닌 림프구를 지칭하여 **살해**(Killer; K) **세포**라고 한다. 이와 같은 형의 세포상해기구를 **항체 의존성 세포독성(상해)작용**(antibody dependent cell mediated cytotoxicity; ADCC)이라고 한다(그림 5-9). B 림프구나 T 림프구와는 다른 종류의 림프구가 주체가 되는 것으로 생각되지만, T 세포의 일부가 ADCC작용을 보이는 것도 있다. 종양세포·바이러스 감염 세포의 배제, 이식 거부반응의 일익을 담당하고 있는 것으로 여겨진다.

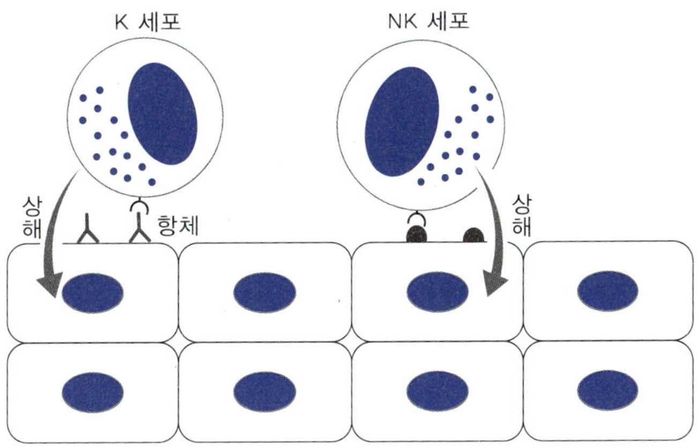

그림 5-9. K 세포와 NK 세포의 표적세포상해작용

7. 자연 살해(natural killer; NK)세포

살해 T 세포가 표적 세포(target cell)를 상해함에 있어서는, 살해 T 세포의 전단계세포 precursor 즉, 전살해 T 세포가 표적 세포상의 항원에 반응하고, 보조 T 세포의 도움으로 증식하여, 살해 T 세포로 분화된다. 이때, 수일을 소요하게 된다. 그렇지만, 종양 세포나 바이러스감염 세포를 만난 순간에 상해할 수 있는 림프구가 존재하는 것이 발견되었다. 일정한 수준을 필요로 하지 않고, 최초부터 상해작용을 지닌 것이 출현한다는 의미이며, **자연살해**(natural killer; NK)**세포**라고 일컫는다. 특히, 면역조작을 가하지 않아도 자연히 형성하게 되는 항체를 자연항체(natural antibody)라고 하는 것과 유사하다.

자연살해세포가 살해 T 세포와 다른 또 한가지 점은, 1개의 자연살해세포가 몇 개의 상이한 표적 세포를 상대할 수 있다는 것이다. 살해 T 세포와 표적 세포의 관계가 항체와 항원의 엄밀한 1대 1 대응성을 가진 점과는 대조적이다. 그렇지만, 자연살해세포가 상해할 수 있는 세포의 종류는 국한되어 있으며, 종양세포(특히, 림프계 종양)의 일부, 바이러스 감염 세포의 일부에 불과하다. 또, 1개의 자연살해세포가 그들의 전부를 상해할 수 없다고 하는 관계도 있다. 즉, 자연살해세포는 몇몇 종류의 표적세포는 종양 세포나 바이러스 감염세포상에 발현되는 당단백에 반응하게 되어, 그들의 세포에 결합하여, 상해 작용을 보이는 것이라고 여겨진다(그림 5-9).

자연살해세포의 대부분은 대형이며 신장모양인 핵을 지니며, 원형질 과립이 많은 형태학적 특징을 지니고 있다. 이와 같은 림프구를 **대과립림프구**(Large Granular Lymphocyte; LGL)라고 일컫는다. 자연살해 세포와 K 세포는 동일한 림프구이며, 작용 방식의 차이에 의해 구별된다는 생각이 지배적이다.

살해 T 세포가 충분히 발현하게 될 때까지의, 종양 세포의 배제나, 바이러스 증식 조직에 중요한 역할을 수행하고 있는 것으로 보인다.

8. 림포카인 활성화 살해(LAK)세포

T 림프구가 생산, 방출하는 림포카인 중에는 인터루킨-2 (IL-2)라고 하는 물질이 있다. 이 물질은 T 림프구의 증식을 초래하는 역할을 하며, T 림프구 증식 인자라고 호칭되기도 한다. T 림프구가 동료를 증식할 목적으로 만드는 물질 같은 것이다. 어떤 종류의 림프구를 지칭하여 LAK세포라고 한다. 인터루킨-2라는 림포카인에 의해 활성화되고 세포를 죽일 수 있게 됐다는 것으로, **림포카인 활성화 살해 세포**(lymphokine activated killer(LAK) cell)라는 명칭이 부여된 것이다. 이 세포는 자연살해세포보다도 여러 가지 종양 세포를 폭 넓게 파괴할 수 있다. 암환자의 혈액에서 림프구를 채취하여, 인터루킨-2를 작용시킨 후, 배양하여 LAK 세포를 만들어 환자에게 주사하여 반환하는 암의 치료법이 이루어지고 있다. T 림프구가 종양 세포에 반응하여 살해 T 세포계의 미숙한 세포와 자연살해세포계의 세포로 이루어진 것으로 보인다.

상기의 림프구의 종류와 그 분단 기능을 표 5-2에 통괄하여 표시하였다.

표 5-2. 림프구의 종류와 기능

림프구의 종류	기능
B 세포	· 항체생산
살해 T 세포	· 이질세포의 파괴 및 제거
DTH 효과(effector)	· 림포카인 산생에 의한 대식세포의 식살균, 이물소화, 항종양 작용의 증상
보조(helper)	· B 세포의 항체 생산의 보조 · 살해 T 세포 발현의 보조
억제(suppressor)	· 항체 생산의 억제 · 살해 T 세포의 억제 · DTH 효과 T 세포의 억제
K 세포	· 항체와 결합한 세포의 파괴 및 제거
NK 세포	· 종양세포, 바이러스세포의 파괴 및 제거
LAK 세포	· 종양세포의 파괴 및 제거

Delayed type hypersensitivity (DTH) - 지연형 알레르기 - T 세포

chapter

06

B 림프구의 분화 (Development of the B lymphocytes)

B 세포는 항체(면역글로불린)를 합성하여 분비기능을 맡는 림프구이다. 면역글로불린을 합성하기 위해서는 면역글로불린 유전자가 활성화되어야 한다.

항체는 무한히 존재하는 여러 종류의 항원 개개에 대하여 서로 다른 것을 만들지 않으면 안 된다. 보통 단백질처럼 1개의 유전자 설계도에 따라 1개의 단백질이 합성되면, 무수히 많은 수의 유전자를 이용하여야 한다. 그러나 면역글로불린의 합성을 위해서만 그렇게 많은 유전자를 할애할 수는 없다. 제한된 수의 유전자를 이용하여 여러 종류의 유전자를 쓸 수 있도록 하기 위해서는 유전자의 재배열이라는 특별한 방법을 이용하고 있는 것이다.

면역글로불린을 만들기 위한 림프구(B 세포)로 분화하기 위해서는 그 세포 중에 면역글로불린 유전자의 재배열이 일어나야 한다는 것이 전제되어야 한다(그림 6-1).

1. 면역글로불린 유전자 재배열

넥타이의 무늬에 관하여 생각해 보자. 12종류의 색을 가지고 있다고 하자. 무늬 없는 것으로 하면, 12종류밖에 되지 않는다. 세줄 무늬의 것으로 하여 각각의 색을 바꾸면 12×12×12벌의 짝 맞춤이 되어 1,728벌의 많은 종류를 만들 수 있게 된다. 면역글로불린의 가변부에 관해서는, 많은 종류의 것을 만들어 수많은 항원에 대응할 수 있도록 해야만 하기 때문에, 그 가변부를 합성하는 설계도가 되는 유전자는 상기의 원리에 따라서, 제한된 수의 유전자를 몇 개 짝 맞춤 함으로 인해서 수많은 종류의 것을 준비하는데 이것을 면역글로불린유전자의 **재배열**(rearrangement)이라고 일컫는다. 면역글로불린 H쇄의 유전자는

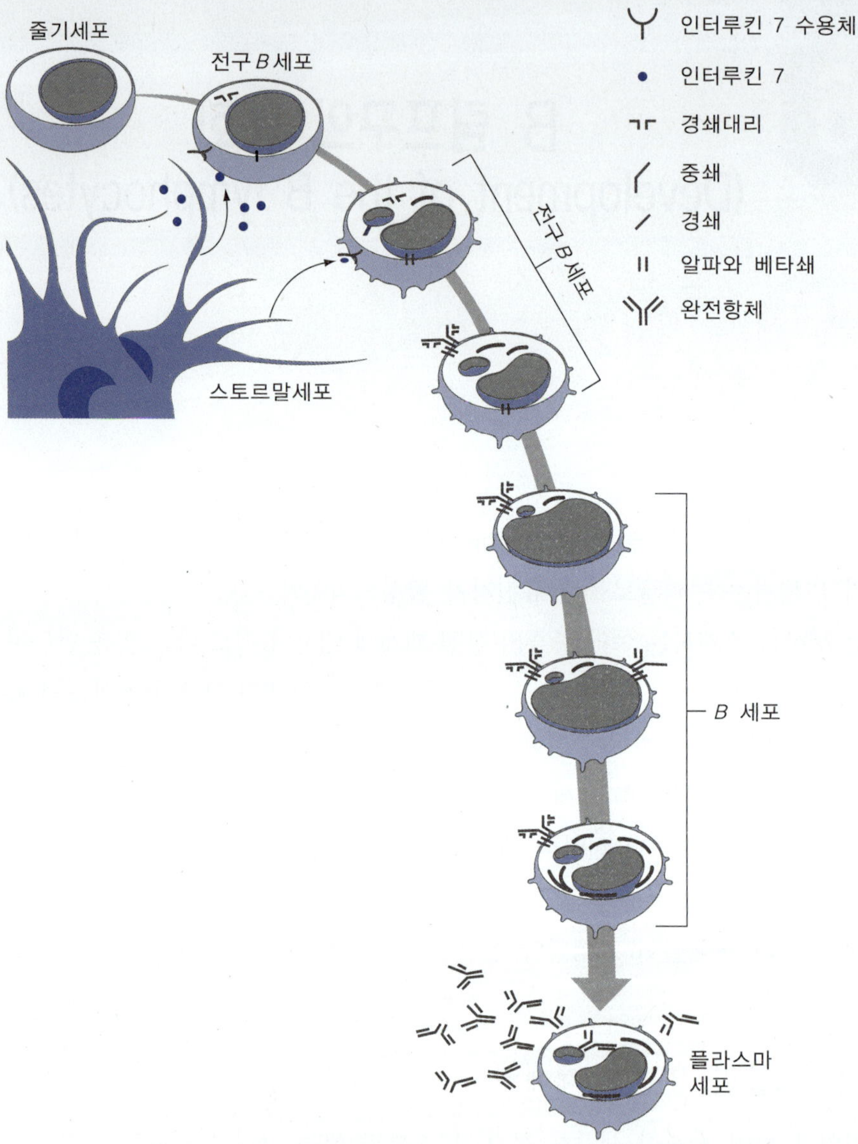

그림 6-1. B 세포의 분화

사람의 경우 제14염색체에 존재하지만, 그 가변역에서 잘 알고 있는 마우스의 것으로 말하면 약 100 종류의 V (varible)영역의 것과, 약 10종류의 D (diversity) 영역의 것 및 4종류의 J (Joining) 영역의 것이 관계한다. 각각에서 하나씩 산출하여, 가변부를 위한 활성화 유전자를 형성하고 있다(그림 6-2). 따라서, 단순 계산으로는 $100 \times 10 \times 4 = 4 \times 10^3$ 종류의 활성화 유전자가 형성된다. L쇄의 유전자는 사람에게는 제2(κ 쇄) 및 22(λ 쇄) 염색체상에 존재하지만, 마우스로 말하면 L쇄의 가변부에는 약 300종류의 V 영역 유전자와 5종류의 J 영역 유전자가 관여한다. 각각에서 하나씩 유전자가 선출되어 짝 맞추어져서 새로운 활성화 유전자를 만들기 때문에, $300\times5=15\times10^2$ 종류의 것이 된다. H쇄의 가변부와 L쇄의 가변부가 항원 결합부를 형성하는 셈이기 때문에, $4\times10^3\times15\times10^2=6\times10^6$ 종류의 항원에 대응할 수 있는 항체를 마련할 수 있게 되는 것이다. 또한, V, D, J의 결합에 있어서 두 벌씩 염기의 차질에 의한 차이가 생김으로, H쇄에 부탁하여 2개소, L쇄에 부착하여 1개소 결합이 있을 것이므로 $2\times2\times2=8$종의 차이가 가해지는 것이 된다. 따라서, 전부 합계하면 $6\times10^6\times8=4.8\times10^7$ 종류가 되며, 막대한 종류의 항체를 만들 수 있는 잠재 능력이 존재하는 셈이다.

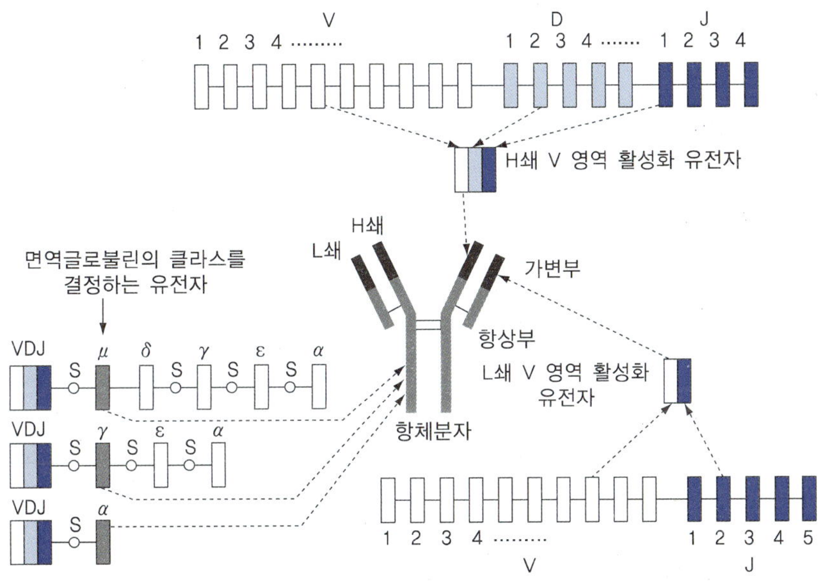

그림 6-2. 면역글로불린 유전자 재배열과 가변부 형성 및 클라스의 결정

L쇄에 부착해서는, 우선 정상 영역이 κ 의 유전자인 염색체 쪽의 V일 재배열이 시도되어 κ 형의 L쇄를 형성하려고 하고 있지만, 그것에 실패한 경우에, 다른 염색체의 유전자를 이용하여, 정상 영역 유전자가 κ 형의 것에 결합한 V일 재배열을 하여 κ 형의 L쇄를 형성한다.

면역글로불린 유전자의 재배열이라는 현상은 임상적으로도 응용되고 있다. 백혈병이나 림프종에 관하여, 그 세포가 림프계인가 아닌가, B 세포인가 T 세포인가 하는 것 등은, 치료법의 선택과 예후 예측에 있어서 매우 중요하다. 세포 표면에 면역글로불린을 보유하고 있으면 B 세포라고 동정되지만 보유하고 있지 않다 하여도, 세포 내에서 면역글로불린 유전자의 재배열이 생겼다면, 그 세포는 B 세포의 분화가 개시되어 있다는 것을 제시하는 것이다. 그래서, 종양 세포에 관하여 면역글로불린 유전자의 재배열의 유무를 검사하는 일이 시행된다.

세포에서 DNA를 추출한 후, 그것을 잘라내서 제한효소(DNA쇄의 정해진 부분을 절단하는 효소)로 절단한다. 면역글로불린 유전자의 부분의 DNA는 재배열을 일으키지 않는 경우에는 일반 세포로 당연 재배열이 없는 것(germ line)의 DNA와 마찬가지로 절단된다. 생겨난 몇 개의 DNA 단편의 길이는 각기 완전히 같게 된다. 한편, 재배열이 발생해 있으면, 같은 부위가 절단되어도 발생하게 되는 DNA 단편의 길이는 germ line의 DNA의 것과는 다른 것이 된다. 이 사실을 증명하면, 재배열의 유무를 알 수 있게 된다. 태반 세포 등 적당한 germline (배아형)의 DNA 단편과 종양 세포에서 얻어진 DNA 단편을 전기 영동을 걸어, 각각 단편의 크기 등에 따라 분산시킨다. 면역글로불린 유전자의 DNA 단편이 이동한 장소가 germ line의 그것과 동일하면, 재배열이 없었던 것이 되고, 다른 부위에 영동시키면 있는 것이 된다.

면역글로불린 유전자가 어느 부위에 영동되었는가는 면역글로불린 유전자를 포함한 적당한 핵산단편에 방사능 표식을 한 것을 이용하여 검출한다(이것을 탐식자(probe)라고 한다). 핵산은 자기와 동일한 핵산과 결합하는 특성이 있다. 겔 내에서 전기 영동을 하여 분산시킨 핵산단편을 그대로의 위치에서 셀룰로즈 아세테이트 막에 옮겨 놓아 고정시킨 것에 탐식자(probe)를 교합시키면, 그것은 면역글로불린 유전자의 핵산단편에 결합, 그 부위는 방사능을 지니므로 필름을 감광시켜 착색케 함으로, 위치를 눈으로 보는 것이 가능하게 된다(그림 6-3 a). 탐식자 핵산(Probe DNA)이 동일한 핵산위치에 결합하는 것을 이용하여 검출하는 방법을 서던블럿법(Southern blot)이라고 한다(그림 6-3 b).

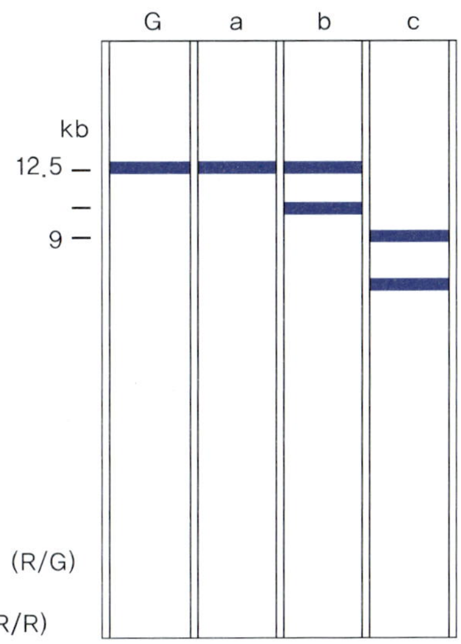

G : Germ line (대조)

a : 재배열 없음 (G)

b : 한쪽의 DNA 쇄에만 재배열 (R/G)

c : 양쪽의 DNA 쇄의 재배열 (R/R)

그림 6-3a. 림프계 종양세포의 면역글로불린 유전의 재배열

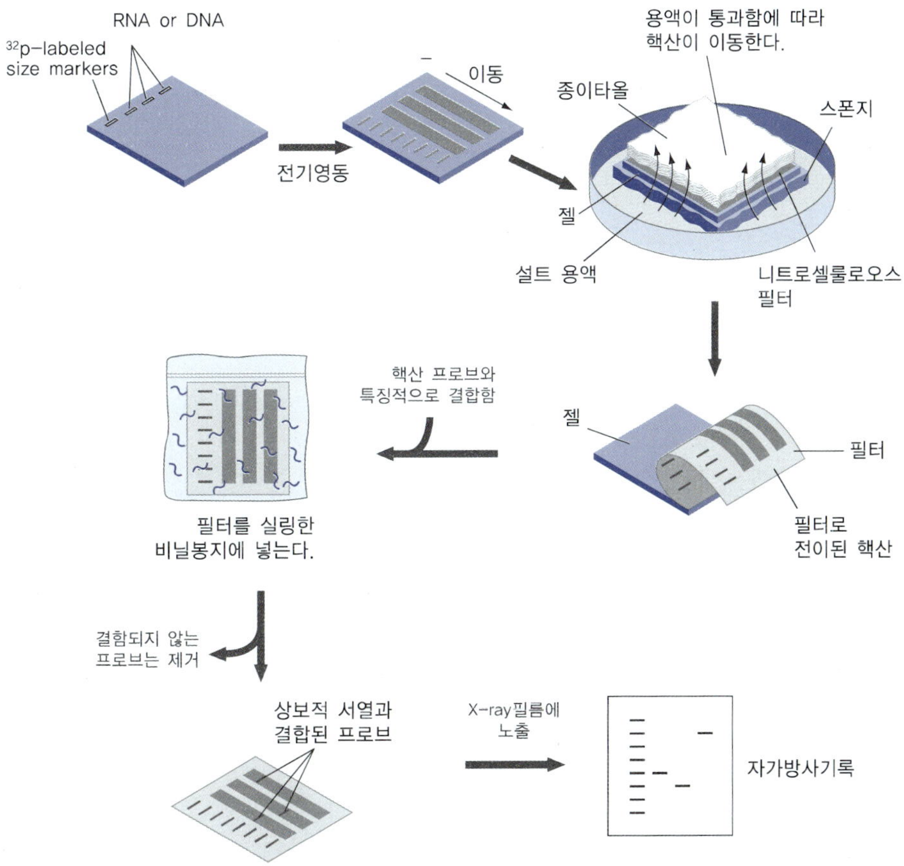

그림 6-3 b. 서던블럿팅(Southen blotting) 법

2. 면역글로불린의 클라스 전환

면역글로불린에는 IgM, IgG, IgA, IgE, 및 IgD 등의 클라스가 있다. 항체 분자들 간의 이 클라스의 차이는 어떠한 방법으로 정하게 되는 것일까. 이것도 유전자의 재배열에 의해서이다.

H쇄 항상부의 면역글로불린 클라스를 결정하는 유전자는 IgM(μ), IgD(δ), IgG(γ), IgE(ε), IgA(α)의 순으로 배열해 있다. 서브 클라스까지 진입하면 μ, δ, $\gamma 3$, $\gamma 1$, $\alpha 1$, $\gamma 2$, $\gamma 4$, ε, α의 순으로 되어 있다(그림 6-4). 각각 그 전에는 S영역이라고 일컫는 염기배열이 존재한다. 제일 최초에는 V 영역의 VDJ 활성화 유전자의 다음에 μ가 결합해 있으므로, IgM이 생산된다. γ 이전의 S를 이용하여, $\mu \cdot \delta$ 의 부분을 넘겨서 γ가 VDJ의 다음에 결합하면 IgG의 항체를 결합하는 유전자가 형성하게 된다. 이렇게 하여, 동일의 세포가 같은 항체이면서도 IgM의 것에서 IgG의 것으로 혹은, IgA의 것으로 개조되는 것이다. 이것을 **면역글로불린의 클라스 전환**(switch)라고 한다(그림 6-2). 항원 결합부 및 L쇄가 κ형인가 λ형인가는 변함없이, 클라스만이 바뀌는 것이다. 유전자(DNA)는 바뀌지 않고 그것을 전달하는 mRNA 수준에서 스위치를 일으키는 것이 형성된다고 하는 기전도 존재하는 것 같다.

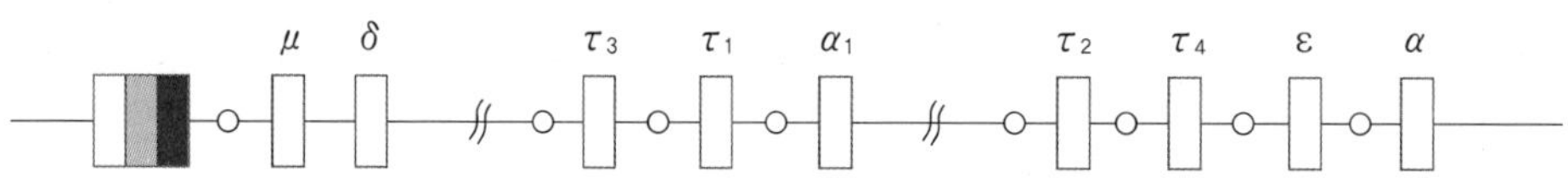

그림 6-4. 사람의 면역글로불린 H쇄의 이소타이프(클라스)를 결정하는 유전자 배열

태어날 때부터 면역글로불린을 생산하지 못하는 자가 있다. 그중에는 IgM · IgG · IgA의 어떠한 클라스도 만들지 못하는 질환(무 γ 글로불린 혈증)도 있으나, 그 일부만 만드는 질환도 있다. IgM 증가를 수반한 면역부전증에서는 혈청의 IgM양은 정상 내지 증가해 있으나, IgG · IgA는 낮다. IgM에서 IgG · IgA에의 클라스 스위치 기구가 결함이 있다고 생각하게 된다. IgA 단독 결손증에서는 IgM, IgG는 정상적으로 일어나지만, IgA까지 스위치가 일어난 B 세포가 IgM · IgD를 변함없이 유지하고 있으며, 미숙한 단계에 머물고 있다는 것이 주요인이 아닌가 여겨진다. 결손을 합병하는 수가 있으나, 이것은 $\gamma 2$와 α의 유전자가 서로 인접해 있으므로 인한 것일지도 모른다. 혈관 확장성 운동 실추증(ataxia telangiectasia)이라고 하는 병변에서는, IgE · IgA · IgG 2 · IgG 4의 생산 부전을 보이는 수

가 많다. 이것은 $\gamma 2$, $\gamma 4$, δ, α의 유전자가 염색체 상에서 VDJ 유전자에게 가장 먼 곳에 존재한다는 것이 관련되어 있을 가능성이 있다.

3. B 림프구계의 분화과정

미숙한 B 림프구계 림프구는, 그중에서 면역글로불린 유전자의 재배열이 진행함에 따라서 B 림프구로의 분화가 진행한다. 우선 H쇄 D-J일의 재배열, 다음으로 V-DJ의 재배열이 생긴다. DJ의 재배열이 되면, IgM의 H쇄가 합성되도록 되어 있고, 그것이 원형질로 증명될 수 있게 된다(그림 6-5). 이 단계의 림프구를 **전 B 세포**라고 일컫는다. 계속하여 L쇄의 V-J일의 재배열이 발생하면, H쇄, L쇄가 구비된 완전한 IgM이 합성되며, 그것은 세포 표면에 늘어서게 된다. 이 표면 IgM은 B 림프구가 항원과 반응할 때의 항원 수용체가 되지만, 이 단계에서는 아직 미숙하다. 표면에 면역글로불린을 보유하고 있는 림프구를 **B 림프구**라고 한다. 이 B 림프구가 성숙하면 표면에 IgM과 IgD를 지닌 성숙형의 B 림프구가 된다. 여기까지의 분화과정은 항원과의 반응과는 관계없이 진행한다.

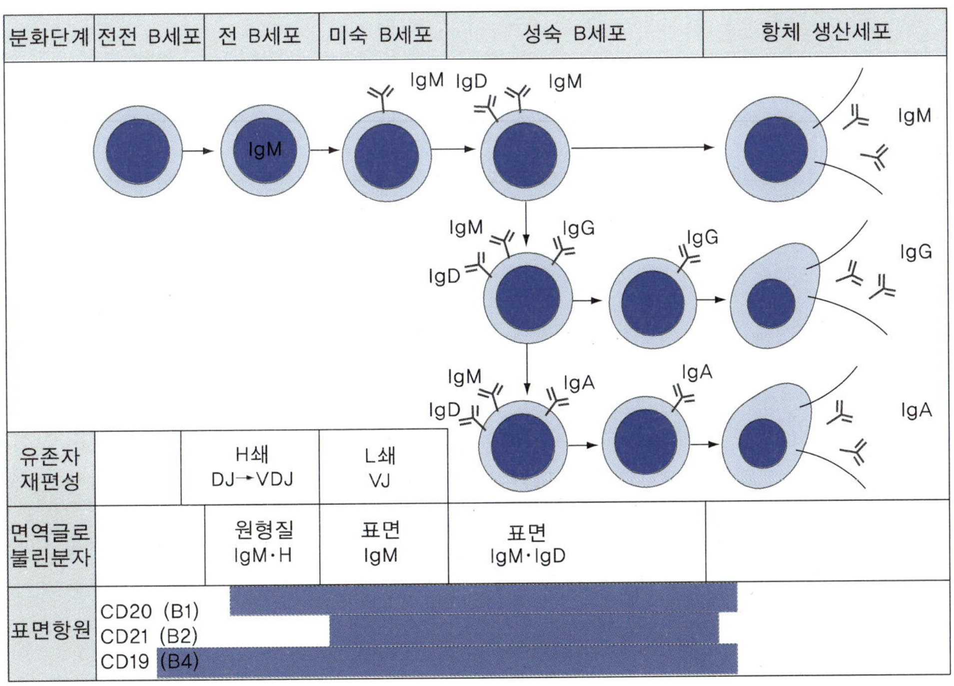

그림 6-5. B 세포계 림프구의 분화과정

항원과 반응한 성숙 B 림프구는 항체생산세포로 분화하여, 항체를 합성, 분비하지만, 그 생산하는 항체의 항원 결합 후(대응하는 항원이 무엇인가) 및 L쇄가 κ 형인가, λ 형인가는 B 림프구의 단계에서의 표면 면역글로불린과 동일하지만, 이소타이프(클라스)에 부착하면 변화한다. 처음에는, IgM에 속한 항체가 생산되지만, 일부의 B 세포에서는 클라스 스위치가 생기고, 표면에 IgG를 표출하며, IgG에 속한 항체를 생산하게 된다. IgA 생산 세포로 분화되는 것도 있다. 표면에 IgG나 IgA를 지니게까지 된 B 세포의 일부는 항체 생산 세포로 분화하지 않고, **기억 B 세포**(memory B cell)로서 남아, 동일한 항원이 다음에 침입해 왔을 경우, 보다 빠르게, 보다 많은 항체를 생산하는 준비가 된다.

항원의 침입에 대처하여, 그 항원에 대응하는 항체만이 형성되는 원리에 관하여, 여러 가지 가설이 있다. 항원을 주형인자라 하고 그것에 맞추어서 항체를 형성한다고 하는 생각 및 1개의 B 림프구상에 온갖 종류의 항원에 대한 수용체가 존재하며, 그 한 가지로 항원이 결합함으로 해서 그 B 림프구가 그것에 걸맞는 항체를 만든다고 하는 생각들은 현재, 부정되고 있다. 1개의 B 세포는 다만 1종류의 항원수용체(표면 면역글로불린)를 지니고, 항원이 진입해 오면, 그것에 대응하는 수용체를 지닌 B 림프구가 반응하고, 증식하여 동료를 증가하고(동일세포 집단 즉 클론의 확대), 항체생산세포로 분화하여 항원 수용체와 동일한 항체를 생산한다는 것을 수용하고 있다.

단클론 항체를 사용함으로써, 세포의 종류나 분화 단계의 차이에 따라 상이한 세포표면 항원이 존재한다는 것이 명백하게 되었다. 백혈구에 관하여 그들이 항원을 정리한 것이 CD (cluster of differentiation) 표시이다. B 림프구계에 관해서는, 전 B 림프구보다는 더욱 미숙한 단계에서 CDl9(B4)항원이 출현하게 된다. 전 B 림프구의 단계에서, CD2O(Bl) 항원이, B 림프구의 단계에서 CB2l(B2) 항원이 나타나고, 항체 생산 세포로 분화하면 소실하게 된다(그림 6-6).

이와 같은 형광 항원은 형광표식한 단클론 항체를 세포에 반응시켜, 표면에 형광을 표시한 세포로써 형광 현미경이나, 유세포분석기(flowcytometry)로 검출된다(그림 6-7). 혈액 중에 B 림프구가 어느 정도 존재하는가를 아는 데 응용된다. 무 γ 글로불린 혈증 환자로 B 림프구가 결손해 있으나, 이 방법에 의해서 그것을 증명할 수 있다. 백혈병 세포나, 림프종 세포가 B 림프구계인가 어떠한가를 동정하는 것에도 유용하게 되는 수가 있다.

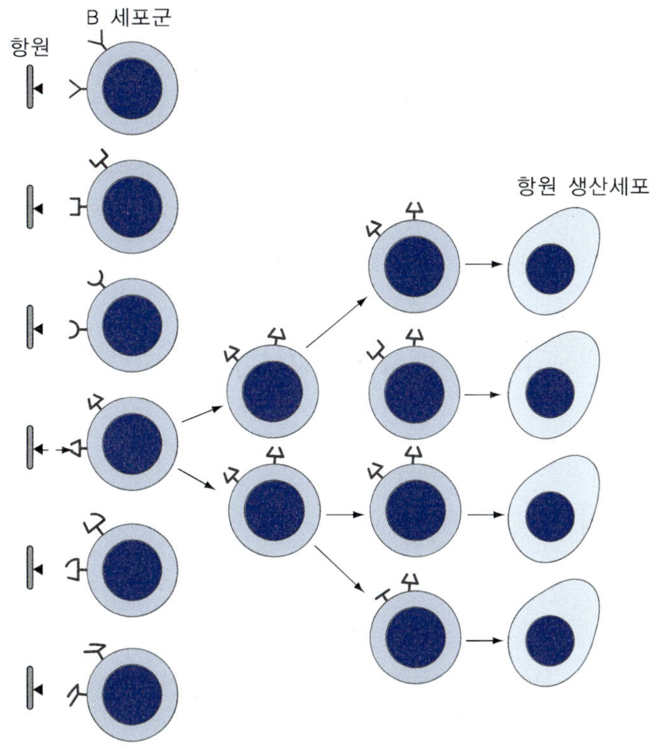

그림 6-6. 항원에 대응하는 수용체를 가진 B 세포만이 증식하여 항체생산 세포로 분화된다.

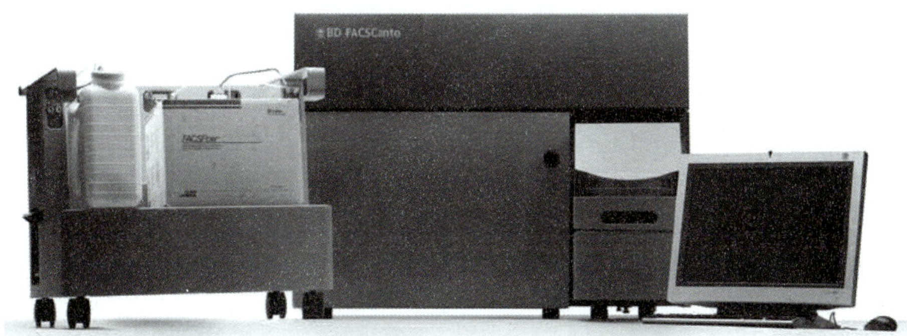

그림 6-7. FACS - 유세포분석기의 모습

4. B림프구의 유래

통상의 B 세포의 전구세포는 T 림프구의 전구세포나 다른 혈구 세포와 마찬가지로 조혈기에서 발생한다. 태생기는 간이 그 장소이며, 그 후로는 골수로 장소가 옮겨진다. 조혈기 중 혹은, 림프절이나 비장, 소화관, 림프조직으로 이동해 가는 동안에 점점 성숙 B 림프구로의 진화가 진행되는 것이라고 생각된다. 포유류의 경우, T 림프구에서의 흉선에 상당한, B 세포의 분화를 위한 기관은 특별히 존재하지는 않는다고 여겨지고 있다. 새 종류에서는 총배설강 근방의 파브리시우스낭(bursa of fabricius)라고 하는 림프조직이 B 세포 분화의 장소로 되어 있다.

한편, 그와는 별계열인 B 림프구가 존재하고, 골수에서 유래하는 것은 아닌 것 같다. 복강에서 대부분 증명되고, 림프절에는 보이지 않고, 비장에의 이동은 있는 것 같다. 이와 같은 B 림프구는 표면에 CD5 항원을 지니고 있다. 류마토이드 관절염에서 증가하고 있다 (그림 6-8).

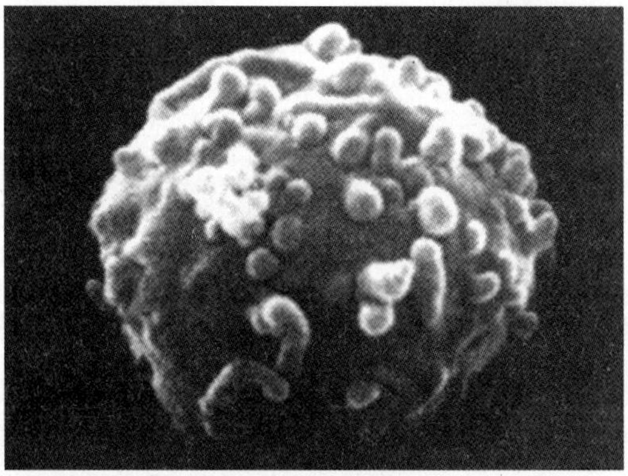

그림 6-8. B 세포의 전자현미경사진(×16,000) 수용체가 돌출되어 보인다.

5. B 림프구의 분화에의 T 림프구의 관여

항원과 반응한 B 세포가 기대대로 증식하고, 항체생산세포로 분화한다는 것은, 오히려 어느 종류의 항원의 경우에 제한되어 있으며, 통상 이 항원에 대한 항체생산에 관해서는 T 림프구의 공존을 필요로 한다.

T 림프구가 존재하지 않아도 항체가 생산될 수 있는 항원을 지칭하여 **T 림프구 비의존성 항원** 혹은, 흉선 비의존성 항원이라고 한다. 다당류·리포 다당류·덱스트란, 폴리비닐

피롤리돈 등이며 1본마다 쌍으로 동일 항원 결정기가 몇 개씩 되무리하여 배열해 있는 공통된 성질을 가지고 있다. 또, 생산되는 항체는 IgM에 국한되어 있으며, 2회째의 항원의 침입에 임해서는 보다 많은 항체가 형성되는 현상(booster 효과)이 보이지 않는다.

그런데, 그 밖의 일반 항원은 **T 림프구 의존성 항원**이며, 이때, B 림프구의 항체생산세포의 분화를 보조하는 T 림프구를 지칭하여 보조 T 세포라고 칭한다. T 림프구는 표면에 CD4 항원을 지닌 것과 CD8 항원을 지닌 것으로 대별되지만, 보조 T 세포는 CD4를 지닌 것에 속해 있다.

보조 T 림프구의 작용기전에는 두 가지가 있다. 하나는 액성 물질을 생산, 분비하여 B 세포에 작용시켜, B 림프구의 증식과 항체 생산세포의 분화를 유도하는 것이다. 그와 같은 작용을 보이는 물질은 여러 가지가 있지만, 인터루킨(interleukin; IL)으로서 정리하여 번호를 달아 표시하게 되어 있다. 종래, 그 작용의 면에서 명칭이 부여되어 있었으나 (예를 들면, B 세포 증식 인자(B cell growth factor; BCGF)나, B 세포 분화 인자(B cell differentiation factor; BCDF) 등), 동일한 물질에 몇 가지의 작용을 보이는 수가 많으므로 물질 중심의 명칭이 사용되는 것이다. 휴지기(Go)에 있는 B 세포의 항원 수용체(표면 면역글로불린)에 항원이 반응하여, IL-4 [B 세포 자격 인자 1 B cell stimulation factor 1 (BSFI)]가 작용하면, B 세포는 G_1기에 들어가 세포 분열의 준비상태로 된다. 여기에 IL-2 [종래, T 세포 증식 인자, T cell growth factor (TCGF)라고 일컫는 것] IL5 [T 세포 치환인자 (T cell replacing factor; TRF10)가 작용하면, B 림프구는 세포분열을 일으켜 증식한다. 계속하여, 그 B 세포는 IL-2, IL-4, IL-5, IL-6 (BSF라고도 한다) 혹은 인터페론 감마 Interferon γ 의 작용에 의하여 항체생산세포로 분화한다.

심방 점액종이라고 하는 종양의 세포는 IL-6을 생산, 분비한다. 따라서, 그와 같은 환자에게는 IL-6가 과잉 존재하게 되지만, 자가면역질환의 합병증이 있고, 종양의 적출에 의해 그것이 치유된다는 것이 알려져 있다. IL-6의 과잉으로 인해 B 림프구가 이상하게 작용하게 되어, 자가항체생산에 이르게 된 것이라고 생각된다. 저 γ 글로불린 혈증의 환자 중에는 T 림프구가 존재하여도 이들의 액상 인자를 생산 할 수 없는 증례가 있고, 그것이 면역글로불린 생산 부전의 원인이라고 생각되는 것이다.

B 림프구를 보조하는 액상 인자는, T 림프구가 항원과 반응하는 등으로 활성화되어 생산하게 되는 것이지만, 보조 T 세포가 항원과 반응하기 위해서는, 항원 물질이 대식세포에 의해서 처리되고, 항원 분자가 표면에 클라스 2 HLA 항원을 지닌 항원표시세포 (antigen presenting cell; 수상세포, 대식세포, B 림프구 등)상에 표출되어 있지 않으면 안

된다. T림프구가 항원과 반응하기 위해서는 항원과 클라스 2 HLA 항원과의 짝맞춤을 인식할(세포가 자기의 반응하게 될 항원이라는 것을 분별한다) 필요가 있기 때문이다.

T 림프구에 기인한 또 하나의 보조기전은, 항원 분자를 중개로 하여 B 림프구와 T 림프구가 접촉하여 생기는 작용이다. T 림프구가 반응하는 항원결정기와 B 세포가 반응하는 항원결정기와는, 그것들이 동일 분자상에 있는 것이라면, 서로 다른 것이라도 상관없다. 이때, T 림프구가 유래하는 개체의 클라스 2 HLA와 B 세포가 유래하는 개체의 그것이 동일해야 하는 것이 요구된다. 이것을 **MHC 제한**(MHC restriction)이라고 한다. T 림프구는 HLA 항원이 다른 사람의 B 림프구는 보조하지 않는 것이다. 또, 보조 T 세포가 항원과 반응하기 위해서는 클라스 2 HLA 항원을 지닌 항원제시세포의 중재를 필요로 하므로, 이 경우, T 림프구·B 림프구·항원제시세포의 세 개가 서로 접촉하게 된다(그림 6-9).

액상 인자에 의한 보조의 경우에는, HLA 항원이 전혀 관계없는 항원과 반응한 T 림프구가 생산하는 인터루킨에는 항원 특이성도 없는 것이다.

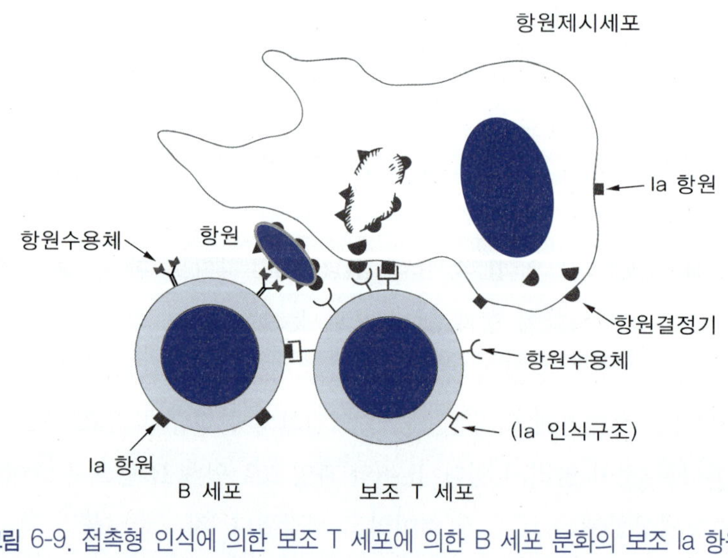

그림 6-9. 접촉형 인식에 의한 보조 T 세포에 의한 B 세포 분화의 보조 Ia 항원.
사람인 경우는 클라스 II HLA 항원

B 림프구의 면역글로불린의 클라스 전환을 유도하는 보조 T 세포의 존재도 알려져 있다. 소화관의 림프조직에는 IgA의 스위치에 관련된 T 세포가 많으며, IgA를 점막상에 생산, 분비하는 과정을 보조하는 것으로 생각된다. 이와 같은 T 림프구는 IgA 생산을 유도하기 쉬운 IL-5를 잘 분비한다. 알레르기의 원인이 되는 IgE 항체의 생산을 유도하는 보조 T 세포나 그 액성인자도 알려져 있다. IL-4는 IgGl과 IgE와의 생산을 유발하기 쉽다.

B 림프구의 증식이나 분화를 역으로, 제어하는 T 림프구나 그 밖의 기구가 존재하지만, 그것에 관해서는 다음 장에서 언급하기로 한다.

chapter

07

T 림프구의 분화 (Development of the T lymphocytes)

1. T 세포 수용체(T cell receptor)

항원과 특이적인(1대 1의 적응성을 지니고) 반응을 하는 것은 림프구 중에서 **B 림프구**와 **T 림프구**가 있다. 그리고 B 림프구의 특징은 항원과 반응하는 수용체(receptor)라는 표면 면역글로불린을 세포막에 보유하고 있는 것이다. 이것과 대비하여 생각하면 T 림프구를 특징적이라고 하는 것을 T cell의 고유한 항원 수용체(antigen receptor)를 지칭하여 **T 세포 수용체**(T cell receptor, TCR)라고 한다. B 림프구에서 무수한 종류의 항원 각개에 대응하는 상이한 항원 수용체(표면면역글로불린)를 지닌 여러 종류의 것을 준비함에 있어서, 면역글로불린 유전자의 재배열을 한 것과 마찬가지로 T 림프구에 관해서도 T 세포 수용체(T cell receptor)유전자의 재배열에 의해 여러 종류의 항원 수용체를 만들어 내게 되는 것이다. B 림프구의 경우와 마찬가지로 한 개의 T 림프구는 한 종류의 항원 수용체밖에 지니지 않는다. 따라서 서로 다른 수용체를 지닌 T 림프구가 무수히 존재하게 된다.

T 세포 수용체(T cell receptor)는 2개의 폴리펩타이드쇄(polypeptide chain)로 구성된다(그림 7-l a, b). 진짜 T 림프구는 α 쇄와 β 쇄가 이중황화결합한 것으로 되어 있지만, 일부 γ 쇄와 δ 쇄의 T 세포 수용체를 지닌 것도 있다. 어느 것이나 **가변(V) 영역**과 **정상(C) 영역**으로 되어 있으며, 2개의 쇄의 가변 영역으로 둘러싸이듯이 항원과 결합한다.

α 쇄는 분자량이 45,000~50,000 달톤(dalton)이며 그것을 생성하기 위한 유전자는 제14 염색체상에 있고, 가변 영역은 V 영역의 유전자와 J 영역의 유전자를 짝지어서 만든 활성 유전자에 의거한다. V 영역에는 50~100종류, J 영역에도 50~100종류의 유전자가 있으므로 수천종류의 짝지음이 되지만 결합부에 유래불명의 염기가 가해져 10종 정도의 상이한 것이 생기므로 합계 수만 종류의 유전자가 만들어지게 된다.

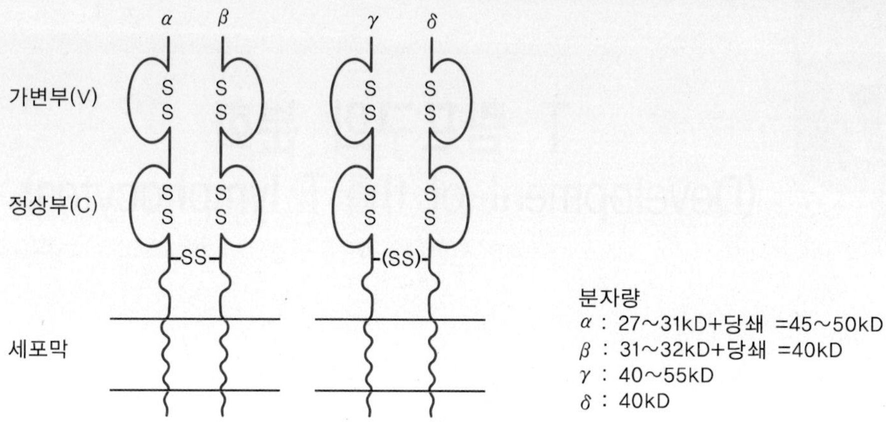

그림 7-1a. T 세포의 항원 수용체.
α β사슬로 이루어진 것이 주가 되고, γ δ사슬을 가지 T 세포도 일부가 있다.

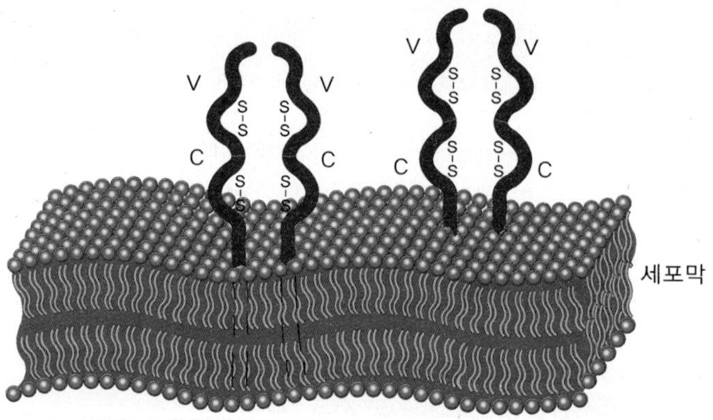

그림 7-1 b. T 세포 항원 수용체의 예상 구조모형도

β 쇄는 40,000달톤이며 그 유전자는 제7염색체 상에 있다. 가변영역은 50~100종류의 V 영역 유전자, 2종류의 D 영역, 13종의 J 영역 유전자로 짝지어진 활성유전자에 의거한다. 이리하여 수천 종류가 되지만 α 쇄와 마찬가지로 결합부의 반입 염기에 의한 다양성이 10종류 생기고 또 다시 짝바뀜으로 세 종류가 생겨서, 합계 수만 종류가 만들어 지게 된다. 따라서 α 쇄 β 쇄로써 형성하는 T 세포 수용체(T cell receptor)는 계산상 1×10^9 종류의 준비가 가능하게 된다.

γ 쇄는 분자량 50,000달톤이며 그 유전자는 제7염색체 상에 있고, 가변영역은 6~8종류의 V 영역 유전자와 3~5종류의 J 영역 유전자를 짝지은 활성유전자에 의해 생성된다. 그 짝지음에, 결합부의 염기 반입에 의한 10종 정도의 상이가 생기고, 합계 수백 종류의 것이

생성된다. 정상역에는 두 종류($C\gamma_1$, $C\gamma_2$)가 있다.

δ 쇄는 분자량 40,000달톤의 폴리펩티드(polypeptide)이지만, 제14염색체상에 그 유전자가 있고, 3~7종류의 V 영역, 2종류의 D 영역, 3~5종류의 J 영역 유전자로 형성되고, 그 재배열으로 가변부 유전자가 생성된다. $\gamma\delta$형 T 세포 수용체의 특징은 V, J 양 영역 사이에 끼어 있는 접합부위(junctional region)의 아미노산 배열이 매우 다양하다는 것이고 이것에 의해서 $\alpha\beta$ 보다 적은 유전자를 쓰면서 1억 종류나 되는 수용체를 산출하고 있는 점이다.

$\gamma\delta$형 수용체(receptor)를 지닌 T 림프구는 피부나 소화관에 많이 분포하고 있으며, 이들 부위의 면역 기능에 관여하고 있을 뿐만 아니라, 세포상해 활성을 지닌다.

2. T 림프구의 항원 인식

1개의 세포는 무수히 존재하는 항원 중에서 1종류의 것과만 반응한다. T 림프구는 자기가 반응해야 항원을 구별하여 찾아내고 있는 것같이 보이므로 이러한 현상을 항원인식이라고 한다. 항원인식을 T 림프구가 1종류의 항원에만 대응하는 특이성이 높은 항원 수용체를 가지기 때문이다.

그러므로, B 림프구의 항원 수용체(표면면역글로불린)가 항원과 반응할 때, 항체 항원 반응과 마찬가지로, 항원 그 자체와 맞물려 결합한 것이지만 T 세포 수용체는 해당 항원과 T 림프구가 유래하는 개체(자기)의 주조직적합 유전자 복합체(major histocompatibility complex; MHC) 항원과의 짝맞춤에 결합하는 것이다(그림 7-2). 이것에 관해서는, T 세포 표면에 항원 그 자체에 대한 수용체와 자기의 MHC에 대한 수용체의 두 가지가 있으며, 항원제시세포(수상세포, 대식세포 등)상의 항원과 MHC와의 쌍방에 각 결합한다고 하는 생각과, T 세포 수용체가 항원과 MHC의 짝맞춤에 맞물려서 결합하는 것이다(그림 7-2).

MHC 항원은 동물이 단세포 동물에서 다세포 동물로 발달하고 있는 과정에 있어서 다른 개체의 세포가 끼어들어 가지 않도록 자기의 세포와 다른 개체의 세포를 구별하는 지시물질로 생각된다.

T 세포가 다른 개체의 MHC에 반응하여 행동을 일으키는, 자기 세포의 MHC와 반응해서는 안 되는 것이다. 자기의 MHC에 맞물리는 항원 수용체를 지닌 T 림프구로 소거되지 않으면 안 된다. 그리고 자기의 MHC와는 일부 다른 MHC에 대응하는 항원 수용체 receptor를 지닌 것이 잔존하는 것이라고 생각된다.

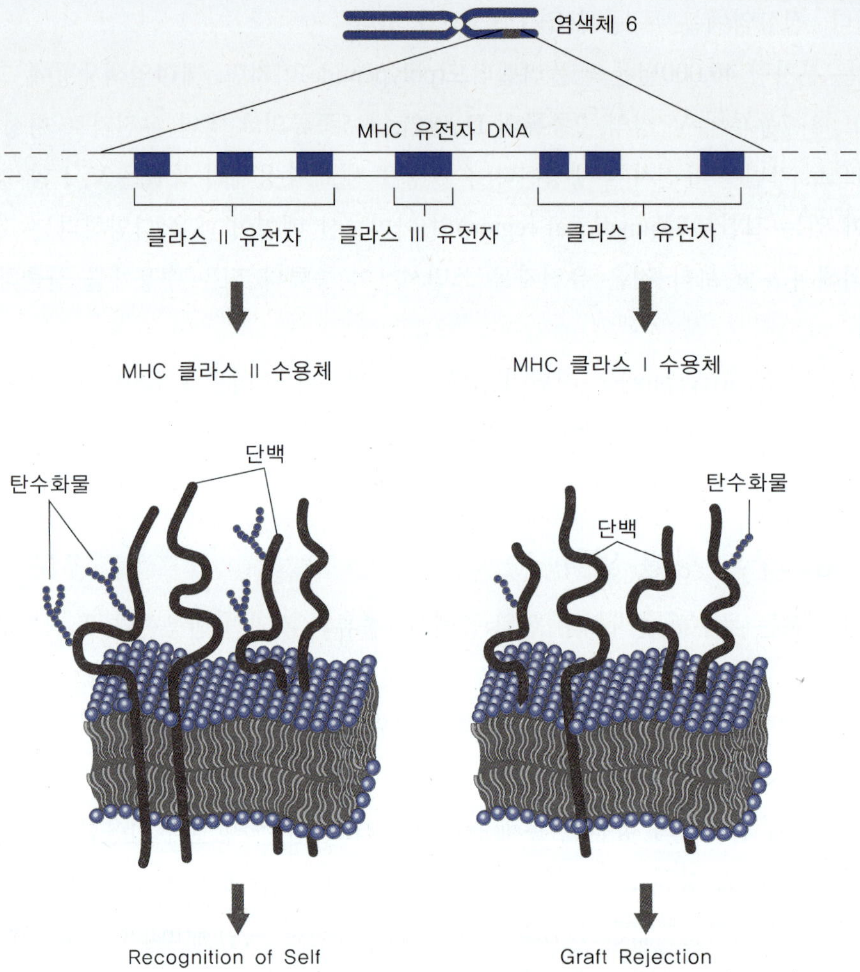

그림 7-2. 사람 주조직 적합성 복합체의 단당백수용체

MHC 이외의 항원에 대하여 반응하는 경우에도 자기의 MHC에 그 항원이 부가하여 새로 형성된 자기의 MHC와는 상이한 MHC에 반응한다는 형으로 T 세포 수용체T cell receptor가 만들어지고 있다고 이해하면, 항원을 인식함에 있어서 T 림프구가 왜 MHC와 항원과에 맞물리는 수용체를 이용하고 있는가 납득이 될 수 있다.

그러면, MHC 항원은 장기이식 거부반응에 관계하는 중요한 항원이지만 클라스 I과 클라스 II와도 대별된다. 클라스 I은 대부분 조직 세포에 존재하지만, 클라스 II는 대식세포·수지상세포·B 세포·상피세포 등 일부의 세포에서만 표출된다. 사람의 MHC는 HLA로 명명되는데, HLA-A, -B, -C 영역의 항원이 클라스 I에 속하며, HLA-D 영역 항원은 클라스 II에 속한다. 클라스 II MHC 항원을 지칭하여 Ia 항원 혹은 Ia 양항원이라고 하지만,

이것은 잘 연구되고 있는 마우스의 MHC에 관하여, 클라스 II는 H2-I 영역 유전자에 의해서 만들어지므로, I region associated antigen에서 Ia 항원이라고 칭하게 되었다.

T 림프구에는 세포표면에 **CD4** 분자를 지닌 것과 **CD8** 분자를 지닌 것이 있다. 이들 분자는 단클론 항체를 이용하여 검출할 수 있으며 마우스에서는 L3T4 항원이 CD4, Lty-23이 CD8의 항원이다. 통상, CD4 분자를 지닌 T 림프구는 항원과 MHC 클라스 II와의 짝맞춤을 인식하고, CD8 분자를 지닌 T 림프구는 항원과 MHC 클라스 I와의 짝맞춤을 인식한다. CD4를 지닌 T 림프구의 경우 대상세포와 대식세포 표면에 존재하는 항원과 그 세포막상의 MHC 클라스 II와의 짝맞춤에, T 세포 수용체로 결합하게 되는 것이다. 이 경우의 대상세포 등을 **항원제시세포**(antigen presenting cell; APC)이라고 한다. T 림프구상의 CD4 분자와 항원제시 세포상의 MHC와는 두 가지 세포의 결합을 강화시키는 것으로 보인다(그림 7-3). CD8을 지닌 T 림프구의 경우 이 세포는 바이러스 감염세포 등을 파괴하는 기능을 지니는 것이지만, 그 T 세포 수용체는 바이러스 감염세포 표면의 바이러스 유래 항원과 MHC 클래스 I과의 짝맞춤을 인식하는 경우도 있다.

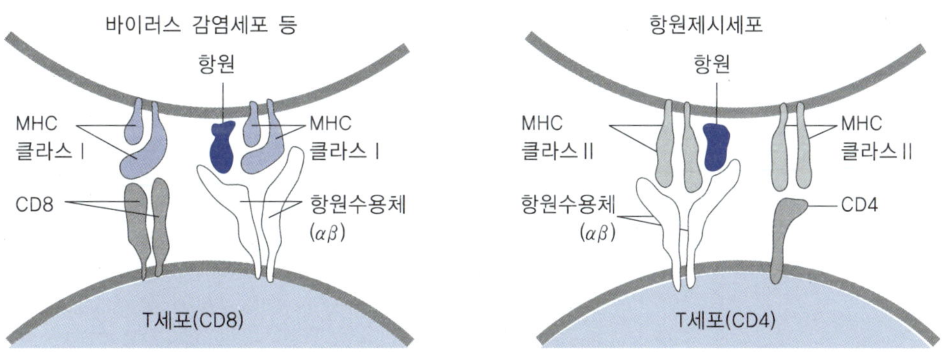

그림 7-3. T 세포의 항원인식

T 림프구가 T 세포 수용체로 항원과 반응하면 그것은 T 림프구가 이를 개시하기 위한 세포 대사계의 활성화에 연결되는 신호(signal)가 되지만, 그것이 T 세포 수용체에서 직접 세포 내로 전달된다는 것은 아니며, CD3 분자를 개재하여 이루어진다. CD3는 분자량 25,000달톤의 γ, 20,000달톤의 δ, 20,000달톤의 ε, 16,000달톤의 ξ 이라고 하는 성분(subunits)으로 되어 있다(그림 7-4).

여기서 말하는 $\gamma \cdot \delta$ 는 T 세포 수용체의 $\gamma \cdot \delta$ 와는 별개의 것이다. CD3에서의 신호는 세포막의 포스타티딜 이노시톨(PI)을 인산화하고, 그것에서 생성하는 디아실글리세롤

(DG)에 의해서 프로테인카이나제(proteinkinase)의 활성화가 초래하여 이노시톨 3 인산에 의해서 세포에 칼슘 이온의 동원이 초래되며, 세포내 대사의 활성화로 연결하게 되는 것이다. T 세포 수용체 T cell receptor(TCR)와 CD3 분자와는 비공유 결합을 하고 있다.

T 림프구의 표면에는 그밖에 CD2, LFA-1 (lymphocyte function associated antigen) 등의 분자가 존재하지만, CD2는 다른 세포 표면의 대응물질 LFA-3, LFA-1은 다른 세포표면의 대응물질 ICAM-1(intercellular adhesion molecule)에 결합하여, T 세포와 다른(B 세포나 항원제시세포 등)와의 접촉을 보조하고 있다(그림 7-4). CD2는 T11, OKT11, Leu5 등의 단클론 항체로 검출되는 항원을 지니고 있다. 사람의 T 세포는 양의 적혈구를 그 주변에 결합하여 장미꽃모양을 형성(Rosette formation)하는 성질을 지닌다는 것이 알려지고, 이 **양의 적혈구 Rosette 형성**은 T 세포를 검출하는 방법으로써 오래 사용되어 왔다. 이 Rosette 형성은 T 림프구상의 CD2와 양의 적혈구상의 LFA-3와의 결합에 의한 것이다.

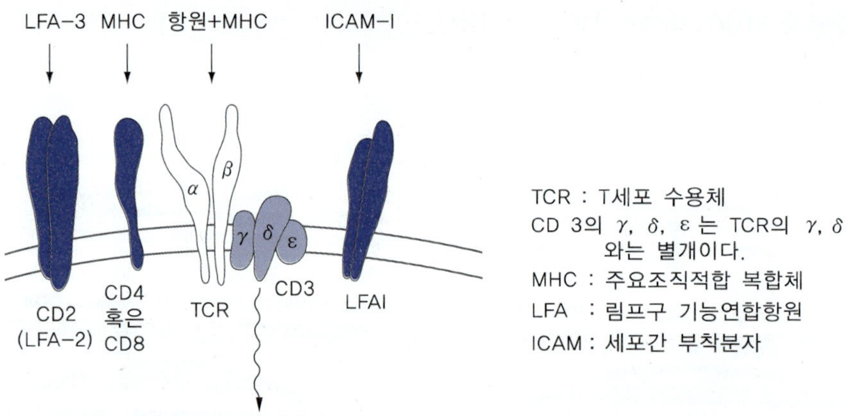

그림 7-4. 대응세포에 결합하기 위한 T 세포표면의 여러 분자들

3. T 림프구의 분화 과정

T 림프구계 세포는 흉선의 영향하에서 점차 분화하여 성숙하는 것이지만, 그 사이에 T 세포 수용체나 그 밖의 세포표면분자가 생성된다. 그것들이 어떠한 순서로 표출하게 되는가에 관해서 기술하고자 한다.

T 림프구로 분화하게 될 운명을 가진 림프구에는 우선 CD3 분자의 유전자 발현이 생기고, 원형질 내에 CD3가 합성된다. 그러나, 그것은 성숙 T 림프구와 달리 세포표면에는 표출되어 있지 않다. 그와 같은 림프구로 T 세포 수용체(T cell receptor) γ 유전자와 다분

히 δ 유전자의 V-J의 재배열이 발생한다. 동시에 β 유전자의 D-J 재배열도 생긴다.

이것으로 인해서 γ δ의 활성유전자를 생성하는 것에 성공하면 γ δ형의 T 세포 수용체(T cell receptor)가 생성되고, 동시에 CD3 분자도 세포막에 표출된다(그림 7-5). δ 유전자에 관해서는 DJ의 재배열의 관계에 머무르고 활성유전자는 생성되지 못한다. 흉선 내에서 분화한 γ δ형 T 세포 수용체를 지닌 T 림프구는 동시에 CD8 분자도 표출하지만, 흉선 외에서 분화하는 것도 있으며, 그것은 CD4, CD8를 지니지 않는다.

γ·δ의 활성유전자를 생성하지 못한 T 림프구에서는, β 유전자에 대하여 V와 DJ의 재배열이 발생, 그것에 의하여 β의 활성유전자가 생성되면, 다음으로 α 유전자의 V와 J의 재배열이 개시된다. β의 활성유전자가 생성되지 못한 세포는 사멸한다. 재배열에 의해서 α의 활성유전자가 생성되면, 세포 표면에 α β형의 T 세포 수용체가 형성 되고, 동시에 세포막에 CD3 분자가 표출되기 전에 CD4와 CD8 쌍방이 표출되고, 이윽고 CD4 내지 CD8의 한 편만이 표출된다.

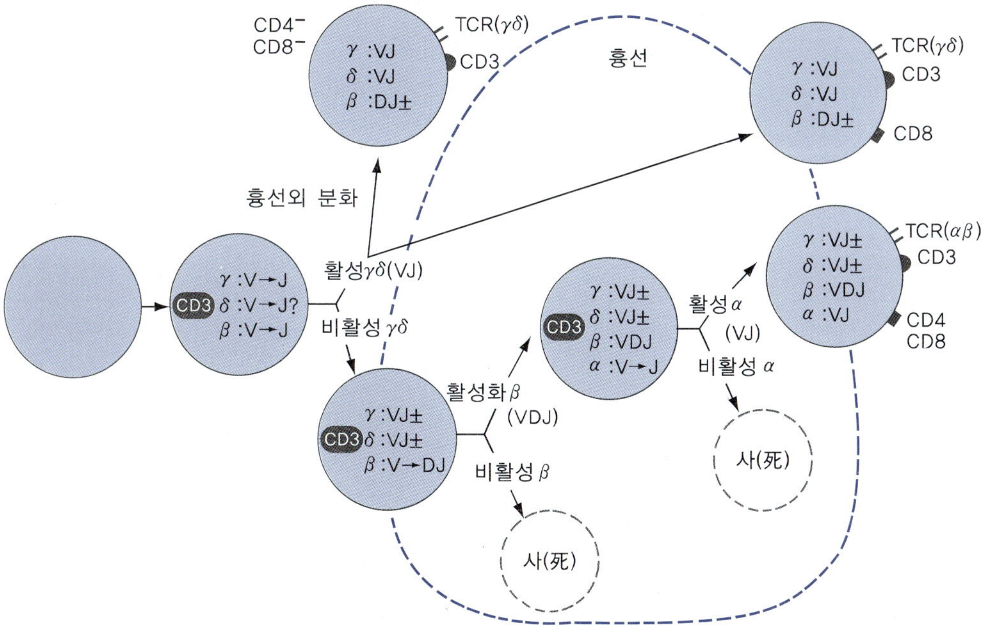

유전자 재배열	α			VJ
	β	DJ	VDJ	VDJ
	γ	VJ		VJ
	δ	VJ		VJ
간세포		pro T 세포	pro T 세포	pro T 세포

그림 7-5. T 세포 수용체(TCR) 유전자의 재배열과 T 세포의 분화

보조 T 세포(helper T cell), 세포독성 T 세포(cytotoxic T cell) 등, 대부분의 T 세포는 T 세포 수용체를 지닌다. 말초 혈에서는 $\gamma\delta$ 형의 것은 3% 이하, 흉선 내에서는 0.5% 이하이다. $\gamma\delta$ 형 T 세포 수용체를 지닌 T 세포의 기능으로는, 독성세포(cytotoxic cell)로서의 활성이 있다는 것이 알려져 있지만 $\alpha\beta$ 형의 세포 독성세포(cytotoxic T cell)와 달라서, 항원인식에 있어서 자기의 MHC의 인식을 필요로 하지 않는 것 같다. 자기 MHC와의 관련에 있어 조차 항원을 인식하지 못하는 것은 MHC 의존성이라고 하지만, $\gamma\delta$ 형의 살해 T 세포(killer T cell)은 MHC 비의존성에 항원을 인식하게 되는 것이다. 억제 T 세포의 항원 수용체에 대해서는 아직 명확하지 않으나, 최소한 일부에 α 쇄, β 쇄의 존재가 증명된다고 한다.

흉선이 없는 동물인 누드 마우스(nude mouse)에서는 γ 쇄를 지닌 T 림프구가 증가해 있으므로, 흉선이 있고 $\alpha\beta$ 형의 T 세포가 생성되면, γ 형의 T 림프구의 생성이 억제되는 기구의 존재가 예상된다(그림 7-6).

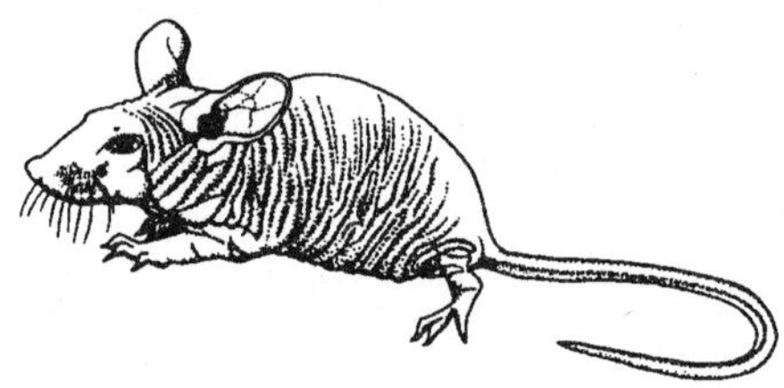

그림 7-6. The athymic nu/nu ('nude') mouse

T 림프구의 표면에는 몇 개의 분자가 존재한다고 전술하였지만, 각자의 출현 시기는 T 림프구의 분화단계에 따라 다르다(그림 7-7).

CD5 분자는 미숙 림프구가 T 림프구계에 분화를 개시한 단계이며 흉선에 진입하기 전부터 표면에 출현하고, 성숙 T 림프구에 이르기까지 지속적으로 존재한다. CD3도 생성하지만, T 세포 수용체가 형성될 때까지 표면에 출현한다. 그리고 이후의 T 림프구상에 표출되고 있다. 미숙한 T 림프구는 주로 흉선피질에 국재해 있다. 어느 정도 분화가 진행하면 CDI 분자가 출현하고, 전후하여 CD4와 CD8이 동시에 표출된다. T 세포 수용체 유전자의 재구성이 완성되고, T 세포 수용체와 CD3가 세포표면에 발현하게 되면, CD1은 소실한다. 이와 같은 T 세포에서는 차츰 흉선수질로 이동하여 또다시 분화를 수행하지만, 성숙한 T 세포에서는 CD4 · CD8에 대해서는 그 한 편밖에 표현되어 있지 않다. CD4 · CD8 양쪽을 지닌 것과 CD4 · CD8 각각 단독으로 지니는 것과의 관계는 아직 불명확하지만, 양쪽을 지닌 것에서 단독의 것이 분화해 온다고 하는 주장이 유력하다. 성숙한 T 세포는 CD3, CD2 및 CD5를 표면에 지니고, CD4와 CD8 중의 어느 하나를 지닌다. 이와 같은 T 림프구는 흉선수질의 어느 단계에서 이미 보조 T 세포나 세포 독성 T 세포로서의 기능을 갖추고 있다.

$\alpha\beta$형의 수용체를 지닌 T 림프구는 대부분이 CD4나 CD8 중의 어느 하나를 지닌 것이지만, $\gamma\delta$형 T 림프구는 MHC를 항원인식에 사용하지 않거나, 통상의 MHC 이외의 것을 사용한다는 것을 제시하는 것이다.

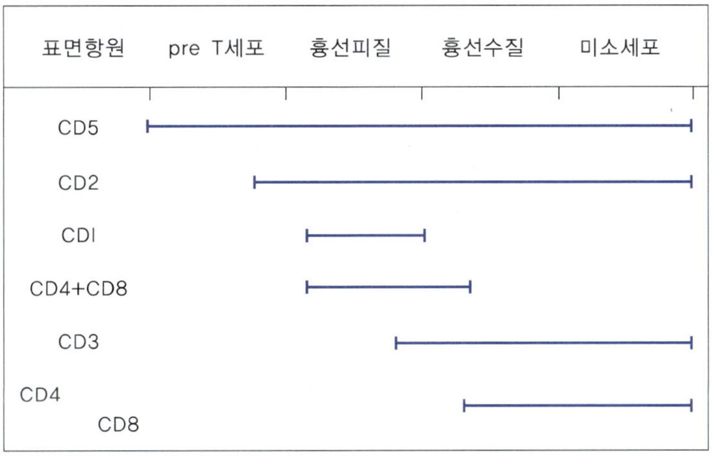

분자	검출하는 단클론항체	기능
CD5:	OKTI, TI, Leul, NU-Tpan	
CD2:	OKTII, TII, Leu5b, NU-TI	양의 적혈구등의 LFA-3에 대한 수용체
CD I:	OKT6, T6, Leu6, NU-T2	
CD4:	OKT4, T4, Leu3a, NU-TH/I	
CD8:	OKT8, T8, Leu2a, NU-TS/C	
CD3:	OKT3, T3, Leu4	항원수용체에 관련된 분자

그림 7-7. T 세포계의 분화와 표면에 출현하는 항원

4. T 림프구의 분화와 흉선

T 림프구의 분화에는 흉선이 중요한 역할을 하고 있는 것이지만, 그 분화의 과정을 거쳐서 몇 가지 형질이 획득된다. T 세포 수용체(T cell receptor)의 발현, CD3, CD4, CD8 등의 기능분자의 발현, CD4, CD8 각각의 분화와 분담기능(helper · inducer · suppressor · cytotoxic 등)의 획득, 구속되는 MHC의 결정, 자기조직항원에의 반응성의 상실, 림프절에 정착하기 위한 수용체의 출현 등이다.

이런 분화나 형질발현이 어떠한 기전으로 발생하는가의 상세한 것은 불명이지만, 흉선에 존재하는 여러 가지 세포와의 접촉이나 생성하는 물질의 작용을 받는 것이 관계되어 있는 것 같다(그림 7-8, 표 7-1).

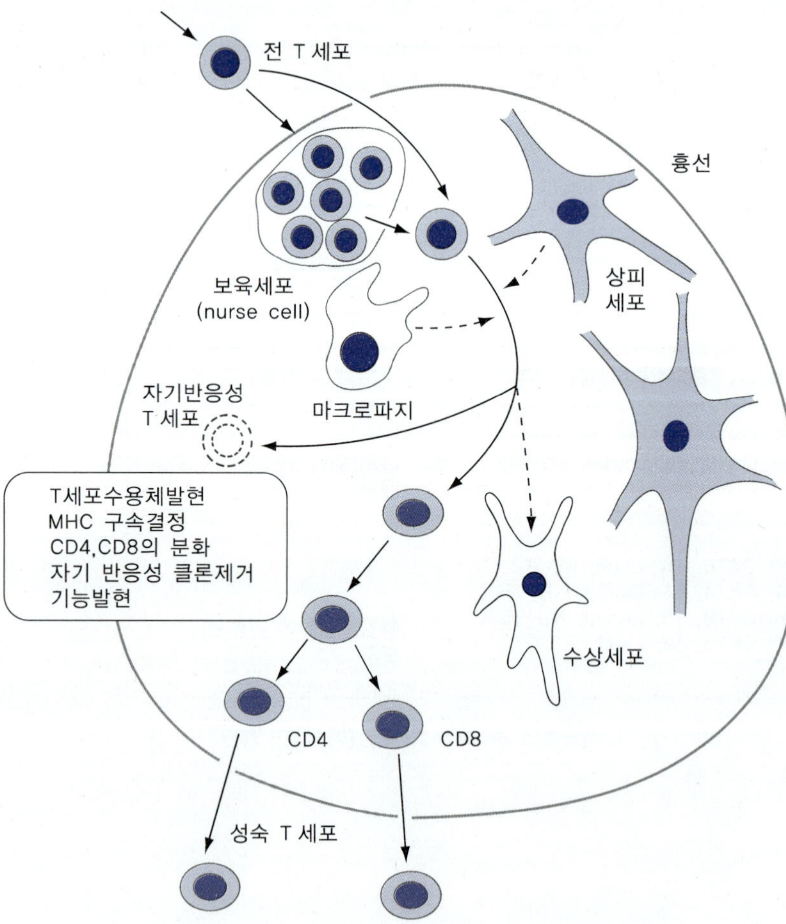

그림 7-8. T 세포의 분화에 관계되는 흉선중의 세포

표 7-1. 흉선에 존재하는 세포의 역할

세포	기능
상피세포	1) MHC클라스 II(la항원) LFA-3 분자의 표출 2) 흉선호르몬(표 7-2). IL-2, IL-3 림프구 주화인자의 생산, 분비
대식세포	1) MHC클라스 II의 표출 2) IL-1의 생산, 분비
수상세포(수상세포)	MHC클라스 II의 표출
보육(murse) 세포	1) 증식보조(?)

IL : Interleukin
MHC : 주요조직적합성 복합체
LFA : Lymphocyte function associated antigen

흉선기원은 태생 6주경, 제3, 4기 중에서 발생하게 되는 상피성 기관이다. 그 상피성 세포의 망상구조 중에 골수 혹은 태아기간 유래의 미숙 림프구가 침입해서, 림프성의 장기가 되는 것이다, 상피성세포는 T 림프구의 분화를 유도하는 여러 가지 호르몬 형태의 물질을 분비한다. 이들은 **흉선 호르몬**이라고 총칭된다(표 7-2). 그리고, 림프구를 불러오는 주화인자도 분비하고, 세포로의 분화가 시작된 미숙 림프구를 흉선 내에 침입시키는 데 소용된다. 몇 개의 인터루킨(백혈구 간 상호작용물질의 총칭)도 생성되고, T 세포의 증식과 분화를 유도한다. 상피세포 표면에는 MHC 클라스 II 와 LFA-3가 표출되어 있지만, 미숙 T 림프구와 상피세포와의 접촉이 보조된다는 것으로 생각된다. 이 세포끼리의 접촉은 T 림프구가 상피세포의 작용을 충분히 입는데 유용할 것이다. 상피성세포상의 MHC 클라스 II에 결합하는 것은 T 세포 수용체의 발현에도 소용이 되는 것 같다.

표 7-2. 흉선호르몬

명칭	보고자	분자량
thymosin	Goldstein AL	3,100
thymic humoral factor (THF)	Trainin N	3,200
thymopoietin	Goldstein G	5,600
thymulin	Bach J-F	900

흉선에는 T 림프구를 많이 끌어들인 상피성 세포가 있으며, T 림프구의 증식이나 분화를 보조하고 있는 것이라고 예상되며, **보육세포**(thymic nurse cell)라고 일컫는다. CD4·CD8분자를 지닌 T 림프구가 세포에 접촉하여 끌려 들어간다. 그들의 증식을 보조하고 있을 것이다.

대식세포는 피질에도 수질에도 존재하지만, 인터루킨을 생성하여 T 림프구의 증식·분화를 보조하고 있는 것으로 생각된다. 또 그 표면의 MHC 클라스 II는 수질에 존재하는 수상세포와 함께 T 림프구와의 접촉이나 T 림프구가 자기의 MHC에 대한 반응성을 상실하는 것, T 림프구의 항원인식을 할 때에 짝이 될 만한 MHC를 결정하는 것 등의 중요한 작용을 하고 있는 것으로 생각된다.

T 림프구로 자기의 몸을 구성하고 있는 조직의 항원에 대응하는 항원 수용체를 지닌 성숙 T 림프구는 존재하지 않도록 되어 있다. 자기의 몸에 대한 면역반응이 발생하여서는 곤란하기 때문이다. T 세포 수용체가 유전자의 무작위한 짝 맞춤에 의해서 형성된다고 한다면, 자기 조직에 대응할 만한 T 세포 수용체를 지닌 T 림프구도 발현하게 될 것이므로 그와 같은 T 림프구를 소거할 수 있는 기구가 어디에서 작용하고 있을 것이다. 그것이 흉선에서 행하여지고 있을 것이라고 생각되고 있다. 그 방식은 불명이지만, 상피성 세포 등의 표면의 MHC에 꼭 맞물려 있는 것 같은 T 세포 수용체를 지닌 것은, 흉선 중에서 과잉의 세포분열을 하여 사멸하고 말거나, 어떠한 형태로든 불활성화되고 말 것이다. 그리고 MHC와 어느 정도 맞물리는 것의, 완전히는 일치하지 않고, MHC $+\alpha$에 맞물리는 정도의 것이 적당한 증식과 분화를 수행하여 성숙하게 공급된다고 판정하면, T 림프구가 항원을 인식함에 있어서, 항원과 MHC와의 짝맞춤에 결합한다고 하는 사실이 이해하기 쉽다. 흉선 내에서는 세포분열이 빈번히 이루어지고 있지만, 실제로 흉선에서 탈출하여 공급되는 것은 생성된 T 림프구의 1% 이하라고 산정되고 있다. 이 헛된 일같이 보이는 세포증식은 자기항원에 대응하는 T 세포 수용체를 지닌 세포를 소거하기 위한 기구를 반영하고 있을 가능성이 있다.

chapter 08

림프구의 검사 (Test for Lymphocytes)

1. 림프구계의 상태파악

림프구는 면역계의 중심이 되는 세포이다. 면역계에 이상이 있는 경우에, 그것을 해석하려면 림프구계가 어떠한 상태에 있는가를 파악하지 않으면 안 된다. 림프구에는 몇몇 다양한 종류의 것이 있으므로, 그 구성에 변화가 발생하지 않았는가! 어떤가를 검사해 보는 것이 필요하며, 다음으로는 림프구의 여러 가지 기능 중 어떤 기능에 이상이 있는가를 검사할 필요가 있다.

2. 림프구 아군의 측정

림프구 아군 각각의 구성비율이 어떻게 되어 있는가를 검사하려면 각각의 아군의 림프구를 구별하여야 하는데 B 림프구나 T 림프구에는 각각 이들만의 특이한 세포표면의 구조나 항원이 존재하므로, 그것을 표지로 하여 동정할 수 있게 된다(표 8-1). 이들 세포 표면의 항원을 검출하려면, 그것에 대한 단클론 항체를 이용한 형광항체법이 유용하다.

살아 있는 상태의 림프구에 그들의 표면 항원에 대한 형광항체를 반응시키므로 검출할 수 있다. 형광현미경으로 관찰하면 세포주변이 환상으로 형광을 발하고 있어서 염색되지 않는 림프구와 구별된다(그림 8-1). 이와 같은 방법에 의한 측정에서는 측정자의 주관이 들어감으로써, 유세포분석기(flow cytometry)로 염색하여 양성 세포수를 측정할 수가 있다 (그림 8-2). 림프구나 백혈구의 표면항원은, 그 특정의 항원물질과 반응하는 유사단클론 항체가 몇 개 있음으로서 그것들은 총괄하여 CD (cluster of differentiation) 번호로 표시할 수 있게 되어 있다. 예를 들면, T 세포상의 T 세포 수용체에 결합해 있는 분자는 CD3라고

표 8-1. 림프구 아군을 동정하는 표면구조 및 항원

림프구 아군	표면구조	표면항원
B 세포	면역글로불린	CD19(B4)
	보체(C3d)	CD21(B2)
	수용체	
T 세포	T 세포 수용체	CD3
	결합분자	(OKT3, T3, Leu4)
	LFA-3 수용체	CD2(OKT11, T1, Leu5)
NK 세포	Fc 수용체	CD16(Leu11)

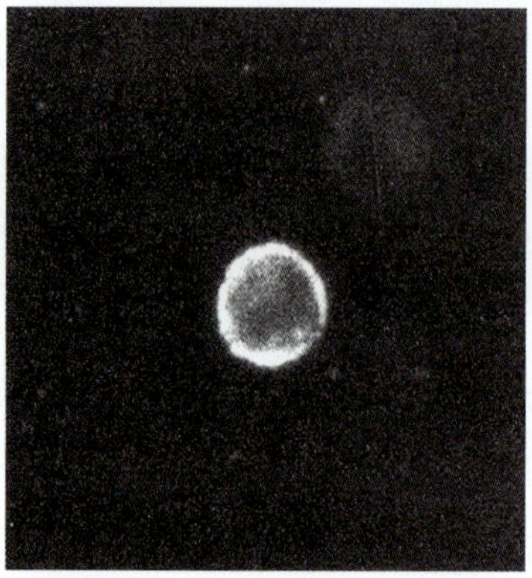

그림 8-1. 형광항체염색에 의한 림프구

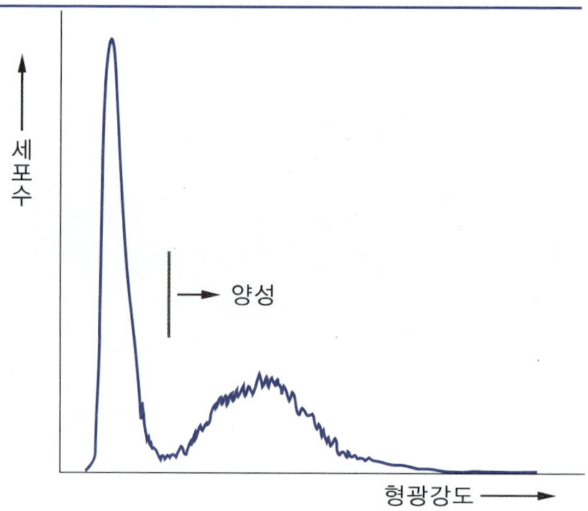

그림 8-2. 유세포분석기에 의한 형광항체 염색양성세포수 산정

하는 단클론 항체로 검출되기 때문에, 그 항원 및 단클론 항체군을 CD3라고 일컫는다.

전 B 세포(pre B cell)는 원형질에 IgM의 H쇄를 지님으로, 고정한 림프구 구본을 IgM에 대하는 형광항체로 염색함으로써 검출할 수 있다. IgM 생성세포와는 L쇄의 항원인 κ나 λ를 지니지 않은 것으로 구별된다. 통상 말초혈액에는 존재하지 않고 골수 혹은 태아간의 림프구 중에서 발견된다.

B 세포는 표면에 면역글로불린을 지닌 림프구 혹은 CD19, CD21 등의 항원을 지닌 림프구로서 동정된다. CD21은 보체 제3성분(C3d)과 결합하는 수용체(receptor)의 항원이다. 보체를 표면에 결합시킨 적혈구 등의 입자의 림프구에의 점착현상에 의해서도, CD21을 지닌 림프구를 검출할 수 있다(그림 8-3).

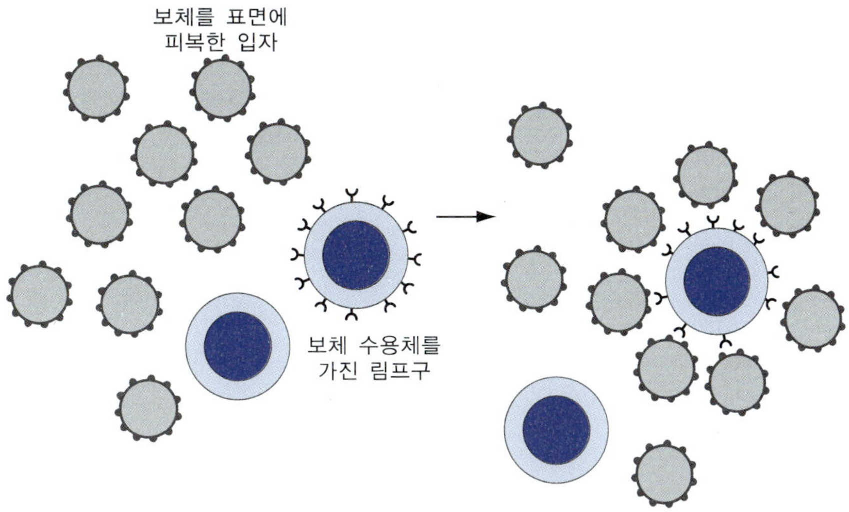

그림 8-3. B 세포는 보체수용체를 가지고 있어서, 보체를 피복한 입자(적혈구 등)와 반응시키면 입자들을 표면에 결합시켜 Rossett을 형성한다.

T 세포는 표면에 CD3, CD2 항원을 지닌 림프구로서 동정할 수 있다. CD3는 T 세포 수용체와 결합해 있음으로 수용체에의 항원의 결합이라는 신호(signal)을 세포 내로 전하는 분자의 항원이다. CD2는 양의 적혈구막 등에 있는 LFA-3이라는 물질에 대한 수용체이며, CD2를 지닌 림프구는 양의 적혈구의 결합에 의한 rosette 형성에 의해서도 검출할 수 있다.

NK 세포는 표면에 CD56(NKH-1) 항원을 지닌 림프구에 속하지만, 그중에서 CDl6을 지닌 것이 주체로 된다. CDl6은 IgG의 Fc 부위에 반응하는 수용체의 항원이다. 이것은 CD3와 CD8을 저밀도로 지닌 것이다.

LAK세포는 CDl6을 지닌 NK형이 주종이지만, CD3, 일부 CD8을 지닌 T 세포형도 있다. 이 세포는 활성화되는 동시에 CD56(NHK-1) 항원을 발현한다.

건강인의 말초혈액의 림프구에서의 개개의 아군의 구성비는 표 8-2에 잘 나타나 있다. B 세포의 비율에 변화가 생기는 전형적인 질환은 표 8-3에서 볼 수 있다.

표 8-2. 림프구 아군의 말초혈 림프구 중에서의 비율

B 세포	5~15%
T 세포	70~80%
CD4	35~45%
CD8	20~30%
NK 세포	10~20%

표 8-3. T 세포 B 세포의 구성비에 변화를 가져오는 질환의 대표적인 예

	T 세포	B 세포
증가	·T 세포 백혈병 ·전염성 단핵구증	·B 세포 백혈병 ·흉선 무형성증
감소	·흉선 무형성증 ·중증 복합면역부전증 ·Wiskott-Aldrich 증후군 ·AIDS	·X 염색체성 무γ글로불린 혈증의 일부 ·저 γ글로불린 혈증의 일부 ·중증 복합면역부전증

3. T 림프구 아군(T cell subset)

T 림프구는 표면에 CD4를 지닌 것과 CD8을 지닌 것으로 대별된다. 각각은, CD4 및 CD8의 단클론 항체를 이용하여 검출된다. CD4를 지닌 아군은 클라스 II HLA 항원을 지닌 세포의 항원제시에 반응하고, CD8 아군은 클라스 I HLA 항원을 지닌 세포의 항원제시에 반응한다. T 림프구의 기능과 대비되면, 보조(helper)와 억제(suppressor) 유도는 CD4 아군에, 억제와 세포독성 T 림프구는 CD8 아군에 존재한다. 이들 중 면역활성 물질인 림포카인을 유리하고, 대식세포를 활성화하거나 하는 T 림프구는 주로 CD4 아군에 속한다(그림 8-4).

또한 종류의 표면항원과 짝맞추면 기능과의 대비가, 보다 세분화할 수 있다는 것이다(표 8-4).

표 8-4. 억제 T 세포의 2개 항원의 조합에 의한 세분화

	다른 항원	기능
CD4	CD45R(2HA4)$^{+}$ CD29 (4B4)$^{-}$	Suppressor Inducer
	CD45R(2HA4)$^{-}$ CD29 (4B4)$^{+}$	Helper
CD8	CD11b(Leu 15. Mo 1)$^{+}$ CD28(9.3)$^{-}$	Suppressor
	CD11b(Leu 15. Mo 1)$^{-}$ CD28(9.3)$^{+}$	Killer

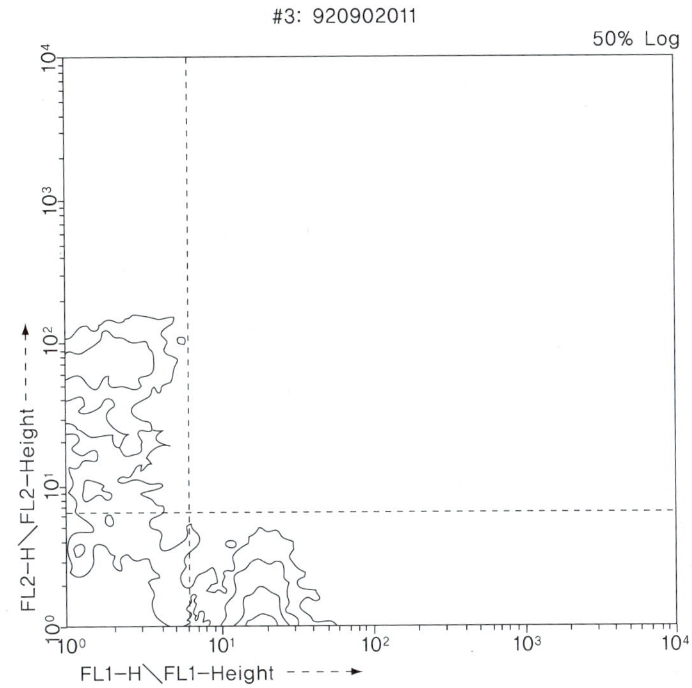

#3: 920902011

----- Quad Stats -----

File: #3:920902011 Sample: T.H.YOO PB 0901 011
Date: 9/ 2/92 Gate G1=R1
Parameters: FL1-H (LOG), FL2-H (LOG) Quad Location:
Total= 5000 Gated= 3142

Quad		Events	% Gated	% Total	Xmean	Ymean
1	UL	706	22.47	14.12	2.17	52.22
2	UR	8	0.25	0.16	14.07	30.23
3	LL	1094	34.82	21.88	2.09	1.81
4	LR	1334	42.46	26.68	19.10	1.47

그림 8-4. 유세포분석기(FACS)를 이용한 CD4 CD8의 측정(CD4=42.46%, CD8=22.47%)

CD4 아군와 CB8 아군의 수가 변동하는 질환을 표 8-5에 보인다.

림프구의 활성화에 따라서 출현하는 항원이 있다. 인터루킨(IL)2 수용체의 항원이나 CD25(Tac), 트랜스페린 수용체(transferrin receptor)의 항원이나 CD7l(t9), 클라스 II HLA(la) 항원들이다. 예를 들면, CD3와 Ia 항원과의 쌍방을 지닌 림프구는 활성화된 T 림프구로 예상된다. 이와 같이 하여 림프구 아군이나 T 림프구 아군(subset)의 수의 변동만 이 아니라, 그들의 활성화 상태의 추정도 가능하게 된다.

표 8-5. 억제 T 세포의 변화로 인한 질환 예

	CD4	CD8
증가	· 성인 T 세포 백혈병 · Sezary 증후군 · 세균감염증	· LGL 백혈병의 일부 · 전염성 단핵구증 · 원발성 면역부전증 일부
감소	· AIDS · 저감마글로불린 혈증	· 류마토이드관절염의 일부 · 전신성 홍반성 낭창의 일부

2개의 항원을 동시에 지니는가 어떤가는 각각의 항원을 색상이 다른 형광색표로 표지한 형광항체로 동시에 염색하여, 유세포분석기로 측정하는데 이를 2 color 분석이라고 한다. 양쪽 염색되는 것, 어느 한쪽만 염색되는 것, 양쪽 모두 음성인 것 등 4종류의 비율이 산정된다(그림8-4).

4. 림프구의 기능 검사

1) 증식반응

림프구가 항원과 반응하여 기능을 발휘할 때 대개의 경우, 세포분열을 일으켜서 증식한다. 동료를 증식하여 기능을 다하려고 하기 때문이다. 이 능력이 충분한가, 어떤가는 림프구의 세포분열 유도물질인 마이토젠(mitogen)을 작용시켜서 검사한다. T 세포의 마이토젠으로서는, phytohaemagglutinin (PHA) concanavalin A (Con A) 등이 쓰이는 수가 많다. B 세포의 마이토젠으로는 황색포도구균 Cowan I주(SAC)가 쓰인다. 림프구에 마이토젠을 가하여 3일간 배양하면 증식이 왕성해진다. 이때, 현미경을 통하여 세포를 관찰하여 보면 이들 세포는 대형이며 미숙한 림프구 아세포(lymphoblast)의 형상을 하고 있다. 이 반응을 림프구 아구화반응이라고 일컫는 수도 있다. 증식반응의 양가를 알아보려면 핵산의 합성도를 측정한다. 양호하여 이루어지는 방법은 동위원소 ^{3}H 표식 싸이미딘(thymidine : DNA의 합성인자의 한 가지)을 배양액에 가하여, 일정시간 후에 세포만을 분리하여 그 방사능을 β-counter(액상 섬광 계수기, liquid scintillation counter)로 측정하는 것이다. DNA의 합성이 많을수록 세포내로 끌어들여지는 싸이미딘(thymidine)의 양이 많아지고 방사능이 높아진다(그림 8-5). 이 값은 배양조건에 영향을 받음으로 mitogen을 가하지 않은 것과 동시에 측정하여 그 값을 비교하며 평가하는데 이것을 자극지수(stimulation index; SI)라고 한다.

PHA 증식반응의 저하하는 주요 질환을 표 8-6에서 보인다.

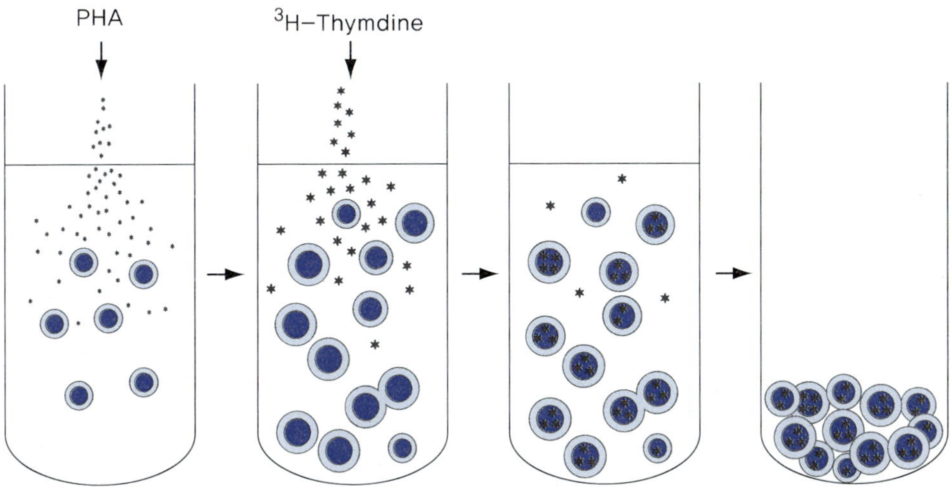

그림 8-5. PHA 림프구 증식반응의 측정. 림프구에 PHA를 가하면 T 세포의 증식이 발생하여 DNA 합성으로 동위원소 표지된 Thymidine을 세포 내로 끌어들인다. 세포 내로 끌어들여진 방사능을 측정하여 DNA 합성도, 즉 세포증식도를 판정한다.

표 8-6. PHA림프구 증식반응 저하의 주요 질환

중증복합면역부전증
흉선무형성증
WISKOTT-ALDRICH 증후군
저감마글로불린혈증의 일부
AIDS (후천성면역결핍증후군)
급성바이러스감염증
단백성 영양실조
Hodgkin병
면역억제제 투여 시

2) 림포카인 생성

림프구는 항원과 반응하면 여러 가지 활성물질을 생성, 방출하여 기능을 다한다. 그들 물질을 **림포카인**(lymphokine)이라고 총칭한다. 잘 측정되는 림포카인으로는 **대식세포 유**

주저지인자(macrophage migration inhibitiory factor; MIF) · **백혈구 유주저지인자**(leukocyte migration inhibitiory factor) **대식세포 활성인자 · 인터루킨 2** (IL-2) 등이 있다. 림프구를 활성화하여 림포카인을 생성시키는 물질로서는 PHA 등의 mitogen이 이용된다. 자극물질을 가하여 림프구를 배양하고, 그 배양액 중에 생산하게 되는 림포카인의 양을 측정한다.

MIF의 고전적인 측정법은 모세관에 모르모트의 복강 대식세포를 충전하여, 그것을 페트리 접시의 배양액 중에 넣는 방법이다. 대식세포는 관단에서 페트리 접시의 저면을 선상으로 확산하게 된다. 배양액 중에 검체를 넣어두면, 검체 중의 MIF가 많을수록 그 확산은 억제된다. 선상부분의 면적을 비교하여, 그 억제도로서 검체 중의 MIF양을 정량한다 (그림 8-6).

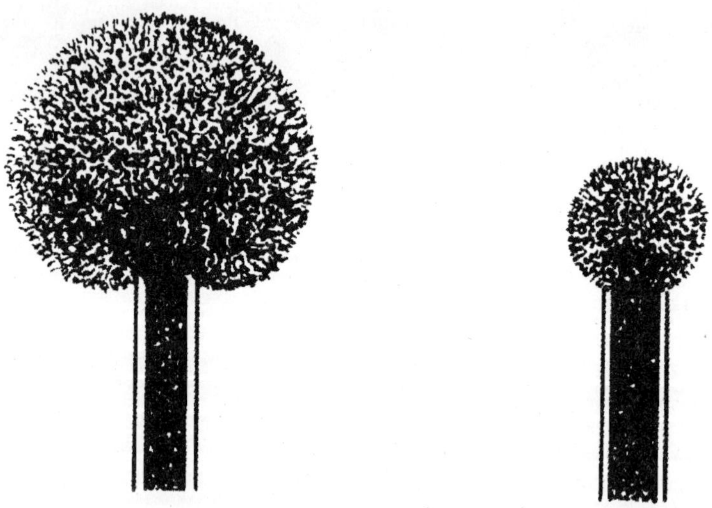

그림 8-6. 대식세포를 모세관에 넣어 방치시키면 관의 끝에서 눈물모양으로 확산이 일어난다(좌). 눈물방울모양의 면적으로 MIF를 정량할 수 있다.

IL-2는 활성화된 T 세포를 증식시키는 인자로서 알려져 있는 것이며, 그 활성의 측정은 T 세포의 증식을 어느 정도로 양호하게 초래하는가에 따라서 이루어진다. 그 증식이 IL-2 양을 산정한다. T 세포의 증식도는, 림프구 증식반응의 측정과 마찬가지로 표식(thymidine)의 세포 내 흡수로써 측정된다.

3) 면역글로불린 생성

B 세포의 기능은 면역글로불린을 생성하는 것이지만, B 세포에 자극을 가하는 것만으로는 충분한 면역글로불린의 생성이 얻어지지 않으며, 많은 부분이 T 세포 내지 T 세포가 생성하는 물질(B 세포 자극인자)의 공존을 필요로 하고 있다.

림프구에 pokeweed mitogen (PWM)라고 하는 세포분열 유도물질을 가하면, B 세포의 활성화와 동시에 T 세포의 활성화도 발생하며, 그 보조작용에 의하여 B 세포는 면역글로불린을 생산한다. B 세포만의 기능을 평가할 때는 B 세포만을 활성화하는 물질을 사용하여 T 세포의 B 세포 보조물질을 일정량으로 하여 배양한다. 일반적으로 SAC로 B 세포를 자극시키고 T 세포인자로는 IL-2가 쓰인다. 주로 면역글로불린 양은 방사성면역측정법(radioimmunoassay; RIA)이나 또는 효소면역 측정법(enzyme immunoassay; EIA)으로 측정한다. B 세포, 보조 T 세포, 억제 T 세포의 종합작용의 결과로서의 면역글로불린 생성능력을 알 수 있는 적합한 방법이다. 면역글로불린의 생성이 불량하였을 경우에는, B 세포 자신의 결합·보조 T 세포기능의 저하·억제 T 세포 기능증강 중의 어느 한 가지 가능성도 생각하지 않으면 안 된다(그림 8-7).

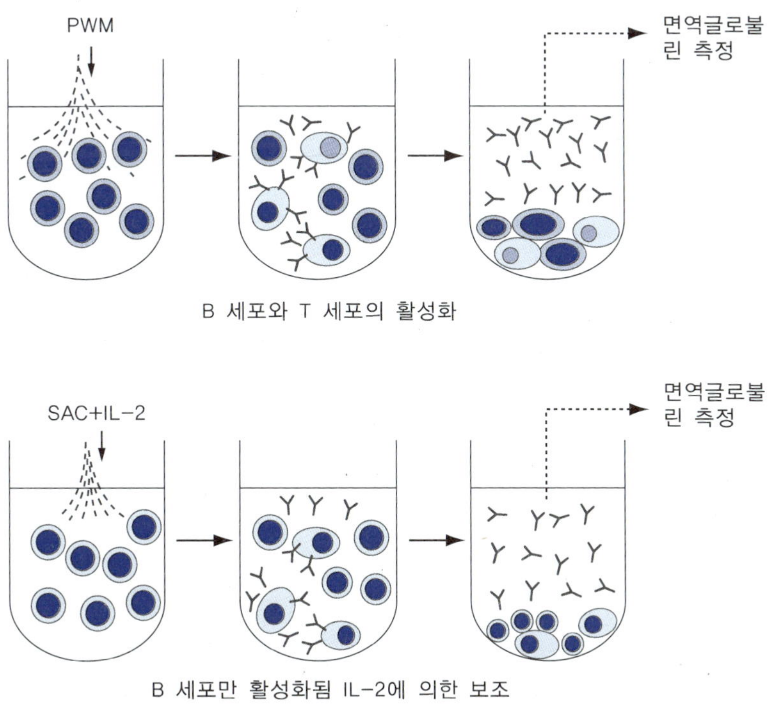

그림 8-7. B 세포의 면역글로불린 생산성을 보려면 T 세포의 존재하에 PWM으로 자극하거나(위) SAC로 B 세포를 자극하여 검사한다.

4) 세포독성세포

이식세포·바이러스 감염세포 등을 상해하는 림프구에는 세포독성 세포(cytotoxic T cell)·자연살해세포(NK cell)·살해세포(K cell) 및 LAK cell 등이 있다.

표적세포(target cell, 죽이는 상대의 세포)를 림프구에 가해서 배양하면, T 세포는 표적세포 표면에 반응하여 증식해서, 수일 후에는 세포독성 세포(cytotoxic T cell)가 출현하게 된다. 자극을 유발하는 표적세포는 그 동안 증식하지 않도록 미리 방사능 조사를 해 두거나 마이토 마이신 C로 처리해 둔다. 다음으로 표적세포에 동위원소 화합물질(^{51}Cr의 크롬산 나트륨이 많이 사용된다)을 보존시켜 두고, 그 표적세포에 세포독성 세포(cytotoxic T cell)가 출현하게 되어 있는 림프구를 가한다.

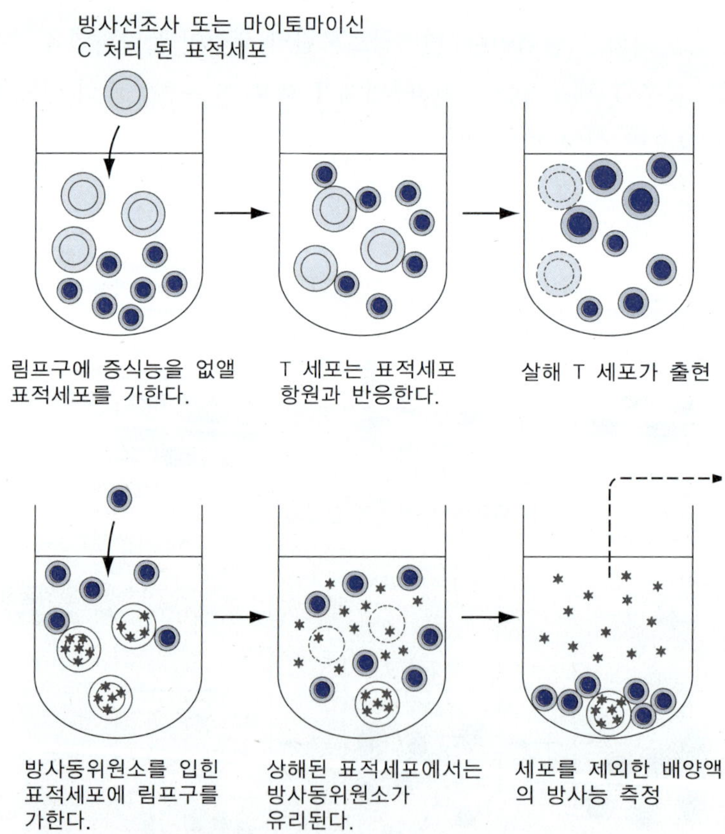

그림 8-8. 림프구의 세포상해활성 측정법. 살해 T 세포 유도법(위), 림프구의 세포상해화성 측정의 원리(아래)

세포독성 세포(cytotoxic T cell)은 표적세포의 상해가 현저한 정도로 방사능이 상승하므로, 세포독성 세포(cytotoxic T cell)의 활성을 평가하는 것이 가능하다(그림 8-8).

NK 세포의 경우에는, 표적세포 항원으로 자극한다고 하는 세포독성 세포유도의 모순을 거치지 않고, 림프구를 갑자기 동위원소 화합물보다 표적세포에 가하여 검사한다.

이때, NK 세포에 의해서 상해되는(NK 감수성이 있음) 세포는 한정되어 있으므로, 그와 같은 것(K562, Molt4 등의 배양세포주)을 이용할 필요가 있다.

K 세포활성을 보기 위해서는 표적세포에 대한 항체를 제작하고, 그것을 표적세포에 결합시키고 나서 동위원소 화합물을 보존하게 하기 위하여, NK 세포의 경우와 마찬가지로 검사한다. 이때, 표적세포로서 NK 활성에 저항성이 있는 것(R_{AJI} 등의 배양세포주)을 사용하지 않으면 NK 세포활성과의 구별이 되지 않는다.

LAK 세포활성을 검사하려면 림프구에 IL-2를 가하여 3~6일 배양하고, LAK 세포를 유도하고 나서 동위원소화합물보다 표적세포를 가하여 방사능 유리도를 측정한다.

chapter

09

보체와 그 작용 (The complement system)

1. 보체란 무엇인가?

콜레라균에 시험관내(in vitro)에서 그것에 대한 항콜레라 기니픽 혈청을 섞어주면 콜레라균이 용해(bacteriolysis)되는 파이퍼현상(Pfeiffer phenomenon)이 관찰된다. 그런데 그 항콜레라혈청을 56℃에서 30분간 열처리하면 세균의 응집은 생기지만, 이미 콜레라균에 대한 용균은 생기지 않게 된다. 그럼에도 이 열처리한 항콜레라혈청을 주사하면 콜레라균 감염에 대한 저항력(수동면역)은 생성됨을 알 수 있어 응집반응이 생기는 것 때문에 항체가 손상하게 되는 것은 아님을 알게 되었다. 이 실험 결과 즉 용균이 생기기 위해서는 열에 안정성이 있는 항체 이외로 열처리에 약한 어떠한 혈청 성분이 합동으로 콜레라균을 용해시키는 데 관계한다는 것이 시사된다. 이러한 경로로 발견케 된 것이 **보체**(complement) 이다. 보체는 일종의 단백이지만, 단일 물질은 아니며, 그 작용에는 적어도 20가지의 서로 다른 혈청단백의 물질이 관계되고 있다. 그 중에서 보체의 명칭으로 일컫는 것은 9가지 성분이며 complement의 머리글자 "C"를 따서 발견된 순서에 따라 아라비아 숫자를 붙여 Cl부터 C9으로 표시한다. Cl은 Clq, Clr, Cls의 3개의 분자로 이루어진 성분으로 보체성분 각각은 활성화되기 전에는 아무런 작용도 할 수 없는 단백들이다. 그리고 보체가 활성화되었다는 의미는 다음 단계의 보체성분을 분해시킬 수 있는 단백분해효소 기능을 수행하게 된다는 것이다. 활성화된 성분은 Cls와 같이 아라비아 숫자 위에 줄(bar)을 기재하여 표시한다. 보체의 활성화는 연쇄반응인 것이며, 활성화된 성분이 다음 성분을 활성화한다고 하는 형으로 진행한다. 대체로 숫자의 순서에 따르지만, C4만이 예외이며, Cl-C4-C2 -C3‥‥의 순으로 되어 있다. 활성화에 대해서는 전자의 활성화 보체 성분은 C3a, C3b와 같이 표시한다. 일반적으로 분할된 것으로 액 중에 유리하는 쪽을 a,

크고 단편이며 전자의 성분이나 물체에 결합하여 잔존하는 쪽은 b로 표시하지만(C3, C4, C5), C2만은 역순으로 되어 있다.

항원과 반응한 항체에 의해서 불활화하게 되는 것은 상기의 9성분이지만, 후술하는 것 같이, 그렇지 않은 활성화의 양식도 있으며 그것에는 **B 인자, D 인자, 프로페르딘**(properdin; P)이라고 일컫는 물질이 관계되어 있다.

활성화된 보체성분은 여러 가지 작용을 보이지만, 언제가지나 존속하여 반응이 과잉확대 되어도 곤란하다. 그리하여, 개개의 활성화 성분을 불활화하는 물질도 존재한다. 상기의 보체계의 물질과 그 성상을 표 9-1에 정리하여 보여준다.

표 9-1. 보체계 분자

	분자량 (KD)	전 기 영동도	혈청농도 (μg/mL)		분자량 (KD)	전기 영동도	혈청농도 (μg/mL)
보체성분				이차경로관여인자			
Clq	410	γ2	180	프로페르딘(P)	160	γ2	20
Clr	85	β	110	B 인자* (B)	93	β2	300
Cls	85	α2	110	D 인자** (D)	23	α	2
C4	210	β1	400				
C2	110	β2	25	불활화인자			
C3	180	β1	1,200	CI 불활화인자(CINH)	110	α2	180
C5	180	β1	80	C3b 불활화인자(I)	90	β1	50
C6	128	β2	60	βIH 글로불린(H)	15	β1	500
C7	121	β2	50	아나필라톡신	310	α1	40
C8	153	γ2	50	불활화인자(AI)			
C9	79	α1	60	S 단백질	8.8	α	300~600

* C3 proactivator, glycin rich β glycoprotein
Bb : C3 proactivator, glycin rich γ glycoprotein
** C3 proactivator convertase

2. 활성화 보체의 작용

보체계의 활성화에 관해서는 후술하기로 하고, 활성화에 의해서 어떠한 기능이 수행되는가를 우선 기술한다(표 9-2, 그림 9-1 a, b).

표 9-2. 보체 활성화산물의 작용

	작용	관여물질
옵소닌화	상대에 결합하여 보체수용체를 가진 식세포가 그것을 포착하는 것을 보조	C4b, C3b,
바이러스중화	외막을 가진 바이러스를 상해하며, 감염성을 소실	C4b, C3b,
아나필락신	비만세포, 호염기구에서 히스타민을 방출하여 혈관확장에 의한 혈압저하, 혈관투과성 항진초래	C3a, C5a,
호중구 주화	호중구를 반응부에 불러 모은다.	C5a, C$\overline{5b67}$
세포막 파괴	세균막·세포막 천공 → 융해	C$\overline{5b678}$, C$\overline{5b6789}$
항원항체 복합체 가용화	항원항체 재결합 저지, 집괴융해 → 가용성이 작은 면역복합체 형성	C3, C3b, B.D.P
ADCC의 증강	항체결합된 표적세포에 K 세포 결합 강화	C1q, C3b
면역점착현상	보체수용체를 가진 세포끼리의 결합 → 응집형성	C4b, C3b

세균은 주로 백혈구 중에서 호중구에 의한 식균 작용에 의해 처리되는 것이지만, 세균에 반응한 항체 혹은 세균막 물질에 의해서 보체가 활성화되고, C3b가 세균 표면에 결합하여 호중구가 세균을 포착하여 식작용을 쉽게 하도록 보조하는 것을 **옵소닌화**라고 한다. 호중구 표면에는 IgG의 Fc 부분에 대한 수용체와 더불어 보체 C3b에 대한 수용체(receptor)가 존재하여 세균에 대한 옵소닌화 작용을 한다.

바이러스에 대한 항체의 결합은 바이러스의 세균에의 흡착 내지 세포에 침입한 연후의 과정을 저지하고, 세포에의 감염을 방지한다. 즉, 바이러스를 중화하는 것이 되지만, 이때 보체의 활성화도 발생하여 C4b, C3b가 바이러스에 결합하면, 그것들은 바이러스의 외막을 상해하며, 더욱 강한 바이러스 중화작용이 된다.

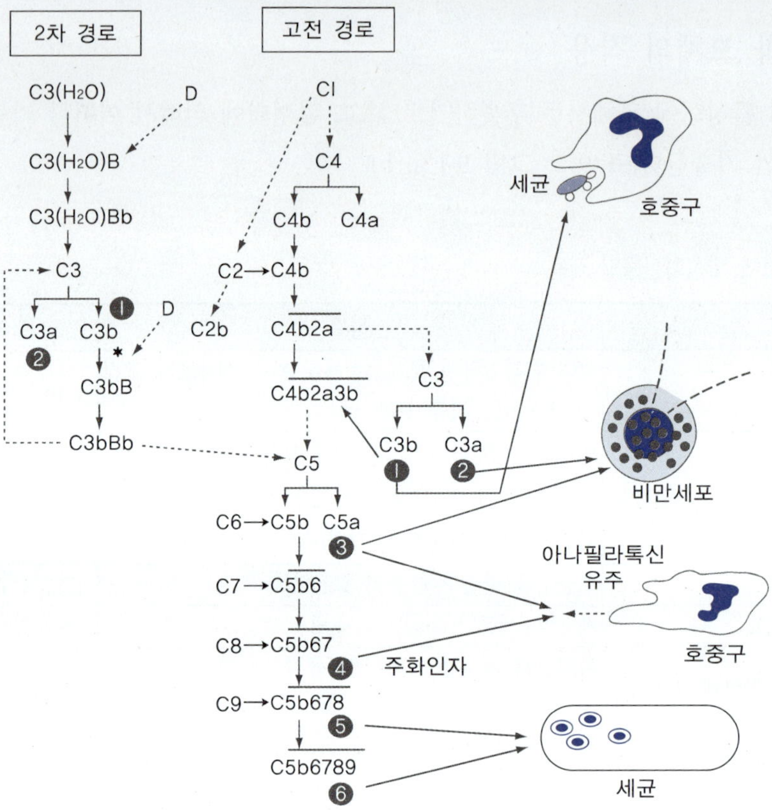

그림 9-1 a. 보체계 활성화 산물의 작용. 보통 이 단계에서 저지인자가 작용하여 반응을 확대하지 않는다. 그렇지 않으면 계속 진행을 한다.

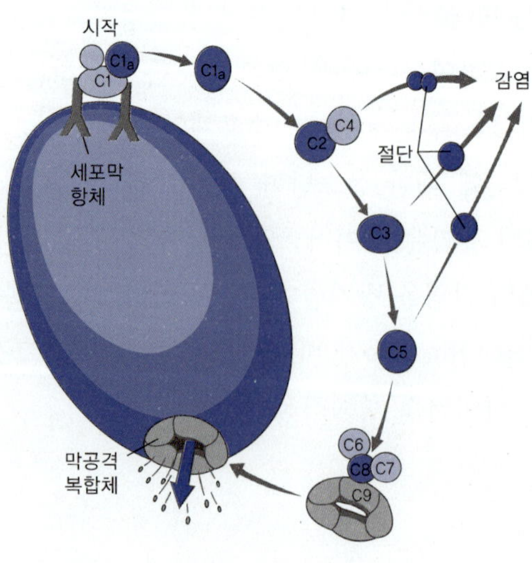

그림 9-1 b. 고전경로 과정의 모식도

생성된 C3a, C5a는 호염구나 비만세포에 작용하며, 그것들의 세포에서 히스타민 등을 방출케 한다. 히스타민은 혈관에 작용하여 혈관의 확장과 투과성의 항진을 초래하고, 혈관의 확장에 의한 혈압의 저하가 생겨서, 심하면 쇽크증상을 출현케 한다. 혈관의 투과성 항진은 혈장 성분이나 백혈구의 혈관외로의 유출을 초래하여, 염증상을 형성하는 것에 연관하게 된다. 히스타민은 평활근의 수축이나 점막의 점액분비 항진 등도 초래하므로, 기관지수축이나 점막의 부종 및 점액저류에 의한 호흡곤란이 발생하는 수도 있다. 아나필락시스 쇽(Anaphylactic shock, 항원항체반응의 결과로 생기는 쇽증상)과 마찬가지의 반응을 일으키게 됨으로, C3a, C5a를 **아나필라톡신**이라고 일컫는 수가 있다.

C5a및 $\overline{C5b67}$(활성화 C5, C6, C7의 합성체)는 백혈구의 주화인자로서의 작용을 보인다. 즉, C5a나 $\overline{C5b67}$이 생기면, 그곳에 백혈구를 집합하여 세균의 탐식에 대처하게 하는데 유리하다.

C5b67이 세균막 내지 세포막상에서 형성되면, 그것은 양통형의 편성물이 되고, 그것이 2개 집합하면 통형의 것이 된다(그림 9-2). 그것으로 인하여, 세포막을 형성하고 있는 이중지질막에 구멍이 생기고, 그 구멍부위와 주변의 극간을 통하여 외계의 물이나 이온이 세균(세포)내에 침입하여, 세균(세포)은 파괴된다. 이때, 리소자임에 의한 세포벽인 펩티도글리칸(peptidoglycan)의 분해도 관계된다. 이것을 면역용균현상이라고 한다. 상대가 적혈구인 때는 용혈이다. 이 $\overline{C5b6789}$ 복합체는, 이와 같이 세균(세포)막을 공격하여 파괴하므로 이를 **세포막 공격복합체**(membrane attack complex)라고 한다. C8까지가 결합한 $\overline{C5b678}$이라도 세포막을 공격할 수 있지만, $\overline{C5b6789}$쪽이 효과가 강하다(그림 9-3).

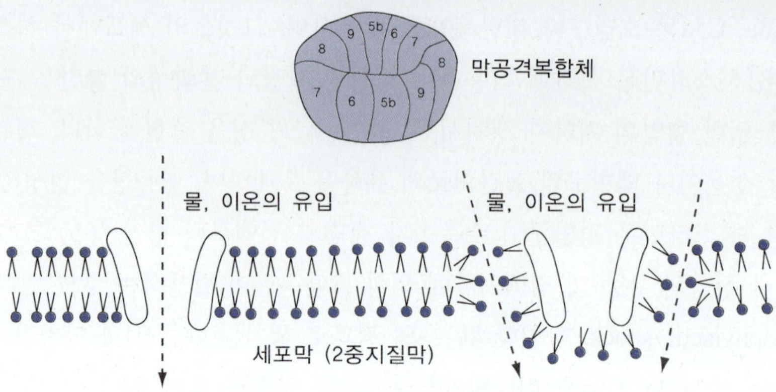

그림 9-2. $\overline{\text{C5b6789}}$의 세포막파괴작용. 세포막상에서 형성된 C5b6789는 두 개가 모여 통상 구조의 membrane attack complex를 만든다(위). 이 통의 구멍을 통하거나 또는 양 옆을 통하여 외계의 물이나 이온이 세포 내에서 침입하여 세포가 파괴된다.

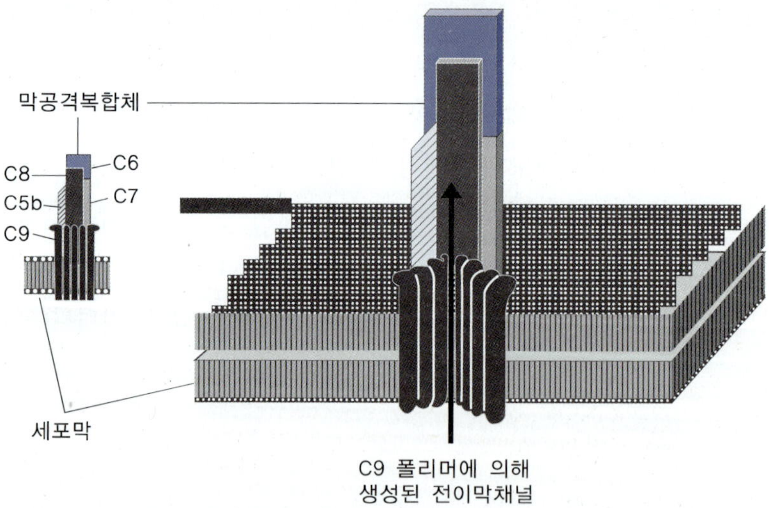

그림 9-3. 막공격복합체(membrane attack complex; MAC)의 구조도

이상과 같은 보체의 작용은 세균감염을 예로 들어보면, 혈관의 투과성을 높여서 호중구의 혈관벽에의 유출을 보조하고, 또한 호중구를 국소로 불러 모아 집합시켜, 세균을 옵소닌화하여 그 호중구의 식균을 보조하여 세균의 처리라고 하는 목적에 적합한 연상에 결부시키게 되는 것이다. 면역용균현상도 역시 그람 음성균(특히 나이세리아속)의 처리의 방어에 필요한 물질을 동원하는데 소용이 된다고 할 수 있을 것이다.

보체결손증에서는 세균감염방어에 결함이 생기게 된다.

항원과 항체와의 결합이 각자 구조 현상에 의해 몇몇 분자의 항원과 항체의 결합한 집괴로 된다는 것을 면역 복합체라고 한다. 면역 복합체가 조직에 침착하면 그것에는 호중구 등이 반응하여, 호중구에서는 단백분해 효소나 활성효소 등이 방출되어서, 그 부위의 조직이 상해를 입는다. 다음에 설명하겠지만, 사구체신염이나 교원병의 병변의 대부분이, 그와 같은 형태로 발생한다. 이 면역복합체의 항원과 항체와의 결합은 어느 정도 가역적이며, 일부는 해리되기도 한다. 거기에 C3의 활성화에 의해서 C3b가 결합하면 항원과 항체와의 재배열이 저해되어, 처음 면역복합체는 작아지게 되어서 드디어 조직에서 용해되고 만다. 이것을 보체에 의한 **면역복합체의 가용화**라고 한다. 보체는 어떤 경우, 면역복합체를 가용화하여 조직이 상해를 방지하게 되는 것이다. 선천적으로 보체를 형성할 수 없는 사람이 있지만(선천성 보체 결손증), 그러한 사람에게는 사구체 신염이나 교원병의 합병이 흔하다. 그 이유의 한가지로써 면역복합체의 가용화가 생기지 않는 것을 들 수 있을 것이다.

3. 보체의 활성화

활성화된 보체의 작용에 관해 기술하였지만, 세균의 침입 등 그 작용이 필요한 사태가 발생한 때에만 보체의 활성화가 생겨야 할 것이다. 보체 활성화의 방아쇠가 되는 경로에는 두 가지가 있는데 하나는 항원과 반응한 항체에 의해 Cl에서 활성화되는 것이며, 이것을 보체 활성화의 **고전경로**(classical pathway)내지 표준경로라고 일컫는다. 또 다른 한 가지는 세포막 등에 의해 항원-항체 복합체가 관여하지 않고 직접 C3가 활성화되는 것이며, 그것을 보체활성화의 **이차 경로** 내지 부경로(alternative pathway)라고 일컫는다.

보체 제1성분(그림 9-4)은 통상 항원과 결합한 항체의 Fc 부분에 의하여 활성화된다. IgM, IgG3, IgGl에 속하는 항체에 그 작용이 강하며, IgG2, IgA, IgE에는 약하지만 통상활성화 작용이 있다. 그 외에도 표 9-3에 표시한 것과 같은 것이 Cl을 활성화하여, 보체활성화의 고전경로를 유도한다. 폐렴구균의 방어에 쓰인다. 혈액응고계가 활성화되어 플라스민이 생성되면, 그것은 보체계를 활성화하는 것이 된다. 통풍발작 시의 요산결정의 조직에의 활성화와 그 부위의 염증의 발생에 관계하게 된다. 심근 미토콘드리아에 의한 보체의 활성화는 심근경색 시의 염증을 가져온다. 항원에 결합한 것에 의하여 항체분자에는 입체구조상의 변화가 생기고, IgM의 경우, 그 Fc 부분의 CH_2 부분에 Clq가 결합한다.

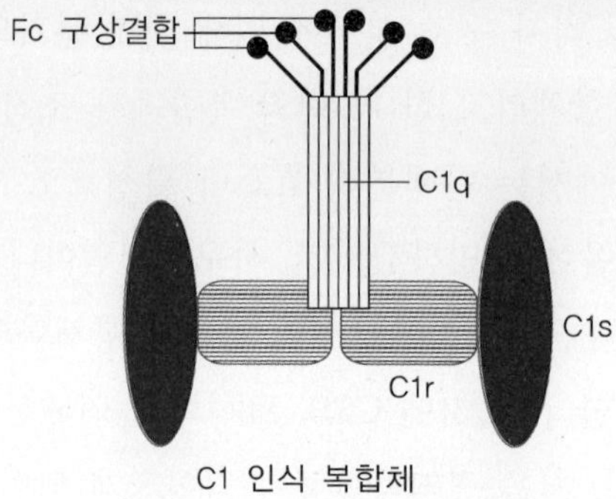

그림 9-4. 보체 Cl 단백

표 9-3. 보체 활성화 고전경로 유도물질

1. 면역글로불린
항원과 결합한 항체(IgM, IgG3, IgG1)
2. 중합성 물질
C 다당류-CRP 결합물
중합 DNA
3. 단백분해효소
트립신
플라스민
4. 기타
요산결정(통풍)
심근미토콘드리아(심근경색)
바이러스의 일부

Clq 분자의 입체구조에 변화가 발생하여 그것은 활성화하게 되는 것이지만, 그러기 위해서는 항체의 Fc 부분이 2개 이상 필요하다.

IgG의 경우, 최저 2분자가 근접하여 항원에 결합하지 않으면 보체의 활성화를 하지 못한다(그림 9-5).

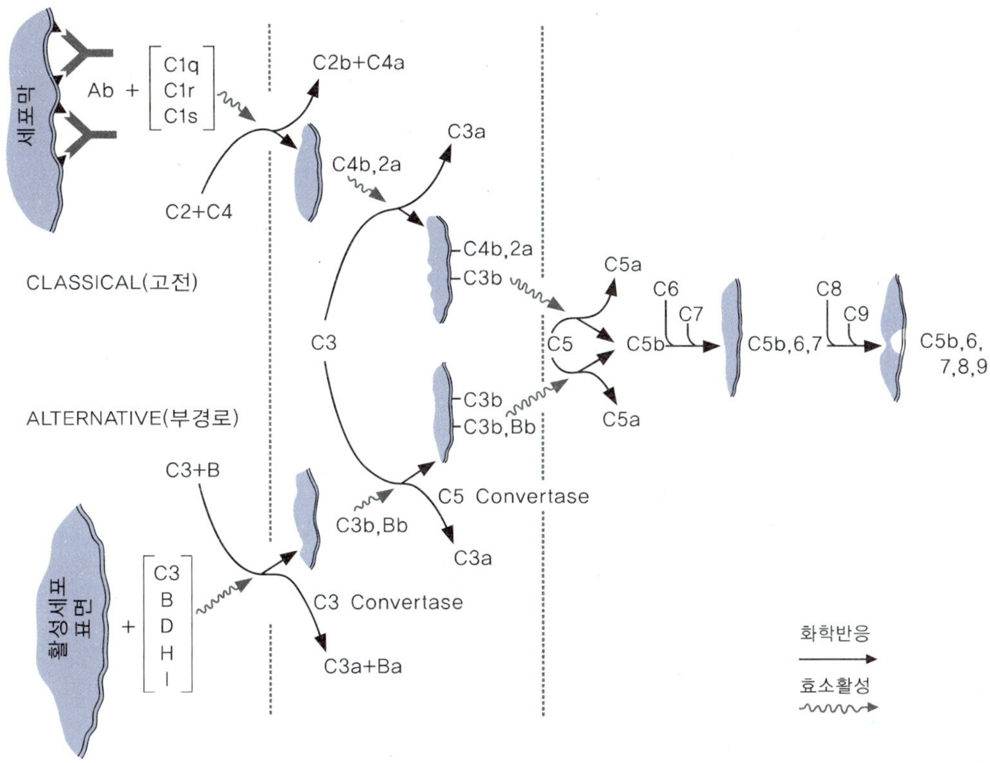

그림 9-5. 보체경로

IgM의 경우, Clq는 그 Fc 부분의 CH_4 부분에 결합하지만, IgM에는 1분자 중에 Fc가 5개 있음으로, 1분자가 항원과 결합한 것으로 Clq를 활성화할 수 있다. 효율적이다. Clq는 그것에 Ca^{2+} 존재하에 결합한 $C\overline{1r}$을 분단하여 활성화한다. $C\overline{1r}$은 또 다시 Cls를 분할하여 활성화한다. $C\overline{1s}$은 또 다시 Cls를 분할하여 활성화한다. Cls는 에스테르분해 및 단백 분해효소 작용을 하여, C4 변환효소(convertase)로서 C4를 분할한다. 생성된 C4b는 항체의 Fab 부분이나 근접한 세포막에 결합하여 그것에는 Mg^{2+}의 존재하에서 C2가 결합한다. 그 C2에 Cls가 작용하여 분할한다. C4b·C2a 복합체는 프로테아제이며, C3변환효소로서 근접한 C3를 C3a와 C3b로 분할한다. 형성된 C3b의 복합체는 C5 변환효소로서 C5를 C5b로 분할한다.

C5b의 대개는 C3b 근방의 세포막에 결합한다. C5b는 C6를 결합하여 활성화한다.

$C\overline{5b6}$은 C7을 결합하여 활성화하여 $C\overline{5b67}$을 형성한다. 일부위 $C\overline{5b67}$은 유리하여 다른 세포상에서 $C\overline{5b67}$을 형성한다. 이러한 형태로, 항체의 결합을 받지 않으면 세포(BYSTANDER)도 측장을 탐식하게 된다. 유리되어 있는 $C\overline{5b67}$은 백혈구 주화인자로서 작용

한다. 세포막상의 $\overline{\text{C5b67}}$은 견고한 결합을 하고, 또 다시 C8, C9를 결합한다. $\overline{\text{C5b6789}}$가 2개 모여서 전술한 것 같이 통상구조를 형성하고, 세포막에 구멍을 낸다. 이상이 고전경로의 개요이다(그림 9-1, 3 참조).

C3는 그 일부에 쇄 N 말단의 S-CO에 물이 합성하여 SH, COOH로 된 것의 C3(H-20)가 존재한다. C3(H-20)에는 Mg^{2+} 존재하에 B인자가 결합한다(그림 9-4). 거기에 프로테아제인 D 인자가 작용하여 B 인자를 Ba와 Bb로 분할한다. C3(H-20)·B 복합체를 안정화하고 작용이 충분히 발생하도록 보조한다. 생성된 C3b는 C3b 불활화인자(I)와 βIH 글로불린(H)에 의하여 즉시 불활화되고, 반응은 종료한다. 이와 같은 경로가 약하면서도 일부 작용하고 있는 것이지만, 형성된 C3b의 결합한 물질이 C3b를 H나 I의 작용으로부터 보호하는 것일 때에는 반응이 선진한다. 즉 C3b에 B 인자가 결합하여 그것에 D 인자가 작용하여 B인자를 분할하여, Bb와 Ba가 형성된다. C3b·Bb 복합체는 증폭 C3변환효소로서 새로운 C3에 작용하여 그것을 분할한다. 프로페르딘은 C3b·Bb 복합체에 결합하여, 그것도 안정화한다. 생성된 C3b는 C3b·Bb의 근방에 결합하여 그곳에는 C5가 결합하며, C5는 C3b·Bb의 작용으로 C5a와 C5b로 분단된다. C5는 근방 세포막 등에 결합한다. 이하 고전경로 그림 9-5와 마찬가지이다. 이것이 보체활성화의 이차경로이다. 이차경로의 활성화가 생기기 위해서는, C3b를 H, I 작용에서 보호할 수 있는 물질이 필요하다. 그와 같은 것으로는 표 9-4에 표시 한 것이 있다. 세균 중에는 그 구성물질에 의하여 보체계를 활성화하고, 스스로를 C3b의 결합을 받아서 옵소닌화하거나, $\overline{\text{C5b6789}}$까지도 형성시켜서 용균을 일으키게 된다. 항체와 관계하지 않아도 보체는 세균방어적으로 작용할 수 있게 되는 것이다. 이차경로가 작용하기 위한 조건으로는, C3b를 H, 1에서 보호하는 물질과 B 인자, D 인자, 프로페르딘의 존재가 필요하다.

악성 증식성 사구체신염 환자의 혈청 중에는 보체활성화 이차경로를 유도하는 물질이 있으며, C3 nephritic factor라고도 칭하고 있지만, 이것은 일종의 자가항체이며, C3b·Bb를 안정화시키는 프로페르딘과 마찬가지 작용을 보이기 때문이다.

표 9-4. 보체 활성화 2차경로 유도물질

1. 중합성 물질
   - Zymogen (효모, 그람 음성균의 균막)
   - 세균리포다당체(endotoxin)
   - 세균벽 펩티도글리칸
2. 면역글로불린
   - 응집한 IgA, IgD, IgE, IgG
3. 미생물
   - 트리파노조마
   - 이질아메바
4. 세포
   - 바이러스 감염세포
   - 종양세포
5. 기타
   - 코브라 독
   - 트립신

4. 활성화 보체의 불활화

고전경로·이차경로 어느 것이라도 C3b가 형성되면, 그것에 B 인자가 결합, D 인자에 의해서 C3b·Bb가 생성되고, 그것은 C3에 작용하여 C3를 형성한다는 positive feed back의 증폭회로가 작용하게 된다(그림 9-1). 보체 활성화의 반응이 확대가 과도하지 않도록 제동기가 필요하다. 그것에는 몇 가지 불활화인자(inactivator)가 관계한다.

C4b에 대해서는 C3b/C4b 불활화인자(I인자)가 C4결합단백의 존재하에 작용하여, α 쇄를 2곳에서 절단한다. C4b는 C4c와 $C\overline{4d}$로 분할되어서 불활화된다(그림 9-6).

C3b에는 I인자가 작용하여 βIH 글로불린(H 인자)의 존재하에 α쇄를 1개소 절단한다. 또 다시 플라스민에 의하여 다른 곳이 절단되어, C3b는 C3c와 C3d로 분할되어 불활화된다(그림 9-6).

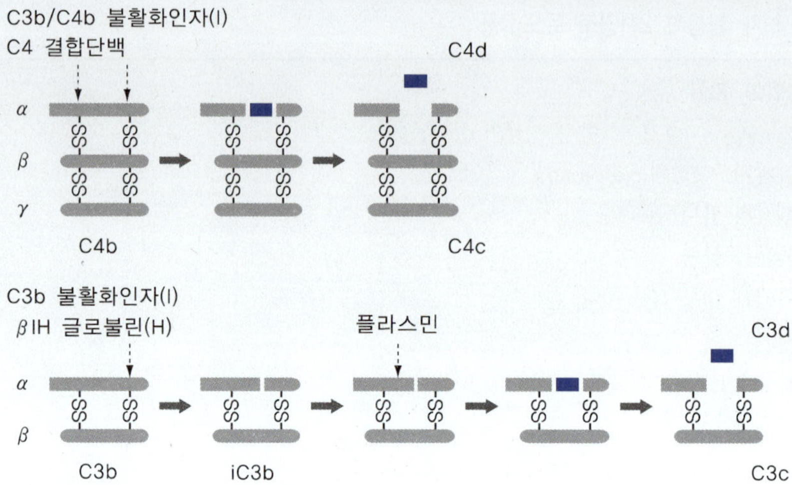

그림 9-6. C4b와 C3b의 불활화

C2a, Bb, C5b는 특히 다른 작용을 받지 않더라도 자연히 불활화하게 된다. H 인자 단독으로도 C3b, Bb를 불활화하는 작용을 지니고 있다.

Cls에는 Cl 저지인자(Cl inhibitor)가 Cls, Clr에 결합하여 복합체를 형성함으로써, 그것을 불활화한다. 유전성혈관신경성부종(hereditary angioneurotic edema; HANE)은 Cl 저지인자의 결손에 의한 질환이다. 어떤 이유로 보체가 활성화되면, 이 저지인자가 평생 결핍됨으로써 보체의 활성화가 멎지 않고 C3a, C5a에는 아나피라톡신 불활화인자가 작용하고, 아르기닌의 부분을 분해하여 불활화한다.

$\overline{C5b67}$에는 S단백 등이 결합하여, 그것이 세포막에 결합하는 것을 저지한다.

보체가 활성화되어 세균 등이 파괴되는 것은 바람직하지만, 생체의 세포에 상해가 파급되면 곤란하다. 그리하여 세포막에는 보체에서 스스로를 막는 기구가 존재한다.

괴사촉진인자(decay accelerating factor; DAF)는 분자량 70 KD의 리포단백이며, 혈구, 혈관내피세포, 상피세포의 표면에 존재한다(그림 9-7). C4b, C3b에 결합하며, 그것에의 C2, B 인자의 결합을 저지하며, 보체의 활성화가 세포막상에서 그 이상으로 진행하지 않도록 되어 있다. 보체의 불활화를 촉진하고 있는 인자라고 하는 의미로 그 명칭이 있다. 또 하나의 분자는 C8 결합단백(C8bp) 혹은 homologous restriction factor; HRF라고 일컫는 분자량 65 KD의 단백이며 C8, C9의 작용을 저지하여 세포를 보호한다. 다른 종속의 동물에는 효과를 보이지 않는다는 것에서 발작성야간혈색소뇨증(paroxysmal nocturnal hemoglobinuria; PNH)이라고 하는 병변은 야간 혈액의 pH가 저하한 때에 적혈구가 용혈을 일으켜, 유출한 혈색소(hemoglobin)이 요중에 출현하는 질환이지만, DAF와 HRF의 결손이 관계되어 있다. 그 양쪽이 결손해 있는 증례가 가장 용혈을 일으키기 쉽고, DAF만의 결손되어 있는 예는 그것보다 경하다. DAF, HRF 다 같이 존재하는 병례는 경증이다.

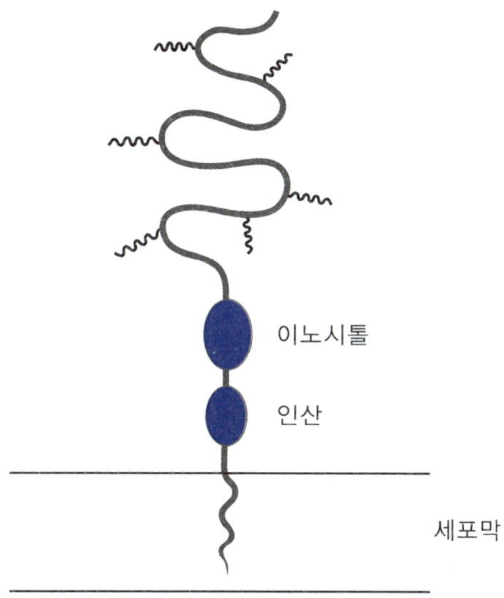

그림 9-7. decay acceralating factor

5. 보체 수용체(complement receptor)

보체 각 성분에 대한 수용체(receptor)를 지닌 세포가 있으며, 보체의 작용을 받거나, 그 세포가 기능을 수행하는 데 관계하고 있다. 그것들은 표 9-5에 정리하였다.

보체 수용체(complement receptor; CR)1은 C3b, C4b, iC5b에 대한 수용체이며, 식세포가 그것들이 결합한 세균 등을 포함하여, 탐식하는 데 소용된다. 적혈구상의 것에 대해서는 면역복합체(그것에는 보체가 결합해 있다)를 표면에 결합하여 세포내피계에 운반하고, 면역세포계가 그곳의 대식세포에 끌려들어 가서 해리되는 것을 보조하는 일에 관계하고 있다. 또, I 인자의 작용을 보조하여, C3b가 C3c와 C3d로 분해되는 것을 촉진한다. 전신성 홍반성 낭창 질환이나 류마토이드 관절염·자가면역성 용혈성빈혈 등의 질환도 적혈구상의 CR1이 감소되어 있다는 것이 알려져 있다.

CR는 iC3b, C3b 결합하는 수용체이며 식세포가 그들의 결합을 입은 세균 등을 포착하여 탐식하는 것을 보조한다. 대식세포(macrophage)나 NK 세포가 종양세포에 결합하여 그것을 공격하는 일에도 이용되고 있다.

Clq에 대한 수용체(receptor)는 식세포가 상대를 포착하거나, 대식세포(macrophage)나 K 세포가 표적 세포에 결합하여 상대를 공격하는 일에 관계한다.

C3a나 C5a는 호염기구, 비만세포상에 존재하며, C3a, C3b의 작용을 입어서 히스타민 등을 방출하고, 아나필락시·염증반응을 일으키는 일에 관계하고 있다. 평활근에도 C3a 수용체가 있으며, C3a의 결합을 입고 수축하고, 아나필락시 증상의 발현을 중요한 역할로 인정받고 있다.

표 9-5. 보체 수용체

수용체	결합성분	보유세포	분자량(KD)
C3b 수용체 (CRI)	C3b·C4b·iC3b	적혈구·호중구·단구·대식세포·미숙 B 세포·신사구체 상피·T 세포의 일부	190, 220, 160
C3d 수용체 (CR2)	C3b·iC3b·C3dg	B 세포	140
iC3b 수용체 (CR3)	iC3b·C3b	호중구·단구·식세포·대과립림프구 (LGL)	265 α165 β95
(CR4)	iC3b·C3dg	호중구·대식세포	
Clq 수용체	Clq	호중구·단구·B 세포	
C3a 수용체	C3a	비만세포·호염기구·호중구·단구·평활근·T 세포의 일부	
C5a 수용체	C5a	호염기구·호중기구·호산구·단구	
C3e 수용체	C3e	호중구	

6. 보체의 생산과 소비

보체가 어디에서 생산되는 것인가, 아직 완전히 밝혀져 있다는 것은 아니지만, 식균작용이나 염증반응에 관계되는 Cl-C5의 성분, 프로페르딘·D 인자·B 인자·C3b/C4b 불활화 인자·βIH 글로불린은 어느 것도 대식세포에 의해서 형성된다. 간은 보체의 모든 성분(Cl-C9), Cl 저지인자를 생성한다. 그 밖에 림프조직·소화관·폐·신장 등도 일부의 보체 성분의 생성에 관여하고 있는 것 같지만 상세한 것은 알지 못한다.

항원항체반응이 생기고, 보체활성화의 고전경로가 발동하거나, 세균감염 등에 의해서 이차경로가 활성화되거나 하면 보체의 소비가 생긴다. 그러한 경우 반응성에 보체생성의 항진이 생기지만, 생성과 소비의 균형에 의해 혈청보체량을 상승하거나 저하하거나 한다.

보체계 전체적인 양을 알기 위한 간편한 방법으로써 혈청의 50% 용혈가(CH50)가 측정된다. 적혈구에 항체를 결합시키고, 그것에 보체를 가하면 용혈(적혈구의 파괴)이 생기지만, 그것에는 보체의 전 성분이 관계하고 있다. 어느 성분이 감소되어 있어도 용혈을 일으키는 힘을 저하한다. 실제 방법은 양의 적혈구에 항체를 결합시킨 것(EA, erythrocyte)에 배수희석한 피검혈청을 각기 하여, 반수의 EA가 파괴되는 혈청 희석도로써 혈청 중의 보체역가를 알아내는 것이다(그림 9-8). 기타 보체 각 성분에 대한 항체를 형성, 침강반응에 의하여 각각의 성분의 양을 측정하는 것도 시행된다. 이것은 단백의 양을 측정하는 것일 뿐 활성과는 반드시 연관되지 않는 수가 있다.

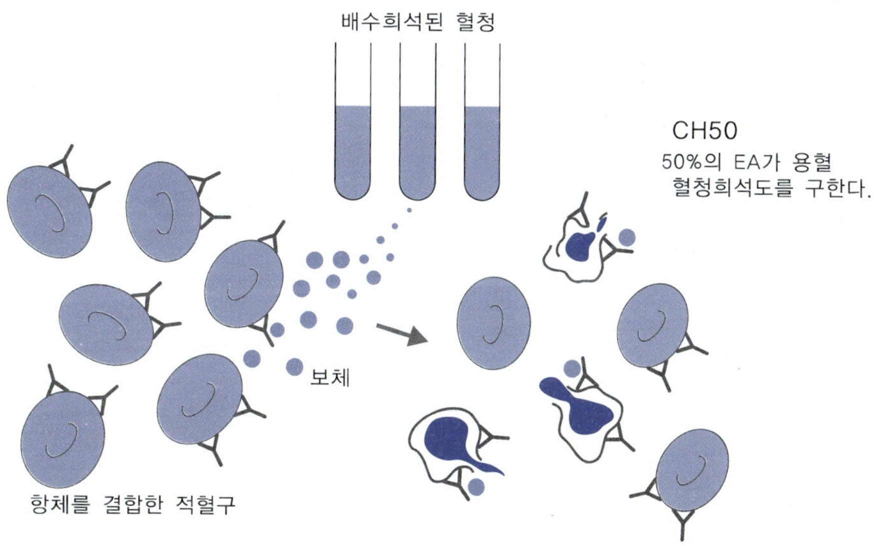

그림 9-8. 혈청보체의 50% 용혈가(CH50)의 측정

C3는 β1C/A, C4는 β1E, C5는 β1F 단백으로서 측정된다.

세균 감염증·류머티즘열·류마토이드 관절염·심근경색·통풍 등 염증이 생겼을 때, 생성의 자극이 되어 혈청 보체가가 상승하는 수가 있다. 한편, 항원항체반응이 강하게 발생하여 보체의 소비가 생산을 상회했을 때 등에는 혈청보체가의 저하가 보인다.

전신성 홍반성 낭창의 활동기·급성 사구체 신염·막성 증식성 사구체 신염·급성혈청병·유전성 혈관신경성 부종·자기면역성 용혈성 빈혈·야간 혈색소요증 등이 있다(표 9-6).

그 저하도는 병세와 상관하므로, 경과를 모니터하는 데 유용하다. 고전경로의 활성화의 경우에는 C4는 정상이며 C3가 저하한다. 혈청보체량의 이와 같은 패턴에서, 병변부에서 어떠한 반응이 발생하고 있는가를 측정하는 것이 가능하다.

선천적인 보체생성부전이나 간경변으로 인한 생산부전이라도, 혈청보체는 저하한다.

표 9-6. 혈청보체의 저하에 의한 질환

1. 소비항진	2. 생산저하
전신성 홍반성 낭창	선천성보체결손증
급성 사구체 신염	간경병증
급성혈청병	
자가면역성 용혈성 빈혈	
야간 혈색소뇨증	
한랭응집소증	
파종성혈관내응고	
뎅귀출혈열	
유전성혈관신경성부종	
Cryoglobulin 혈증	

chapter

10 싸이토카인과 그 작용 (The Cytokine)

항원과 반응하는 등으로 인하여 활성화된 림프구가 생성, 방출하는 물질로서 다른 세포에 작용하게 하는 활성물질을 **림포카인**(lymphokine)이라고 총칭하고 있다. 한편, 대식세포(macrophage)가 생성하는 동일한 활성물질은 **모노카인**(monokine)이라 하지만, 이것은 단핵구(monocyte)의 작제 작동물질의 의미이다. 그와 같은 물질을 합하여 **싸이토카인**(cytokine)이라고 한다. 세포(cyte)의 작제 작용물질이라고 하는 것이다. 어느 것이나 여러 가지 형태로 면역반응의 수행에 관여하고 있다. 이들 물질은 그 작용상에서 발현된 것이며, 상이한 작용 때문에 다른 명칭으로 불리고 있었던 것이 후에 동일한 물질로 밝혀졌다. 그러한 것으로 유전자가 해명되어, 물질로서 명확해진 것으로 **인터루킨**(interleukin)은 백혈구 간의 작용물질의 의미이다.

개개의 면역반응에 있어서 이들 싸이토카인이 어떠한 역할을 하고 있는가 하는 것은, 그때마다 설명하겠으나 여기에서 개개의 물질을 중심으로 해설한다. 그 유전자가 단리(클로닝)되어, 물질이 확정된 것에 관하여, 여러 가지 명칭으로 불리는 것을 동일물질로서 일관성 있게 명칭이 부여된 것으로 IL이라 약기한다. 현재 약 35종이 밝혀져 있으나 지속적으로 새로운 것들이 발견되고 있다. 여기에서는 주로 알려진 것을 나열하였다(표 10-1).

표 10-1. 주요 싸이토카인의 종류

싸이토카인	면역계 유래	기타 세포	주된표적세포	주된효과
IL-1α IL-1β	대식세포, 대과립성림프구, B 세포	내피세포, 섬유아구, 성상세포 등	T 세포, B 세포, 대식세포, 내피세포, 조직세포	림프구 활성, 대식세포자극, 백혈구/상피세포 부착, 발열, 급성기 단백질
IL-2	T 세포 (Th1)		T 세포	T 세포 증식 및 분화, 세포독성 림프구 및 대식세포 활성
IL-3	T 세포(T 보조)		근간세포	다연속성 집락 자극 인자
IL-4	T 세포 (Th2)		B 세포, T 세포	B 세포 성장인자, 아이소타입 선택, IgE, IgG1
IL-5	T 세포(Th2)		B 세포	B 세포 성장 및 분화 IgA 선택
IL-6	T 세포, B 세포 대식세포	섬유아구	B 세포, 간세포	B 세포 및 T 세포 증식
IL-7		골수, 간질세포	전 B 세포, T 세포	B 세포 및 T 세포 증식
IL-8	단구		호중구, 호산구	화학주성
IL-10	T 세포		T_HI 세포	싸이토카인 합성 억제
TNF_α	대식세포, 림프구, 비만세포		대식세포, 과립구, 조직세포	대식세포, 과립구 및 세포독성 세포활성 백혈구/상피세포 부착상승
TNF_β (LT)	T 세포			악액질, 발열, 급성기 단백질 자극 유도 혈관 생성 자극, MHC 클라스 I 생산 증가
IFN_α	백혈구	상피세포, 섬유아세포	조직세포	MHC 클라스 I 유도, 항바이러스 효과, NK 세포 자극
IFN_β IFN_γ	T 세포, NK세포	상피세포 섬유아세포	백혈구, 조직세포, T_H2 세포	MHC 클라스 I 및 II 유도, 대식세포 활성, 대식세포 또는 림프구 유도 상승, 사이토카인 합성 저하,
M-CSF	단구	내피세포, 섬유아세포		대식세포 전구세포의 증식
G-CSF	대식세포	섬유아세포	근간세포	분리와 분화의 자극
GM-CSF	T 세포, 대식세포	내피세포, 섬유아세포		과립구, 대립세포 전구세포 및 활성세포의 증식
MIF	T 세포		대식세포	유주억제

이 표에 기재된 사이토카인들은 모두 게놈의 클로닝에 의해서 확실히 확인된 것들이다. 또 이 표에 열거된 표적, 효과들을 주시하라. 대부분의 사이토카인은 생체내에서 그들의 생물학적 효과를 나타내기 위해 다른 것들과 공동으로 작용한다.

1. 인터루킨

1) 인터루킨 1 (IL-1)

대식세포가 생성하는 물질로 흉선 림프구를 활성화라는 것으로서 알려져 있지만 내인성 발열물질 등 표 10-1에 제시한 몇 가지 것이 동일물질이라는 것이 확인되어, IL-1로서 통일하여 호칭하게 되었다.

세포 내에서 분자량 31 KD의 전구체로서 합성되어, 세포 외에서 17.5 KD의 것이 분할되어서 작용을 보인다. 등전점이 다른 IL-1α와 IL-1β의 2종류가 있다.

대식세포만이 아니고, 림프구의 일부나 호중구, 더욱이 여러 가지 조직의 세포가 생성된다. 따라서, 면역현상에 직접 관련되는 반응만이 아니라, 조직의 염증이나 수복에 관련되어 있는 물질 같다. 표 10-2에 알려져 있는 그 작용을 정리했다.

흉선의 대식세포나 수지상세포에서 생성되는 IL-1은 흉선 림프구의 증식을 촉진하며, T 림프구의 분화를 보조하고 있는 것이라고 생각된다. 그리고, 면역응답의 바탕에서 형성된 IL-1은 T 림프구나 B 림프구의 기능발현을 보조하고 있다.

세균의 리포다당체의 작용을 입은 대식세포에서는 IL-1은 생성되지만, 그것은 호중구, 대식세포의 유주능을 높이고, 혈관에의 부착을 촉진하여 혈관외로의 유출을 보조하고, 호중구에서의 리소좀 물질이나 활성산소의 방출을 초래하여, 염증반응 형성에 중요한 역할을 한다.

한편으로는 혈관 내피세포(endocyte)나 섬유아세포(fibroblast)에 작용하여 모세혈관이나 섬유아세포의 증식을 가져오며, 염증이나 혈전형성에 관계되는 물질을 생성, 방출시킨다. 이것들도 염증상의 형성에 관계하게 된다. 혈관 내피세포의 세포접착 분자(ICAM-1 등)나 주요조직적합항원은 증가시키지만, 그것은 백혈구나 림프구의 혈관벽에의 부착, 혈관 외의 유출을 보조한다. 신사구체의 배산율을 증식시키는 작용은, 사구체 신염의 원인의 일조가 된다. IL-1은 IL-6 생성을 유도하며, 그것은 간세포에 작용하여 C 반응성 단백(C reactive protein; CRP α_1), 안티트립신 혈청 아미로신 A 등의 급성기 반응 물질(acute phase reactant)를 방출시키지만, 이것들은 감염의 방어에 사용된다. IL-1은 또한 뇌의 시상하부에 존재하는 체온조절중추에 작용하여 발열을 초래된다.

IL-1은 세포독성 T 세포의 발현을 보조, NK 세포의 활성을 상승, 대식세포의 세포상해작용을 증강하므로, 종양세포나 바이러스 감염세포의 배제에도 관계하고 있다고 생각된다. 그밖에 IL-1는 신경조직이나 뇌조직의 대식세포를 증식시켜 활성화하지만, 그것은 노폐물의 처리 수복에 결부되어 있는 것일 것이다.

표 10-2. IL-1의 여러 가지 작용

작용대상	작용
● 흉선 림프구	· 세포분열능력 유도
T 세포	· 항원과 반응한 T 세포의 다른 림프카인 생산보조
	· 살해 T 세포의 발현보조
B 세포	· Pre-B 세포 분화 촉진
	· 항원과 반응한 B 세포 증식·분화보조
NK 세포	· 세포상해활성 증가
대식세포	· 주화기능 촉진
	· 종양세포상해작용 증강
호중구	· 주화기능 촉진
	· 리소자임 물질·활성산소 생산 촉진
● 혈관내피세포	· 증식
	· 백혈구 부착을 쉽게 함
	· 혈액응고·염증관여 물질 생산
● 섬유아세포	· 증식
	· 염증관여물질 생산
● 간	· 급성기 반응물질의 생산촉진
● 신경	· 체온중추에 작용 → 발열
	· 신경교세포 증식
	· 식욕저하
● 골	· 파골세포 활성화시킴
	· 골아세포 증식
● 근육	· 단백분해
	· 프로스타그란딘 생산

2) 인터루킨 2 (IL-2)

IL-2는 항원과 반응하는 등으로 활성화된 T 세포가 생산하며, 항원과 반응하여 IL-2 수용체를 표출한 다른 T 세포 혹은 자기 자신에 작용하여 그 세포 증식을 유도한다.

활성화된 NK세포도 IL-2를 생성한다. IL-2는 활성화된 T 세포에서 다른 림포카인 생성을 보조하기도 한다. 또 항원과 반응한 전 세포독성 T 세포를 실제로 세포상해 활성을 보이는 세포독성 T 세포로 분화시키는 중요한 작용을 하기도 한다. 즉, 항원과 반응한 T 림프구의 클론을 증대시키고, 여러 가지 기능을 발휘하게 하는 데 중요한 역할을 하는 것이다(표 10-3, 그림 10-1).

표 10-3. IL-2의 작용

작용대상	작용
T 세포	· 항원과 반응한 T 세포를 증식시킴 · 림포카인 생산보조
B 세포	· 항원과 반응한 B 세포를 증식시킴 · 항체 생산세포 분화 보조
NK 세포	· 증식 · 인터페론 생산 · 세포상해활성 증강
전 LAK 세포	· LAK 세포분화

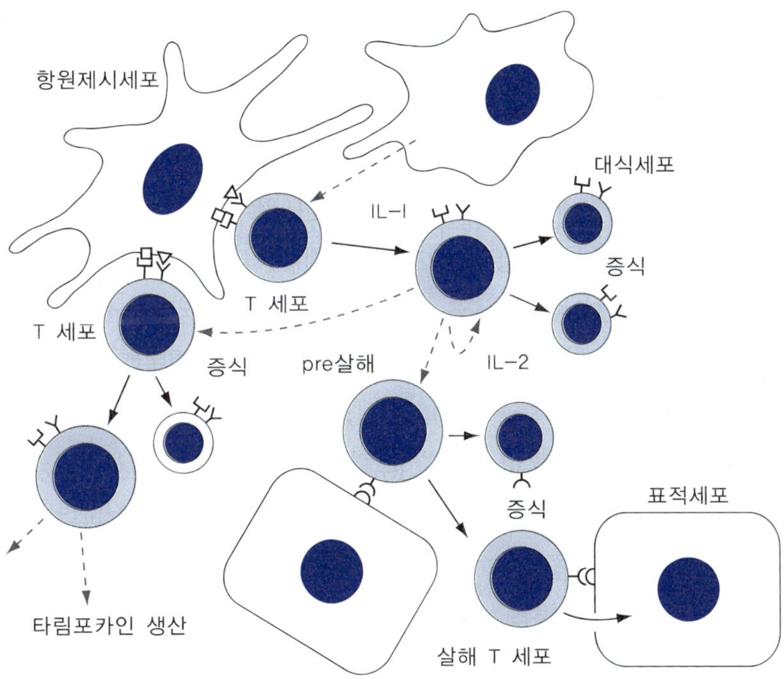

그림 10-1. IL-2의 T 세포에 대한 작용. 항원과 반응하여 IL-1의 작용을 받은 T 세포는 IL-2를 생산하다. 항원과 반응하여 IL-2 수용체를 표출시킨 T 세포를 IL-2에 의하여 증식하여 림포카인을 생산하거나, 살해 T 세포로 분화한다.

IL-2는 다른 B 세포자극인자와 공동으로, 항원과 반응한 B 림프구를 증식시키고, 또한 항체생산 세포로 분화화는 것을 보조하는 작용도 한다.

자연살해세포(NK cell)는 휴지기에라도 IL-2 수용체를 표출하고 있음으로, IL-2의 작용을 받으면 증식하고, 인터페론을 생성한다. IL-2는 인터페론과 공동으로 NK 세포의 세포상해 작용을 증강하는 수도 있다.

NK 세포 혹은 T 세포계열의 미숙한 세포라고 생각되고 세포에 IL-2를 작용시키면, 여러 가지 종양세포를 상해하는 능력을 지닌 림프구가 출현하게 되는데 이를 **LAK 세포**라고 칭한다. 즉 IL-2에는 LAK 세포의 유도작용이 있다.

IL-2의 결합을 입는 세포표면에 IL-2 수용체에는, 분자량 55 kD의 것과 75 kD의 2분자가 있다. 어떤 세포 표면에 두 개의 다른 분자를 공유하면 고친화성의 수용체로서 작용하며 55 kD의 것만으로는 저친화성 수용체로 작용하여 또 IL-2가 결합하여도 세포의 작용이 전달되지 않는다. 75 kD의 것만으로는 중간의 친화성을 보이는 수용체로서 작용한다. 이들 IL-2의 결합은 세포증식의 자극이 된다(그림 10-2).

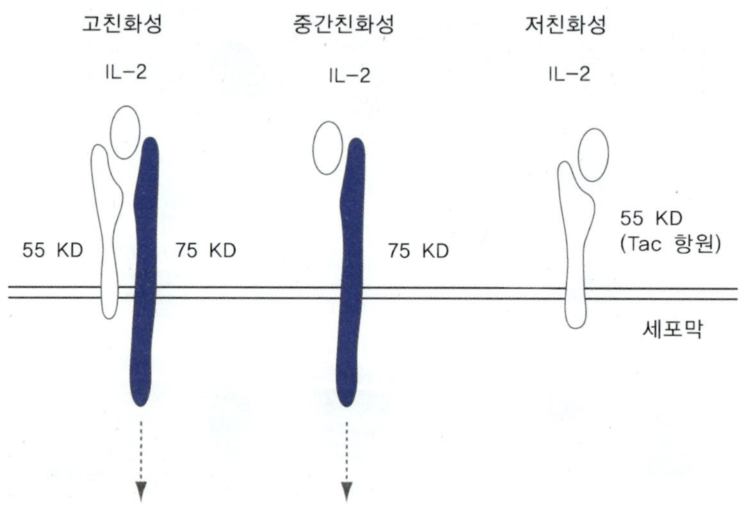

그림 10-2. 3종류의 IL-2 수용체

3) 인터루킨 3 (IL-3)

IL-3는 활성화된 T 세포에서 생성된다. T 세포 전구세포에 20α 수산화스테로이드 탈수소효소를 생성시키는 작용을 지닌 림포카인으로서 발견되었지만, 조혈기관세포의 증식유지가 그 주요 작용인 것 같다(표 10-4). IL-3는 여러 가지 계열의 세포로 분화하는 잠재능력을 가진 조혈기 다능성 간세포(multipotent stem cell)의 증식을 유지한다. 그동안 이 간세포는 적절한 여러 가지 계열로 분화하게 되지만, 어느 정도 분화하고 나서는 표 10-5에 보인 것과 같이, 각각의 계열적 분화에 관계되는 과립구-단핵구세포집락자극인자

(granulocyte monocyte-colony stimulating factor; GM-CSF)나 과립구집락자극인자(granulocyte colony-stimulating factor; G-CSF)가, 단핵구에는 IL-4나 M-CSF가, 비만세포에는 IL-4가, 호산구에는 G-CSF와 IL-5가 관계한다. 적혈구계에 관해서는 IL-3만으로는 분화가 진행하지 않고, 에리스로포이에틴을 필요로 한다.

IL-3는 T 세포나 B 세포의 전구세포의 증식유지에도 관계가 되는 것 같다. 조혈기의 미숙세포에 IL-3와 공동으로 IL-2와 대식세포를 공존하게 하면 NK 세포가 분화하게 된다.

표 10-4. IL-3의 작용

작용대상	작용
조혈 미숙세포	· 증식을 유지시킴
호중구계	· GM-CSF, G-CSF에서 증강
단구계	· IL-4, M-CSF에서 증강
거핵구계	· Meg-P에서 증강
호산구계	· G-CSF, IL-5에서 증강
비만세포계	· IL-4에서 증강
T 세포 전구세포	· 증식
B 세포 전구세포	· 증식을 유지
NK세포 전구세포	· NK 세포로 분화
파골세포 전구세포	· 파골세포로 분화

4) 인터루킨 4 (IL-4)

활성화된 T 세포로부터 생성되는 B 세포 자극인자로서 알려졌지만, 항원과 반응한 B 세포가 항체생성세포로 분화할 때까지의 몇 가지 단계에 작용한다. 즉, 휴지기의 B 세포에 작용하여 활성화하고, 항원과 반응하거나 T 세포의 보조를 받은 준비상태를 만든다. 항원과 반응한 B 세포를 증식시켜 클론을 확대하며 B 세포를 IgG1, IgE 생성세포로 분화시킨다(표 10-5, 그림 10-3).

IL-4는 또한 T 세포에 대하여 작용도 하여 항원과 반응한 T 세포의 증식을 보조한다. 항원과 반응한 전살해세포(pre-killer) T 세포가 살해 T 세포(killer T cell)로 분화하는 것을 보조하는 작용도 있다.

IL-4는 IL-3와 공동으로 미숙한 비만세포나 대식세포의 증식을 유지시키며 또한 비만세포 자신도 IL-4를 생성한다.

표 10-5. IL-4의 작용

작용대상	작용
B 세포	·휴지기의 B 세포를 활성화하여 항원과 반응하기 쉽게 하여줌 ·IgG1, IgE생산세포로 분화 ·IgM, IgG2a, IgG3 생산 억제 ·CD23 분자유도 ·Ia 항원 증식 → 항원제시능 높임
T 세포	·미숙 T 세포를 증식 ·항원과 반응한 T 세포 증식 보조 ·살해 T 세포 발현 보조
비만세포	·미숙 비만세포 증식 ·미숙대식세포 증식
대식세포	·미숙 대식세포 증식 ·CD23 분자 유도 ·Ia 항원 증식 → 항원제시능 높임

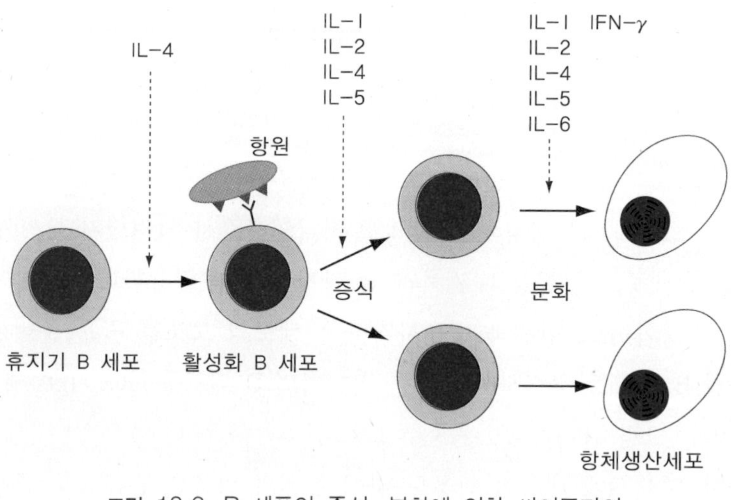

그림 10-3. B 세포의 증식, 분화에 의한 싸이토카인

5) 인터루킨 5 (IL-5)

IL-5도 활성화 T 세포가 생성하지만, 활성화 된 B 세포의 증식을 가져오는 작용과 B 세포가 IgM와 IgG를 생성케 하며 또한 IgA 생성을 항진한다. 또 B 세포에 IL-2 수용체를 표출시키는 작용도 있고, B 세포가 IL-2의 작용을 입어 증식, 분화하는 것을 보조한다(표 10-6).

IL-5는 항원과 반응한 전살해 T 세포에 IL-2 수용체를 표출시켜, IL-2의 작용으로 살해 T 세포로 분화하는 것을 보조하는 일도 한다.

과립구 집락 자극인자(G-CSF)와 공동으로 미숙 호산구를 증식시켜, 호산구로 분화시킨다. 또, 호산구를 활성화한다.

표 10-6. IL-5의 작용

작용대상	작용
B 세포	· 활성화된 B 세포의 증식 · IgM, IgG, IgA 생산세포로 분화
T 세포	· 항원과 반응한 전살해 T 세포에 IL-2 수용체를 표출시킴
호산구	· G-CSF와 공동으로 미숙호사구를 증식시켜 호산구로 분화 · 활성화

6) 인터루킨 6 (IL-6)

IL-6은 활성화된 T 세포에서 생성되며, B 세포가 항체 생산 세포로 분화하는 최종 단계를 유도하는 물질로서 알려졌다. 표면에 IgD를 소실하여 IgM만을 지닌 성숙 B 세포에 작용한다. 항원과 반응한 T 세포에도 작용하며, IL-2 수용체를 표출시켜, IL-2를 생성시켜서 증식을 초래한다. 살해 T 세포의 발현도 보조한다(표 10-7).

다른 몇몇 세포도 IL-6를 발생하지만, 골수종 세포는 IL-6를 생산하여 자기의 증식을 지지하는 것 같다. 신경교세포에서 유리되는 IL-6는 신경교세포의 성장인자로서 작용하는 것으로 생각된다. 거핵세포를 증식시켜, 혈소판의 성장을 높이는 작용도 있다.

표 10-7. IL-6의 작용

작용대상	작용
B 세포	· 항체생산세포로 분화
T 세포	· IL-2 수용체를 표출
	· IL-2 생산, 살해 T 세포 발현 보조
	· 흉선림프구 증식
간세포	· 급성기 반응물질 생산
거핵구	· 증식 유도 → 혈소판 생성을 높임
신경세포	· 성장, 분화
골수종세포	· 증식유지

7) 인터루킨 7 (IL-7)

골수의 기질세포 bone marrow stromal cell에서 분비되며, 미숙 B 세포의 증식을 지지하고 있다. 분자량 25 kD이고, 아미노산 154로 되어 있다.

8) 인터루킨 8 (IL-8)

약 8 kD의 작은 분자량을 가지는 큰 군이다. IL-8은 대식세포와 내피세포에서 생성되고 염증과 세포이동에 관여하며 특히 그 자체는 중성구와 T 세포와 단(핵)구 화학주성의 유발물질이다.

9) 인터루킨 10 (IL-10)

싸이토카인 저해인자로도 알려져 있으며 IFN의 생성이나 항원표출을 억제하고 IL-1, IL-6, TNF를 만드는 대식세포의 생성을 억제한다.

2. 세포독성(상해성) 싸이토카인

살해 T 세포·NK 세포·K 세포 등의 림프구는 종양세포·바이러스 감염세포·이식세포를 상해한다. LAK 세포나 활성화된 대식세포에도 종양세포 상해작용이 있다.

이들 세포들은 표적세포를 상해하는 기구의 하나로써, 상해물질을 방출하여 상대에게 작용시키는 것으로 생각된다. 이와 같은 물질로서, 림포톡신(lymphotoxin; LT), 종양괴사인자(tumor necrosis factor; TNF), 자연살해 세포독성인자(NK cytotoxic factor; NKCF), 및 퍼포린(perforin) 등이 알려져 있다(표 10-8).

표 10-8. 세포상해성 싸이토카인

	림포톡신	NKCF	TNF	Perforin
분자량	25 KD	20 KD	17 KD	70 KD
아미노산 수	171		157 155	
생산세포	T 세포	NK 세포 LAK 세포	마크로파지 T, NK, B 세포	T 세포 NK 세포 LAK 세포

1) 림포톡신(LT)

항원과 반응하여 활성화된 T 세포에서 방출되는 당단백이다. 분자량 20/25 kD이지만, 그 중합체로 생각되는 분자량이 보다 큰 것도 있다. 살해 T 세포가 그 항원 수용체에 의하여 표적세포 표면 항원에 결합하고, LT를 방출하여 그것을 표적세포에 작용시켜서 상해한다.

TNF와 같은 활성화를 지닌 것으로 TNFβ라고도 불린다.

2) 종양 괴사인자(TNF)

동물에 BCG 등을 주사하여 준비상태를 형성해 놓고, 10일 정도 후에 지질다당체(LPS)를 주사하면, 대식세포에서 종양을 괴사시키는 물질이 형성되는 것을 발견하였다. 분자량 17 KD의 단순단백이다. 삼중합체는 분자량 45 KD로 되어있다. 활성화 대식세포뿐만 아니라, B 세포·T 세포·NK 세포·LAK 세포도 생산한다. 종양세포상의 TNF 수용체에 결합하면, 표적세포의 대사에 변화를 끼쳐서 상해한다. TNF는 대식세포에 작용하여 그 종양상해 활성을 증가하는 작용도 하며, 혈관내피세포에 작용하여 혈전을 형성시키게 한다. 종양을 환류하고 있는 혈관에서의 혈전형성도 종양의 괴사에 결부된다(표 10-9), TNF는 암 환자의 영양장해, 즉 악액질(cachexia)의 원인물질로 된 cachectin과 동일물질이라는 것이 밝혀졌다.

표 10-9. TNF의 작용

작용대상	작용
종양세포	· 상해
혈관	· 혈전형성
	┌ 혈관내피세포에 호중구의 정착
	└ 호중구에서의 활성산소의 방출
대식세포	· 활성화
	┌ 종양상해활성을 높임
	└ 프로스타그란딘 생산
섬유아세포	· 증식
지방세포	· 트리글리세라이드 흡수억제

3) 자연살해 세포독성인자(NKCF)

NK 세포나 LAK 세포에서 생성되는 분자량 20kD의 단백이다. NK세포가 표적세포에 결합하므로 생산 방출된다. NKCF는 표적세포의 NKCF 수용체에 결합하며, 세포막내에 끌려 들어가며, 몇몇 분자가 집합하여, 세포막에 구멍을 내서 표적세포를 파괴한다(그림 10-4).

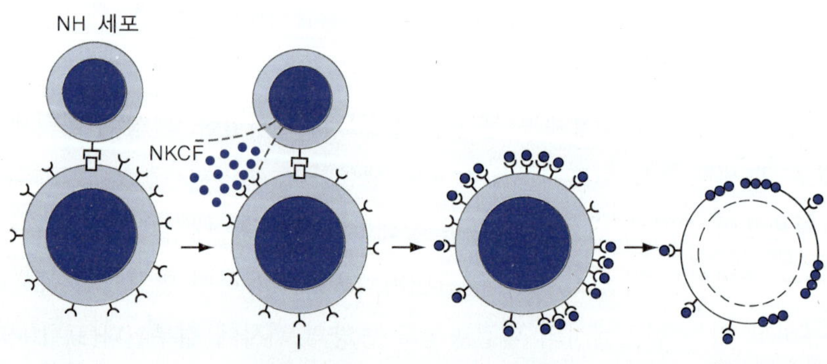

그림 10-4 NK 세포의 NKCF에 의한 세포상해작용

4) 퍼포린(perforin)

퍼포린(peforin)은 cytolysin이라고도 일컫는다. 원형질 과립 내에 존재하는 단백이다. T 세포·NK 세포·LAK 세포에 의하여 방출된다. 보체 제9성분과 유사한 물질이며, 활성화된 보체가 세포막에 구멍이 나는 기구로 생각되고 있다. 엔도뉴크레아제의 활성화에 의한

핵산의 분할도 관계되어 있는 것 같다.

3. 인터페론(IFN)

인터페론(interferon)은 항바이러스 작용을 보이는 단백이지만, $\alpha \cdot \beta \cdot \gamma$의 3 종류가 있다(표 10-10). 면역담당세포에 작용하는 싸이토카인으로서의 작용도 지니고 있다. 즉, 활성화 B 세포에 작용하여 항체생성 세포로 분화하는 단계를 촉진한다. 또, 살해 T 세포·NK 세포의 세포상해 활성을 증강한다. 또, IFN-γ는 대식세포를 활성화 시키고, 살균작용·종양상해 작용을 높여, 대식세포 활성화인자(macrophage activating factor; MAF)로서도 작용한다. IFN-α, β는 세포의 MHC 클라스 I(주요조직적합항원)의 발현을 증가시키고, IFN-γ는 MHC 클라스 I 및 클라스 II 발현을 증가시킨다. 이것은, 림프구가 MHC를 인식하는 것을 용이하게 하여 면역반응에 영향을 끼치는 것이 된다.

표 10-10. 인터페론의 종류

	α	β	γ
분자량	15~21, 20~24 KD	22, 33, 29 KD	15, 20, 25, 30 KD
아미노산	166	166	143, 146
생산세포	호중구 대식세포	섬유아세포	T 세포, NK 세포

4. 그밖의 림포카인

여기까지, 물질로서 명확히 동정되어온 것을 중심으로 기술하여 왔지만, 활성화된 림프구의 생성하는 물질에는, 그 작용하는 물질에서 포착하여 여러 가지 명칭으로 호칭되어 있는 것이 있다. 그들의 일부는 인터루킨 등으로 정리되어 왔던 것이지만, 물질의 이동이 아직 미정리된 것도 많다. 그것들을 일괄하여 표 10-11에 열거하였다. 그 후 물질이 정제되어, 그 유전자의 클로닝이 이루어지고 나서 실제가 확인되게 된 것이다.

면역반응을 억제하는 억제 T 세포의 생성물질에 관해서는 다른 장에서 언급하기로 한다.

표 10-11. 기타 림포카인

작용대상	명칭	작용
대식세포	· 대식세포활성화인자(MAF) macrophage activating factor · 대식세포주화인자(MCF) macrophage chemotactic factor · 대식세포유주저지인자(MIF) macrophage migration inhibitory factor	살균작용, 항종양작용을 높임 (일부는 IFN-γ) 국소에 유주시킴 유주하여 국소유리 억제 대개 MAF에 의거함
림프구	· 림프구주화인자(LCF) lymphocyte chemotactic factor · 림프구증식인자(MF) mitogenic factor	국소에 유주 증식(인터루킨 이외도 존재)
과립구	· 백혈구유주저지인자(LMIF) leukocyte migration inhibitory factor · 호중구주화인자(NCF) neutrophil chemotactic factor · 호산구주화인자(ECF) eosinophil chemotactic factor · 호염기구주화인자(BCF) basophil chemotactic factor	유주 못하게 국소정지 국소에 유주시킴 국소에 유주시킴 국소에 유주시킴
혈관	· 혈관투과성 인자 vascular permeability factor · 혈관신생인자 angiogenesis factor	투과성을 높여 혈장성분의 유출초래 모세혈관증식

chapter

11 식작용-호중구와 대식세포 (Phagocytosis-Neutrophils and Phagocytes)

식세포는, 미생물·불필요한 세포·이물질 등을 원형질 내에 끌어들여, 그것들을 파괴하고 소화하여 처리하는 작업을 하고 있다. 소형으로 분엽된 핵을 지닌 다핵백혈구와 대형 단핵(구상 내지 그것에 근사한 핵)의 대식세포가 있다.

식세포로서의 다핵백혈구는 과립백혈구중의 중성과립을 지닌 호중구이지만, 그 역할은 주로 포도상 구균·연쇄 구균·폐렴균·녹농균·대장균 등의 화농균을 끌어들여 죽이는 일이다. 한편, 대식세포는 노폐세포·조직 등을 끌어들여 소화하여 처리하거나, 이물의 소화작용도 한다. 또, 호중구가 수명이 지극히 짧은 것에 비교하여 수명이 길고, 호중구에서는 처리해낼 수 없는 살균작용에 저항성이 있는 결핵균·나균·살모넬라·리스테리아 등의 세균이나, 칸디다 등의 진균류의 살균에도 관여하고 있다.

세균 등 광학현미경으로 보이는 정도의 크기의 것을 세포 내에 끌어들이는 것을 **탐식작용**(또는 식작용, phagocytosis)이라고 한다. 한편, 그 보다도 작으며, 고분자 물질과 같은 것을 흡수하는 것을 **탐음작용**(pinocytosis)이라고 한다.

림파구, 특히 T 세포가 항원을 인식함에 있어서, 해당되는 항원이 주조직 적합성 유전자 복합체의 산물(HLA 항원)을 표면에 지닌 항원제시 세포상에 존재하는 것이 요구된다. **대식세포**는 항원물질을 소화하고, 처리하는 동시에 항원분자의 일부를 표면에 표출하여 항원제시의 작용도 한다. 그러나, 탐식세포 이외에도 항원제시기능을 지닌 세포는 많으며, 대상세포는 강한 항원제시기능을 보이지만 탐식작용은 가지고 있지 않다.

1. 호중구의 탐식작용

과립구는 골수 등의 조혈기에 발생하지만, 그 분화과정은 그림 11-1에 보인다. 단구와 과립구와는 동일한 간세포에서 된다. 또 과립구는 호중구·호산구·호염기구에서 생성하지만, 각각 그것의 분화가 과정 중에서 생긴다. 과립구의 가장 미숙한 것은 골수아구(myeloblast)이지만, 그것은 이들 과립이 풍부한 전골수구(promyelocyte)로 분화하고, 원형질이 염색성이며 독성과립을 지닌 골수아구(myelocyte), 핵이 신장 모양의 후골수아구(metamyelocyte)를 거처, 간상핵백혈구, 다형핵백혈구(polymorphonuclear cell)로 분화한다. 통상 말초혈액에 나타나는 것은 간상핵백혈구, 다핵백혈구이며 이들은 탐식작용이 강하다.

이와 같이 하여 분화한 과립구 중에서 중성과립을 지닌 것이 호중구로 주요 역할은 화농균을 탐식하여 살균하는 일이다. 호중구가 그 목적을 수행하려면 균의 침입부에 집결해 가지 않으면 안 되지만, 그 유주는 주위의 생성물질, 세균막 혹은 세균과 반응한 항체에 의해서 활성화된 보체성분 중의 C4a, C5a 및 염증반응의 결과 분할된 IgG 분자의 일부 등이 주화인자로써 작용하여, 그것을 보조하고 있다. 호중구는 주화인자의 농도가 짙은 방향으로 유주해 간다(그림 11-2).

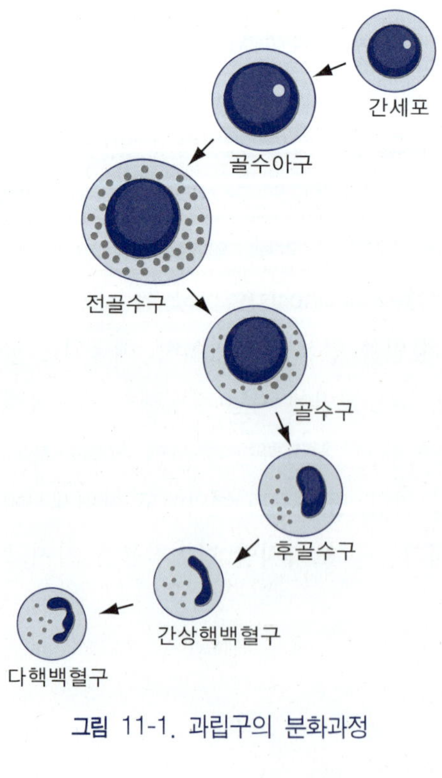

그림 11-1. 과립구의 분화과정

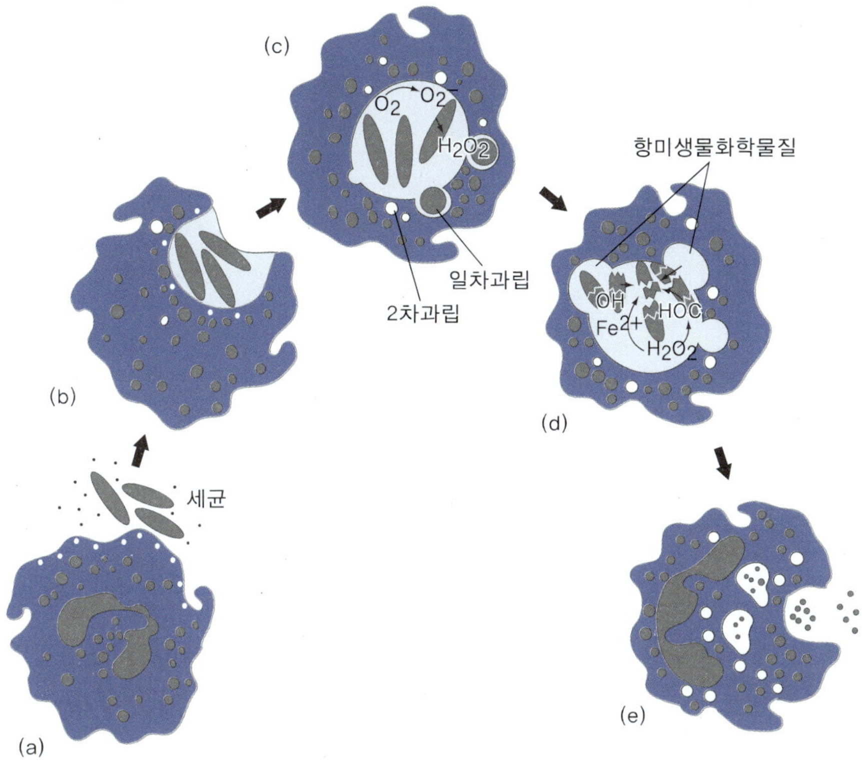

그림 11-2. 식균작용의 과정
a) 화학주화성이동 b) 접촉 c) phagolysosome 형성 d) 살해, 균의 소화 e) 제거

호중구의 세포표면에는 시알산이 존재하여, 음성으로 하전하고 있다. 따라서 음성으로 하전하고 있는 물질은 호중구에 포착되기 어렵다. 또, 폐렴균과 같이 협막을 지닌 세균도 호중구의 포착을 받지 않는다. 균에 결합하여, 호중구의 탐식을 촉진하게 하는 물질을 옵소닌(opsonin)이라 하며, 그 작용을 **옵소닌화**(opsonization)이라 한다. 옵소닌으로써 중요한 것은 IgG에 속하는 항체이다. 호중구의 표면에는 IgG의 분자 구조에 변화를 일으키는 수용체가 Fc 수용체라고 일컫지만, 제3도메인에 대하는 주체와(R1), 제2도메인에 대하는 것(R2)은 그것을 보조하고 있다(그림 11-3). 항체의 결합을 입은 세균은 그 항체를 개재하여, Fc 수용체에 의하여 호중구에 용이하게 포착되게 하는 것이다.

세균과 반응한 항체에 의해서 보체계가 활성화 하게 되면, 그 과정에서 형성된 C3b는 세균막에 결합한다. 혹은 항체의 반응이 없어도, 세균막에 의해서 보체가 활성화되어도 그것은 생긴다. 호중구의 표면에는 C3 수용체(활성화 보체 제 3성분에 대한 수용체)가 존재하므로, C3b의 세균에의 결합도 호중구가 세균을 포착하는데 소용이 된다. Fc수용체에 의해서 세균을 포착한 경우에는, 그것을 세균내에 끌어들인다고 하는 다음 과정까지 나아

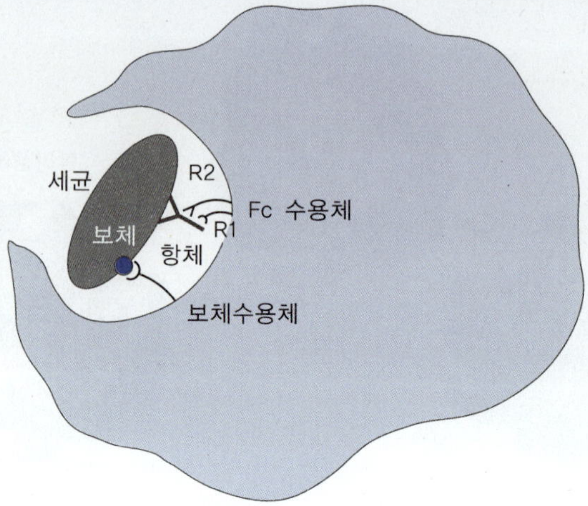

그림 11-3. 호중구 표면의 옵소닌화에 관여하는 수용체

가지만, C3b 수용체 단독에 의한 것으로는 흡수에까지 진행하지 못한다. 따라서, C3b 수용체는 호중구와 세균과의 접착을 견고히 하는 데 소용이 될 것이다. 피브로넥틴이나 타프토신(비장에서 형성되는 IgG의 Fc 유래의 물질)도 옵소닌화에 소용이 되지만, 항체나 보체에 의한 것만큼 강력하지는 못하다.

세균을 포착한 호중구는 살균물질인 활성산소의 생성을 시작하지만, 동시에 마크로필라멘트의 수축에 의하여, 원형질막으로 둘러싸듯이 하여 균을 세포 내로 흡수한다. 균을 싸고 있는 뒤집은 상태가 된 원형질막의 자루를 **식공포**(phagosome)라고 한다. 식공포는 마크로필라멘트에서 유리하여, 중심부에로 이동하여 리소좀(원형질 과립)과 융합한다. 그 결과, 리소좀의 내용이 식공포 내에 방출되어, 살균과 소화가 이루어지게 된다(그림 11-2).

2. 호중구의 살균물질

호중구가 생산하는 살균물질에는 산소에 의존하는 O_2^- (산소 라디칼, superoxide anion), 과산화수(H_2O_2), OH (hydroxy radical), O_2(일종 항산소 singlet oxygen) 등과, 리소좀에서 방출되는 라이조자임(lysozyme), 락토페린(lactoferrin), 염기성 단백이 있다. pH의 저하도 살균에 쓰인다.

호중구가 세균에 접착하여 흡수를 개시하면, 호중구의 급속한 대사계의 활성화가 발생하며, 산소의 소비가 폭발적으로 왕성하게 된다. 이것은 일인산육탄당(hexose monophosphate) 대사회로의 항진에 의거한다. 그에 유래하는(nicotin-amide-adenine dinucleotide phosphate hydroxide; NADPH)에 NADPH oxidase가 작용하며, O_2에서 O_2^-가 형성된다. 연이어 O_2^-에 superoxide dismutase가 작용하며, H_2O_2가 형성된다. 또 O_2^-와 H_2O_2에서 철의 존재하에 OH^-가 형성된다. 리소좀에서의 마이엘로퍼옥시다제(myeloperoxidase; MPO)는 Cl^-을 산화하여 OCl^-을 형성하려 하며 그로 인하여 H_2O_2에서 O_2를 생성한다(표 11-1).

리소좀의 식공포에의 결합에 의해 리소좀에서 방출된 페르옥시다제는 H_2O_2와 공동으로 균에 할로겐(Cl^-, I^-)을 결합시켜서 균을 장애한다. 또, Cl^-을 O_2의 존재하에 OCl^-로 바꾸며, 그로 인하여 균체성분의 탈아미노, 탈탄산을 유발하여 균을 제거한다. 페르옥시다제

표 11-1. 호중구가 생산하는 살균물질

▼ 산소의 존재

1. NADPH oxidase계

① $NADPH + H^+ + 2O_2 \xrightarrow{\text{NADPH oxidase}} NADP^+ + 2H^+ + 2O_2^-$

② $2O_2^- + H^+ \xrightarrow{\text{치토크롬, SOD}} O_2 + H_2O_2$

③ $O_2^- + H_2O_2 \xrightarrow{Fe^{3+},\ Fe^{2+}} O_2 + OH^- + \cdot OH$

④ $2Cl^- + O_2 \xrightarrow{\text{MPO}} 2OC1^-$

$OCl^- + H_2O \longrightarrow H_2O_2 + Cl^- + O_2$

2. Myeloperoxidase계

① 균 + X^- (할론겐) $\xrightarrow{\text{MPO, } H_2O_2}$ 균-X (할로겐화)

② 균-CH-NH_3 (| COOH) $\xrightarrow{\text{MPO, } H_2O_2,\ Cl^-,\ H^+}$ 균-CHO (탈아미노, 탈탄산)

③ 1의 4에 관여

3. Lactoferrin계

① 1의 3에 관여

▼ 산소비의존계

1. 리소자임 (세균벽펩티드글리칸 가수분해)
2. 염기성단백 (균의 호흡저해)
3. 산 (저 pH에 의한 균의 장해)

는, 전술한 바와 같이 살균산소 중에서 O_2를 생성한다(표 11-1).

동시에 방출되는 락토페린은 Fe^{3+}, Fe^{2+}의 이용에 의한 OH의 생성에 관계하고 있다.

리소좀에서 방출되는 리소자임은 균의 세포벽 펩티드글라이칸을 가수분해하여 살균작용을 보인다. 염기성단백은 균에 결합하여, 그 호흡을 저해하고, 분열을 억제하여 살균을 초래한다. 식공포중에 유입하는 H, 세포·세균의 대사물질(유산 등)은 pH를 저하시키고, 폐렴구균 등에는 살균적 작용을 한다.

호중구가 균을 포착한 시점에서, 호중구의 대사계는 활성화되며, O_2^-, H_2O_2 등의 살균활성산소가 방출되기 시작한다. 식공포로서 균을 흡수할 때쯤에는 그것은 더욱 왕성해지고, 리소좀의 융합에 의한 다른 살균물질의 방출에 의하여, 살균작용은 보다 강력하게 된다.

3. 호중구에 의한 조직장해

세균과는 달리, 조직에 항체가 결합한 것 같은 물질에는, 호중구는 Fc 수용체에 의하여 그것에 접착하는 것은 가능하지만, 세포 내로 끌어들이는 것은 할 수 없다. 항원분자가 몇 개 정도 항체에 의해서 결합된 집괴, 즉, 면역복합체도 거대한 것이 되면, 마찬가지로 끌어들이지 못한다. 이러한 경우 리소좀 내용물은 세포 외로 방출되며, 단백분해효소(콜라게나제, 엘라스타제 등) 그 외 조직이 장해를 초래한다. 활성산소도 조직상해적 작용을 한다. 또, 히스타민 등에 의한 혈관투과성 항진에 수반된 혈장성분의 조직의 삼출, 혈액응고계 활성화물질에 의한 혈전형성도 발생한다. 대개의 염증선조직장해에 있어서는, 이러한 형으로의 호중구의 관계가 있다(그림 11-4).

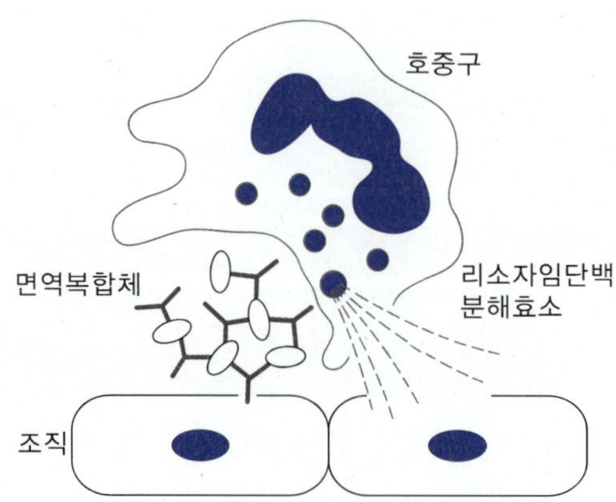

그림 11-4. 호중구 리소자임 물질 방출에 의한 조직 장해

4. 대식세포(macrophage)

대형의 단핵의 단세포이며 왕성한 식작용을 보이는 것은 대식세포(macrophage)라고 일컫고 있지만, 그들의 세포는 부착성이 강하다. 방사선 저항성을 가진다. 비특이적 에스터라제나 리소자임 등의 효소를 풍부히 지니는 등의 특징도 가지고 있다.

림프절이나 비장 등의 림프조직은 본래부터, 여러 가지 장기에 존재하며, 각각의 존재조직에 따라서, 복강대식세포 · 폐포대식세포 · Kupffer 세포(간) · Langerhans 세포(피부) · 파골세포(골) · 소교세포(신경) 등으로 호칭되고 있지만, 그 대부분은 혈중에 존재하는 단핵구가 각각의 조직에 정착한 것이라고 생각되고 있다(그림 11-5).

단핵구의 전구세포는 골수에서 발생한다. 과립구와 단핵구공통의 간세포(GM-CFU)에서 단핵구의 간세포(M-CFU)로 분화하여 단아구가 된다. 단아구는 전단구로 분화하고, 또다시 단핵구로 분화하지만, 골수 중에서 단핵구로 분화되어 24시간 이내의 순환혈 중에 유출된다. 혈중의 단핵구가 유출하여 그 처리에 임한다. 대식세포가 상재해 있는 조직으로는, 그것들이 우선 균이나 이물의 처리에 임하여, 더욱이 순환혈 중에는 단핵구가 동원되어오는 것이라고 생각된다.

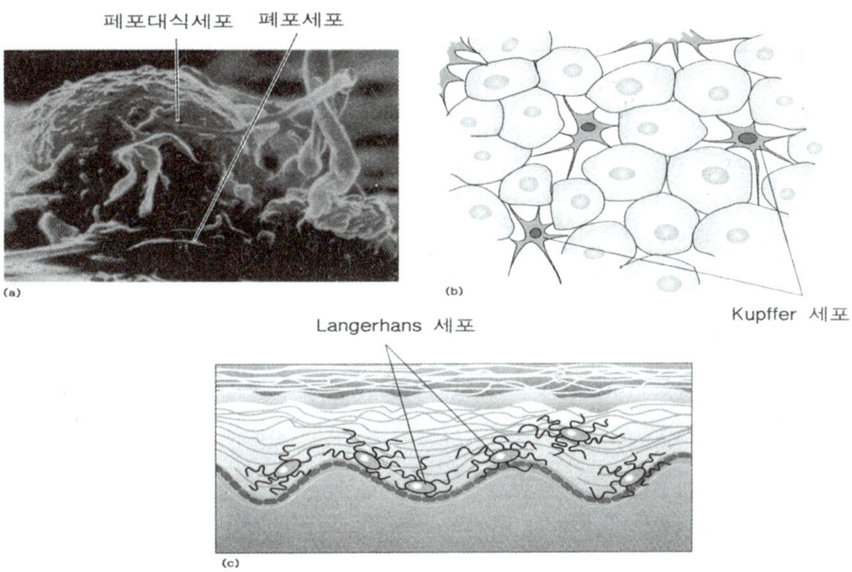

a) 폐포대식세포의 전자현미경 사진 b) Kupffer 세포 c) Langerhans 세포

그림 11-5. 대식세포의 존재부위

대식세포의 제1의 작업은, 노폐화한 세포나 이물을 끌어들이고, 소화하여 처리하는 일이다. 그래서 청소부(scavenger)란 명칭을 갖기도 한다. 각각의 조직에서의 노폐조직은 그 부위에 상재하는 대식세포에 의하여 처리되지만, 오래된 적혈구 등은 순환하는 사이에 비장 등의 망내계조직에서 그 부위의 대식세포에 포착되어 처리된다. 추측컨대, 대식세포는 노화한 세포 표면의 변화를 관찰하여, 그러한 것에 대한 식작용도 하는 것으로 생각된다. 수혈 시 혈액형이 맞지 않는 타인의 적혈구에 대해서는 항체가 형성되며, 그 적혈구는 항체의 결합을 입는다. 그러한 적혈구도 대식세포의 식작용의 대상이 된다. 이러한 경우 대식세포 표면의 Fc 수용체가 사용이 될 것이다.

세포뿐만 아니라 이물도 대식세포의 탐식작용에 의해 처리된다. 입자상태의 이물은 그대로 끌려들어 가지만, 단백 등 분자상의 이물은 그것에 대한 항체가 형성되며, 항체의 결합에 의한 면역복합체가 형성되어서 비로소 끌어들인 이물을 소화하고 파괴하여 처리해 버린다.

앞에서 기술한 것 같이 호중구의 탐식살균작용에 대하여 저항성의 세균이나 진균의 방어에는 대식세포에 의한 탐식살균작용에 위임하고 있다. 대식세포는 호중구보다도 식작용이 왕성하며, 그대로의 균을 어느 정도 끌어들이는 것이 가능하지만, 항체나 보체, 파이브로넥틴의 결합에 의한 옵소닌화는 식작용을 크게 촉진하는 것은 말할 필요도 없다. 호중구와 마찬가지로 활성산소 등이 살균물질로서 작용하지만, 그들의 생성을 위한 대사계의 활성화는 호중구와 상이하며, 탐식만으로는 충분히 유도가 되지 않는다. 단순히 균을 흡수하는 것만으로는 균은 세포 내에서 오히려 증식할 수 있어 대식세포는 오히려 균의 증식처가 되고 만다. 그와 같은 대식세포의 살균물질 생성 대사계를 활성화하는 것은 T 세포의 생성, 방출하는 대식세포 활성화인자(macrophage activating factor; MAF)라고 하는 림포카인이다. 즉, 대식세포가 충분한 살균작용을 영위하려면 T 세포의 보조가 필요하게 된다. 그리고 T 세포는 항원과 반응하면 대식세포로 유주시키는 주화인자로서의 림포카인도 생성한다. 균의 침입에 있어서 균의 항원(대식세포에 의해 처리되고, 항원제시세포 표면에 제시되는 형으로 되어 있을 필요가 있다)과 반응한 T 세포는 림포카인을 생성하고, 그 중의 대식세포 주화인자에 의해서 대식세포가 균의 침입부위에 집합하여 균을 탐식한 대식세포를 MAF에 의해서 활성화하여 충분한 살균에 임하게 하는 것이 된다(그림 11-6 a, b).

활성화 대식세포는 일부의 바이러스를 불활화하는 작용이 있다는 것이 알려져 있고, 대식세포는 바이러스의 방어에도 중요성을 인정받는 것 같다.

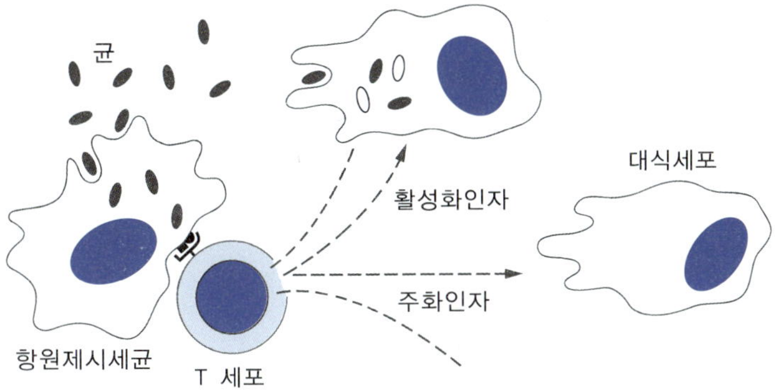

그림 11-6 a. 대식세포에 의한 식살균과 T 세포에서의 림포타인의 보조

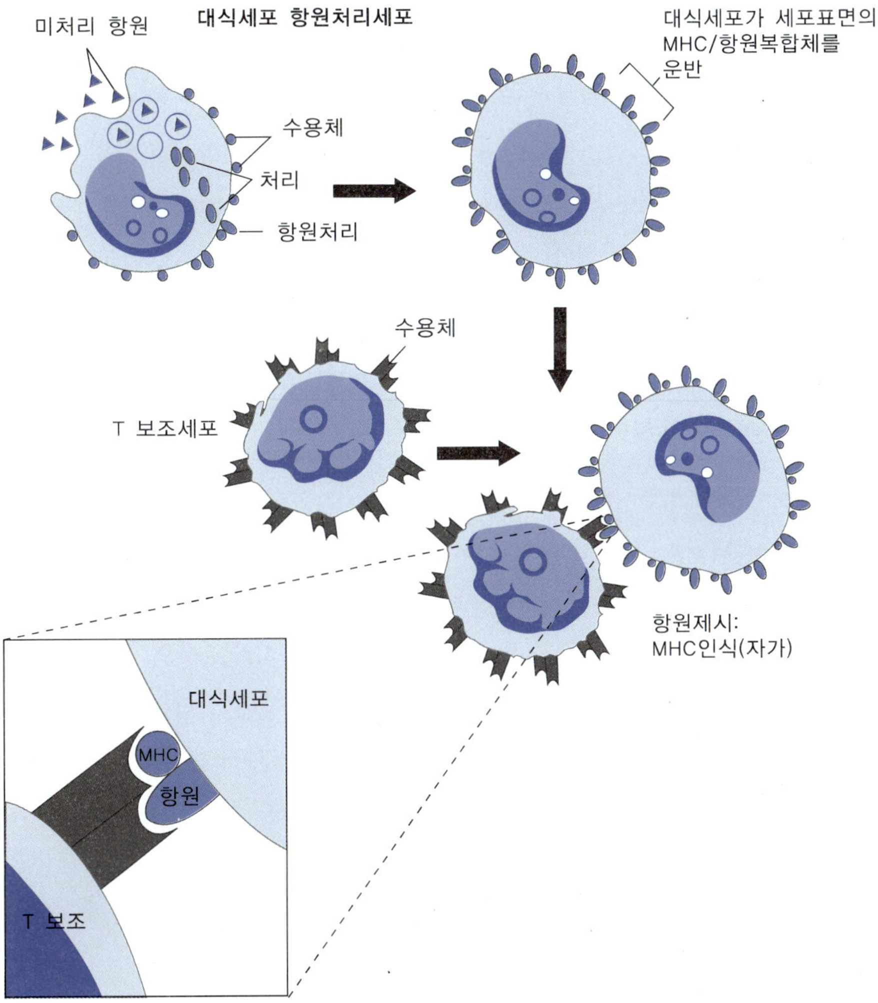

그림 11-6 b. 항원과 초기 반응 시 대식세포 T 세포의 협조 과정

5. 대식세포의 활성화

청소부로서의 작용에는 대식세포가 특별한 활성화를 받을 필요가 없을 것 같지만, 앞에서 기술한 것 같은 살균 혹은 항종양작용이나 염증반응 발현 등을 위해서는 그것이 필요하다. 이른바 대식세포 활성화인자(MAF)에도 몇 가지 다른 물질이 있으며, 인터페론 γ도 그중 하나이다. 살균작용을 유도하는 MAF와 항종양작용을 유도하는 MAF와는 다른 물질인 것 같다.

림포카인 이외에 결핵균 · BCG · 코리네박테리아 · 노카르디아 · 프로피오네 박테리아 등의 세균성분도 대식세포 활성화작용을 가지고 있으며, 이들 균의 감염에 즈음해서는 그것만으로 어느 정도의 대식세포의 활성화가 생기는 것이라고 생각된다.

세포의 리포다당체 · 뮤라미디펩티드에도 대식세포 활성화 작용이 있다.

대식세포가 활성화되면, 원형질의 주름을 신장하여, 부착성이나 식작용이 상승한다. 세포 내의 대사가 상승하여, 일인산육탄당 회로의 항진에 의해 활성산소가 형성되고, 라이소좀 효소 · 유산탈수소효소 · 콜라게나제 등 각종 효소의 생성이 상승한다. 인터페론의 생성도 증가한다. 또 염증의 발현에 관계되는 프로스타그랜딘 · 플라스미노겐 활성화인자 · 인터루킨 1 등도 생성된다.

6. 대식세포의 다양한 기능

대식세포에는, 식세포로서의 기능 이외에도, 표 11-2에 제시한 것같이 다양한 작용이 있다. 그것들을 분담하는 아군이 존재한다고 하기보다는, 동일계통의 대식세포가 작용 부위에 따라 다른 기능을 보이는 것이라고 생각된다.

T 세포가 항원과 반응하기 위해서는, 그 항원이 항원제시세포상의 주요조직 적합성 유전자복합체 항원(MHC)과 같이 표출되지 않으면 안된다. 항원이 되는 물질이 거대한 상태대로라면 그러한 형으로 제시할 수 없으므로, 일정한 크기까지 분해할 필요가 있다. 대식세포는 항원물질을 흡수하여, 소화해서 적당한 크기로 하는 작용을 하고 있다. 이것을 **항원처리**(antigen processing)라고 한다. 물론 항원물질이 완전히 소화되어 버린다면, T 세포의 반응을 걱정할 필요도 없을 것이며, 일부 항원이 잔존한 때에만 항원제시세포에의 수수가 이루어지게 된다.

표 11-2. 대식세포의 기능

1. 식작용
   1) 노폐조직이나 이물의 처리
   2) 세균, 진균, 원충의 탐식살상
   3) 바이러스의 불활화

2. 림프구 기능의 보조 역할
   1) 소화, 처리에 의한 항원의 제조
   2) 항원제시
   3) 증식과 분화의 유도(인터루킨 IL-1)
   3) 살해 활성의 증강(인터페론)

3. 항종양 작용
   1) 살해세포
   2) 항종양 물질생산(TNF)

4. 염증형성
   1) 지연형 알레르기 반응

5. 보체의 생산
   (C1~C5, 프로페르딘, B 인자, D 인자 등)

6. 피브로넥틴 생산

7. 면역제(프로스타그란딘 등)

대식세포 자신이 항원제시세포로서 작용하는 것도 많지만, 처리된 항원이 다른 항원제시세포에 의해서 제시되는 수도 있다. T 세포의 반응의 단서가 되는 것은 보조 T 세포이기 때문에, 보조 T 세포가 항원과 결합하여 반응하는 MHC 클라스 II (Ia) 항원을 지닌 항원제시세포가 중요하게 된다. 그와 같은 항원제시세포(antigen presenting cell)로서는 대식세포 이외에, 수상세포(dendritic cell), 피부의 Langerhans 세포, B 세포 등이 있다(그림 11-7).

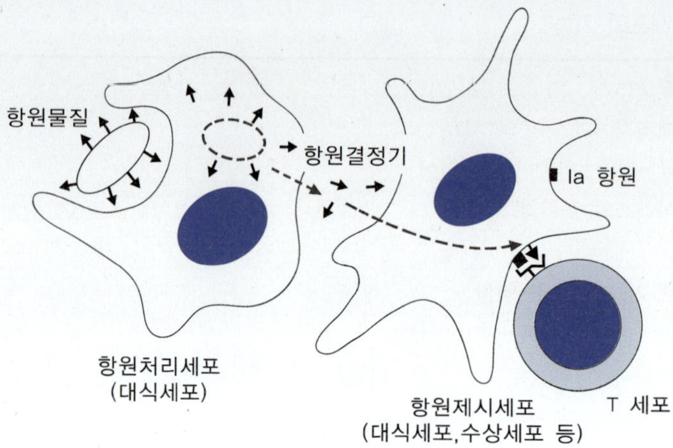

그림 11-7. 항원처리와 제시에 있어서의 대식세포

수상세포는 비장이나 림프절에 많이 존재하며, 유혈단구세포의 0.1~0.5%를 점유하고 있다. 식작용이 거의 없으며, 부착성도 별로 강하지 않지만, 긴 돌기를 지니고, la 항원을 강하게 표출하고 있으며 항원제시세포로서 중요하다. Langerhans 세포도 식작용이 없으며 부착성이 없지만, Fc 수용체, 보체 수용체를 지니고, 항체나 보체의 결합한 항원물질을 포착하기 쉬우며, 또, Ia 항원을 표출하고 있어서 피부에서의 항원제시에 중요한 세포라고 생각된다.

대식세포는, 림파구에 항원을 제시한다고 하는 것 이외에도 림파구의 반응을 지지한다. 대식세포의 생성하는 인터루킨 1 (IL-1)은 항원과 반응한 T 세포나 B 세포의 증식을 보조하며, 림포카인의 생성이나 살해세포에의 분화, 항체생성세포에로의 분화를 보조한다. 흉선 림파구의 증식도 증강하는 작용을 가지고 있다. 대식세포는 인터페론도 생성하며, 그로 인하여 살해 T 세포나 NK 세포의 활성을 강화한다. 세포는 이와 같이 림파구의 반응을 보조하는 한편, 보조하는 기능도 가지고 있다. 그것이 생성하는 프로스타그랜딘 E_2는 림파구의 증식과 기능발현을 억제하는 것이다. 인터페론은 살해세포를 증가하는 한편 대신으로, 림파구의 증식을 억제하며, 다른 기능을 저하시키는 면을 가지고 있다.

대식세포는 면역반응에 중요한 물질인 보체성분(Cl-C5-B 인자, D 인자 등)의 주요한 생성세포이기도 한다. 단, 옵소닌으로서 작용하는 피브로넥틴도 대식세포에서 생성된다. 대식세포의 생성하는 IL-1은 IL-6를 개재하여 간에서의 CRP (C 반응성단백), 인터트립신 등의 급성기 반응물질의 생성, 방출을 증강하지만, 이들의 물질은 감염방어에 소용이 된다.

IL-1은 시상하부의 발열중추에 작용하여 발열을 유발하며, 혈관내피세포나 섬유아세포의 증식을 초래한다. 또, 대식세포는 류코트리엔 B_4, D_4, 프로스타그랜딘 D_2, E_2, 트롬복산 A_2 등도 생산하며, 혈관의 투과성을 항진시켜서 백혈구의 유출이나 혈장성분의 삼출을 보조하고, 백혈구의 유주를 초래한다. 또, 혈액응고계의 활성화를 초래하는 물질도 방출하며, 섬유소를 석출시킨다. 이들의 반응은 염증반응의 형성에 관계한다. T 세포가 항원과 반응하므로 인하여 림포카인을 생성하여 일으키는 염증성 조직반응을 지칭하여 미연형 알레르기라고 하지만, 림포카인 자신에 의한 백혈구 유주작용·모세혈관 투과성 항진작용·모세혈관 증식작용에, 림포카인에 의해 유주하고, 집적하여 활성화된 대식세포의 상기의 반응이 가해져서 발생하게 되는 것이다. 이 반응은 균이나 이물의 대식세포에 의한 처리에 소용된다.

대식세포에는 종양세포를 파괴하는 작용도 있다. 여기에는 대식세포가 직접적으로, 혹은 종양세포에 결합한 항체를 개재하여 종양에 접착해서 공격하는 것이나, TNF를 방출하는 일 등이 있다.

chapter

12 감염방어 면역 기구 (Immune Defense mechanism)

미생물은 생체 내에 여러 가지 경로로 침입하게 된다. 생체는 표피로 피복되어 있기 때문에, 태아가 모친으로부터 태반을 매체로 하여 톡소플라스마, 풍진·사이토메갈로·허피스 등의 바이러스 감염을 받게 되는 특수한 종인 경우를 제외하고는 외계로부터 표피를 통하여 침입한다. 그리고, 피부는 각질이 발달해 있으므로, 상처가 있거나(파상풍 등), 병변이 있거나 하지 않으면 미생물은 침입하기 어려우며, 곤충에 의한 상처(일본뇌염 등), 동물의 교상(광견병 등), 주사(간염, AIDS 등)와 같은 특별한 조건하에서만 침입이 허용된다. 따라서, 대부분의 감염증은 점막을 통한 미생물의 침입에 의해서 일어나게 된다.

1. 국소면역

표피상에 있어서, 미생물의 더 이상의 침입을 저지하는 방어기전 즉, 물가의 방파제의 작용과 유사한 면역기전을 **국소면역**이라 한다. 그것에는 여러 가지 형태의 것이 있으며, 피부의 각질도 그중 하나이다. 신생아의 피부는 각질의 발육이 좋지 않으므로 미생물의 침입을 쉽게 허용한다. 표피상의 pH가 낮은 것도 미생물의 활성을 억제하는 요소가 된다. 또 표피상에는 병원성이 없는 상재균(normal flora)이 서식하고 있어 병원균이 정착하기 어려운 조건을 형성하고 있다.

점막의 표면에는 체액(눈물·수액·점액·요 등)이 존재하며, 그것은 항상 새로운 것의 생성에 의해 체외로 유출하고 있으며 외계에서의 침입물을 세척하는 작용을 하고 있다. 수술 후 등에 객담의 갹출이 불량 시에는 폐감염을 일으키기 쉬우며, 요로기형 등으로 뇨의 정체가 생기면 요로감염을 일으키기 쉬운 것이 그 이유이다. 점막표면의 섬모운동은 분비물의 배출을 도와 세척효과에 관계한다.

점막표면을 덮어 쓴 체액 중에는 리소자임·락토페린이라고 하는 항균물질이나 바이러스의 세포부착을 저지하거나 하여 항바이러스 작용을 보이는 단백·지질·당이 존재한다. 가장 강력한 것은 체액 중에 존재하는 항체이다. IgM이나 IgG에 속하는 항체도 분비되어서 존재하지만, IgA에 속하는 항체가 가장 많으며, 또 분비형의 분자구조를 하고 있어 안정하며, 가장 중요하다. 점막하에 림프 조직 중의 항체생성세포에 의해서 생성된 IgA는 상피세포중, 혹은 상피세포간을 통하여 점막상에 분비되지만, 그 사이에 상피세포가 형성하는 분비성분이라고 일컫는 펩티드와 결합하여 분비형 IgA로 된다. 항체는 생체 내로 침입하려는 감염성을 소멸시킨다. 세균은 조직 내의 점착에 저지되고 응집하게 되어서 배출된다. 바이러스도 세포로의 점착이 저해된다. 그렇지만 항체가 생성되기 위해서는 침입해온 미생물의 항원에 B 세포가 반응하고, 증식하여 항체생성세포로 분화하는 것이 전제이므로, 미생물의 침입 후 일정기간이 필요하다. 그러나 일단 항체가 형성되면, 같은 미생물의 2회째부터의 침입에 대하여 방어능을 발휘할 수 있게 된다.

2. 바이러스 감염의 배제

생체 내로 침입한 바이러스는, 그 바이러스에 대한 수용체를 가진 세포에 부착하여 감염한다. 예를 들면 EB 바이러스에 대해서는 B 세포상의 CD21 분자, AIDS 바이러스에 대해서는, T 세포상의 CD4 분자가 바이러스의 수용체로 되어 있다. 그리고 세포 내에 침입하여, 세포의 대사를 이용하여 증식한다. 성숙한 바이러스 입자는 발아나 파괴에 의해 방출되고 인접한 세포에 감염되며 확산된다.

이 증식과정을 저지시켜 바이러스를 제거하기 위해서는, 바이러스를 보유하고 있는 세포를 파괴하고, 증식의 모체를 사멸시키는 것이 필요하다. 이 작용의 주역이 **살해 T 세포** (killer T cell)이다. 바이러스 감염세포의 표면에는 세포막항원 이외에 바이러스 유래의 항원이 존재하며, 살해 T 세포(killer T cell)는 주조직 적합성 항원(MHC, 사람에서는 HLA)과 바이러스 항원과의 조합으로 항원 수용체로 결합하고(항원인식), 바이러스 감염세포를 파괴하게 된다. 그러기 위해서는, 전살해 T 세포가 항원을 인식한 후 증식하고, 살해 T 세포로 분화하여야 한다. 이 살해 T 세포의 분화를 보조하는 것은, 다른 T 세포가 항원과 반응한 결과 생성된 인터루킨 2 (IL-2) 등의 림포카인(lymphokine)이다(그림 12-1). 이 경우, MHC의 대부분의 조직세포에 존재하는 것은 MHC 클라스 I이기 때문에, 그것을 파괴하는 CD8군의 T 세포가 중심이 되지만, MHC 클라스 II를 지닌 바이러스 감염세포에는 CD4군의 살해 T 세포도 상해성을 보인다. 살해 T 세포의 분화를 유도하는 림포카인은 주로 CD4군의 T 세포에 의해 형성되지만, 그 보조에 의해 활성화된 CD8군 T 세포도 IL-2등을 생성하며 스스로의 증식과 분화를 유도한다.

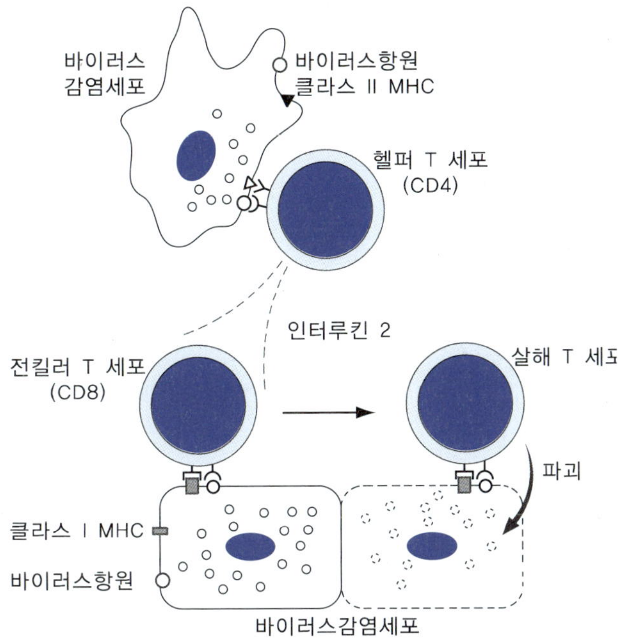

그림 12-1. T 세포에 의한 바이러스 감염세포의 배제. 바이러스 감염세포를 파괴하는 것은 주로 CD8군의 T 세포이며 항원과 반응한 CD4군(보조 helper) T 세포에서 방출하는 인터루킨 2의 작용에 의해서살해 세포로 분화하는 바이러스 감염세포를 파괴하여 제거한다.

T 세포에 의해서 세포가 파괴되므로, 당연히 조직의 상해가 생긴다. 이것은 바이러스를 생체로부터 배제시키기 위해 필요한 과정이긴 하지만 이로 인해 바이러스의 증식 그 자체보다도 생체에 해를 끼치게 되는 경우도 있다. 예를 들면, B형 간염 바이러스의 간세포 내에서의 증식은 간세포에 그다지 해를 끼치지 않는다. 바이러스 감염세포에 대해 살해 T 세포가 작용하여, 간세포를 파괴하면, 그것에 의해 간염이 발생한다. 바이러스 감염세포가 이 희생에 의해 모두 제거되면, 생체는 바이러스에서 해방된다. T 세포의 반응이 생기지 않는 경우는 간염은 발생하지 않으나, 바이러스는 계속적으로 증식을 계속하게 되는 무증후성 운반자(carrier, 보균자)의 상태가 되고, T 세포의 반응이 충분히 생겼을 때는 급

성간염을 경과하여 치유되는 결과가 된다(그림 12-2). T 세포의 반응이 생겨도 그것이 불충분하거나 할 때에는, 간염이 경미하지만 바이러스의 배제는 불완전하므로, 바이러스는 존속하고, 그것에 대한 T 세포의 반응 때문에 간염도 계속된다. 이것이 만성간염의 상태이다. 간세포는 재생력이 왕성한 장기이므로, 상당한 간세포를 파괴하여도 복구가 가능하지만, 신경세포와 같이 재생이 불능한 것은 이로 인한 중대한 결함이 생기게 된다.

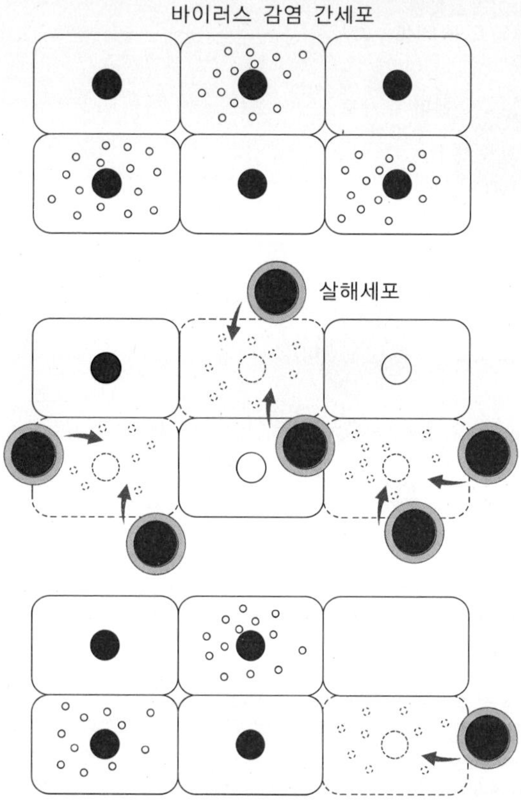

바이러스 감염세포에 T 세포가 작용하지 않으면 세포는 파괴하지 않고 간염은 발생되지 않는다. 그러나 바이러스는 존재한다(무증후성 캐리어).

바이러스 감염세포를 T 세포가 파괴하면 간염이 발생하고, 이 때문에 바이러스는 배제된다(급성간염).

T 세포의 작용이 불충분하면 일부의 바이러스 감염세포밖에 파괴시키지 못하고 간염이 생기지만 바이러스는 존속한다(만성감염).

그림 12-2. 바이러스 감염 간세포

바이러스 감염세포 제거의 주역은 살해 T 세포이기는 하지만, 살해 T 세포가 발현하기까지는 수일을 요한다. 바이러스 감염세포 표면의 바이러스 유래 항원에 살해 T 세포 전구세포가 반응하여, IL-2 등의 작용을 받아가며 증식하여 실제로 바이러스 감염세포를 파괴하는 살해 T 세포로 분화하는 데에, 그만한 기간이 소요되기 때문이다. 자연살해세포(NK)는 그러한 모순을 경과하지 않고, 즉시 바이러스 감염세포에 작용하여, 그것을 파괴하는 것이 가능하므로, 바이러스 감염의 초기에는 중요한 작용을 하고 있는 것이라고 생각된다(그림 12-3). 그러나, NK 세포는 모든 바이러스 감염세포를 충분히 배제시킬 수는 없으며, 해당 바이러스 감염세포에만 대응하는 특이성이 없고, 살해 T 세포 발현까지 임시적으로 대역적 역할을 하는 것이라고 생각된다.

감염부터 수일을 경과하면, 바이러스 항원에 대한 항체도 형성되기 시작한다. 그 항체는 바이러스 항원을 표면에 지닌 감염세포에 결합하게 된다. 세포에 대한 항체의 결합은 보체계의 활성화를 초래하여 세포융해를 가져올 가능성이 있지만, 실제로는 그와 같은 기전은 별로 작용하고 있지 않는 것 같다. 세포표면의 바이러스 항원의 농도가 높지는 않으므로, 보체의 활성화에 필요한 근접한 2분자 이상의 항체의 결합이 발생하지 않기 때문인지도 모른다. 오히려, 항체가 결합한 세포에 대한 K 세포나 대식세포에 의한 세포상해작용쪽에 관계할 가능성이 있다. K 세포나 대식세포는 표면에 Fc 수용체를 지니고, 항체의 Fc부에 결합하므로 의해서, 항체분자를 개재하여 바이러스 감염세포에 점착하고, 그것을 상해한다. 이것이 **항체 의존성 세포 매개성 세포독성**(antibody dependent cell mediated cytotoxicity; ADCC)이다. 그러나 일부 바이러스에 관해서는, 바이러스 감염세포 배제에 있어서 항체의 의의는 그렇게 높지 않은 것 같다.

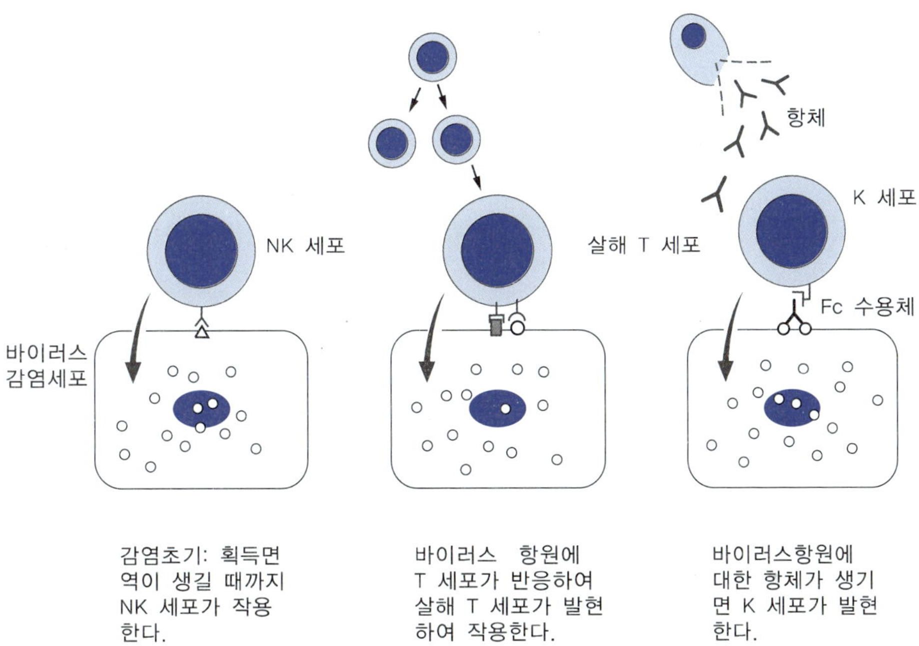

그림 12-3. 림프구에 의한 바이러스 감염세포의 배제

허피스·홍역·풍진·멈프스 등 일반 바이러스는, 세포 내에서의 증식이 끝나면, 발아(budding)에 의해 인접한 세포에 하나씩 감염해 간다. 일부 바이러스는 세포 내에 장기적으로 잠재하는 형태를 취한다. 항체는 세포 내에 침입하지 못하므로, 이와 같은 바이러스의 배제에는 무력할 것이며, 앞서 기술한 살해세포군에 의한 바이러스 감염세포의 파괴작용이 필요한 것이다. 한편, 바이러스의 종류에 따라서는, 세포 내에서의 복제과정이 완료되면 성숙한 바이러스는 숙주세포를 파괴하고 일제히 방출되어서 새로운 세포에 감염해 간다고 하는, 세포용해형(cytolytic)의 증식양식을 가진 것이 있다. 폴리오나 콕사키와 같은 엔터로바이러스와 일본뇌염이나 뎅귀 출혈열과 같은 아르보바이러스이다.

이와 같은 바이러스에 대해서는, 바이러스가 세포 밖으로 방출된 단계이며, 유리 바이러스에 결합하여 중화하는 항체의 존재가, 그 증식 저지에 유효하다, 살해 T 세포에 의한 감염세포의 파괴작용이 없더라도, 바이러스 자신이 감염세포를 파괴하고, 세포 내에 잠재하지 않는다. 따라서, 이들의 바이러스의 배제에는 항체가 지닌 의의 쪽이 크다(그림 12-4). T 세포의 기능은 정상이나 항체가 형성되지 못하는 환자(BRUTON형 무 γ 글로블린혈증 등)에서는, 엔테로바이러스 감염증은 중증화하지만, 마진이나 허피스 등의 일부 바이러스 감염증은 건강인과 동일한 경로로 회복한다. 이것은, 바이러스의 증식에 의해서 바이러스를 배제하는 면역기구에 차이가 있다는 것을 명확하게 반영하고 있다.

간염 바이러스는 세포용해형의 바이러스는 아니지만 전술한 항체결핍증으로 중증화한

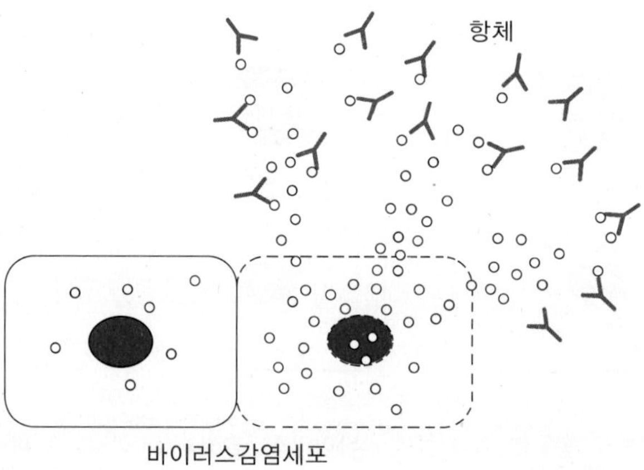

그림 12-4. 세포 내에서의 복제가 완료되면 숙주세포를 파괴하여 일제히 방출되어 새로운 세포로 감염해 가는 바이러스의 증식양식을 가진 바이러스에 대하여, 유출된 바이러스를 중화시키는 항체의 존재가 그 증식과정의 저지에 중요하다.

다. 감염세포의 파괴는 즉시 세포 내 바이러스의 배제에 결부하지는 않으며, 그렇기 때문에 유출된 감염성을 지닌 바이러스를 항체가 중화할 필요가 있기 때문이다.

바이러스에 결합하여, 그것을 불활화하는 중화항체는 주로 IgG 클라스에 속해 있다. 그리고, IgG 중에서도 IgGl과 IgG3, 특히 IgGl 서브클라스의 것이 중요한 것 같다. 항체와 결합한 바이러스는, 세포에 부착하는 능력을 소실하여, 불활화 된다. 항체와 결합한 후, 활성화된 보체의 작용을 받은 바이러스는 보다 강한 상해를 입는다.

바이러스는 활성화된 대식세포에 의해서도 불활화 되지만, 대식세포의 활성화에는 항원과 반응한 T 세포가 생성하는 인터페론 γ 등의 림포카인이 관계한다. 인터페론 γ 의 바이러스 증식억제작용은 인터페론 α 나 β 정도로 강하지 못하나, 대식세포의 활성화나 B 세포의 분화유도의 작용도 지니고 있다. 바이러스의 감염을 받은 섬유아세포나 상피세포에서는 인터페론 β 가, 대식세포나 림프구에서는 인터페론 α 가 생성되고, 바이러스의 증식을 억제한다(그림 12-5). 인터페론은 바이러스 증식억제작용을 지니고 있을 뿐 아니라, 세포독성 T 세포 cytotoxic T cell나 NK 세포의 증강작용도 있음으로, 살해 세포의 활성화에 의한 바이러스 감염세포의 파괴에도 관여하고 있다고 할 수 있다.

발열도 바이러스의 증식억제에 관계가 있다. 일반적으로 바이러스는 고온에서는 증식하기 어렵고 면역계의 반응은 오히려 왕성하게 되는 데 의거한다. 염증반응이 생기는 것은 그 측면에서도 의의가 있다.

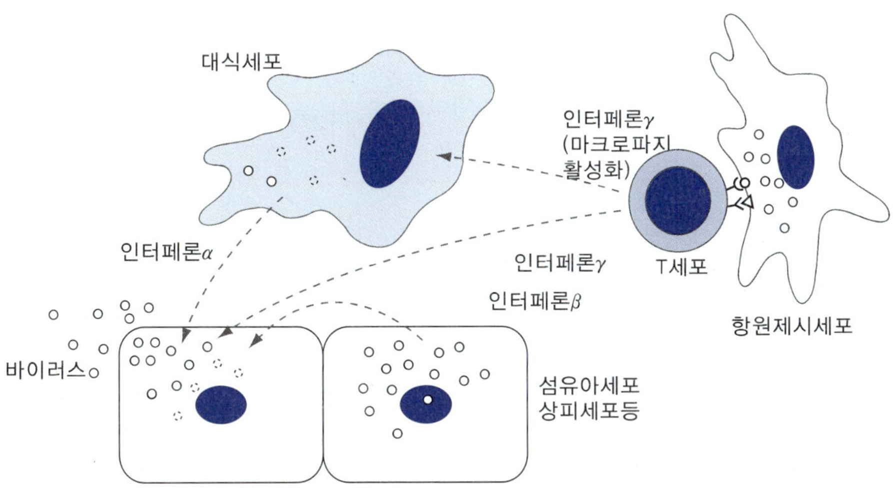

그림 12-5. 인터페론에 의한 바이러스의 억제.
바이러스의 감염에 받은 섬유아세포나 상피세포는 인터페론 β 를 생산, 대식세포나 림프구는 인터페론 α 를 생산하여 바이러스 증식을 억제한다. 항원과 반응한 T 세포에서 생성된 인터페론 γ 의 바이러스 억제작용은 약하나, 대식세포를 활성화시켜 바이러스를 불활화시킨다.

3. 바이러스의 확산의 저지

앞서 기술한 바와 같이, 대부분의 바이러스는 점막을 통하여 생체 내에 침입한다. 침입부에서 증식한 것만으로 발증하는 경우가 있다. 인플루엔자(유행성 감기)를 시초로 한 감기바이러스의 기도점막에서의 증식에 의한 기도염, 로타바이러스의 장관 점막에서의 증식에 의한 설사증이 해당된다. 이러한 일차 증식이 발증에 결부하게 되는 것이다. B형 간염과 같이 주사 등에 의해 침입하여 간에 잠복하여 일차 증식하는 경우, 일본뇌염과 같이 충자상에 의한 침입으로 뇌에서 일차 증식하는 경우도 바이러스의 일차 증식이 발증에 연관되어 있다.

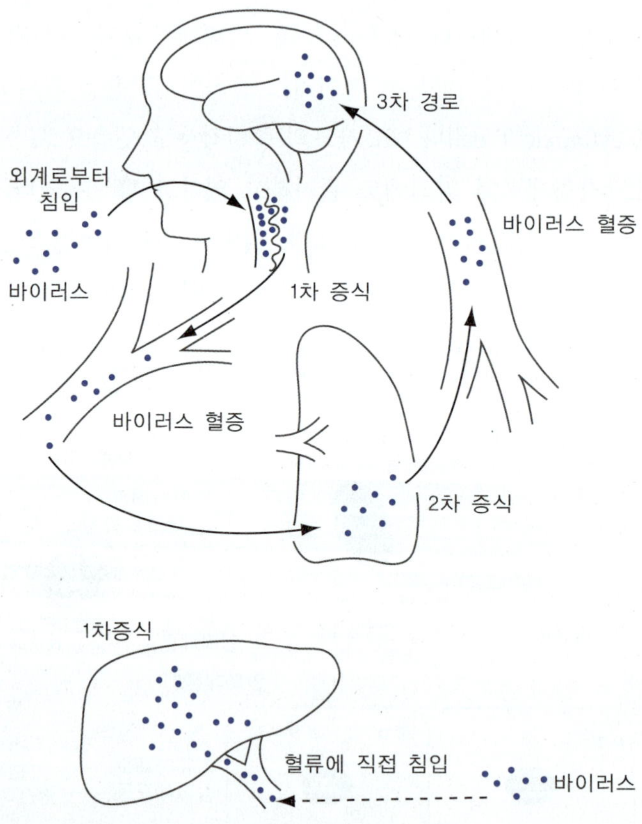

그림 12-6. 생체에 침입후에 바이러스의 확산방법.
홍역 등의 경우, 바이러스는 기도점막 등에서 1차 증식을 하고 이윽고 바이러스 혈증에 의해 전신의 장기로 확산하여 2차 증식을 일으킨다. 그리고 뇌에까지 확산되어 뇌염을 일으킨다. B염 간염의 경우는 혈중에 직접 바이러스가 침입하여 간에서 증식을 하여 병을 일으킨다.

한편 폴리오와 같은 경우는 장관점막에서 일차 증식한 후 혈중에 침입(바이러스혈증), 척수전각세포에 감염하여 림프성질환을 발생시킨다. 멈프스도 기도 점막에서의 일차 증식 후 바이러스 혈증을 일으키며, 타액선·췌장·생식기 등에 이르러, 그곳에서 증식하여 발증한다. 마진도 기도점막에서 감염·일차 증식에 계속하여 바이러스혈증에 의해 바이러스가 전신의 조직에 확산하여, 그곳에서 이차 증식을 하여 비로소 발증을 한다. 이차 증식이 발증에 결부되어 있는 것이다(그림 12-6). 풍진이나 수두 등도 마찬가지라고 생각된다.

홍역의 경우, 여러 가지의 조직에서 증식한 후, 또다시 바이러스혈증에 의해 뇌에 이르러, 뇌염을 일으키는 수가 있다. 이와 같은 경우는 삼차 증식에 의해 발증하였다고 할 수 있다. 인플루엔자의 잠복기는 짧고, 마진·풍진·수두·멈프스 등에서는 기나, 그것은 후자에서는 바이러스혈증을 계속하는 이차 증식까지의 기간이 발증에 필요하기 때문이다.

바이러스혈증은 혈중에 중화항체가 존재하면 그것은 저지하는 것이 가능하다. 유리 바이러스(free virus)는 항체의 결합으로 불활화되게 되는 것이며, 백혈구에 부착된 형태로 혈중을 순환하는 바이러스도 항체에 의한 중화가 가능하다. 바이러스의 일차 증식이 발생한 후가 되어도, 항체(면역글로불린 제제)를 주사하여 바이러스혈증을 저지할 수 있다면, 발증을 방지하게 될 것이다.

4. 바이러스 감염의 예방

병원성이 없는 바이러스 항원을 인위적으로 투여하여, 바이러스에 대한 면역을 지니게 하여 바이러스 감염을 예방하는 일이 이루어진다. 일반적으로 병원성이 있는 것 대신으로 면역을 지니게 할 목적으로 쓰는 항원물질을 백신(vaccine)이라고 한다(그림 12-7). 점막으로 침입하여 오는 바이러스에 관해서는, 점막상에 분비형 IgA 항체를 분비할 만한 면역을 가지는 것이 이상적이다. 점막에서의 바이러스의 일차 증식 자체가 발증에 결부되어 있는 것에 관해서는, 점막에의 감염을 허용해 버려서는 의미가 없음으로, 그것은 더욱 중요하다. 분비형 IgA 항체의 생산을 유도하는 방법으로서는, 점막을 경유하여 항원을 투여하여, 점막하의 림프조직에 존재하는 B 세포의 반응을 유도하는 것이 유효하다. 이 림프조직에는 IgA 항체 생산을 도와주는 보조 T 세포가 많이 존재한다. 주사로 피하에 항원을 투여해서는, 이와 같은 분비형 IgA 항체의 생산은 별로 생기지 못한다.

그 예로 폴리오의 백신에는 경구생독백신과, 주사에 의한 불활화 백신이 있지만, 불활화 백신을 주사하는 것으로는 혈중에 중화항체를 지니게 하고, 바이러스 혈증을 억제하여

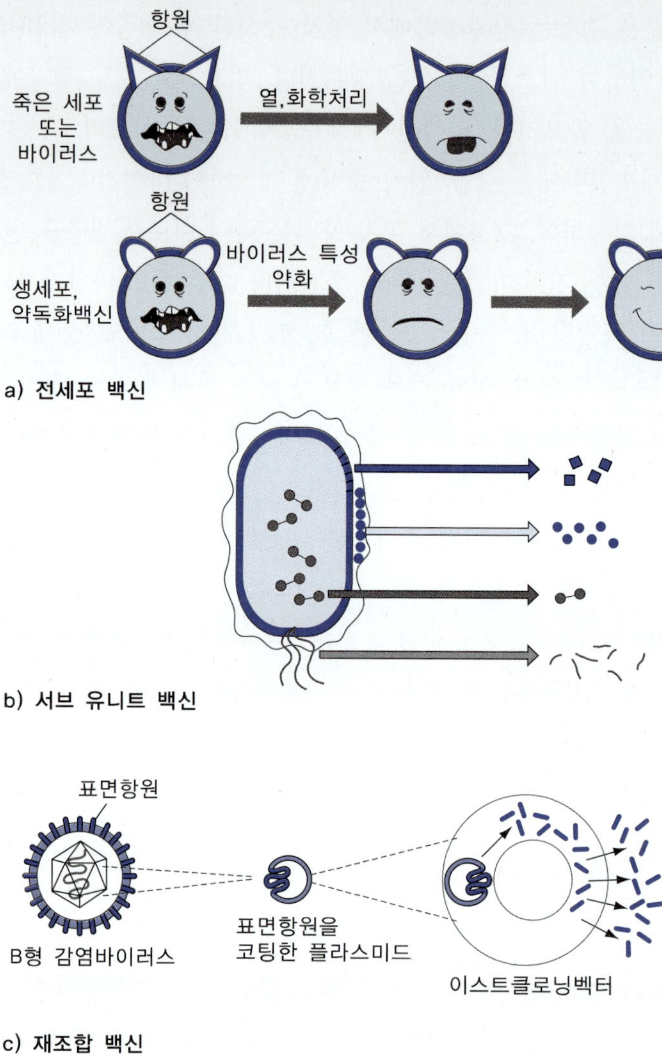

그림 12-7. 백신의 여러 가지 준비형태

림프성 폴리오의 발증을 방지할 수는 있다고 하지만, 그것으로는 장관의 바이러스의 증식을 억제할 수는 없다. 한편, 경구생독백신을 음복시키면, 분비형 IgA 항체의 생산을 유도할 수 있고, 이 후의 소화관 점막에의 바이러스의 감염을 방어할 수 있게 된다. 혈중에 IgG의 중화항체를 형성시킬 수도 있다.

인플루엔자의 백신에 관해서도, 현재의 것과 같은 피하주사에 의해 접종하는 것 보다 흡입 등에 의해 기도를 통하여 투여하는 방법이 개발된다면, 보다 유효하리라고 생각된다.

B형 간염이나 일본뇌염과 같이 바이러스가 직접 혈액에 침입하여 감염을 일으키는 것

등에 관해서는, 혈중에 중화항체를 형성시켜 두게 하는 방법이 목적에 적합하다. 불활화 백신이라도 그것은 충분히 가능하다.

폴리오나 일본뇌염과 같이 바이러스의 증식과정의 억제에도 항체가 유효한 것은 달리 하더라도, 대개의 바이러스의 증식저지에는 T 세포의 작용이 중요하다. 해당되는 바이러스 항원에 대한 면역학적 기억을 지니게 해두면, 바이러스의 침입에 있어서 신속히 강한 반응이 개시되어서, 아직 바이러스 감염세포가 소수일 때에 그것을 배제할 수가 있다. 그것만으로 생체가 받는 피해도 적게 된다. 그런 의미에서는 T 세포의 반응을 유도할 수 있는 예방접종법이 기대된다. 일반적으로 불활화 백신은 항체생성을 재개할 수는 있어도 T 세포의 면역(세포성 면역)을 부각시키기에는 충분하지 못하며, 생독백신 쪽이 적합하다. 마진·수두·멈프스·풍진 등 실제로 생독백신이 쓰이고 있다. 마진에 불활화 백신이 변용되는 수가 있으나 효과는 불량하며, 오히려 이형마진의 원인이 된다는 것이 알려져서, 현재에는 시행되지 않게 되었다.

B형 간염 백신에는 B형 간염 바이러스 S 항원이 사용되지만, 그 원료로서 S 항원 양성자(HB 바이러스의 운반자)의 혈청이 사용된다. 그러나, 그것은 원료로서는 한계가 있으며, 그와 같은 혈청은 감염원이 되기 때문에, 취급상 위험이 따른다. 유전자 재조합기법에 의해서 S 항원의 유전자를 이스트 등의 균의 DNA 내에 삽입하면, 그 균은 S 항원을 생성하게 된다. 균을 대량으로 배양하면 대량의 S 항원을 손에 넣는 것이 가능하다. 이때 만들어지는 것은 바이러스가 아니고 S 항원이라고 하는 단백이기 때문에 안전하다 이러한 DNA 재조합형 백신이 사용되어 진다.

생바이러스 백신을 생산하려면 항원성이 있는 바이러스를 약독화로 변화시켜야 한다. 그러기 때문에 배양세포에 이식하는 것을 반복하는 조작 등이 행해지고 있지만, 상당히 비용이 드는 일이며, 안정성의 점검도 문제가 된다. 이미 안정성이 확인되어 있는 바이러스가 있으면, 그 바이러스에 목적으로 하는 다른 바이러스 항원의 유전자를 삽입시키므로 인해서, 전자의 바이러스에 후자의 바이러스의 항원을 발현케 하는 것이 가능한데 이를 **백터 백신**(vector vaccine)이라고 한다. 매개자(vector)의 이름에서 유래한다. 백시니아 바이러스에 인플루엔자의 HA 항원을 형성시키는 것 등이 실제로 행해지고 있다.

이디오타입 백신도 주목할 만한 형의 백신이다. 항체분자에는 항원 결정기의 맞물리는 항체에 고유한 다른 항체에는 없는 분자 구조가 있다. 그것은 동물에 면역하면, 그 부분에 대한 항체를 만들게 하는 것이 가능하다. 이것을 **항이디오타입 항체**라고 한다. 항이디오타입 항체의 면역결합부(이디오타입)와는 잘 이가 맞은 것이다. 이것은 항원결정기와 항이디오타입 항체가 서로 공통된 구조를 하고 있다는 것을 보이고 있다(그림 12-8). 즉, 항이디오타입 항체를 항원의 대용으로 사용하는 것이 가능하다는 것이다. 항체분자이기 때문에 취급이 안전하다. DNA 재조합법에서는 펩티드의 부분은 같아도 당쇄의 부분이 차질이 생길 가능성이 있지만, 이형의 백신에서는 그대로라도 모방할 수 있는 등의 특징이 있다.

이와 같은 다양한 새로운 백신은 재조합형 백신을 제외하고는, 아직 실용단계에 이르고 있지 못하지만, 장차 이들 중에서 우수한 것이 개발되게 될 것이다.

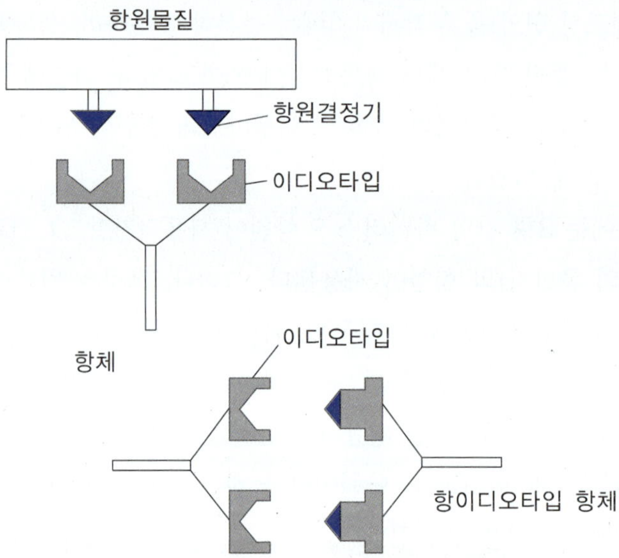

그림 12-8. 항원결정기와 항이디오타입항체와는 비슷한 구조를 가지며, 항이디오타입 항체를 항원 대신으로 면역원으로 쓰는 것이 가능하다.

5. 화농균의 방어

포도상구균·폐염균·연쇄구균·녹농균·대장균 등의 화농균(pyrogenic bacteria)이 국소 면역의 장벽을 뛰어넘어서 생체 내에 침입해 왔을 경우, 그것들은 주로 식세포(특히 호중구)의 식작용과 탐식작용에 의해서 처리된다. 그람 음성균(gram(-) bacteria)에 관해서는 보체의 활성화에 따른 면역용균 현상에 의한 처리도 있다. 나이세리아속(수막염균·임균)에 관해서는, 오히려 면역용균이 중요한 것 같다.

호중구의 탐식작용의 제1과정은, 호중구가 세균의 존재하는 부위에 집결하는 것이다.

그것에는 호중구를 불러 모으는 주화인자가 필요하게 되지만, 세균막에 의해서 보체의 이차경로를 개재한 활성화가 발생한다. 그 결과 생성된 C5a, Csb67이 주화인자로서 작용한다. 세균 자신의 생성하는 물질의 보체의 활성화는 보다 강하게 되고, C5a, C5b67의 생성도 증가한다. IgG의 효소에 의한 분해 산물도 주화인자가 된다(그림 12-9).

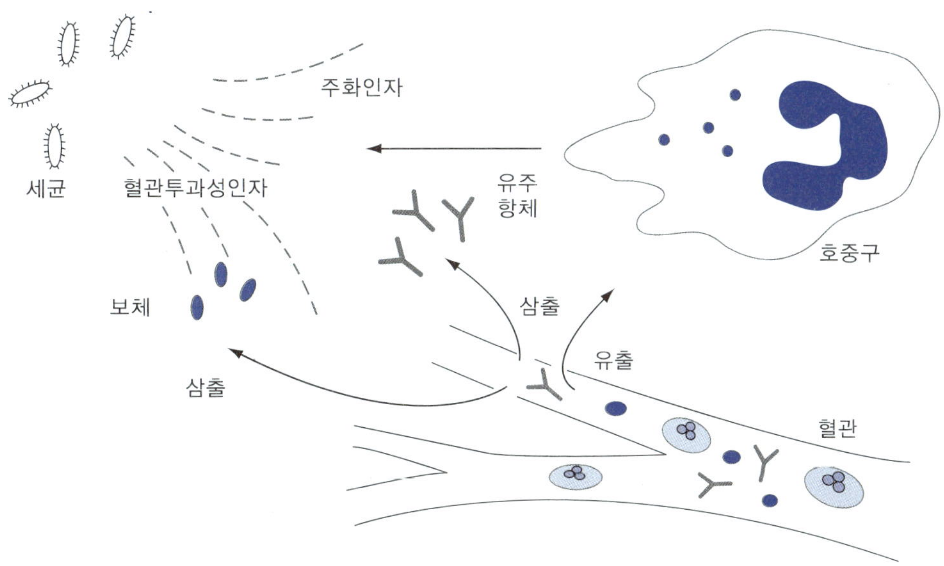

그림 12-9. 세균의 침입부에서 생성된 보체 유래 등의 주화인자에 의하여 호중구가 그 부위에 집결하게 된다. 보체 유래성 물질에 의한 호염기구에서 나온 히스타민은 혈관투과성을 높이고, 호중구의 유출이나 항체, 보체의 삼출을 도와준다.

항체의 활성화의 결과로 생긴 C3a는 호염기구나 혈소판에서 히스타민을 방출시키고, 그 때문에 혈관의 투과성이 증가하지만, 그런 것은 호중구의 혈관외로의 유출을 보조하는 것이 된다. 또 혈장성분의 삼출도 개재하지만, 그것은 세균침입부에 항체나 보체를 집결하는 것에도 사용된다(그림 12-10).

세균의 침입부에 접근한 호중구는 다음 단계로서 세균을 포착하여, 세포 내로 흡수한다. 이 탐식작용에 대해 세균은 저항성을 보인다. 폐염구균·폐염간균과 같은 협막을 지닌 세균은 그 상태로서는 도저히 탐식할 수 없다. 연쇄구균의 M 단백, 녹농균표면의 다당체, 대장균의 K 항원, 포도상구균 표면의 뮤코펩티드, 티프스균의 Vi 항원은 탐식작용에 대하여 저항성을 지니게 하는 물질이다. 이와 같은 세균에 대한 탐식작용을 가능하게 하고,

촉진하는 것으로서 항체와 보체가 있다. 호중구의 표면에는 IgG의 Fc부에 대한 수용체와 활성화보체 제3성분에 대한 수용체가 존재한다. 세균에 항체가 결합하면, 그 항체의 Fc부는 Fc 수용체를 지닌 호중구에 포착되게 된다(그림 12-9).

포도상구균의 A 단백은 IgG의 Fc부에 결합하는 성질을 가지므로, 항체는 위의 방법과는 반대의 형태로 세균에 결합되며, 세균이 호중구에 의해 보충되기 어려운 한 가지 이유로 되어 있다.

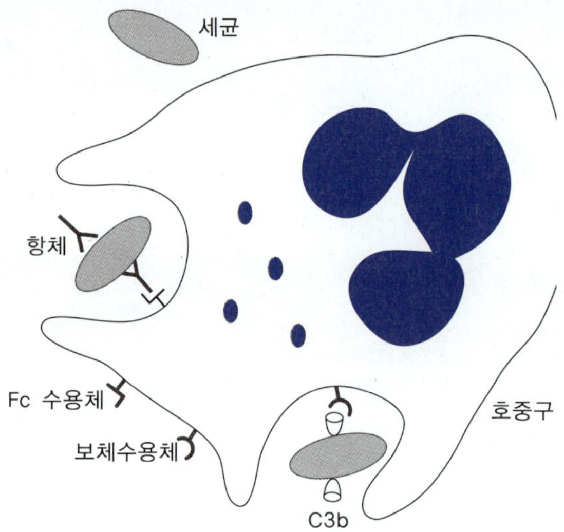

그림 12-10. 세균이 원상태로는 호중구의 접촉을 받기 어렵지만 항체가 보체와 결합해 있으면 식작용을 쉽게 해준다.

보체계가 활성화되면, 그 결과 생긴 C3b가 세균표면에 결합하지만 그 같은 C3b의 결합을 받은 세균은 보체 수용체를 지닌 호중구에 포착된다. 보체의 활성화는 항체와 세균과의 결합에 의해 그 Fc부에 의해 가지게 되지만 항체가 관여하지 않더라도 세균막의 성상에 의해 직접 C3b가 세균에 결합하는 수도 있다. 항체를 매개로한 Fc 수용체에 의한 세균의 포착은 그대로 균의 세포내의 흡수와 결부되어 있지만, C3b를 개재한 보체 수용체에 의한 포착은 반드시 탐식에 결부하는 것은 아니다. Fc 수용체에 의한 균의 결합을 보강하는 의미를 가지고 있다고 생각된다.

세균표면의 소수성(hydrophobic)은 호중구와 접촉했을 때의 접촉각에 관계된다. 보체의 세균에의 결합은 세근표면의 감수성을 높이고, 호중구가 균을 흡수하기 쉽도록 하고 있다. 호중구가 세균을 포착하여, 그것을 싸잡아 넣은 듯한 형태로 원형질에 끌어넣는 과정이 시작되면, 그것이 자극이 되어 호중구의 대사계가 폭발적으로 활성화되고, 활성산소가 생성된다. 그것들은 세균에 대하여 살균적으로 작용한다. 세균을 싸잡아 넣은 원형질막의 포대(식공포)에 호중구 원형질의 리소좀이 합하고, 리소좀 내의 살균물질(단백분해효소·페르옥시다제·염기성 단백 등)이 식공포 내에 방출되므로 세균이 살균된다. 이렇게 하여 호중구 내에서 세균은 살균되고 소화되어서 처리되는 것이다. 집괴된 호중구는 육안적으로 농(pus)으로 보인다.

리소자임은 세포표면의 펩티도글리칸(peptidoglycan)을 파괴하고 살균작용을 보이지만, 그람 음성균 표면의 당지질은 그 작용에서 균을 보호하고 있다. 보체계의 활성화에 의해 그 당 지질은 제거되고, 리소자임이 작용할 수 있게 된다.

보체계의 활성화가 진행하여, $\overline{C5b6789}$가 형성되어 세균막에 결합하면, 그것은 막공격복합체(membrane attack complex)로서 세균막에 구멍을 내어 용균으로 유도한다(그림 12-11). 그람 양성균에는 이 면역 용균현상은 잘 생기지 않지만, 그람 음성균에 대해서는 유효한 세균방어기전이 된다. 특히 나이세리아 속에 대해서는 중요한 방어기전이며, 막공격복합체의 형성에 필요한 C5, C6, C7, C8 중 어느 하나의 결손이 있으면, 수막염균에 의한 수막염이나 패혈증, 임균에 의한 관절염이나 패혈증에 걸리기 쉽다.

면역용균 현상은 보체 활성화의 이차 경로에 의해서도 일어나기도 하지만, 항체의 반응이 그것을 강하게 유도한다. IgM 항체의 세균과의 결합은 그것만으로도 호중구에 의한 세

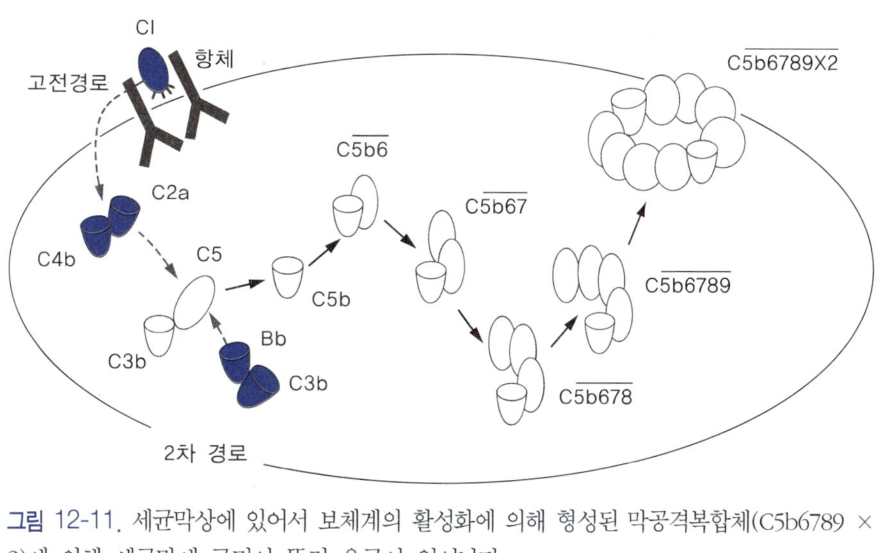

그림 12-11. 세균막상에 있어서 보체계의 활성화에 의해 형성된 막공격복합체(C5b6789 × 2)에 의해 세균막에 구멍이 뚫려 용균이 일어난다.

균의 포위접촉을 그다지 보조하지 못하지만 IgM 항체의 활성화를 가장 효율적으로 유도하는 면역글로불린이며, 그것에 의한 활성화 보체의 세균막의 결합은 옵소닌화(탐식촉진), 나아가서는 면역 용균으로 연결된다. IgGl, IgG3의 항체도 보체를 활성화한다. 다른 면역글로불린 클라스의 항체의 보체활성화 작용은 있지만 약하다.

가장 면역용균을 초래하기 쉬운 것은 IgM 항체이며, 그 다음이 IgG 항체이다.

세균이 방출하는 독소는 발증에 중대한 역할을 하고 있다. 파상풍은 세균의 외독소(exotoxin)가 신경조직에 작용함으로 인한다. 디프테리아의 마비, 심근장해도 외독소의 작용에 의거한다. 따라서, 이들의 질환의 방어에는 외독소에 결합하여, 외독소가 작용조직에 결합하는 것을 막는 항체의 존재가 중요하다. 이와 같은 항체는 독소의 작용을 중화하므로 중화항체라고 일컫는다. IgG에 속하는 것이 주체이다.

6. 세포 내 기생성 세균·진균의 방어

호중구의 살균작용에 저항성을 보이는 세균이 있다. 호중구는 수명이 극히 짧은 세포이기 때문에, 탐식한 균의 처리를 끝내기 전에 수명이 다 되어, 균의 증식을 허용하게 된다. 이와 같은 세균을 처리하는 데는, 수명이 길은 대식세포에 의한 탐식살균작용이 중요하게 된다. 살모넬라와 같은 어느 종류의 세균은, 스스로 세포 내로 침입해 가는 성질이 있다. 이와 같은 형태로 세포내에 존재하는 세균은 식공포에 싸여져 있지 않으므로, 리소좀과 식공포의 융합에 의한 리소좀에서의 살균물질의 방출이라는 과정이 생기지 않는다. 이상과 같이 호중구에 의해서는 처리해 낼 수 없는 세균에는, 결핵·살모넬라·리스테리아·나균·부르셀라 등이 있다. 이것들은 세포 내 기생성 세포(intracellular facultative bacteria)로 하여 종합하여 호칭된다.

대식세포는 탐식작용이 왕성한 세포이며, 옵소닌이 없어도 세균을 잘 흡수하지만, 막을 지니고 있는 것 등에 관해서는 항체나 보체의 결합이 탐식의 보조가 된다. 탐식에 의해서, 혹은 균 자신의 침입에 의해서 대식세포의 세포 내에 들어온 세균은, 그대로는 충분한 살균작용을 받지 않고, 세포 내에서 증식하기도 한다. 살균을 하려면 대식세포의 살균 물질 생산 대사계가 활성화될 필요가 있다. 이와 같은 대식세포의 활성화는 세균 유래의 물질에 의해서도 발생하지만, T 세포가 생성하는 림포카인이 중요하다. 그러한 림포카인을 대식세포 활성화인자(macrophage activating factor; MAF)라고 일컫는다. 인터페론 γ는 그 중 중요한 한가지이다. T 세포에서 생성되는 림포카인에는, 그 외에도 혈관 투과성 인자

(vascular permeability factor; VPF)나 대식세포 주화인자(macrophage chemotactic factor ; MCF)가 있으며, 단핵구가 혈관 내에서 유출하여, 세균의 침입부에 집합하고 있는 것을 보조한다(그림 12-12).

세균의 존재부에 도달한 대식세포는 MAF의 작용에 의해 활성화되고, 충분한 탐식 살균작용을 한다. 살균물질로서는 호중구의 경우와 마찬가지로 활성산소, 리소자임, 염기성 단백, 지방산 등이 관여한다.

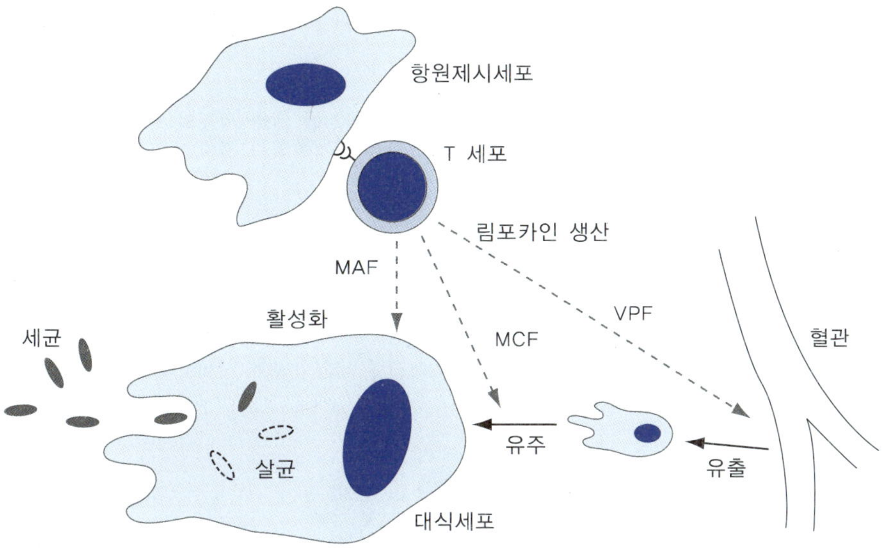

그림 12-12. 대식세포에 의한 포식살균 작용은 T 세포에서 생산되는 림포카인에 의해서 이루어진다.

대식세포의 작용에는, 이와 같은 살균작용 이외에, 이물질이나 노폐물을 소화하여 제거하는 청소역도 있다. 생성된 활성산소는 주변의 조직에 해를 끼치게 되므로, 청소역의 대식세포가 활성산소를 함부로 방출하는 것은 바람직한 일은 아니다. 일반적으로 청소역을 담당하고 있는 대식세포는 그다지 활성산소를 생성하지 않는다.

한편, 감염의 자극에 의해 동원되어 오는 단핵구는 활성산소의 생성이 왕성하고, 대식세포에도 살균역과 청소역의 분담이 존재하는 듯하다.

T 세포가 림포카인을 생성하는 것은, T 세포가 항원과 반응하여 활성화되기 때문이다. T 세포가 항원과 반응하기 위해서는, 세균항원이 대식세포에 의해서 처리되고, 적당한 크기로 되어서 항원제시세포상에 표출될 필요가 있다. 따라서 세포는 우선 일부의 대식세포

의 작용을 받고, 그것에 의해서 T 세포의 반응이 생기고, 그 결과 많은 대식세포 조력에 의한 활발한 탐식살균작용이 순서로 유도되는 것이다(그림 12-13). 림포카인 정도의 항원과 반응한 T 세포를 생산하는 것도 동일하다. 무관계한 항원과 반응한 T 세포에서 생산된 림포카인에 의해 해당 세균을 처리하는 반응이 유도되게 되는 것이다.

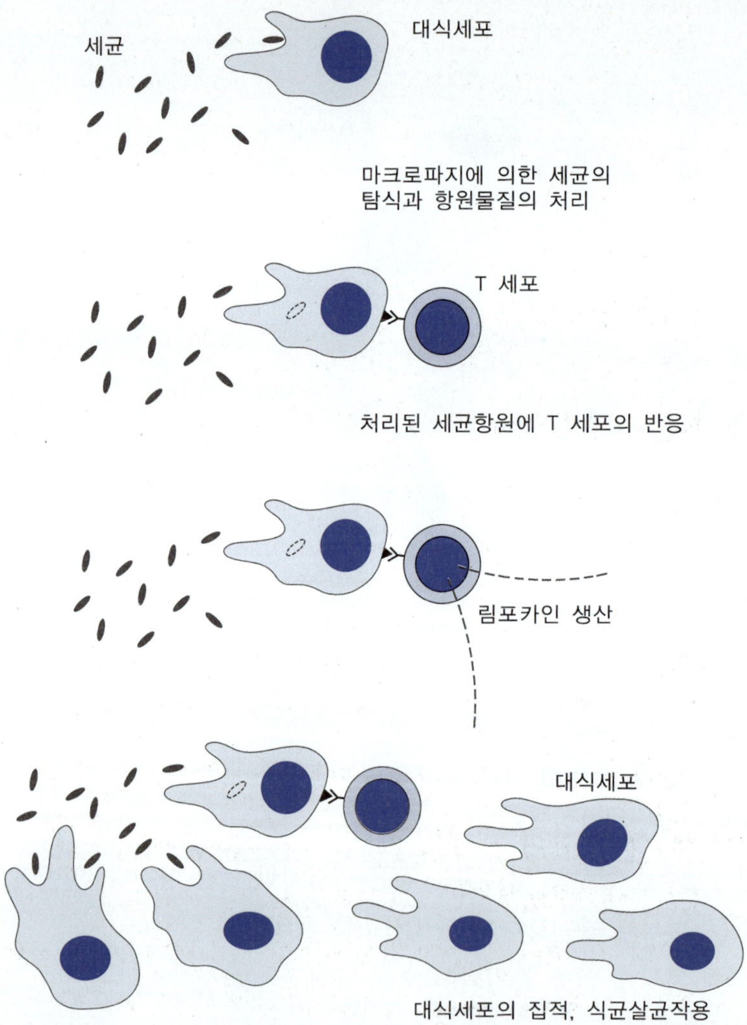

그림 12-13 대식세포에 의한 세균처리 과정.

T 세포는 크게 분류하면, CD4군과 CD8군이 존재하고 있지만, 양쪽 둘 다 림포카인을 생성한다. 어느 쪽 T 세포가 주로 생산하는가는 항원의 종류에 따라 다소 차이가 있는

것 같지만, CD4군의 T 세포가 중심이 되는 수가 많다.

세균항원과 반응한 T 세포가 생산하는 림포카인은 대식세포에 작용하는 것만은 아니다. 앞에 기술한 VPF는 혈관의 투과성을 높이고, 혈관신생인자(angiogenesis factor; AGF)는 모세혈관을 증식하게 한다.

이것은, 대식세포나 다른 백혈구의 혈관 외에 유출이나 혈장단백의 조직으로의 삼출(exudation)을 보조하는 데 소용된다. 림프구 주화인자는, 국소에 림프구를 집적하고, 림포카인의 생성을 증대하는 데 연관된다. 호중구 주화인자, 호염기구 주화인자에 의해서 호중구나 호염기구의 침윤(infiltration)도 초래한다. 집적된 호염기구는 히스타민이나 류코트리엔을 방출하지만, 그것들은 모세혈관을 확장하여 투과성을 높여서 백혈구의 유출, 혈장성분의 삼출을 보조하여 반응의 증대를 유도한다(그림 12-14).

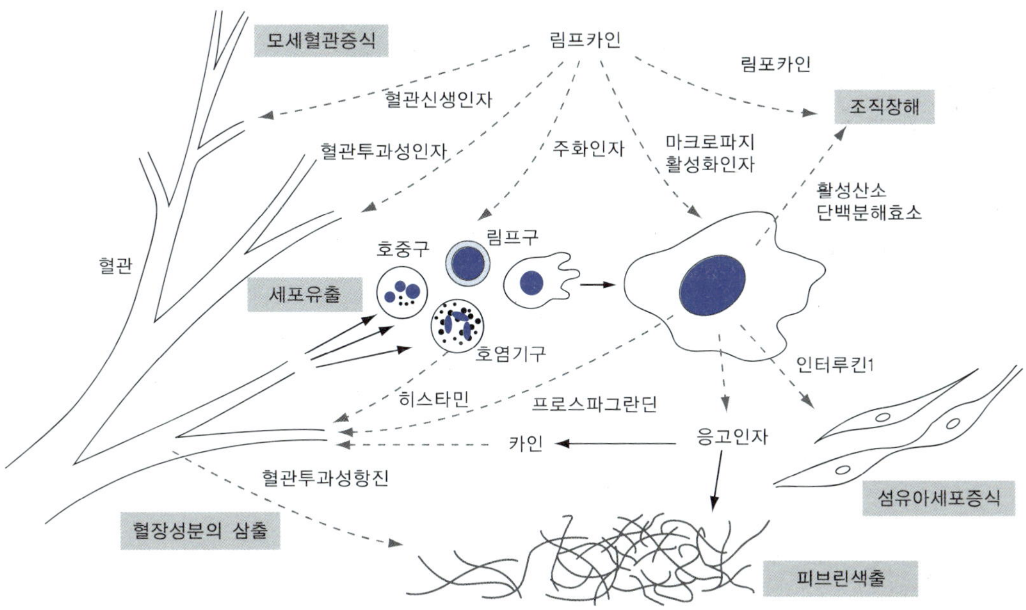

그림 12-14. 림포카인 생산에 따른 일련의 조직반응.

집적하여 활성화된 대식세포 자신도 각양각색의 물질을 방출한다. 이로 인하여 응고계의 활성화가 발생하고, 피브리노겐에서 피브린(섬유소)이 생성된다. 석출한 피브린의 망은 세균을 그 국소에 봉입하는 데 소용된다. 류코트리엔이나 프로스타그랜딘도 방출되지만, 그것들은 모세혈관의 확장과 투과성의 항진을 초래한다. 키니노겐의 활성화에 의해서 생긴 키닌이나, 보체계의 활성화에 의해서 생긴 C3a, C5a이 혈관 투과성 항진에 관여한다. 대식세포로부터 생성 방출된 인터루킨 1은 섬유아세포의 증식을 초래하지만 몰려온 대식세포가 변화된 유상피세포와 공동으로 세균 존재 국소를 둘러싼 벽을 형성하며 육아종이 되고, 그 부위에 세균을 봉입하게 된다(그림 12-15). 대식세포에서는 중성프로테아제·에스테라제·콜라게나제 등의 단백분해 효소가 방출되고, 그것은 조직을 파괴하지만, 결핵감염에 있어서 공동 형성은, T 세포에서의 림포카인의 방출과, 그것에 의한 대식세포를 중심으로 한 일련의 반응의 결과 발생하는 조직파괴에 의거한다고 생각되고 있다. 이런 경우, 세균에서 생체를 보호하기 위한 면역반응이, 결과적으로 생체의 일부에 상해를 초래하게 하는 것이 된다.

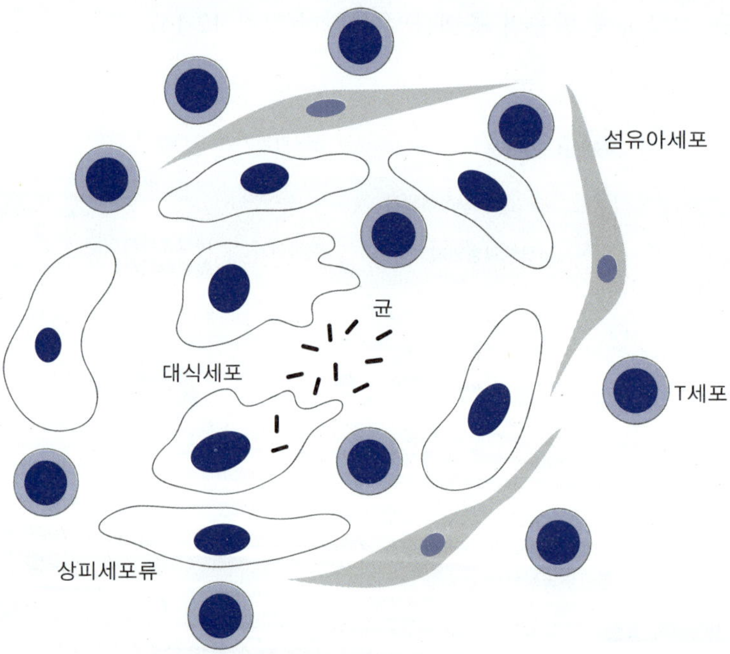

그림 12-15. 육아종형성에 의한 세균봉입

대식세포에서 방출되는 프로스타그랜딘 E2는, 한편으로는 림프구의 반응을 억제하고, 림포카인의 생성을 감소시킨다. 또, 호염기구나 호중구에서의 반응물질의 방출도 억제한다. 섬유아세포의 증식도 억제한다. 반응을 종료에 향하게 하는 네거티브 피드백(negative feedback)적인 역할도 하고 있는 것이다.

리스테리아에 대한 방어반응은 비교적 급성으로 경과하여, 충분한 살균에 성공하면 균은 배제되고 감염은 종료된다. 살모넬라에 대한 싸움은 그보다는 만성화하고, 결핵의 경우는 보다 만성으로 간다. 결핵의 경우 결핵균 항원에 대한 T 세포가 충분히 증식하고 그 반응도 충분히 발생하면, 살균에 의해 균은 감소되고, 혹은 육아종을 형성하여 균을 봉입하는 것이 성공적이지만, 균이 근절된다고는 할 수 없고, 일부 잔존하는 형태로 된다. 이때 면역반응도 정지하고, 말하자면 휴전상태가 된다. 이러한 경우, 어떠한 이유로 면역계에 균열이 생기면, 균은 다시 활동을 개시하여 재발하게 된다.

균의 감염에 있어서는 병의 형태에 의해 반응상에 상이함이 보인다. 유결핵나병에 있어서는, 병변부에 림프구, 대식세포, 유상피세포가 다소 나타나고, 충분한 면역반응이 발생하였다는 것을 보이고 있지만, 나종나병에 있어서는 균에 대한 높은 혈청항체를 증명할 수 있지만, 세균 침입부의 림프구 침입은 적어, 균의 방어에 필요한 세균성 면역이 충분히 일어나지 않았다는 것이 시사된다. 칸디다·아스퍼질루스·방선균·크립토코카스 등의 진균의 방어기전도 본질적으로는 상기의 세포 내 기생 세균에 대한 것과 마찬가지로 생각된다.

7. 기생충의 방어

기생충에는 단세포의 말라리아·톡소플라스마·뉴모시스티스카리니(진균으로도 분류된다고도 한다)와 같은 원충과 흡충·조충·선충과 같은 다세포의 윤충이 있다.

원충의 방어기전은 충분히 이해하게 되는 것은 아니지만, 대개 T 세포가 생성하는 대식세포 활성화인자(인터페론 등)에 의해 활성화된 대식세포에 의한 탐식작용이 중심으로 되어 있다고 예상된다. 살해 T 세포가 원충을 파괴하는가 어떤가는 확인되어 있지 않다. 항체의 결합이 원충의 다른 조직의 침입을 방어할 가능성은 있다.

윤충감염에서는 그것에 대한 IgE 항체가 형성되기 쉽지만, 동시에 다른 IgE도 비특이적으로 생성된다. 윤충항원이 IgE 유도인자(IL-4 등)를 생산하는 T 세포를 활성화하기 쉽기 때문인지도 모른다. 동시에 호산구의 증가가 보이지만, 그것은 윤충유래의 주화인자, T 세포가 생산하는 호산구 증식인자나 주화인자(IL-5 등), 비만세포나 보체유래의 주화인자에 의거하는 것으로 생각된다.

IgE 항체의 생산이나 호산구의 동원은 윤충의 배제에 중요한 작용을 하고 있다고 생각되고 있다. 윤충에 결합한 IgE 항체에 IgE의 Fc부에 대한 수용체(Fcε RII)를 지닌 호산구가 또 다시 결합하고, 호산구에서 리소좀 물질 주요 염기성단백(major basic protein; MBP)·활성산소가 방출되어서, 살균이 되는 것이라고 추정된다(그림 12-16). 말하자면

ACDD기전인 것이다. 호산구만이 아니고, 대식세포나 혈소판도 IgE 합한 IgG 항체, 혹은 충체물질에 의해서 활성화되어 윤충에 결합한 보체(C3b)를 개재하여 호산구가 윤충에 작용하는 수도 있는 것 같다.

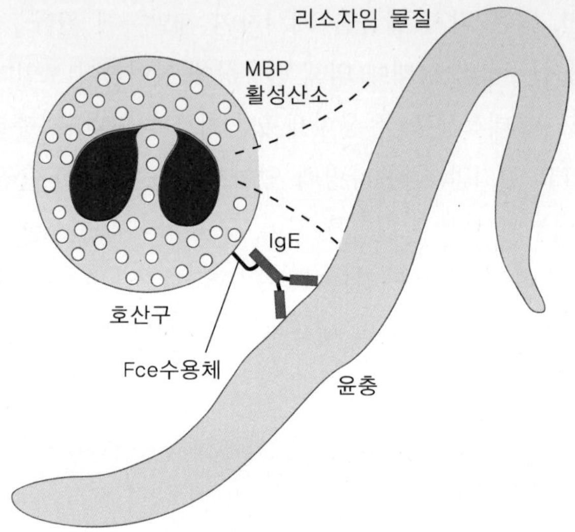

그림 12-16. 윤층에 대한 IgE 항체와 호중구에 의한 ADCC작용.

chapter

13 과민면역반응/알레르기 (Allergy/Hypersensitivity)

면역현상은 원래 이물질을 배제시켜 생체를 지키기 위한 것이라고 여겨지지만 상대방에게 상해를 끼쳐 파괴시키는 등의 기전도 내포되어 있기 때문이며 그 반응은 생체 측에도 다소의 영향을 가져오게 된다. 그것이 경미한 것이며, 이물질의 존재가 생체에 중대한 해를 가져오게 되는 경우, 그것을 배제하기 위한 면역반응은 생체에 있어서 의미가 있다는 것은 말할 것도 없다. 그러나 역으로 이물질이 생체에 그다지 해를 기치는 것도 아닌데, 그것에 대한 면역반응 쪽이 오히려 생체에 중대한 상해를 끼친다고 하는 경우에는, 그 반응은 생체에 있어서 적합치 않은 것이다. 면역 반응에 결과적으로 생체에 상해를 가져오는 경우가 있는데, 그것을 알레르기(allergy)라고 한다. 면역반응은 생체방어와 알레르기라는 양측면을 지니게 되는 것이며, 그 비중이 어느 쪽이 큰가에 의해서 생체에 있어서의 의의가 달라지게 되는 것이다. 이물질을 배제하는 데 필요한 반응보다도 과대한 반응을 일으켜서 생체에 해가 미치는 수도 있다. 그러한 의미에서는 **과민반응**(hypersensitivity)이라는 언어가 사용되는 수가 있다.

이물질에 대한 면역반응이 아니고, 자기자신의 조직에 대한 면역반응(자가면역, autoimmune)이 생겨서 조직을 상해하는 수가 있다. 그것도 일종의 알레르기라고 할 수 있으며, 자가 알레르기라고 한다. 알레르기 반응은 그 기전의 차이로 4~5가지 형으로 분류되고 있다(Coombs 또는 Gell, 표 13-1). 실제의 조직상해에 있어서는 그 중 몇 가지 기전이 중복된다고 생각되지만, 각각 쉽게 이해하도록 모식도로 나타내었고(그림 13-1) 그것에 대한 실제의 질환을 표 13-2에 열거한다.

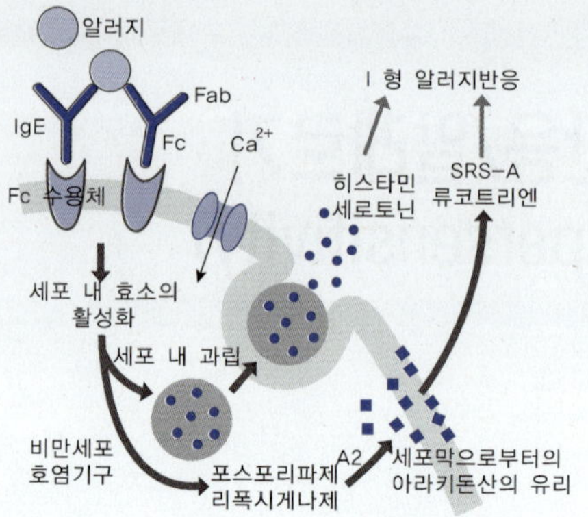

제1형 비만세포가 Fc 수용체를 통하여 IgE를 결합한다. 알러젠과 만나면 IgE가 교차 결합되어 탈과립과 화학적 매개물질의 유리가 유도된다.

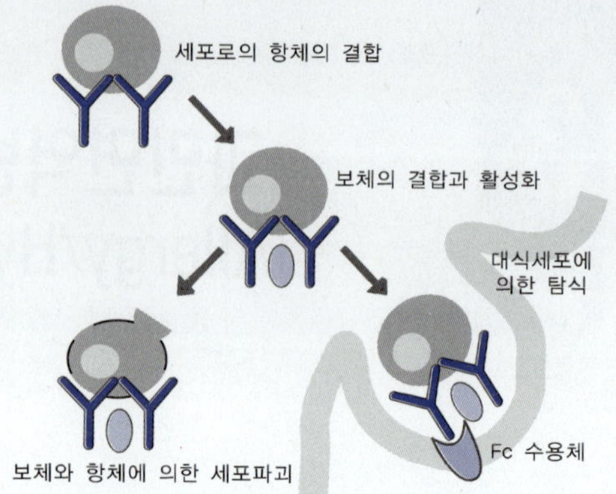

제2형 항체가 자신의 세포표면 항원이나 수혈된 적혈구 등의 항원에 결합하면 K 세포에 의한 세포상해작용이나 보체매개 세포용해가 초래된다.

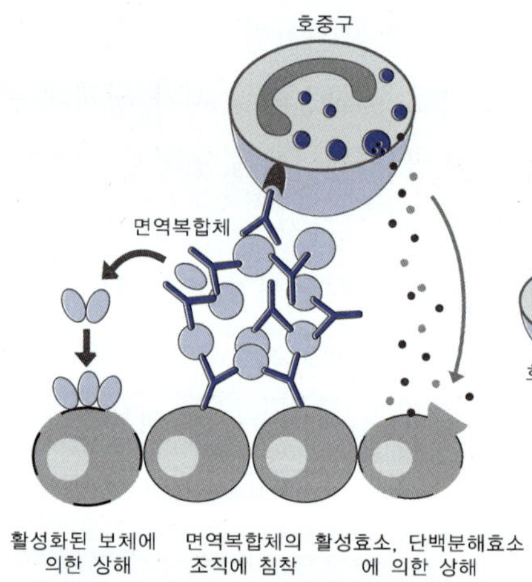

제3형 면역복합체가 조직에 침착되면 보체가 활성화되고 다핵백혈구들이 침착부위에 유인되어 국소조직손상이 일어난다.

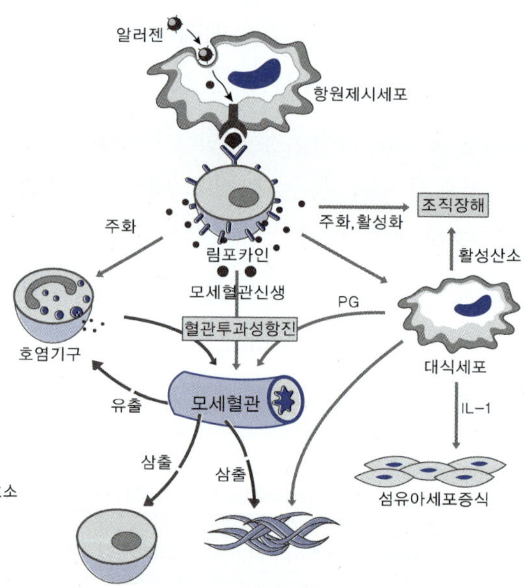

제4형 항원에 감작된 T 세포가 동일 항원과 다시 접촉한 후에 림포카인을 분비한다.

그림 13-1. 과민반응의 모식도

표 13-1. 알레르기의 유형(Coombs와 Gell)

I형	비만세포상에 Fc부에서 결합하고 있는 항체가 항원과 반응한 것에 의해, 비만세포에서 히스타민, 류코트리엔 등의 전달물질이 방출되어서 일으키는 조직상해
II형	세포표면물질에 향하게 한 항체가 그것에 반응하는 것에 의거한 조직상해. 그 항체에 유도되는 보체나 세포, 호중구, 대식세포의 작용이 관계된다.
III형	항원 분자가 항체에 의해서 결합되어 형성된 집괴(면역복합체)에 대한 조직상해. 면역복합체에 의해 보체가 활성화되거나, 호중구에서 상해물질이 방출되는 것에 의거한다.
IV형	항체에 의하지 않고, T 세포와 항원과의 반응에 의한 조직상해
V형	광의로는 II형에 속하지만, 항체가 세포를 상해하는 것은 아니며 세포의 기능을 이상하게 진행시키는 것에 의한 것. 수용체에 대한 항체가 관계된다.

표 13-2. 알레르기에 의한 질환

기관지천식	기관지천식은 반복적으로 기도가 좁아지고 막혀서 호흡곤란, 천명(쌕쌕거리는 소리), 기침 등의 증상이 반복적으로 나타나는 만성적인 질환
알레르기비염	알레르기비염은 재채기, 콧물, 코막힘을 주증상으로 하는 만성질환
아토피피부염	아토피 피부염은 가려움을 동반하는 피부의 만성적인 염증성 질환
두드러기 및 혈관부종	두드러기는 일반인의 15~20%가 일생동안 적어도 한 번 이상 경험할 정도로 임상적으로 매우 흔한 피부질환
음식물 알레르기	음식물 알레르기는 특정 음식물 섭취와 관련해서 나타나는 알레르기
약물 알레르기	증상은 가장 흔하게는 발진, 두드러기 등 피부의 병변으로 나타나지만 그 외에도 호흡기, 간장, 신장, 혈액 등 다양한 장기를 침범하여 나타날 수 있고, 전신적 증상으로 발열이나 아나필락시스로 나타날 수도 있습니다.
아나필락시스	아나필락시스는 급작스럽게 혈압이 떨어지면서 의식까지 소실될 수 있는 가장 심한 형태의 알레르기 반응
호산구증다증	호산구는 알레르기 염증반응에 관여하는 대표적인 세포임

1. I형 알레르기

비만세포, 호염기구의 표면에는 IgE의 Fc부에 대한 고(高)친화성의 수용체가 세포마다 4만~10만 개 정도가 존재한다. 생산된 IgE 항체는 비만세포의 Fc 수용체(Fcε receptor)는 Fc 부에 결합하게 된다. 이 고친화성 Fcε 수용체(FcεRI)는 α 쇄, β 쇄, 2본의 γ 쇄(S-S 결합) 등이 있다. 그리고 저친화성 Fcε 수용체(FcεRII)는 B 세포 및 활성화된 대식세포나 T 세포상에 존재하고, CD23 항원을 지니고 있다. 비만세포상에 결합해 있는 IgE 항체에 항원이 반응하면, 항체끼리, 따라서 수용체끼리 항원물질에 따라 매개되고, 결부되는 것이다 (그림 13-2).

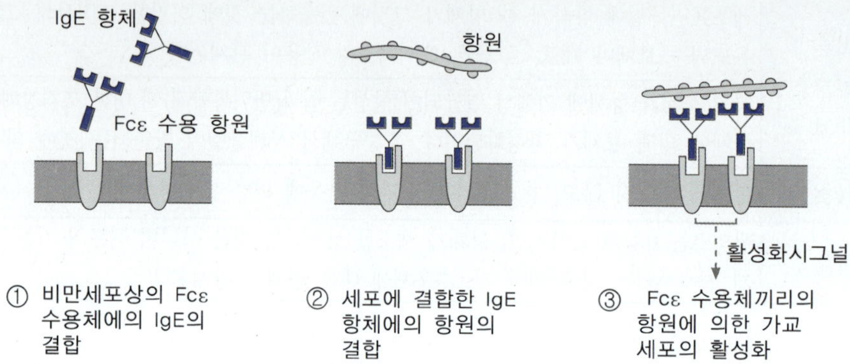

그림 13-2. IgE 항체와 항원과의 반응에 의한 비만세포의 활성화

이 Fcε 수용체끼리의 연계는 비만세포의 대사계 활성화의 신호가 된다. 이런 것은, 최종적으로 비만세포가 이미 그 과립 중에 보유하고 있는 히스타민 등을 방출하고, 류코트리엔 등을 새로 합성하여 방출하는 것에 연결된다. 이들의 물질에는 표 13-3에 표시하였고, 표 13-4에 표시한 것처럼 평활근의 수축, 혈관투과성항진, 소혈관확장, 점막상에의 점액분비항진, 백혈구유주라고 하는 조직반응을 유도하는 것이다.

비만세포의 반응을 조직반응으로 전하는 물질이라는 의미이며, 이들의 물질은 **화학전달물질**(chemical mediator)라고 한다.

이 사이의 대사 경로를 표시한 것이 그림 13-3과 그림 13-4이다. Fcε 수용체에서의 신호는 세린에스테라제를 활성화하고, 그것을 메틸트랜스페라제를 활성화하며, 포스파티딜에타놀라민(PE)을 포스파티딜콜린(PC)으로 전환시킨다.

이로 인하여 세포막의 변화가 생기고, Ca^{2+}이 세포 내에 유입, 포스포리파제 A_2를 작동시켜, PC를 아라키돈산과 리소포스파티딜콜린(리소 PC)으로 변환한다. 아라키돈산에 5-리폭시게나제가 작용, 5-HPETE를 거쳐 5-HETE (hydroxyeicosatetraenoic acid)와 류코트리엔 A_4 (LTA_4)가 생성된다.

표 13-3. 비만세포의 방출하는 화학 매개체

1. 과립 중에 이미 보유되어서 자극에 의해 방출하는 것 히스타민, 헤파린, 세로토닌, 칼리크레인, 호산구주화인자(ECFA), 호중구주화인자, 아닐살퍼타제
2. 자극에 의해 새로 합성하여 방출하는 것 류코트리엔(SRS-A), 프로스타그랜딘, HETE, 트롬복산 A_2, 혈소판 활성화인자(PAF)

표 13-4. 각 화학전달물질의 작용

	히스타민	SRS-A (류코드리엔 C_4, D_4, E_4)	류코트리엔 B_4	프로스타 그란딘 D_2	혈소판활성인자
평활근 수축	+	+++	+	++	++
혈관 투과성항진	++	++	+	++	++
기도점액 분비증가	+	++	-	+	+
백혈구 유주, 활성화	+	-	+++	+	+
상피세포상해	+	+	-	-	++
신경자극	++	++	-	++	+

LTA_4에서 LTB_4, LTC_4, LTD_4, LTE_4가 생성된다. 아라키돈산에 시크로옥시게나제가 작용하면 프로스타그란딘 G_2(PGG_2)가 생성되거나, PGH를 거쳐 트롬복산 A_2(TxA_2), PGE_2, PGD_2, PGF가 생성된다.

앞에 설명한 포스포리파제 A_2는 아르킬아실글리세로포스코린에도 작용하고, 리소 혈소판 활성화인자(platelet activating factor ; PAF)를 생성하며, 그것은 아세틸 트랜스페라제의 작용으로 PAF가 된다. 이것들은 항원과 IGE 항체와의 반응에 의해서 새로 생성되는 케미컬 메디에이터에 관한 것이지만, 이미 과립 중에 존재하는 전달물질의 방출과정은 다음과 같이 생각되고 있다. IgE 항체와 항원과의 반응에 의한 Fcε 수용체의 가교는 포스포리파제 C의 활성화를 가져오며, 포스파티딜 이노시톨 2인산을 이노시톨 3인산(IP3)과 디아실글리세롤(DAG) 두 가지로 전환한다. IP3은 Ca^{2+}를 동원하여, 세포 외에서의 유입

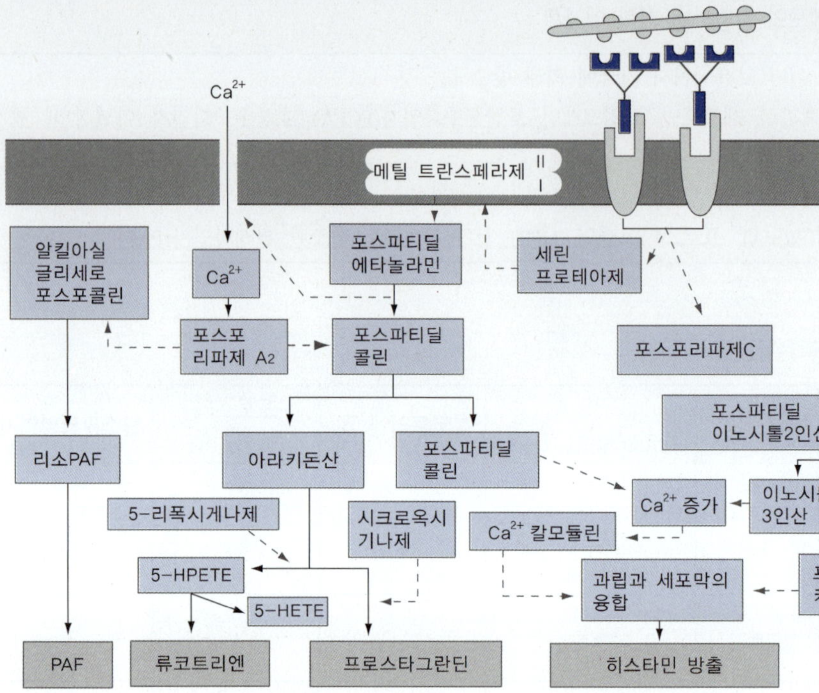

그림 13-3. IgE 항체와 항원과의 반응에 의한 비만세포에서의 화학전달물질 방출에 있어서 대사 과정 (PAF : 혈소판활성화인자, HETE : Hydroxyeicostetraenoic acid)

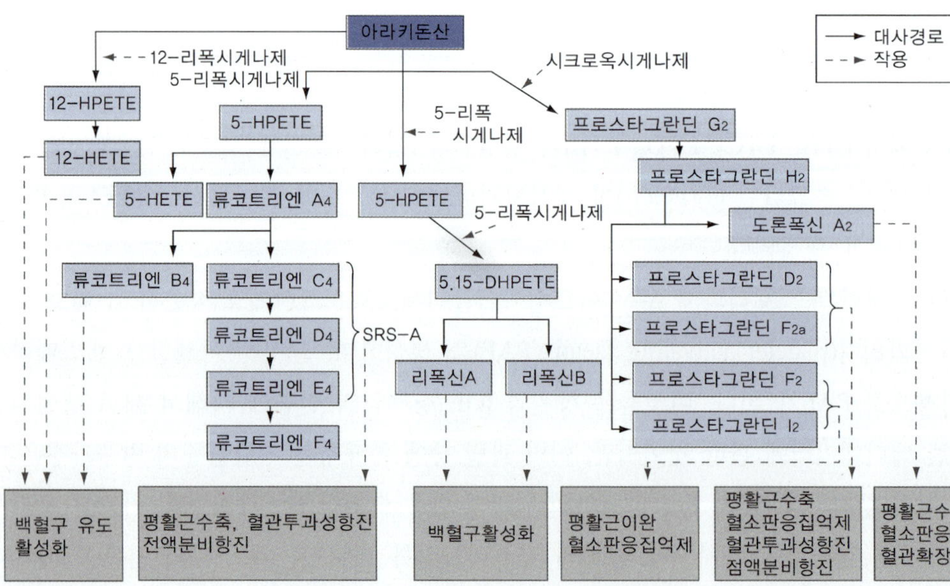

그림 13-4. 아라키돈산 Cascade 산물과 그 작용

을 가져와서 Ca^{2+}를 증가시킨다. Ca^{2+}는 칼모듈린과 결합하여, 과립과 세포막의 융합을 가져오고, 히스타민, 세로토닌 등의 과립 내 전달물질의 방출을 가져온다. DAC도 프로테인 키나제 C를 활성화하므로 인하여 과립내용의 방출에 관여한다. 이 현상을 비만세포의 탈과립이라고 한다. 히스타민은 조직의 히스타민 수용체에 결합하여 작용을 발휘하게 되지만, 히스타민 수용체에는 H_1 수용체와 H_2 수용체의 두 가지가 있고, 모두 다 결합하느냐에 따라서 작용이 다르다(그림 13-5, 표 13-5).

표 13-5. 히스타민의 작용

▼ H_1 수용체를 개재하는 작용	▼ H_2 수용체를 개재하는 작용
기관지, 장관 평활근의 수축	기관지 평활근의 이완
혈관투과성 항진	백혈구 유주 억제
백혈구 유주	메디에이터의 방출 억제
자극물리셉터 자극	위액분비 증가
기도점액분비항진*	심박동 증가
혈관확장, 혈압저하*	기도점액분비항진*
	혈관확장, 혈압저하*

* 양쪽에 공통되는 것

이들 화학전달물질의 방출에 의해서 생기는 병변으로서는 기관지천식, 알레르기성비염, 담마진, 알레르기성결막염, 소화관 알레르기약제 쇽 등이 있다. 이러한 항원이 생체에 침입하고 나서 수분 내에 증상이 발현하기 때문에, 즉시형 알레르기라고도 한다. 이 알레르기의 원인이 된 항원을 가리켜 **알러젠**(allergen)이라 칭한다(표 13-6). IgE 클라스의 항체 생산을 도출하기 쉬운 항원은 알러젠이 되기 쉽다. 비만세포에 결합하는 것은 주로 IgE에 속하는 항체이다. 따라서 즉시형 알레르기를 일으키는 항체는 IgE 클라스의 것이지만, IgG4도 Fc부에서 비만세포에 결합하는 물질이 있으며, I형 알레르기에 관여가 있다고 생각하게 한다.

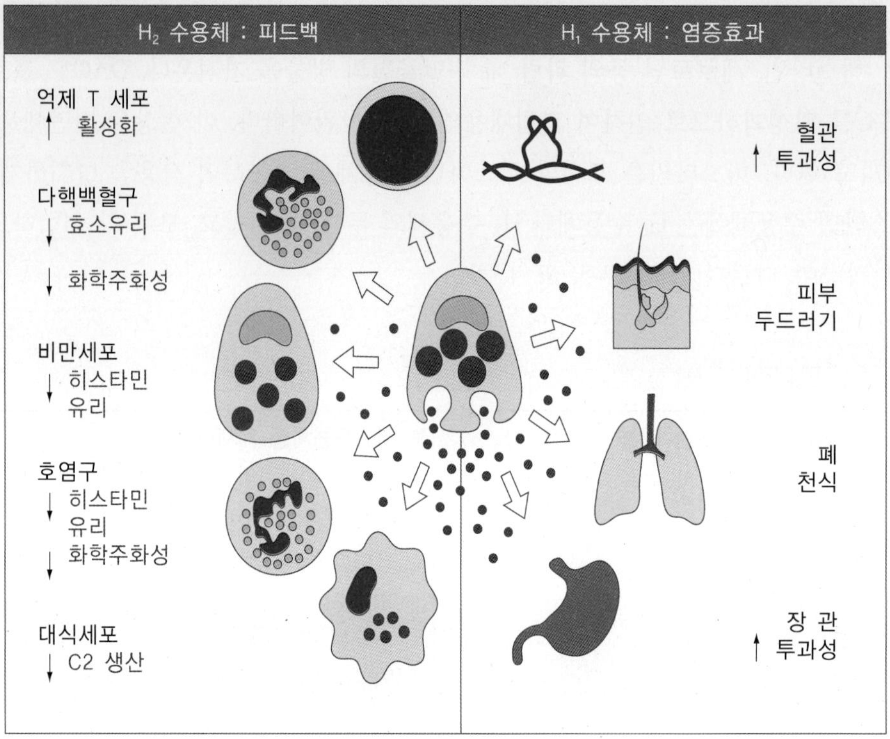

그림 13-5. 히스타민 수용체와 그 작용에 대한 모식도

표 13-6. 통상적인 알러젠의 종류

Inhalants (흡입제)	Ingestants (소화제)	ingectants (주사제)	Contactants (접촉제)
Pollen 꽃가루 Dust 먼지 Mold spores 곰팡이 Dander 비듬 Animal hair 동물털 Insect parts 곤충 Formalin 포르말린 Drugs 약물 Enzymes 효소	Food 음식 (chocolate, wheat, eggs, strawberries, fish) 초콜릿, 밀, 계란, 딸기, 생선 Food additives 음식첨가물 Drugs (aspirin, penicillin) 약물(아스피린 · 페니실린)	Hymenopteran venom 모기독 Drugs 약물 Vaccines 백신 Serum 혈청 Enzymes 효소 Hormones 호르몬	Drugs 약물 Cosmetic 화장품 Heavy metals 중금속 Detergents 세척제 Formalin 포르말린 Rubber 고무 Glus 접착제 Solvents 유기용제 Dyes 염료

IgG4의 반응은, 화학전달물질의 방출에 결부되지 않고, 오히려 IgE와 항원을 결합함으로 인하여 전달물질 방출을 억제하는 차단항체로서 작용하게 될 가능성도 있다. 또한 IgE

항체는 리아진(reagin)이라고도 칭한다.

기관지 천식을 예로써, 화학전달물질의 작용으로 어떻게 하여 증상이 발현하는가 알아보기로 하자. 먼저 기관지에서 반응이 일어나면 기관지를 둘러싼 평활근이 수축을 일으켜 혈관투과성항진에 의해 점막의 수종이 생긴다. 이것에 의해서 기도는 협소화하고 호흡곤란이 초래되어 기관지천식의 증상이 되는 것이다(그림 13-6). 점액의 분비항진은 기도를 점점 가늘게 한다. 평활근의 수축은 히스타민이나 류코트리엔 등에 의해 초래하게 되지만, 류코트리엔 $C_4/D_4/E_4$은 히스타민보다 강하고 길게 평활근을 수축시킨다. 종래(slow reacting substance of anaphylaxis; SRS-A)라는 매개 물질 등은 류코트리엔(leucotriene)이라는 것이 명료하게 되었다. 마찬가지 조직 변화는, 알러젠 항체와의 반응에 의거하지 알아도 생긴다. 예를 들어 아스피린이나 식용색소 다트라진은 아라키돈산 대사에 있어서 시크로옥시게나제를 저해하고, 프로스타그란딘에의 대사의 흐름을 억제하여 류코트리엔 생성을 항진시킨다. 아스피린 천식은 그와 같은 기전에 의한다고 생각되고 있다. 유사물질을 함유한 과일이나 야채의 섭취로 발생하는 수도 있다.

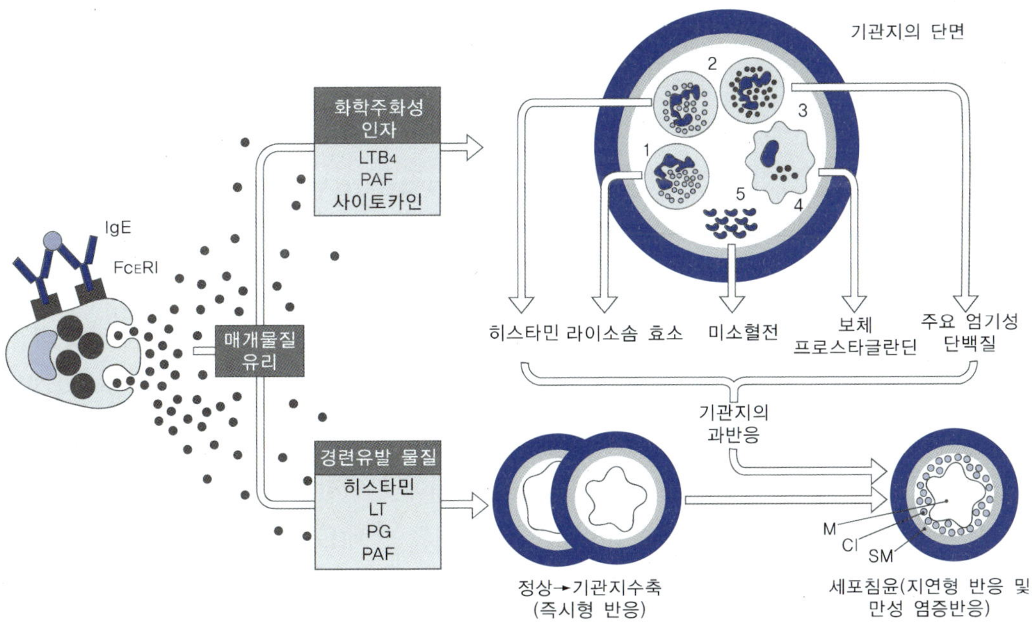

그림 13-6. 기관지천식의 발증기전. 비만세포에서의 화학전달물질의 작용으로 기관지 평활근의 수축, 점액 부종, 점액분비항진이 생기고 기도가 가늘어져 호흡곤란이 온다. 그러나 다른 반응으로도 생길 수 있다.

비만세포에서의 화학전달물질의 작용을 받아서 기관지 평활근의 수축점막의 수종, 점액분비항진이 생기고, 기도가 가늘어져서 호흡곤란이 생긴다. 운동 유발 천식은 달리기 등의 운동에 의해서 생기는 것이지만, 기도가 건조하고 한랭화됨으로써 자극화되어, 기관지의 평활근이 수축함으로써 일어날 수 있다. 이때, 비만세포에서 화학전달물질이 방출되는 것도 관계된다. 기관지의 반응은 SO_2 등의 화학물질의 흡입에 의해서도 생긴다. 공해천식은 그 증례이다. 그런데, 이 병변이 특정한 일부 사람에게 밤에 발증하지 않는 것의 이유에 관해서는 몇 가지 예를 들 수가 있다. 우선, 알러젠이 되기 쉬운 물질이 침입하는 기회가 많은가 아닌가라는 것, 둘째로 그것에 대하여 IgE 항체를 생성하기 쉬운가 어떤가, 비만세포에서 전달물질이 유리되기 쉬운가 어떤가 하는 것, 그리고 조직이 전달물질이나 그 밖의 자극에 반응되기 쉬운가 어떤가 하는 것이다. 마지막은 과민성이라고 칭한다. 기도 과민성은 유전적 소인에 의거한다. 더욱이, 기관지에는 아드레날린 작용의 α_1 수용체와 β_1 수용체 및 콜린 작용의 수용체가 있으며, 미주신경에서의 콜린 수용체 자극, 교감신경에서의 α_1 수용체의 자극은 기관지 평활근을 수축시키고 β_2 수용체에의 자극은 기관지 평활근을 이완시킨다. 따라서 이 발란스는 기도 과민성에 관계된다. β_2 수용체의 부전상태는 기도 과민성을 높인다. 또한 심리상태도 영향을 주며 본증이 심신성으로서의 측면을 지니는 이유도 되고 있다. 화학전달물질의 작용을 받은 것이나 기도 감염은 기도 과민성을 높이는 원인이 된다. IgE 항체를 생성하기 쉬운가 어떤가는 IgE 생성을 억제하는 억제 T 세포가 충분히 작용하는가 어떤가 하는 것이 관계된다. 삼나무 화분증으로는 유전적으로 삼나무 꽃가루에 대한 IgE 항체 산생을 억제하는 억제 T 세포의 부전이 있다는 것이 알려져 있다.

화학전달물질(PAF, LT-B, ECF-A, 5-HETE)의 작용에 의해서, 그 부위에 호중구나 호산구가 집결하게 되지만, 호산구가 방출하는 히스타미나제는 히스타민을, 아릴설파타제는 류코트리엔을 포스포리파제 D는 혈소판 활성인자를 각각 활성화하여 반응을 종료시키는데 소용이 된다. 즉, 호산구는 알레르기 반응의 억제에 관여한다고 하였다. 그러나, 이 세포가 방출하는 주요 염기성 단백(MBP) 호산구 양이온 단백(ECP) 뉴로톡신 페록시다제는 오히려 LT-C_4에 의한 평활근 수축 작용도 있으며 증상을 악화시키는 것 같다.

즉시형 알레르기에서는 알러젠의 침입에서 수분 내지 수십 분으로 증상이 발생하는 것이지만, 그 후 수 시간 후에 다시 증상이 나타나면 수일 계속 되는 경우가 있다. 기관지 천식의 경우 지발 천식 반응(late astmatic response)이라고 한다. 모여진 호중구들이 활성효소 단백분해 효소(major basic protein; MBP) 류코트리엔, 혈소판 활성화인자 등을 방출하여 다시 반응을 일으키는 것, IgG 항체와 항원과의 반응에 의한 III형 알레르기(후술)가 관여하는 것 등에 의한 것이라고 여겨진다. 기관지 천식에 있어서는 진드기, 아드테리나리아 등의 흡입 항원이 알레젠이 되어 있는 수가 많지만, 메밀 등의 음식물이 알레젠인 경우도 있다.

알레르기성 비염의 경우, 비점막에서 침입 항원과 IgE 항체 외의 반응이 일어나 비만세포에서 방출된 전달물질에 의해 점액분비항진(수 양비즙) 점막수종(코막힘) 신경 자극(재채기)이 발생하는 것이라고 여겨진다. 알러젠으로서는 삼나무 등의 화분이나 집먼지진드기가 많다. 점막의 냉각이나 건조에 의해 유발되는 발작도 있다. 담마진은 피부비만세포에서의 화학전달물질의 방출에 의해 피부 혈관의 투과성이 높아져 수분이 혈관 외에 노출하여 부종을 나타내는 것이다. 혈관의 확장에 의한 발적이 나타난다. 음식물 알러젠이 소화관에서 흡수되어 피부에 도달하는 것 등에 의거한다. 음식물에서는 우유, 달걀, 대두가 3대 알러젠으로 되어 있다. 소화관 알레르기에서는 소화관에서의 화학전달물질의 방출이 장관의 유동을 높이고 점액의 분비를 항진시켜서 복통과 설사의 발작을 일으킨다. 음식물 알러젠에 의거하는 수가 많다. 다음에 보이는 그림은 쌀과 달걀에 알레르기를 보이는 증상을 잘 보여 준다(그림 13-7).

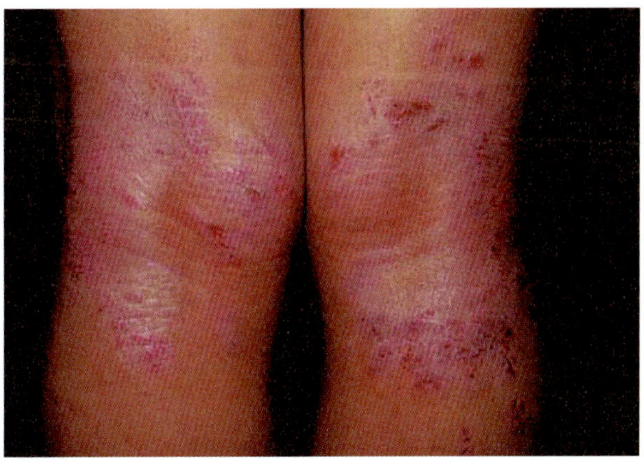

그림 13-7. 아이의 무릎 뒤에 나타난 아토피성 습진

아나필락시 쇼크는 항원항체반응에 기인한 혈관의 허탈에 의한 혈압저하를 중심으로 하는 전신반응이다. 원래 항원현상은 예방적(프로필락시)으로 작용해야 하는 것인데, 첫 번째의 침입에 의해 생긴 면역이 두 번째 항원의 침입을 방지하기는커녕 도리어 극심한 증상을 일으켜 생체에 위해를 끼침으로써 아나필락시 현상을 보여준다. 혈중에서 대량으

로 방출된 화학전달물질이 전신의 모세혈관을 확장하여 혈압을 저하시키기 때문이다. 페니실린 쇽이 유명하다.

2. I형 알레르기의 검사와 치료

알레르기 치료의 기본은 알러젠과의 접촉을 피하는 것이다. 그러기 위해서는 무엇이 알러젠인가를 판정하지 않으면 안 된다. 피부에 미량의 알러젠을 접종하고 수분 후 그곳에 발적이나 부종의 형성 여부를 보는 피부 테스트(skin test)가 널리 시행되고 있다(그림 13-8).

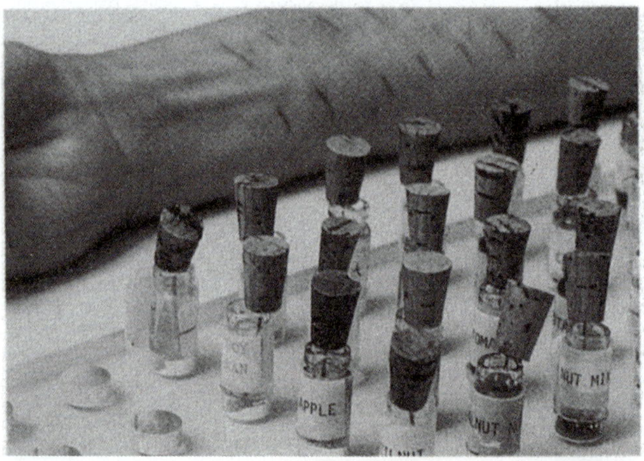

(a) 여러 가지 알러젠

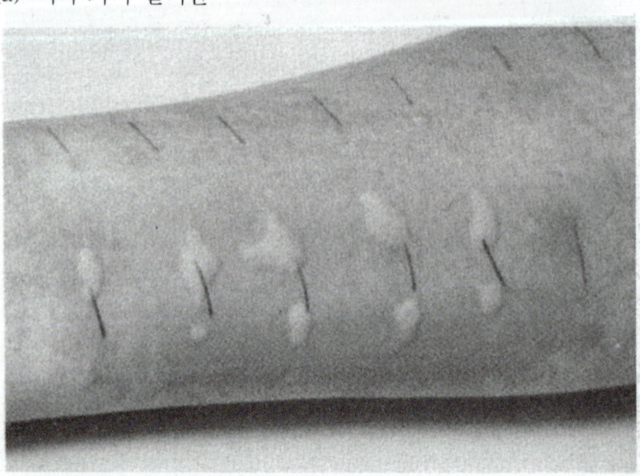

(b) 피부에 알러젠을 주사하여 관찰

그림 13-8. 피부반응검사

그 항원에 대한 IgE 항체가 존재하면, 그것은 피부의 비만세포에도 결합되어 있고, 그 부위에서도 반응을 일으키는 것을 원리로 하고 있다. 피부를 침으로 긁어서 생성된 상처(**스크래치 테스트**), 침선으로 피부를 찔러서 생성한 상처(**프릭 테스트**)에 알러젠 액을 점적하여 어떤 알러젠에 의해 반응이 생기는가를 검사한다. 혈청 중에 그 알러젠에 대한 IgE 클라스의 항체의 존재 여부를 검출하는 방법도 있다. 고전적 방법은 환자의 혈청을 건강한 사람의 피부에 주사하고 2일 후에 그 부분으로 생각되는 알러젠을 피내 주사하여 홍반이나 부종의 생성 여부를 보는 것이다.

2일 기다리는 것은 IgE 항체는 그 부분의 비만세포에 결합되어 잔존하는데 다른 면역글로불린 클라스의 항체는 확산되어 소실하여 구별이 되기 때문이다. 이 방법을 **Prausnitz-Kustner 테스트**라고 호칭하지만, 간염바이러스 등의 감염의 위험도 있고 해서 현재 시행하지 않는다. 오히려 in vitro의 방법으로 알러젠을 플레이트나 배지에 고정시킨 것에다 환자 혈청을 반응시켜 그것에 IgE 항체를 동위원소 표식한 IgE 항체의 결합으로 증명한다. radio allergo solvent test; RAST가 시행된다. 이 방법에 의하면 항체의 유무만이 아니라 정량도 가능하다.

혈청 중의 IgE 총량이 많은 것은 알레르기 질환을 가지고 있다는 것의 증명이 된다.

IgE는 다른 클라스에 비해 미량으로 방사면역측정법으로 측정되어(ridio immuno solvent test; RIST)라고 칭한다. 그리고, 알레르기 환자에서는 혈액 중이나 점액 중에 호산구가 증가해 있는 수가 많으며 따라서 그것도 알레르기 질환을 지닌다는 것을 의미하는 것이며 진단의 참고가 된다. IgE 항체와 알러젠과의 반응에 의해서 비만세포에서 화학 전달물질이 방출되면 그로 인하여 호산구가 동원되는 것에 의한 것이라고 여겨진다.

알러젠으로 추정되었다면 그 침입을 허용하지 말 것, 그것에 접촉하지 않은 것이 중요하지만 이것으로 충분하지는 않다. IgE 항체의 생성 내지 알러젠과의 반응을 억제할 것을 목적으로 한 치료가 되기도 한다.

이것은 극히 미량의 알러젠을 피내에 주사하는 것을 반복하는 방법이다.

반응이 생기지 않는 것을 확인해가며 투여량을 차차 증가해 간다. 이 방법의 유효한 기전으로서 눈, 피부로의 항원의 투여는 IgE 항체를 별로 생산하지 않고 오히려 IgG 클라스의 항체를 생산시키며 IgG 항체는 알러젠의 침입에 있어 IgE 항체와 결합하여 IgE 항체의 반응을 저해하는 것으로 여겨진다. 이와 같은 항체를 가리켜 **차단항체**(blocking antibody)라고 한다(그림 13-9).

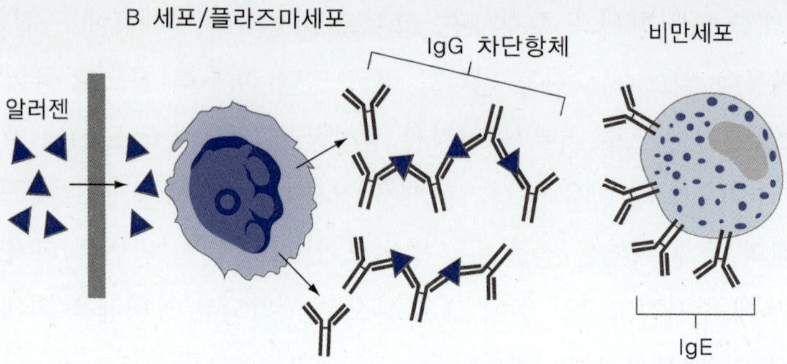

그림 13-9. 차단항체설. IgE 대신에 IgG 항체가 형성되어 IgE를 저해시킴.

또 한 가지 생각되고 있는 기전은 이와 같은 항원의 접종에 의해서 그 항원에 대한 IgE 항체 생산을 억제하는 억제 T 세포가 출현하게 된다고 하는 것이다.

IgE 항체와 항원과의 반응이 생겨도 비만세포에서 화학전달물질이 방출되지 않으면 증상은 발현하지 않을 것이다.

류코트리엔 등의 전달물질의 생성을 억제하여 증상발현을 예방하는 약제가 사용되기에 이르렀다. 항알레르기약이라고 호칭되고 있다.

3. II형 알레르기

세포나 조직에 대한 항체가 그들에게 작용함으로 인하여 생기는 조직상해를 **II형 알레르기**라고 한다. 대응하는 항원은 조직 자신의 항원이 되는 경우와 조직에 고착한 외래성의 약물, 바이러스 등의 항원이 되는 경우가 있다. 그리고 전자에 관해서는 자신의 조직에 대한 항체생산이 생기는 이상, 즉 자기항체의 출현에 의한 경우와 다른 개체의 동종항체의 침입에 의한 경우가 있다.

동종항체는 개체 간에서 조직항원의 차이가 있고, 다른 개체의 그와 같은 항원(동종항원)에 대해서 생산된 항체이다. 동종항체의 침입은 수혈, 임신 중의 모친에서 태아로의 경태반성 이행 등에 의해서 발생한다.

항체가 세포나 조직에 결합한 것이 어떤 형태로 조직상해에 연결하는가 하는 것이지만 그 한 가지는 세포에 항체가 결합하여 그 항체에 의해서 보체계가 활성화되고 보체 5~9성분에 의한 세포막 상해가 생기는 것이다.

적혈구형의 상이한 개체의 혈액을 수혈하면 혈청 중에는 각기 상대방의 적혈구에 대한 항체가 존재하므로 적혈구는 항체의 결합으로 활성화 보체의 작용을 받아서 혈관 내 용혈을 일으킨다. 적혈구에 대한 한랭 자가항체를 지닌 자가 춥게 되면 체온이 떨어진 미소부에서 적혈구에 항체가 결합하여 순환하여 정상 체온부에 도달한 경우 보체의 활성화가 되어 혈관 내 용혈이 생긴다(발작성 한랭 혈색소뇨증, paroxysmal cold hemoglobinuria).

그와 같은 급격한 반응이 발생하지 않아도 항체의 결합을 받은 적혈구는 비, 간, 폐 등의 망내계에서 항체의 Fc부에 대한 수용체를 지닌 대식세포에게 섭취되어 세포 내로 말려 들어가 파괴된다. 이것을 혈관 외 용혈이라 한다(그림 13-10).

혈액형부적합임신, 예를 들면 Rh(-)의 모친이 Rh(+)의 아이를 출산하고 그로 인하여 태아적혈구 항체에 대한 항체를 생산하여 항 Rh 항체를 가지고 있을 때 다시 Rh(+)의 아이를 임신하면, 그 항체는 태반을 경유하여 태아에게 들어가 태아의 적혈구에 반응한다. 태아의 적혈구는 파괴되어 빈혈이 생겨 출생 후 황달이 심해진다(신생아 용혈성 질환, hemolytc disease of the newborn). 이와 같은 용혈이나 온식자기항체에 의한 용혈은 주로 혈관 내 용혈에 의거한다(그림 13-11).

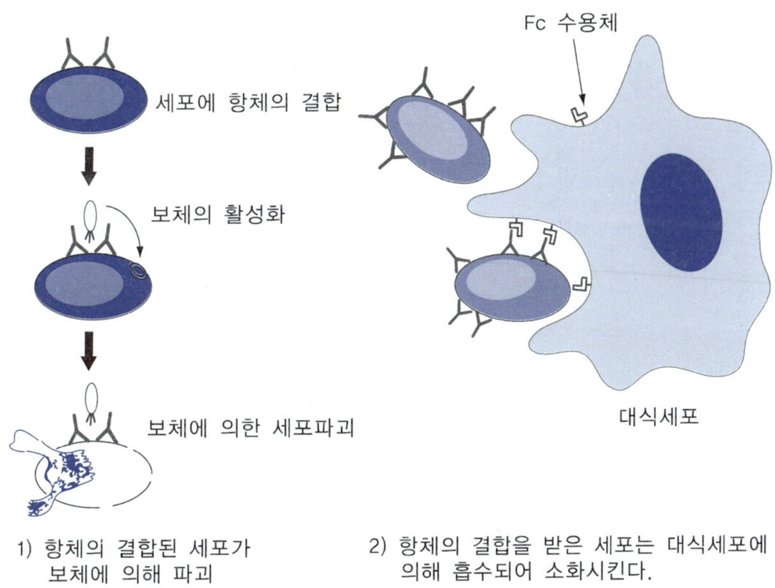

그림 13-10. 항체의 결합을 받은 적혈구 등의 유래세포는 보체에 의해 파괴되거나 대식세포에 흡수되어 파괴된다.

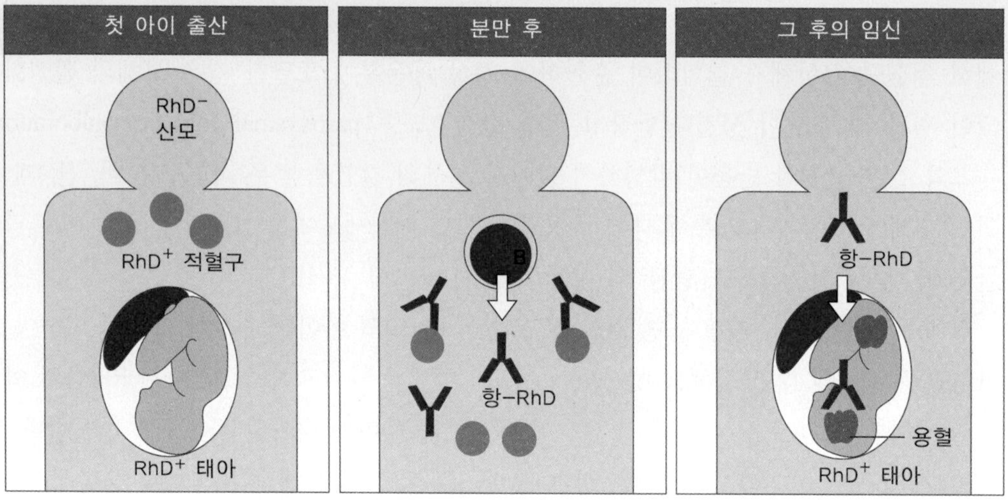

그림 13-11. 신생아 용혈성 질환

약제를 사용할 때에 면역학적인 용혈이 발생하는 수가 있다. 그런 경우 두 가지 기전이 생각된다. 이 중 하나는 적혈구막에 페니실린의 벤질퍼니실로이드와 같은 약제가 결합하여 단백과 복합체를 형성한 것에 의해 항원으로서의 성질을 지니게 되어서 약제에 대한 항체가 생성되는 경우이다. 이 항체는 약제가 결합해 있는 적혈구에 반응하여 상기의 기전으로 용혈을 가져온다(그림 13-12). 항원항체 복합체가 적혈구에 결합하여 보체를 활성화하는 III형 알레르기에 의한 용혈도 있을 수 있다고 한다. 약제와 같이, 자체로는 항체를 형성시킬 능력이 없지만 단백등과 결합함으로써 항체를 생성시키는 것을 **합텐**(Hapten)이라고 한다.

항체와 결합할 수는 있지만 항체를 생산케 할 수는 없는 물질이며 저분자의 화학물질에 그와 같은 것이 많다. 약물과 결합하여 그것에 대한 항체를 산생케 하는 능력을 갖게 하는 단백 등을 운반체(carrer)라고 한다. 이 현상은 다음과 같이 이해할 수가 있다. 합텐에 대응하는 B 세포는 존재하지만 그것에 대응하는 T 세포가 결여되어 있으므로 항체생산이 생기지 않는다. 단백에 합텐이 결합하면 그 합텐 단백 결합물질에는 T 세포가 반응되며, 헬퍼로서 작용하여 B 세포를 항체생산으로 향하게 하는 것이 된다(그림 13-13).

또 한 가지 약제가 적혈구에 결합함으로 인하여 적혈구에 대한 자가항체생산이 유도되므로 의거한 것이다. 적혈구 자기항원에 대응하는 B 세포는 원래 존재하지만 그것을 협조하는 보조 T 세포가 작용하지 않으므로 항체를 생산하지 않는다. 하지만 약물이 결합하면 그것은 이물질이기 때문에 T 세포가 없어도 그것을 바이패스(by-pass)하여 B 세포를 협조하고 B 세포는 자가항체를 생성한다고 생각하는 것이다(그림13-12).

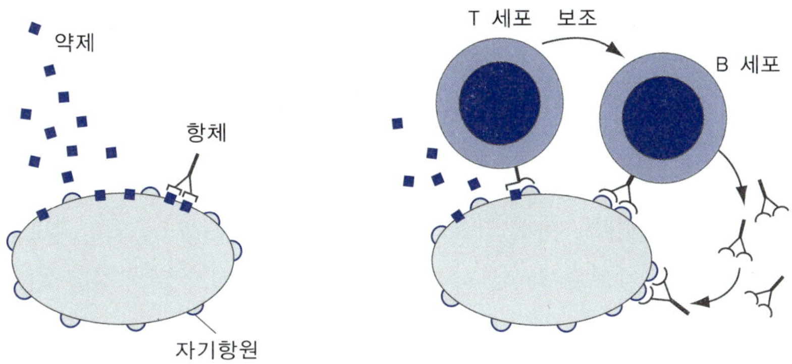

1) 약제에 대한 항체가 형성되어 약제에 결합해 있는 적혈구를 파괴한다.

2) 약제에 결합된 단백에 T 세포가 반응하고 원래 존재한 적혈구 자가 항원에 대응하는 B 세포를 보조하여 자가항체를 생산시킨다. 항적혈구 자가항체에 의해 적혈구가 파괴한다.

그림 13-12. 약제에 의한 면역학적응혈의 기전

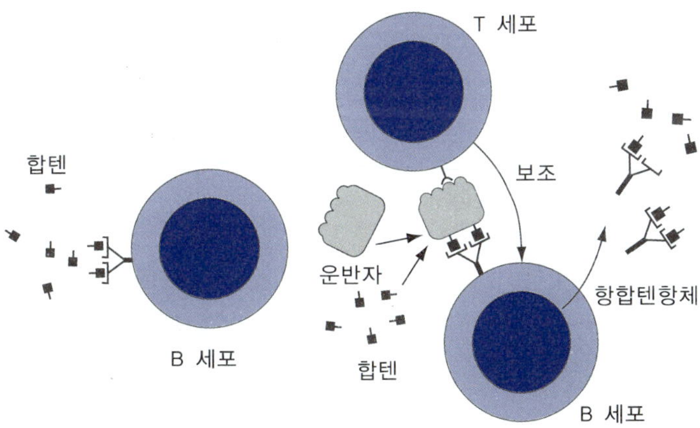

1) 합텐과 반응한 B 세포가 존재해도 항체생산유도를 하지 않는다.

2) 합텐과 운반자를 반응하여 운반자 반응된 T 세포는 합텐에 대한 B 세포를 보조하여 합텐항체를 만든다.

그림 13-13. 합텐을 운반자와 결합함으로써 항체생산을 한다.

약제의 사용에 따라서 백혈구가 감소하는 수가 있지만 그중에는 적혈구의 경우와 마찬가지로 항체에 관여한 기전에 의한 것도 있다고 생각된다.

세포와 항체의 결합에 의한 조직상해에는 항체의 Fc부에 대한 수용체(Fc receptor)를 지닌 림프구 등에 의한 세포상해 작용이 있다. 림프구는 Fc 수용체에 의해서 항체와 결합해 있는 세포에 항체를 개재하여 결합하고 상대의 세포를 상해하는 것이다(그림 13-14). 이와 같은 세포상해 기전을(antibody dependent cell mediated cytoxicity; ADCC)라고 한다. 그와 같은 작용을 하는 림프구는 K 세포라고 하지만 NK 세포와 동일한 림프구라고 생각되고 있다. 자기면역성 간염에서는 간세포막에 대한 자기 항체를 개재한 ADCC 기전이 관여하고 있다고 여겨진다. K 세포뿐만 아니라 대식세포나 호중구도 Fc 수용체를 지니고 있으므로 그것들도 항체에 결합되어 있는 조직에 반응하여 조직상해 물질을 방출하여 조직을 상해할 가능성이 있다.

조직 세포에는 호르몬 등의 작용을 수용하는 수용체를 지니는 것이 있지만 수용체에 대한 항체는 다양한 형태로 상해를 가져온다. 근육에는 아세틸콜린에 대한 수용체가 있어 신경말단에서 분비되는 아세틸콜린(acetylcholine)의 작용을 수용하여 근육의 수축이 생긴다. 중증근무력증에서는 아세틸콜린 수용체에 의한 자기항체가 그것에 피해를 끼쳐 근의 수축 부전을 가져온다고 한다. 이 질환을 예로 하여 수용체의 상해기전을 생각해 보면 제일 먼저 수용체에 항체가 결합함으로써 수용체에의 아세틸콜린의 결합이 절단되는 기전이 생각된다(그림 13-15).

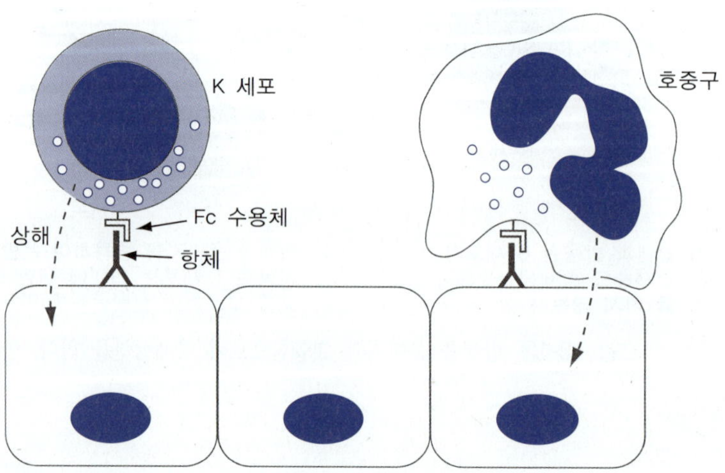

그림 13-14. 조직세포에 항체가 결합하면 Fc 수용체를 지닌 K 세포 등이 그 항체의 Fc부에 결합하여 세포를 상해한다(ADCC).

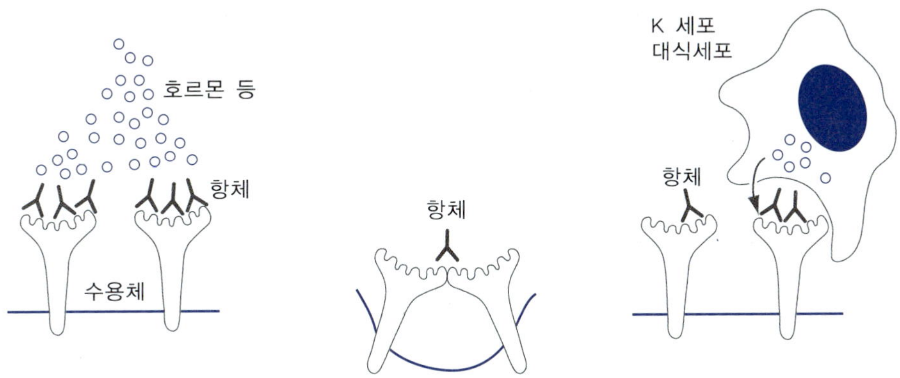

1) 항체가 수용체에 결합함으로써 호르몬 등의 작용물질이 수용체에 작용 못 한다.

2) 항체가 수용체끼리 결합하고 수용체를 세포내에 흡수시켜 수용체 수를 감소시킴

3) 항체가 수용체에 결합하여 보체나 K 세포, 대식세포의 작용으로 수용체를 파괴한다.

그림 13-15. 수용체에 대한 항체가 보여주는 다양한 상해작용

다음으로 수용체에는 자극을 받으면 조직 내에 흡수되어 재생되어 다시 세포표면에 출현하게 된다고 하는 대사가 존재하지만, 수용체에 항체의 결합에 의해 세포내 섭취의 대사가 높아지고 수용체 수가 감소한다고 하는 기전으로 생각하게 된다. 세 번째로 항체에 결합한 수용체에 대식세포나 K 세포가 반응하여 수용체를 파괴한다고 하는 기전이 생각된다. 수용체에 결합한 항체는 보체를 활성화하지만 활성화보체에 의한 수용체의 상해도 발생한다고 생각되며 보체 제3성분에 결합된 수용체에는 보체수용체를 지닌 대식세포나 호중구가 상해작용을 파급하는 것도 생각하게 된다.

수용체에 대한 항체의 효과는, 수용체를 상해하거나 기능을 저해하는 것뿐만 아니라 오히려 수용체에 대한 대응물(호르몬 등)의 결합과 같은 효과를 가져오는 수가 있고, 세포의 기능을 항진시켜서 증상이 발생한다.

갑상선 기능항진증(Graves 질환)이 그 예이다. 하수체에서 분비된 갑상선자극호르몬(thyroid stimulating hormone; TSH)은 갑상선 여포상피세포의 TSH 수용체에 작용하여 갑상선에서의 갑상선 호르몬의 분비를 가져온다. 분비된 갑상선 호르몬은 간뇌 하수체에 대해 음(negative)의 피드백 작용을 하여 갑상선 호르몬이 과다생산이 되지 않도록 조절되고 있다(그림 13-16). TSH 수용체에 대한 자가항체가 생산되면 그 결합부위에 의해서는 TSH의 수용체에의 결합을 절단하고 갑상선 호르몬의 분비를 저하시키는 수도 있지만 다른 부분에 행하게 한 항체는 TSH가 수용체에 결합한 것과 같은 자극효과를 가져 온다. 그와 같은 작용을 보이는 항체 중에는 항 TSH 항체의 이디오 타입에 대한 항이디오타입 항체

도 포함된다. 이 이디오타입은 TSH와 맞물린 구조를 지니며 따라서 이디오타입과 맞물린 항 이디오타입 항체는 TSH와 같은 구조를 지니고 TSH와 같은 작용을 보일 가능성이 있음으로써 항체의 결합에 의한 자극은 자율 제어가 되지 않는 자극이므로 갑상선 호르몬은 과다 분비되어 기초대사가 이상하게 높아져서 병변이 발현하는 것이다. 이와 같은 항체가 병변을 가져오는 기전은 다른 것이 전적으로 조직을 상해하는 것에 의거하는 것에 대하여 조직의 기능을 높이는 것에 의한 것인 점에서 II형 알레르기에서 독립시켜서 V형 알레르기로 하는 경우가 있다.

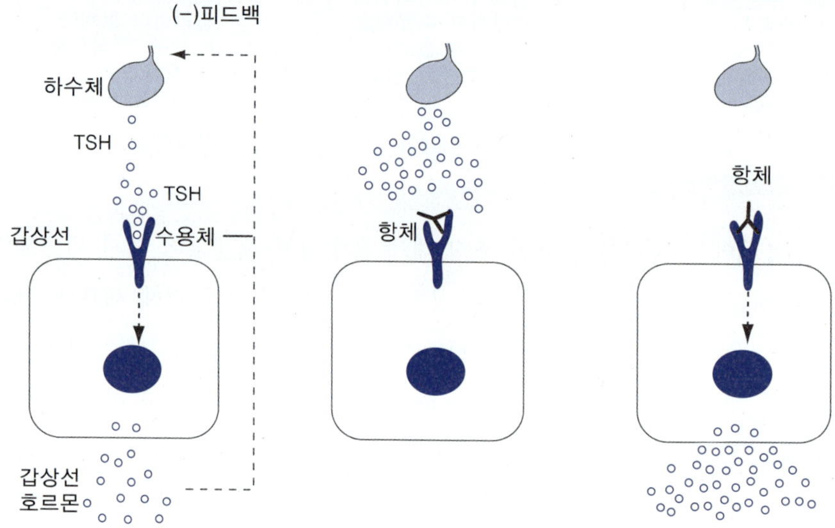

1) 정상에서는 하수체 분비의 TSH가 갑상선의 TSH 수용체에서 호르몬을 분비시킨다. 갑상선호르몬을 간뇌, 하수체에 (−) 피드백이 되어 과잉 생산을 억제한다.

2) TSH 수용체에 대한 어떤 종의 항체는 TSH의 결합을 억제하고 갑상선 호르몬의 분비를 억제한다. (원발성 점액수종)

3) TSH 수용체에 대한 별도의 항체는 TSH와 같은 효과를 보이고 갑상선 호르몬의 분비를 자극한다. (−) 피드백이 없으므로 호르몬을 과잉 분비한다. (Graves 질환)

그림 13-16. 갑상선 TSH 수용체에 대한 항체의작용

4. III형 알레르기

항원 분자상에는 복수의 항원결정기가 존재하며 항체는 항원 결합부를 두 가지 가지고 있다. 따라서 항원항체반응이 발생하면 몇 가지 항원분자가 항체에 의해서 연결되며 격자 구조를 형성하여 커다란 집괴가 된다.

이것은 **면역복합체**(immune complex)라고 하며 그것이 조직에 침착하면 그 조직은 상해를 입는다. 면역결합체에 의해서 초래하는 조직상해를 **III형 알레르기**라고 하며 그것에 의한 질환은 면역복합체질환이라고 한다(그림 13-17).

면역결합체가 왜 조직상해를 초래하는가 하면, 면역결합체에는 항원분자의 Fc부에 대한 수용체를 지닌 호중구가 반응한다. 면역결합체가 작은 것이라면 호중구 내에 섭취되어서 분리되는 것이지만, 조직에 침착되어 있는 것과 같이 호중구가 섭취할 수 없는 것 같은 면역복합체가 되는 경우 호중구는 세포에 활성효소나 에스테라제, 콜라게나제 등의 리소좀, 히스타민 등은 방출된다. 조직은 그 작용을 받아 상해된다. 그리고, 면역결합체는 보체계를 활성화하지만 그 과정에서 생산된 C3a, C5a (아나필라톡신)은 호염기구 비만세포에 작용하여 히스타민이나 류코트리엔을 방출시킨다. 이로 인하여 혈관 투과성은 높아지고 백혈구의 유출이나 혈장단백의 삼출이 생긴다. C5, C$\overline{5b67}$나 류코트리엔의 일부는 백혈구를 유주시켜 집적케 해서 반응을 증대하게 된다. C$\overline{5b6789}$는 세포막의 구멍을 내서 세포를 상해한다(그림 13-18). 면역복합체에는 혈소판도 반응하고 그것에서 히스타민이나 세로티닌이 방출된다. 응고계의 활성화도 생기고 Hageman 인자에 의해서 트롬빈이 프로트롬빈에서 생성된다. 트롬빈에 의해서 피브리노겐에서 피브린이 생긴다. 한편 플라스미노겐에서 플라스민도 생성되고 피브린의 분해가 생긴다. 이렇게 해서 염증, 조직상해가 초래하게 되는 것이다.

면역복합체의 조직에의 침착에 관해서는 몇 가지 생각할 점이 혈액 중에서 면역복합체가 형성되고 그것이 혈관투과성이 높아진 조직에 침투하게 된다는 것과 항원이 그것과 친화성이 있는 조직에 우선 결합하고 그것에 항체가 결합하여 차츰 커다란 면역복합체로 된다고 하는 점이다. 동맥벽등 Fc 수용체를 지닌 조직이 있지만 그와 같은 조직에는 면역복합체가 결합하기 쉽다고 생각된다.

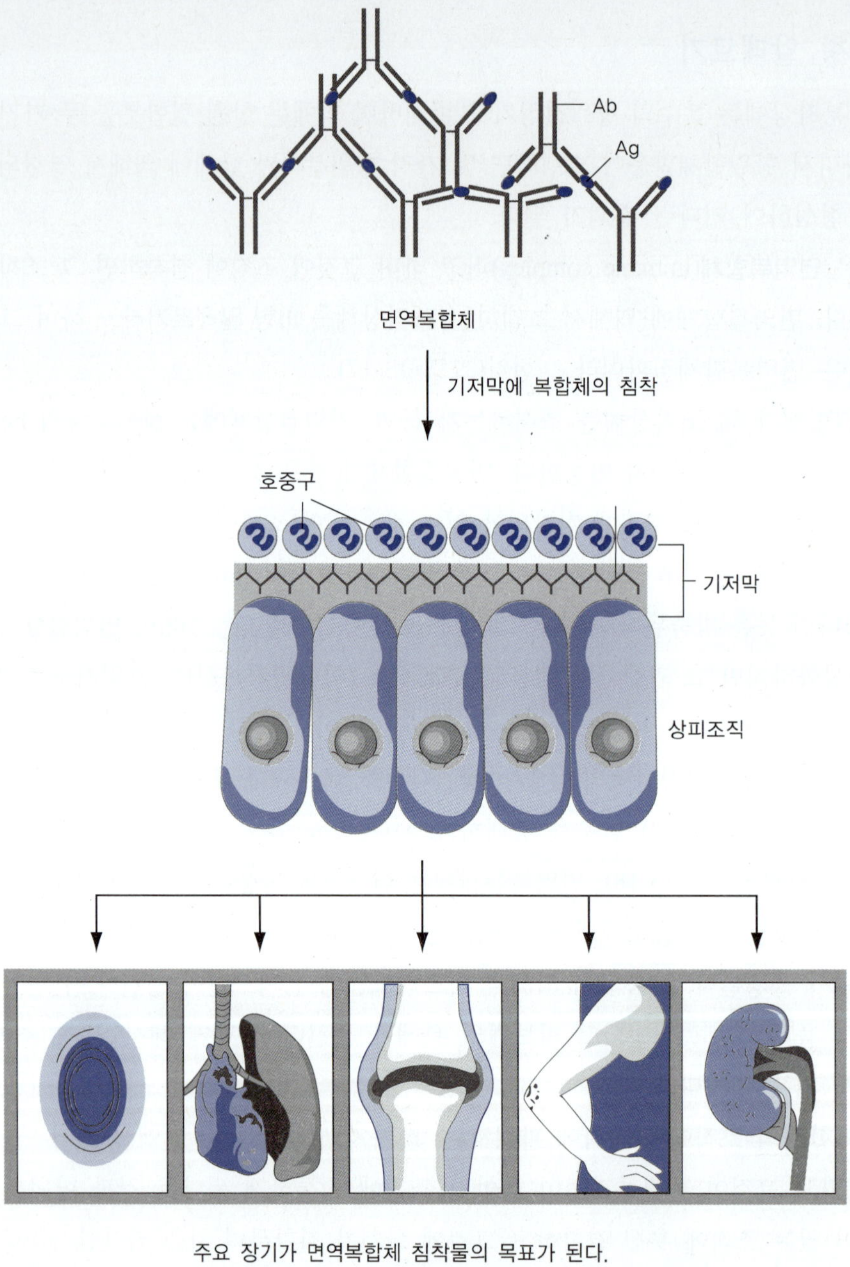

그림 13-17. 면역복합체질환의 배경

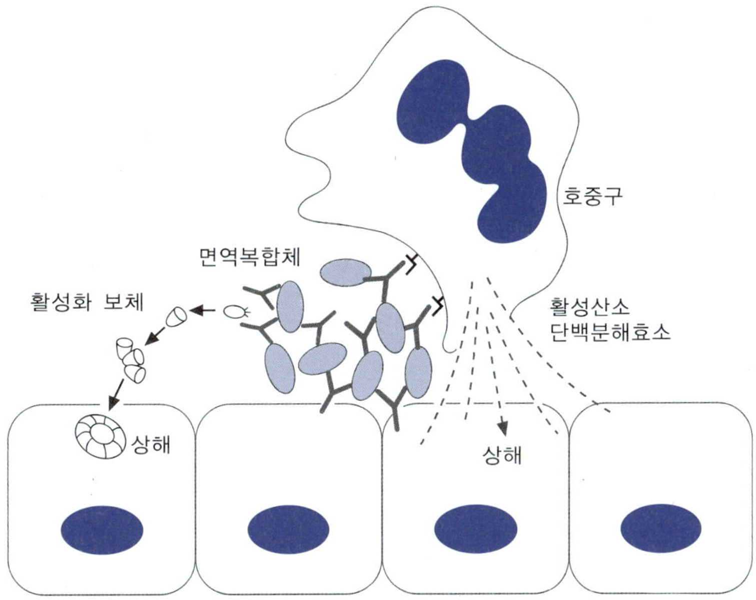

그림 13-18. 면역복합체가 조직에 침착하면 여기에 호중구 등이 작용하고 조직상해물질을 방출한다. 활성화된 보체도 조직을 상해한다.

신사구체도 그 구조상 면역복합체의 침착이 되기 쉽다. 면역복합체는 항원과 항체의 비율이 최적의 곳에서 커다란 결합체가 되고 항원과다에서는 충분한 복합체가 형성되지 않는다. 그 비를 조절하여 조직에 침착하는데 조건이 좋은, 그리고 비장 등의 대식세포에 말려들어서 분리되는 수가 적은 사이즈의 복합체가 형성된 경우에 생기기 쉽다고 생각된다.

약간의 항원과잉의 면역복합체가 그와 같은 조건을 갖추어 조직상해성이 강하다고 한다. III형 알레르기의 고전적인 예는 Arthus 현상이다. 이것은 어떤 항원에서 면역되어 항체가 형성된 자의 피부에 항원을 주사하며 그 부분에 염증반응이 생기는 현상이다. 혈중에서 주사된 항원이 피부에서 반응하여 면역복합체가 형성됨으로써 기인한다. 혈청 병도 옛부터 알려져 있는 증례이다. 디프테리아 등의 치료에 말의 항독소혈청을 주사하는 것이 시행되지만 그로 인하여 말의 혈청단백에 대한 항체가 생산된다. 이 항체는 잔존해 있는 말의 혈청단백과 결합하여 면역복합체를 생산하고 신염이나 관절염, 발진 등을 가져오게 된다.

용혈성 연쇄구균 감염 후에 사구체 신염이 발증하는 수가 있다. 용혈성 연쇄구균 항원과 그것에 대한 항체에 의한 면역복합체가 사구체에 침착한다는 것, 혹은 사구체에 용혈성 연쇄구균 항원물질이 결합하여 그곳에 항체가 반응하여 면역복합체가 형성되는 것에 의거한다고 생각되고 있다. 전신성 홍반성 낭창에서는 항핵자기항체와 핵항원과의 면역복합체가 사구체신염, 관절염, 혈관염을 일으키는 것이라고 한다. 면역복합병을 생각할 경우, 류마토이드 인자의 관여에는 주목할 필요가 있다.

류마토이드 인자라는 것은 IgG의 Fc부에 대한 자가항체이다. 만성 관절류마티즘에서는 IgG와 류마토이드 인자에 의한 면역복합체라도 류마티즘 인자는 항원항체 결합물의 항체부분에 결합하여 그것들을 연결하여 보다 큰 면역복합체 형성하는 역할을 일으키고 있다고 여겨진다(그림 13-19).

그 자체로는 병변을 일으키지 않을 정도의 면역복합체일지라도 거기에 류마토이드 인자가 가세함으로 인하여 조직상해를 일으키게 되는 면역복합체가 형성될 가능성이 있다는 것이다. 또, 류마토이드 인자가 IgG 클라스의 것이 되는 경우에는 류마토이드 인자에 다른 류마토이드 인자 분자가 결합하여 면역복합체를 형성하는 수가 있다(자기 연결). 조직 상해성이 강하다고 한다.

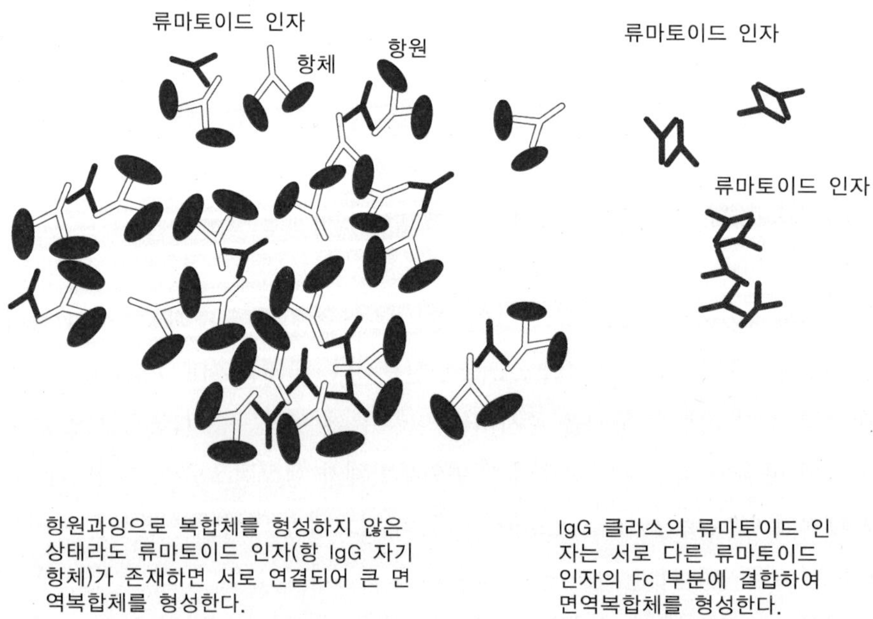

그림 13-19. 류마토이드 인자의 관여에 의한 면역복합체 형성

면역글로불린 제제(IgG)를 대량으로 주사하면 침착해 있는 면역복합체가 가용화한다는 것이 알려져 있다. 이것은 류머티즘 인자가 관계하고 있는 복합체로는 항원이 IgG이며, IgG의 투여에 의해서 항원과다의 상태와 마찬가지 조건을 형성하여 면역복합체가 해리한다는 것, 항 DNA 항체에 의한 면역복합체의 장합에는 그 항체는 IgG가 교차반응할 가능성이 있고 IgG의 투여는 항원과다의 상태와 마찬가지 조건을 형성하여 면역복합체의 해리가 생김으로 의거한다고 생각된다.

항체가 존재하는 개체에 항원을 정맥내 주사한 때와 같이 혈중에서 급격히 대량의 면역복합체가 형성되면 그로 인하여 보체가 일제히 활성화되어 생긴 C3a, C5a (아나필라톡신)이 호염기구나 혈소판에 작용하여 히스타민을 방출시킨다. 히스타민은 전신의 미소혈관을 확장하여 혈압을 저하시켜 쇽증상을 가져온다. 이러한 기전에 의한 아나필락시도 존재한다.

5. IV형 알레르기

지금까지 기술한 조직상해 기전은 모두 항원과 항체와의 반응에 발달하는 것이지만 항체의 관여없이 항원과 T 세포와의 반응에 의해 초래하는 조직상해를 **IV형 알레르기**라고 한다.

주요 기전은 항원과 반응한 T 세포가 림포카인을 생산, 방출하는 것에 의거한다. 혈관투과성인자와 주화인자에 의해서 대식세포나 림프구, 호염기구, 호중구가 혈중에서 유출하여 반응부에 집결하게 된다. 대식세포는 더욱이 활성화인자에 의해 활성화되어서 프로스타그랜딘, 인터루킨 1, 활성효소 등을 생산, 방출한다. 프로스타그랜딘이나 호염기구에서의 히스타민은 혈관투과성을 항진시켜 세포의 유출이나 혈장성분의 삼출이 더욱 증가된다. 또 호중구에서 활성효소를 방출시킨다. 림포카인 중에는 혈관신생인자가 모세혈관을 증식한다. 대식세포나 호중구에서의 활성 효소나 단백분해효소 및 T 세포에서 림포톡신은 조직상해적으로 작용한다. 집결한 T 세포는 항원과 반응하여 또 다시 반응을 확대시켜 결합한다. 이와 같이 하여 반응부에 세포침윤, 혈장단백의 삼출, 간질조직의 증식, 모세혈관 증식이라고 하는 염증반응이 초래되어 그 부위조직이 상해를 입게 되는 것이다(그림 13-20).

투베르쿨린 반응은 그 대표 예이다(그림 13-21). 결핵균 감염을 받은 적이 있고 그 항원과 반응하는 T 세포가 증가해 있으면 반응이 출현하게 된다.

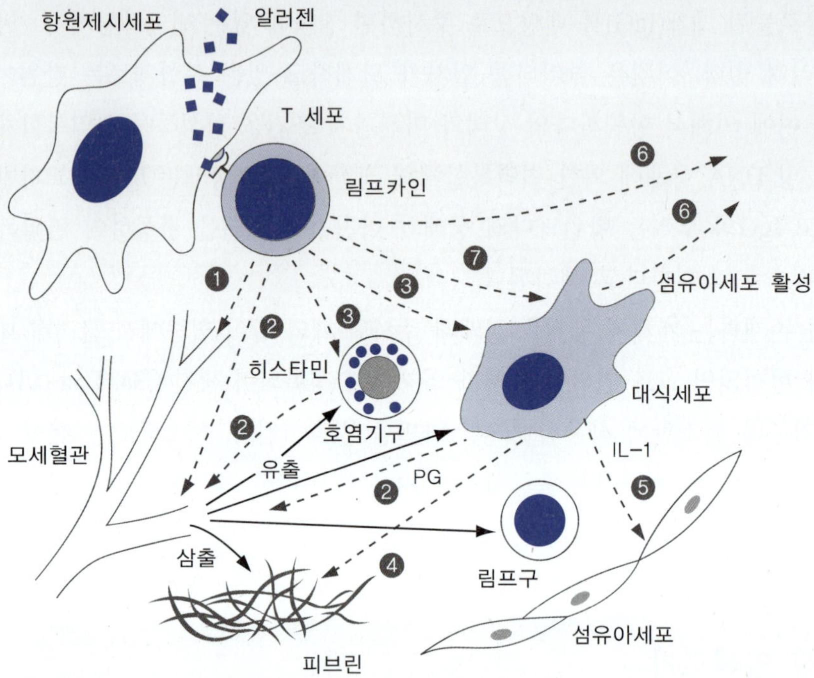

❶ 모세혈관 생성 ❷ 혈관투과성항진 ❸ 세포주화 ❹ 응고인자활성화
❺ 섬유아세포증식 ❻ 조직상해 ❼ 활성화
IL : Intereukin PG : Prostaglandin

그림 13-20. Ⅳ형 알레르기의 기전

폐결핵으로 폐에 공동이 형성되는 것은 균의 독성에 의거하는 것이 아니며 오히려 Ⅳ형 알레르기에 의거한다. IgE와 항원과의 반응에 의해서 증상이 출현하는 것은 수분 내지 수십 분이며, **즉시형 알레르기**라고 한다. 그리고 항원에 T 세포가 반응하고 림포카인을 방출하여 일으키는 증상은 1~2일 후에 최대로 되는데 이 조직상해반응은 지연형 알레르기라고 한다. 대식세포와 T 세포를 주체로 하는 세포 침윤이 나타나는 것이 특징적이다. 접촉 피부염이나 알레르기성 뇌염은 지연형 알레르기의 기전에 의거한다.

살해 T 세포에 의한 세포파괴도 Ⅳ형 알레르기로 분류해야 하겠지만, 바이러스성 뇌염이나 바이러스성 간염에는 감염을 입은 세포를 T 세포가 파괴하는 기전이 관계하고 있다. 수혈이나 이식에 의해서 생체내에 침입한 다른 개체의 T 세포가 거절을 받지 않고 생성하면 그 T 세포는 숙주의 조직에 반응하여 조직상해를 일으킨다. 즉, 발열, 발진, 황달, 설사, 각혈 등의 병변이 출현하고 가끔 치사적이 된다. 이것을 **이식세포 대 숙주반응**(graft versus host reaction; GVHR)이라 하지만 이것도 Ⅳ형 알레르기의 한 가지라고 할 수 있다.

단백항원을 피내에 주사한 경우, 호염기구를 중심으로 한 세포침윤에 의한 지연형 알레르기가 일과성으로 생기는 수가 있다. 이것을 **John-Mote 반응**이라고 한다.

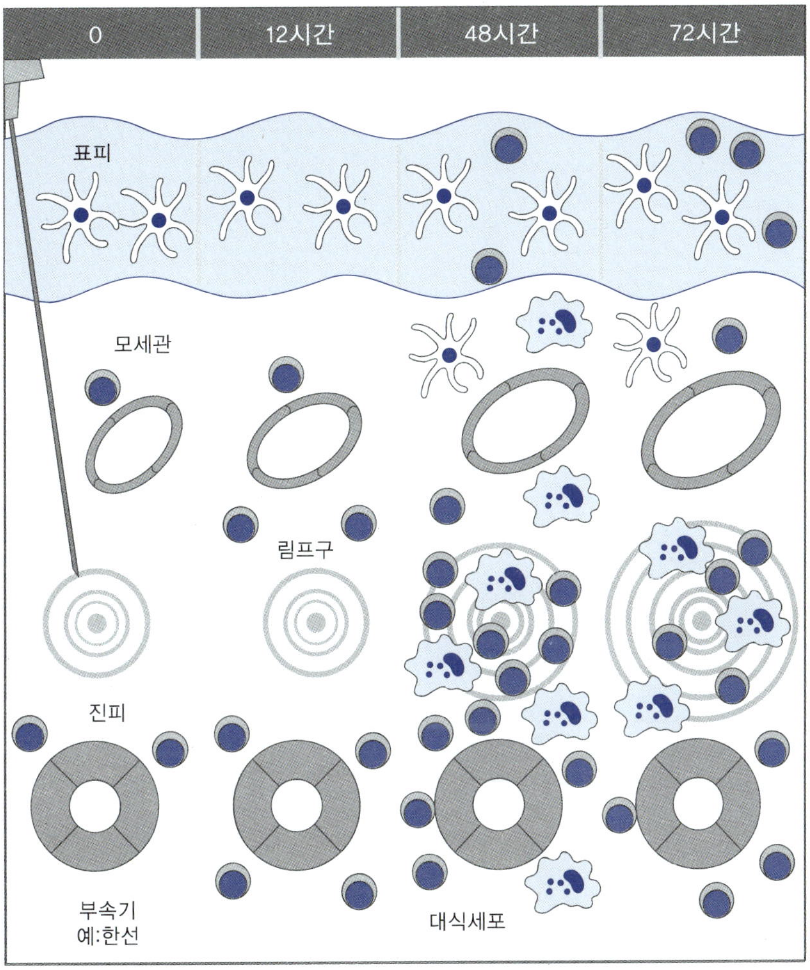

그림 13-21. 투베르클린 과민반응

chapter

14 자가면역 현상과 자가면역성
(An inappropriate Respones against self : Autoimmunity)

자기의 조직에 대한 항체를 **자가항체**라 한다. 그 중에는 면역응답의 조절이나 상해 당한 조직, 노화 조직의 제거 등의 역할을 한다거나 소량이면 건강인이라도 지니고 있는 것도 있다. 그러나, 자가항체가 과량으로 생산되거나, 자기 조직에 반응하는 T 세포가 발현하거나 하여(자가 면역현상), 조직상해가 생기면 병변이 발생한다. 이것을 **자가면역질환**이라고 한다. 정상에서는 생기지 않는 조직상해적인 자가면역 현상이 왜 생기는가의 원인에 관해서는 몇몇 가설이 있다. 개체발생의 과정에서 면역계와 접촉이 없는 조직의 항원(격절항원)에서는 면역계에 의한 "자기"라는 것의 학습이 되어 있지 않고, 그 조직이 여하한 형태로 상해를 받아 림프구의 침입으로 자가면역현상이 생긴다. 수정체성 포도막염이 그 증례라고 한다. 자기항원에 반응하는 B 세포는 존재하지만 그것에 대해 보조 T 세포가 면역관용의 상태에 있다고 하면 그 조직에 바이러스나 약물 등의 비자기 항원이 결합하면 그것에 반응하는 T 세포가 헬퍼로써 작용, 자가항체 생성을 유도할 가능성이 있다. 메틸도파 투약시의 용혈성 빈혈이 이에 속한다. 미생물 항원과 조직 항원이 교차반응을 보이면 그 미생물의 감염시에 그 조직에 대한 항체가 생산될 가능성이 있다. 용혈성 연쇄구균 감염시의 류마티즘성 심염, 마이코플라스마 감염시의 용혈성 빈혈은 이에 의한다. 유전적인 이유들은 감염 등이 외적요인이고 B 세포의 활성화 polyclonal B cell activation가 생기고 동시에 자가항체를 생산하는 B 세포로 활성화 될 가능성이 있다. T 세포에 의한 보조인자(ll-6 등)의 과잉생산도 그 원인이 될 수 있다. 억제 T 세포의 부전상태도 자기 면역현상을 발현시키는 원인이 될 것이다.

1. 자가면역

면역현상은 생체에 있어서 이물질인 것을 배제하고 생체를 수호한다는 목적을 지니고 있다. 이 반응이 생체의 정상적인 조직에 반응하게 되면, 그 조직은 피해를 받아 부적합하게 되어 병변을 일으키는데 이것을 자가면역질환이라고 한다. 그렇지만 자기자신의 조직항원에 대한 면역반응은 건강인이라도 어느 정도 일어난다. 단지 그것이 조직 장해에 결부하는데 이르지 못하도록 조절되어 있는 것이다. 오히려 자기면역 현상이 정상적인 기능으로서 생리적인 의미를 지니는 경우도 있다. 노폐화한 세포나 조직에 대해 항체를 형성하여, 그것을 배제하는데 쓰이거나 항체가 생산된 경우, 그 이디오타입에 대한 항체를 생산하여 항체를 억제하거나 하는 것이다.

자기의 조직에 대항한 항체[이것을 **자가항체**(auto-antibody)라 한다]의 생산이나 T 세포의 응집이 어떠한 원인에 의한 조직상해의 결과가 되는 경우도 있을 수가 있다. 그것은 장해조직을 제거하고 조직 수복에 소용되는 경우도 있을 것이며, 역으로 그것이 더욱 악순환을 형성, 조직장해를 일으켜 자가면역질환으로 발전하는 경우도 있을 것이다. 그 밖에도 어떠한 이유로 강한 병적인 자가면역 현상이 생겨서 자가면역질환이 발생한다는 경우가 존재하게 된다(표 14-1).

표 14-1. 자가면역의 의의

1. 생리적인 기능(노폐조직 제거)
2. 조직상해의 결과
a. 생리적인 기능(상해조직의 제거)
b. 자가면역질환의 발견
3. 자가면역질환

2. 자가면역의 원인

병변을 일으킬 때까지의 이상한 자가 면역의 발생요인에 관해서는, 몇 개의 가설이 있다. 각기 단독적인 요인이 원인으로 되어 있을 수도 있을 것이나, 몇몇이 중복되어 있을 가능성도 높다. 가설의 한 가지는 면역계의 접촉을 받지 않고 발생하게 될 장기, 예를 들면 눈의 수정체나 정자에 관한 것이다(그림 14-1).

이들 조직의 자기항원은 면역계에서 격리되어 있는 이유로 **격절항원**이라고 칭한다. 이와 같은 장기가 외상이나 감염 등으로 상해를 입고, 림프구가 그 부위에 도달할 수 있게 되었다거나, 그 항원이 유출 되어 림프조직에 도달하거나 하면, 그 항원에 대하여 항체가 생성되거나 T 세포가 반응을 일으킨다. 이것은 면역계가 그 항원에 접촉하는 기회가 없었기 때문에 그 항원에 대한 면역관용이 형성되지 못하고 그것에 대응하는 T 세포나 B 세포가 잔존해 있기 때문이다(그림 14-2, 표 14-2). 수정체성 포도막염, 남성불임증의 일부는 이와 같은 형태로 발병한다.

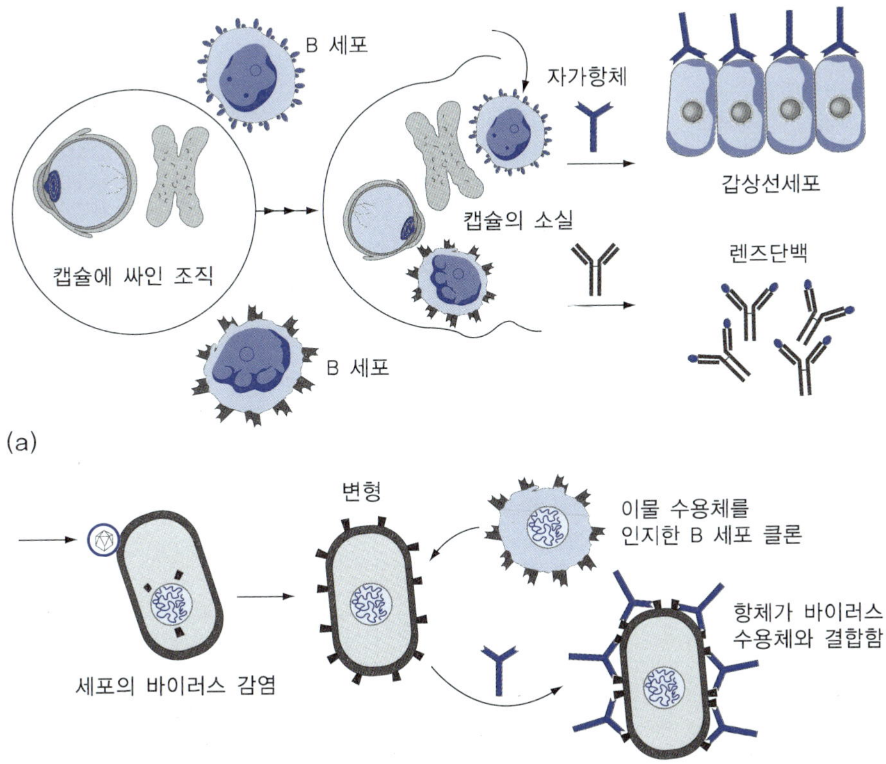

그림 14-1. 자가면역의 가능성. (a) 항원으로서 인식됨. (b) 바이러스 감염으로 자신의 변환

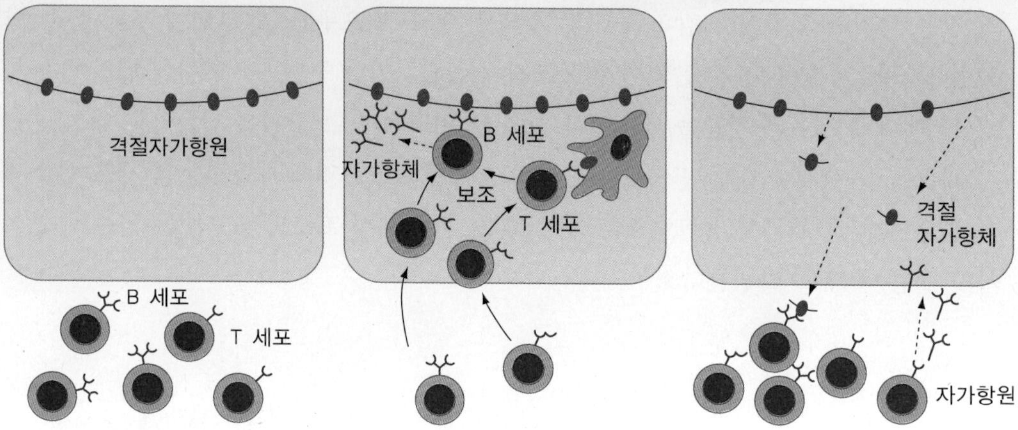

1) 격절자가항원에 대응하는 B 세포나 T 세포는 면역관용이 될 기회가 없다.

2) 조직상해에 의해 림프구가 격절항원과 접촉할 수 있게 되며 원래 존재하는 자가항원반응성 림프구는 반응을 하여 항체를 만들어 조직을 상해한다.

3) 조직상해로 인해 유출된 격절항원이 림프조직에 도착하여 면역반응을 유도한다. 만들어진 자가항체나 감작 T 세포가 조직을 상해한다.

그림 14-2. 면역계에 있어서 격절된 조직에 대한 자가면역반응

표 14-2. 자가 면역의 원인

원인	예
격절항원의 노출	수정체가 외상 등으로 면역계의 접촉을 받음
자가항원의 수식	적혈구의 약제의 결합 → T 세포의 개재
교차반응성 항원의 침입	용혈성 연쇄구균 감염에서 M 단백에 대한 항체가 심근과 교차 반응
B 세포의 이상활성화	유전적 원인, 세균리포다당체, EB 바이러스 등에 의해 자가반응성 포함으로 B 세포의 이상활성화 유발
보조인자의 이상생산	B 세포의 분화를 촉진하는 IL-6의 이상생산으로 자가반응성 B 세포의 활성화
억제 T 세포 부전	자가항체생산을 억제할 억제 T 세포의 부전
이디오타입 네트워크 파괴	자가항체 이디오타입에 대한 항이디오타입 항체의 저하

둘째 기전은 자기항원반응성 보조 T 세포를 바이패스한 자기 항원반응성 B 세포의 활성화이다. 대부분이 자기항원에 관해서, 그것에 대응하는 B 세포는 존재하지만, 그 항원에 대응하는 T 세포가 관용(tolerance) 상태로 되어 있기 때문에 B 세포를 보조하지 않으

며, 따라서 자기 항체가 생산되지 않는 상태로 된다고 여겨진다. 그와 같은 항원 물질의 일부에 화학물질이 결합하거나, 바이러스 등의 미생물항원이 가해지거나 하면, 그 부분은 비자기의 항원이기 때문에 여기에 보조 T 세포가 반응을 한다. 그리고 동일 분자상의 자기 항원에 대응하는 B 세포를 보조하고 항원생성 세포로 분화시키는 가능성도 가지고 있다(그림 14-3).

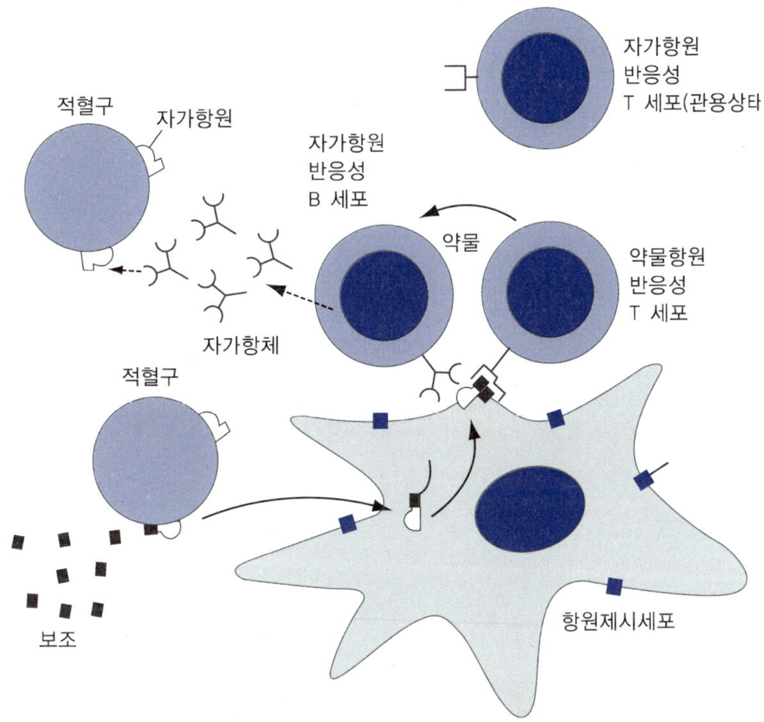

그림 14-3. 바이러스 보조 T 세포에 의한 자가항체 생산. 자기항원에 대응하는 B 세포가 존재해도 이 항원에 대응하는 보조 T 세포가 존재하지 않기 때문에 자가항체는 만들지 못한다. 약물이나 바이러스 등으로 자기항원이 수식되면 여기 T 세포가 반응하여 B를 보조함으로써 자가항체를 생산시킨다.

메틸도파의 치료를 받고 있는 사람에서의 용혈성 빈혈은 메틸도파가 적혈구표면의 자기항원에 결합하고, 상기의 기전으로 항적혈구 자가항체가 생산되어서 생긴다고 생각되고 있다. 이식거부반응을 일으킬 능력이 없는 자에게 다른 개체의 림프구를 이식하면 착상이 된다. 그리고 그 림프구에 있어서 숙주의 조직은 비자기이므로 그것에 대해서 반응을 일으키고 조직에 장해를 일으킨다. 이것을 이식세포대 숙주반응이라 칭한다. 이 경우, 숙주의 조직항원에 반응한 T 세포는 보조 T 세포로써 본래 존재하는 자기반응성 B 세포를 활성화할 가능성이 있다. 이와 같은 상황에서도 자가항체가 생산될 수 있다는 것이다. 하지만, 보조 T 세포가 항원과 반응하기 때문에 그 항원과 주요조직적합 유전자 복합체 (MHC) 클라스 II에 의한 항원과의 조합이 필요하다. 상기한 기전에 있어서 MHC 클라스 II 항원을 지닌 항원세포에 의해서 세포에 제시될 필요가 있다. 한편 갑상선 상피 세포는 인터페론 γ 등의 작용을 받으면 MHC 클라스 II 항원을 표출하게 된다. 그렇게 되면 보조 T 세포는 직접 갑상선 상피세포상의 수식 항원에 반응하게 된다. 인터페론 γ 는 T 세포에서 생성된다. 바이러스 항원 등에 T 세포가 반응하여 인터페론 γ 를 생산하면 그와 같은 상황을 형성할 가능성이 있다. 자기항원과 교차반응하는 미생물 항원의 침입에 의한 기전도 생각할 수 있다. 용혈성 연쇄구균의 M단백의 존재에 대하여 생산한 항체는 심근에도 교차반응적으로 반응한다. 이것은 류마티즘성 심염의 원인이 되고 있다고 여겨진다.

대장균다당체는 결장과, 마이코플라스마는 적혈구와 교차반응하는 항체를 생성케 하여 궤양성 대장염이나 용혈성 빈혈을 일으킨다. 자기조직의 항원물질과 미생물의 항원물질과의 사이에 공통된 구조가 있고, 전자에서는 면역원성이 없고 항체를 만들지 못하나 후자는 비자기이며 항체를 생산시켜 그 항체가 교차반응성으로 전자에 반응하므로 의해서라고 생각된다(그림 14-4).

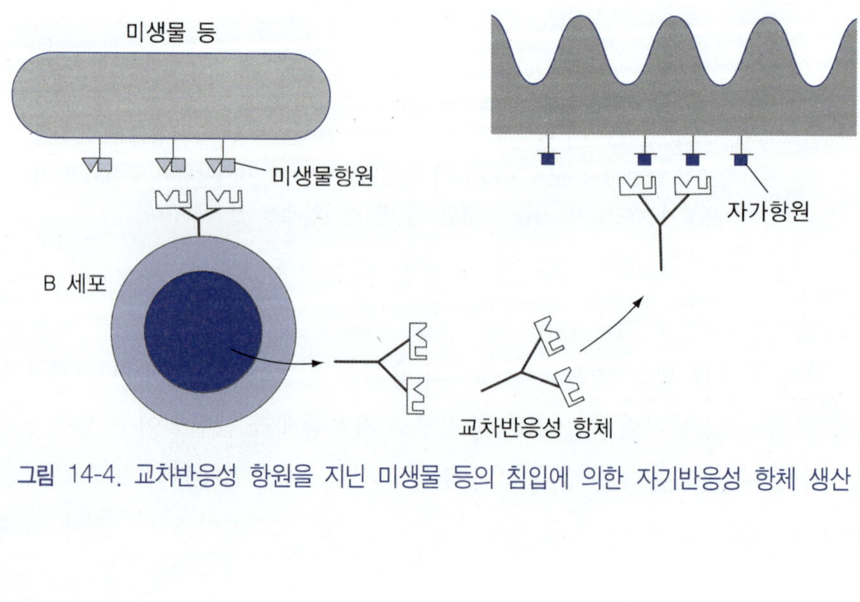

그림 14-4. 교차반응성 항원을 지닌 미생물 등의 침입에 의한 자기반응성 항체 생산

건강한 사람에 있어서도 자기조직에 반응하는 B 세포가 존재하고 보조 T 세포의 관용 등의 이유로 자기항체 생산에 이르지 못하고 있다고 하면, 어떠한 원인으로 모든 B 세포의 활성화가 생기면 자가항체도 동시에 생산하게 된다. 이와 같은 상황을 **다클론성 B 세포 활성화**(polyclonal B cell activation)라 한다. 유전적으로 B 세포가 자연 활성화를 일으키기 쉽다는 것, 세균 리포 다당체나 EB 바이러스에 의한 B 세포의 활성화가 유도된다는 것 등이 원인이 된다고 생각된다(그림 14-5).

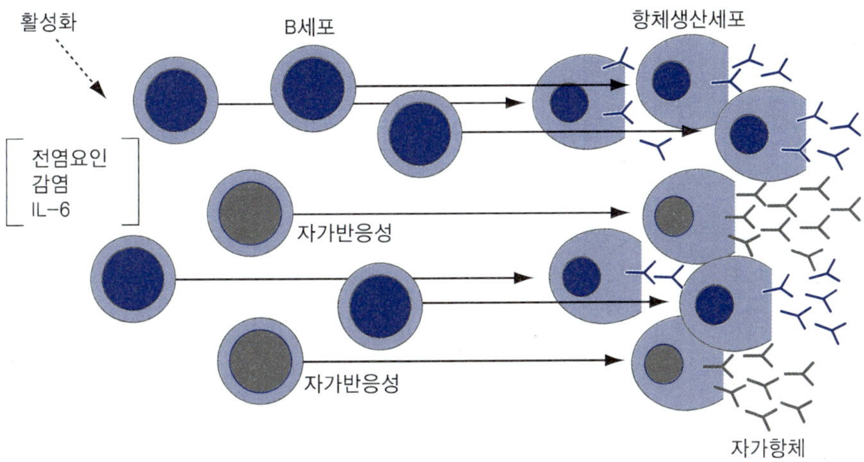

그림 14-5. 다클론성 B 세포 활성화에 다른 자가항체 생산. B 세포 중에는 자가반응성인 것이 존재한다. B 세포가 비특이적으로 활성화되면 자가반응성 B 세포도 활성화되어 자가항체를 생성한다.

CD5를 표면에 지닌 B 세포는 통상 B 세포와는 별개의 계열의 것이라고 하지만, 류마토이드 관절염 환자 등에서 증가하고 있다. 이들 B 세포는 류마토이드 인자 등의 자가항체를 생산하므로 주목되고 있다.

IL-6는 B 세포를 항체생산세포로 분화되는 인터루킨이지만, T 세포 등에 의해서 생산된다. 심방내 점액증도 IL-6를 생산하는데 만일 IL-6가 대량으로 산생되는 경우 어느 자기반응성 B 세포의 분화도 유도되어, 자기항체 생성을 IL-6은 휴지상태의 B 세포에는 작용시키지 않고 항원과 반응한 B 세포에만 작용하는 것이기 때문에 단지 IL-6만이 작용한 경우에는 특히 자기반응성 B 세포가 활성화될 가능성이 높다. 심방내 점액종 환자에서는 자가항체의 생산이 나타나고, 자가면역성 증상의 합병증도 보인다. 만성 관절 류마티즘 환자의 관절액 중에도 IL-6이 대량으로 존재한다. 어느 것이나 자가항체 생산에 있어서

IL-6의 관여를 제시하는 것이다.

자기항원에 대한 면역반응이 억제 T 세포의 존재에 의해 억제되고, 면역 관용의 상태로 되어 있는 경우가 있다고 생각되지만, 억제 T 세포의 바이러스나 자가항체 등에 의한 장해는 자기면역을 촉진하는 것이 된다고 생각된다. 유년성 관절류마티즘 환자의 혈청 중에는 억제 T 세포를 촉진하거나 T 세포를 장해하는 자가항체가 증명되지만 그것은 억제 T 세포 부전에 의한 자가면역 발현의 원인이 되고 있다고 생각된다.

항이디오타입 항체에 의해 자기면역이 억제되고 있는 기전도 존재한다고 생각되지만, 이디오타입 반응망이 어떠한 기전으로 항이디오타입 항체 열성의 상태에 높여진 경우, 그것은 자기면역 발현에 결부된 것이다. 돌연변이에 의해 자가반응성 클론이 출현하여 자가면역질환을 일으킨다고 하는 생각은 받아들이기 어렵다. 실제로 환자에게 나타나는 자가항체는 다클론성이며 단클론은 아니기 때문이다.

자가면역질환 발증의 계기로써 바이러스 감염이 중요시되고 있다. 그것은 다음과 같은 여러 가지 기전으로 관여하는 것으로 생각된다. 바이러스 감염에 의한 조직상해의 결과, 격절항원이 노출하는 것, 자기항원이 바이러스에 의해서 수식되고 T 세포의 반응을 유도하는 것, 바이러스의 핵단백이나 바이러스의 당단백이 자기항원과 교차반응하는 것, 바이러스 감염에 의해 인터페론이 생산되어 그것 때문에 MHC 항원이 증가하고, T 세포가 반응하기 쉽게 되는 것, 바이러스가 림프구를 비특이적으로 활성화하는 것, 바이러스가 억제 T 세포에 감염하여 그것을 상해하는 것 등이다. 지속적인 자기면역을 초래하려면, 생체 내에 오래 존재하는 바이러스가 이 조건에 적합하다. 원인으로는 그와 같은 성질을 지닌 C형 레토르바이러스 등이 상정되기 쉽다(그림 14-1b 참조).

자가면역질환의 발증에는 유전의 관여가 많을 것이라고 생각된다. 아마도 복수의 유전자가 관계되고 있을 것이다. B 세포가 활성화를 일으키기 쉽다는 것, 보조 T 세포가 자기항원의 일부 소화한 것에 응집하기 쉽다는 것, 자기항원과 교차반응하는 미생물 등의 외부 항원에 응집하기 쉽다는 것(면역 응답 유전자), 억제 T 세포가 발현하기 어렵다는 것(면역억제유전자), 바이러스 관여가 있는 것이라면, 그것에 감수성이 높다는 것, 혹은 그 존재를 허용하기 쉽다는 것 등은 지배하는 유전자가 관여하게 될 것이다.

3. 특이적 자가면역질환

자가면역질환에는 특정한 장기의 항원에 대하여 자기면역현상이 생기고, 그 장기가 상해되는 장기특이적 자가면역질환과 보편적인 조직 항원에 대한 자가항체가 생산되어 전신의 장기가 상해되는 전신성 자가면역질환이 있다. 발견되는 것이 보편적인 항원에 대한 자가 항체라 해도 상해받는 것은 특정 장기만인 경우도 존재한다. 장기특이적 자가면역질환이라고 여기는 질환도, 각기 원인에 관계되어 있다고 하는 조직자기항원을 표 14-3에 나타내었다.

원인이 불명확하기 때문에, 원인적 치료법은 없으며 일부의 것에 면역억제와 소염을 목적으로 한 부신피질 스테로이드 약의 사용, 항체의 제거를 목적으로 한 혈구교환, 혈액정화요법이 행해지는 정도이다.

1) 갑상선 기능항진증(바세도우씨병)

갑상선 상피세포에는 하엽체가 생산하는 갑상선 호르몬(TSH)을 수용하는 수용체가 존재한다. 이 TSH 수용체에 대한 항체가 본증의 원인이라고 한다.

이 항체에는 그 결합이 TSH의 결합과 같은 효과를 주어 갑상선에서의 호르몬 생산을 유도하여 갑상선 기능항진증을 초래하는 자극형 항체와 그 결합을 자극이 되지 않으며, 오히려 TSH의 결합은 저해하여 갑상선 기능저하증(원발성 점액 수종)을 가져오는 차단형 항체가 있다. 수용체의 어느 부위에 결합하는 항체에 따라 차이가 나는 것이라고 생각되고 있다. 수용체의 강글리오시드부분에 반응하는 항체는 자극성으로, 당단백 부위에 반응하는 항체는 저지성으로 작용한다는 것이다. 그런데 TSH에 대한 자가항체가 생산되고 그것에 대하는 항이디오타입 항체가 생산되면 그 항이디오타입 항체는 TSH와 같은 효과를 가져올 가능성이 있다. 이와 같은 형태의 갑상선 기능항진증도 존재한다고 생각되어진다.

2) 인슐린 의존성 당뇨병

당뇨병에는 식이요법으로 조절할 수 있는 인슐린 비의존성 당뇨병과 유년기에게 많은 의존성 당뇨병이 있으며, 후자는 췌장 β 세포에 대하는 자가면역이 원인이 된다. 혈중에는 섬세포 원형질 항체(ICA)나 섬세포 표면 항체(ICSA)가 검출된다(그림 14-6).

표 14-3. 장기 특이성 자가면역 질환

질환명	자가항체	장기의 상해
내분비 계통		
1. 하시모토씨 병 (Hashimoto's thyroiditis)	anti-thyroglobulin Ab anti-microsomal Ab	갑상선의 비대(만성적)
2. 바세도우 병(Graves' disease) (Basedow's disease)	anti-TSH receptor Ab (LATS)	갑상선의 비대 안구돌출
3. 인슐린 저항성 당뇨병		
a) insulin-resistant diabetes associated with acanthosis nigricans	anti-insulin receptor Ab	당뇨병 B-cell의 퇴화
b) insulin-resistant diabetes associated with acanthosis nigricans	anti-insulin receptor Ab	당뇨병 B-cell의 퇴화
4. 유년기 당뇨병 (Juvenile insulin-dependent) diabetes	anti-insulin Ab anti-islet cell Ab	당뇨병 B-cell의 퇴화
5. 특발성 애디손씨 병 (Idiopathic Addison's disease)	anti-adrenal cell Ab 부신피질 세포 항원에 대한 T 림프구의 활성화	부신피질의 위축 섬유화 세포 침윤
6. 남성 불임증, 여성 불임증 Spontaneous infertility (M) Premature ovarian failure (F)	anti-sperm-cell Ab anti-interstitial cell Ab anti-corpus luteum cell Ab	무정자 난소 퇴화
소화계통		
7. 궤양성 대장염(Ulcerative colitis)	장관상피의 lipopoly-saccharides에 대한 항체(anti-colon Ab)	결장, 직장의 점막과 점막하 조직에 염증성 세포 침윤
8. 악성 빈혈(Pernicious anemia)	anti-gastric parietal cell Ab intrinsic factor의 Vit B_{12} 결합 부위에 대한 항체	만성 위축성 위염
9. 만성 활동성 간염 (Chronic active hepatitis)	anti-hepatocyte Ab anti-nuclear Ab	간염 간경화증
조혈장기계		
10. 자가면역성 빈혈 (Autoimmune hemolytic anemia)	항적혈구 항체(Ig M성) Coombs test (+)	적혈구 용해
11. 특발성 혈소판 감소성 자반증 (Idiopathic thrombocytopenic purpura)	항혈소판 항체 (Ig G-Ig M형)	자반병
12. 특발성 백혈구 감소증 (Idiopathic neutropenia)	anti-neutrophil Ab	백혈구 감소증
기타 질환		
13. 중증 근무력증(Myasthenia gravis)	anti-acetylcholine receptor (근육-신경 접합부)	근육의 무력
14. 교감성 안염(Sympathetic ophthalmia)		
15. 폐신증후군(Goodpasture's syndrome)	anti-basement membrane Ab 신장의 사구체와 폐포의 기저막의 공통 항원에 대한 항체	신장과 폐장의 기저막에 면역복합체 침착
16. Vililigo	anti-melanocyte Ab	
17. Pemphigus	anti-intercellular substance of skin	

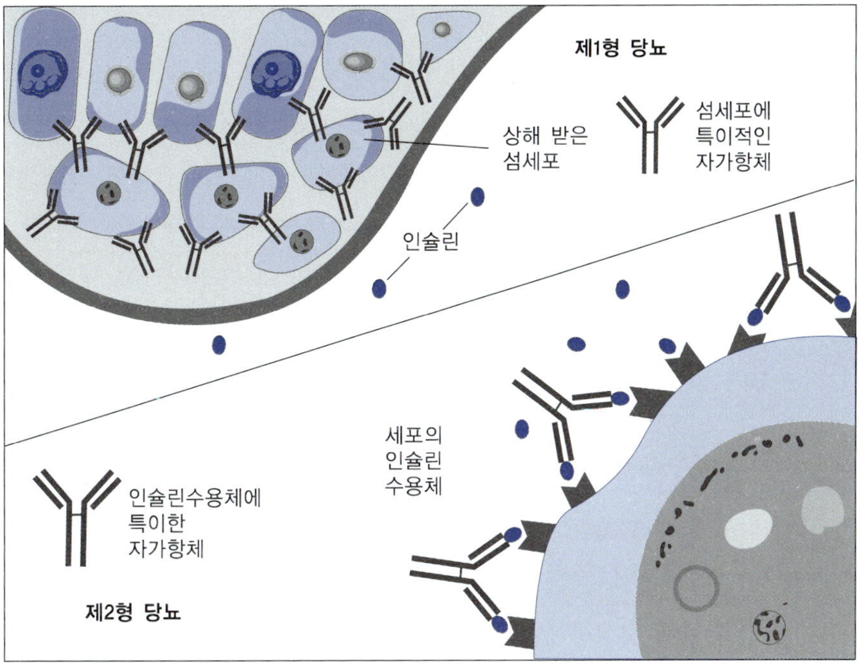

그림 14-6. 당뇨병에 있어서 자가항체 구성. 인슐린 의존성 당뇨병(위), 인슐린 저항성 당뇨병(아래)

살해 T 세포에 의한 β 세포의 파괴나 항체의 결합한 β 세포의 κ 세포나, 대식세포에 의한 상해(ADCC)가 있다. 콕사키 등 바이러스의 관여가 의심되고 있다.

3) 인슐린 저항성 당뇨병

상당량의 인슐린을 주사하여도 고혈당을 교정할 수 없는 당뇨병이며, 지방세포 등의 표면 인슐린 수용체에 대응하는 자가항체의 출현이 원인이라고 한다. 이 항체는 인슐린이 수용체에 결합하는 것을 방해하고 또한 수용체를 감소시킨다고 생각되고 있다. 흑색 표피종의 합병증이 올 수 있다.

4) 인슐린 자가면역 증후군

메티마졸, 페니실라민 등의 약물 사용에 의해 대응하는 구조에 변화를 일으키고, 그로 인한 인슐린에 대응하는 자가항체가 생산됨으로써 발생한다. 항체의 결합을 받아 인슐린이 소비되기 때문에 대사성으로 인슐린의 과잉 분비를 일으켜 저혈당증이 생긴다고 생각하고 있다.

5) 중증 근무력증

근육은 그 아세틸콜린 수용체에 신경말단에서 분비되는 아세틸콜린이 작용하므로 인하여 수축한다. 아세틸콜린 수용체에는 α(2개), β, γ, δ의 다섯 개의 서브유니트가 있지만 그 서브유니트에 대한 자기 항체가 생산되고, 그것이 수용체에 결합하여 아세틸콜린의 결합을 방해하거나 수용체의 대사를 높이거나, 항체 내지 보체에 결합한 수용체를 K 세포나 대식세포가 상해함으로써 근육의 기능을 장해하는 것이 그 병인이라고 생각되고 있다(그림 14-7). 흉선종의 합병증이 많고, 흉선 내에 림프여포형성을 보이고, 자가항체 생성의 장이 될 가능성이 있다.

6) 자가면역성 용혈성 빈혈

37℃에서 적혈구의 주된 Rh 항원에 관련한 자기항원에 반응하는 IgG 클라스의 자가항체(온식항체)에 의한 것과 4~15℃에서 A · B · H 항원과 관련한 적혈구막의 li 또는 P 항원에 반응하는 자가항체(냉식항체)에 의한 것이 있다. 후자에는 IgM 클라스의 항체에 의한 발작성 한랭응집소증과 IgG 클라스의 항체에 의한 발작성 한랭혈색소뇨증이 있다. 온식항체에 의한 것은 전신성 홍반성 낭창이나 바이러스성 간염에 합병되는 수가 있다. 자가항체의 결합을 받은 적혈구는 간이나 비장의 대식세포에 흡수되어져 파괴된다고 생각된다. 한랭응집소증은 마이코 플라스마나 EB 바이러스의 감염, 림프증에 합병되는 수가 있다.

발작성 한랭혈색소뇨증에서는 추위에 노출된 체내를 혈액이 순환할 때 항체가 적혈구에 결합하고 이윽고 보체의 C1, C4 성분이 결합하게 된다. 혈액이 순환하여 체온이 상승되면 항체는 해리하지만 보체는 그대로 남아 C2 성분이 활성화가 되어 혈관 내에서 적혈구가 파괴된다. 유출된 혈색소는 뇨중에도 출현하게 된다. 이 현상은 in vitro에서도 재현되며 환자혈청과 적혈구를 혼합하여 한 번 정도 저온으로 반응시켜 본 후 37℃로 환원시키면 적혈구가 용혈이 된다. 저온에서 항체가 적혈구에 결합하여 37℃에서 보체가 활성화되기 때문이다. 이것을 **Donath-Landsteiner 시험**이라고 부른다. 본증은 매독이나 바이러스 감염에 합병되는 수가 있다 적혈구에 항체가 결합해 있는가, 어떤가를 확인하려면 그 적혈구부유액에 사람의 γ-글로불린에 대한 항체(Coombs 혈청)를 가해보면 알 수가 있다. 항체가 결합하여 있으면 그 적혈구끼리는 Coomb 항체에 의해서 결부되어 응집을 하게 된다. 이것을 직접 Coombs 시험이라고 한다.

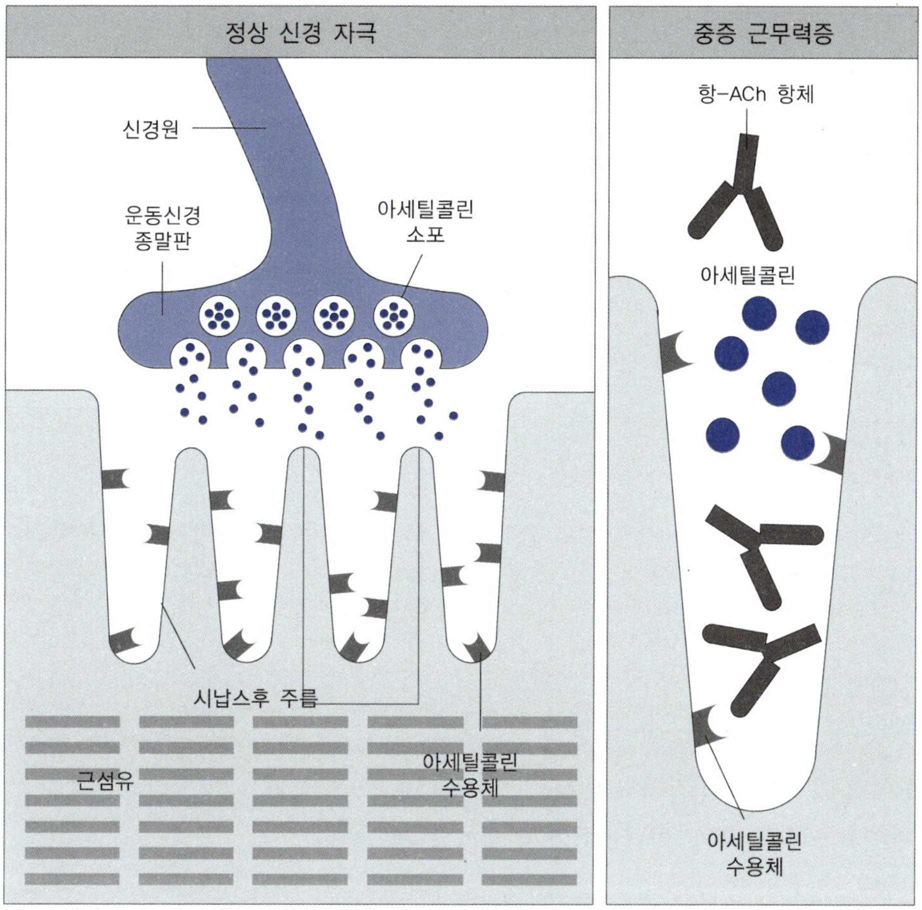

그림 14-7. 중중 근무력증

냉식항체인 경우 한 번 반응한 항체 자신이 해리하게 되어도 보체는 계속 결합되어 있다. 통상적으로 Coombs 혈청 중에는 보체에 대한 항체도 혼재해 있으므로 역시 응집반응이 생긴다. 항체 자신에 의한 것이나 보체 자신에 의한 것인가를 구별하려면 면역글로불린에 대한 항체만을 함유한 Coombs 혈청을 이용하여 검사하면 가능하다.

7) 특발성혈소판 감소성 자반증

혈소판에 대한 자기항체가 생성되고 항체에 결합한 혈소판이 비장이나 간장, 폐 등의 대식세포에 흡수되어 파괴됨으로 인한 것이라고 생각된다. 면역복합체가 혈소판에 점착하고 그것에 의해서 대식세포에 파괴되는 기전도 관여되는 것 같다.

혈소판에 대한 항체(IgG)인가 아니면 면역복합체의 항체부분(IgG)인가 구별이 곤란하므로 그들은 합하여 혈소판에 결합해있는 IgG를 혈소판 결합 IgG (platelet associated; IgG)라고 부른다.

본 증에는 면역글로불린 제제의 대량투여가 효과적이지만 이것은 주사된 IgG가 대식세포상의 Fc 수용체를 포화하고, IgG의 결합된 혈소판을 섭취당하는 것을 방지하기 위한 것이라고 생각된다.

8) Goodpasture 증후군

사구체 기저막에 대한 자가항체에 의해 사구체가 상해를 받는다. 면역복합체에 의한 사구체신염에서는 글로불린이 사구체에 유리형으로 존재하지만 본증에서는 기저막에 잇따라 선상으로 면역글로불린이 존재하는 것이 검출된다. 이 항체는 동시에 폐포기저막에도 반응하고, 폐포 내출 혈을 가져온다. 기저막의 IV 콜라겐이 자가항체의 대응항원이라고 생각되고 있다.

9) 교감성 안염

한쪽 눈에 외상을 입고, 격절항원에 림프구가 반응, 그 림프구가 반대측의 포도막에도 작용하여 상해한다고 생각되고 있다.

T 세포에 의한 지연형 알레르기가 주체라고 생각된다.

10) 원발성 담즙성 간경변

미토콘드리아에 대한 자가항체가 검출된다. 간소엽내 담관상피에 대한 상해 T 세포에 의한 조직상해, 면역복합체에 의한 조직상해로 여겨진다.

4. 항핵항체

다음에 기술하는 전신성 자가면역질환, 특히 그 대표가 되는 전신성 홍반성 낭창에서는 세포의 여러 가지 핵성분에 대한 항체, 즉 항핵항체의 존재가 인식되는 수가 많다.

항핵항체의 대응항원은 크로마틴 관련항원(DNA·히스톤·센트로 메어·폴리 ADP 리보스), 핵소체 관련항원(U-3 리보핵단백, RNA 폴리머레이즈), 핵질 중의 비히스톤 핵단백항원(U-1 리보핵단백 Sm) 등 3종으로 대별되며, 이들의 항핵항체는 형광항체법에 의해서 검출할 수 있다. 즉, 세포표본에 피검혈청을 반응시켜 핵 부분에 결합한 항체에 대하여 사람의 면역글로불린에 대한 형광항체를 반응시켜서 검출한다. 핵의 어떤 항원에 반응하는 항체가에 의해서 결합하는 부분이 다르고, 따라서 형광항체로 추출되는 부분, 즉 염색패턴이 상이하게 된다. 핵막부분이 염색되는 **변연형**[(peripheral)(보풀이 일어난 것 같으므로 shaggy라고도 한다)], 핵전체가 한결같이 물드는 균일형(homogenous), 반점상으로 염색되는 **반문형**(speckled), 핵소체만이 염색되는 핵소체형(nucleolar), 동원 체부가 점상으로 염색되는 **동원체형**(centromere) 및 증식기에 있는 세포의 핵만이 반점상으로 되는 **증식세포 핵항원형**(proliferating cell nuclear antigen; PCNA)이 있다(그림 14-8).

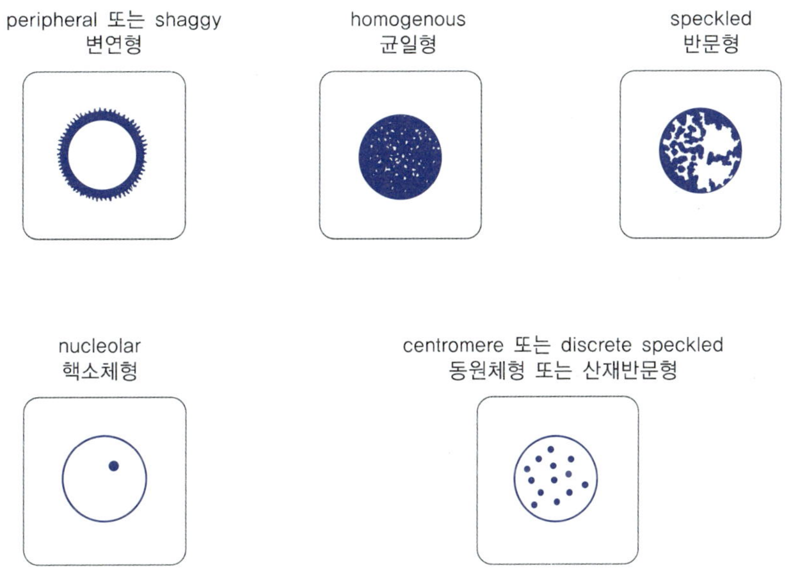

그림 14-8. 형광항체법에 의한 항핵항체의 염색패턴

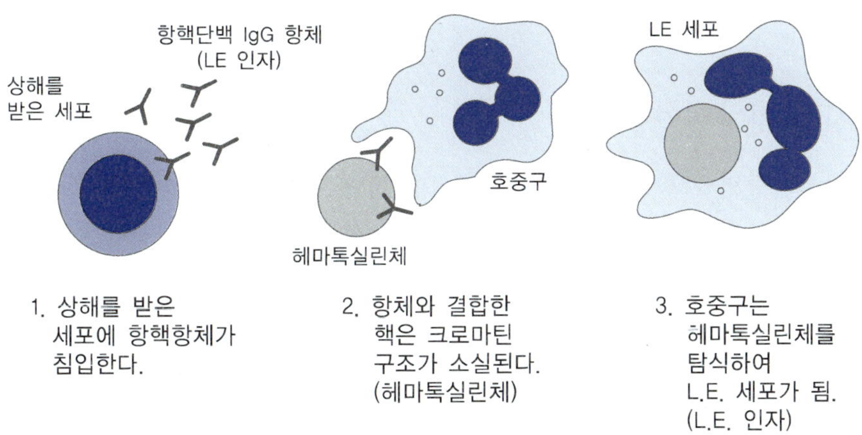

그림 14-9. LE 현상

변연형은 이중나선 DNA에 대한 항체, 균일형은 히스톤 DNA 결합물에 대한 항체이며, 반문형은 생리 식염수에 가용성인 리보핵단백, Sm 등의 핵단백(extractable nuclear antigen; ENA)에 대한 항체로 나타난다고 한다.

항핵항체의 관계한 현상으로서 LE 세포, LE 현상이 있다.

세포막이 파괴된 세포에 환자의 혈청을 반응시켜 그 핵을 염색하여 보면 크로마틴 구조를 잃고 균질하게 염색된다. 이것을 헤마톡실린체라고 한다. 여기에 호중구를 가하면 호중구는 헤마톡실린체를 세포 내에 끌어들인다. 이 세포를 **LE 세포**라고 하며 환자의 혈액 중에 증명할 수 있기도 하다. 환자의 혈청에 의해서 이 현상이 발생하는 것은 **LE 현상**이라고 하게 된다(그림 14-9). 이것은 히스톤에 대한 IgG 항체에 의해서 생긴다고 생각된다.

항핵항체의 유무를 선별하려면 형광항체법이 우수하지만, 각각의 항원별로 항체를 검출하려면 여러 가지 방법이 쓰인다. LE 시험(LEtest)이라는 것은 라텍스 입자에 DNA 히스톤을 피복한 것으로 그것에 대한 항체를 검출하는 방법이다. 혈청중에 항체가 존재하면 라텍스 입자는 응집반응을 일으킨다. ENA(가용성핵단백)에 대한 항체는 ENA를 피복한 적혈구의 응집반응[간접적혈구 응집반응(passive hemagglutination; PHA)]으로 검출된다.

최근, 항원물질이 비교적 순순히 추출할 수 있게 되어 보다 감도가 높은 방사성면역측정법(RIA), 효소면역측정법(EIA)에 의해서 각각 그 항핵항체가 검출되게 되었다.

Sm, Og, Jo, Ku, La, Ro 등은 그 항체가 최초로 발견된 환자의 이름에서 유래된 명칭이다. U-RNA는 우리딘을 많이 함유한 RNA의 의미이다.

Scl (경화증), PM (다발근염), SS (SJOGREN 증후군) 등 검출되는 질환에 연유한 항체명도 있다. SS 항체는 형광항체법으로는 검출되지 않고, 침강반응(이중면역확산법)에 의거한다. 따라서 항핵항체의 선별에는 형광항체법과 침강반응과의 양쪽을 할 필요가 있다.

5. 전신성 자가면역질환

항핵항체가 증명되고 비교적 전신의 장기에 병변이 생긴 질환을 전신성 자가면역질환이라 한다. 부신피질스테로이드약, 면역억제병, 면역조정약 등으로 치료된다.

자기항체나 면역복합체를 없애기 위한 혈장교환요법, 혈액정화요법도 이루어진다. 면역억제를 목적으로 한 전신림프 조직방사선 조사도 시도되고 있다(표 14-4).

1) 전신성 홍반성 낭창(SLE)

안면의 나비형 홍반, 발열을 보인다(그림 14-10).

관절염, 신염, 신경장애 등도 있다. 핵항원과 항핵항체가 형성하는 면역복합체에 의해서 조직상해가 생긴다고 하는데 혈중에서 형성된 면역복합체가 조직에 침착하여 상해를 가져오는 기전도 있지만 신염의 경우 사구체기저막의 콜라겐의 DNA와 친화성이 강하여 그것에 결합하여 침착한 DNA에 항 DNA가 반응하여 면역복합체가 형성된다고 하는 생각이나, DNA와 기저막항원이 교차반응한다고 하는 생각도 있다.

병인은 불명하지만 바이러스의 관여가 거론되고 있지만, 증명되고 있지는 않는다. 다크론성 B 세포 활성화나 억제 T 세포부전이 나타난다. 그리고 여성에게 많으므로 내분비의 관여도 있다고 생각된다.

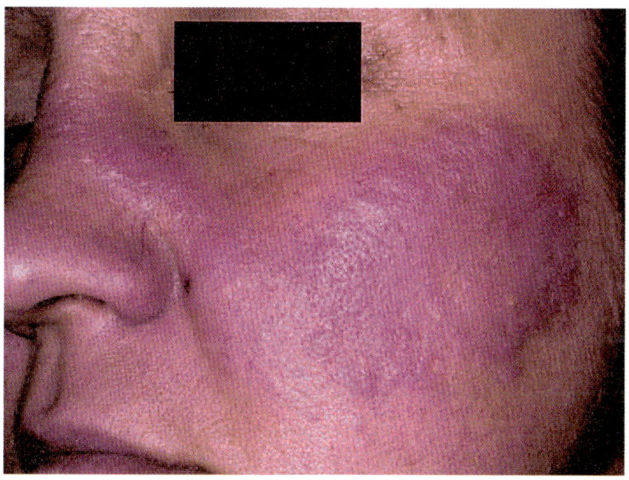

그림 14-10. 전신성 홍반성 낭창. 안면에 나비형 홍반이 보인다.

표 14-4. 전신성 자가면역 질환

질환명	자가항체	장기의 상해
1. 전신성 홍반성 낭창 (Systemic lupus erythematosus; SLE)	항핵항체 항적혈구 항체 항림프구 항체 항혈소판 항체 기타 핵성분에 대한 항체	1) 관절염(90%) 2) 발열(83%) 3) 백혈구 감소(56%) 4) 사구체신염(53%) 5) 안면홍반(42%) 6) γ-globulin의 상승(37%) 7) 중추신경장애(32%) 8) 심내막염(27%) 9) 혈소판 감소(11%) 10) 용혈성 빈혈(8%)
2. 류마토이드 관절염 (Rheumatoid arthritis; RA)	항 γ-globulin 항체 EBV-관련 항원에 대한 항체 ANA (항핵항체)	수족의 대소 관절의 염증소
3. 다발성 근염 (Polymyositis; PM)	항 myosin 항체 항근육 항체 (anti-PM-1) (anti-JO-1)	
4. 전신성 강피증 (Systemic scleroderma) 전신성 진행성 경화증 (progressive systemic sclerosis; PSS)	항핵항체 (anti-scl.-70) (anti-centromere Ab)	
5. 다발성결절성 동맥염 (Polyarteritis nodosa; PN)	항핵항체 혈관 상피에 대한 항체	
6. 류마티열 (Rheumatic fever)	항심근 항체 심장 변막 상피에 대한 항체	
7. 쇼구렌씨 증후군 (Sjogren syndromes; Sjs)	타액선, 유선의 선조직에 대한 항체 (anti-ss-A/Ro Ab) (anti-ss-B/La Ab)	

혈청 중에 약간의 항핵항체가 검출되지만, 본증에 비교적 고유의 항체는 이중쇄 DNA (ds DNA), Sm, PCNA 등에 대한 것이다.

이중나선 핵산(ds DNA)에 대한 항체를 지닌 것의 대부분은 단일나선 핵산(ss DNA)에 대한 항체도 지니지만, ss DNA에 대한 항체만을 지니는 것은 오히려 약제 유발루프스나 비류마티즘성의 질환의 경우가 많다. 항히스톤 항체는 약제유발 루프스로 양성률이 높다.

본증에 있어서는 여러 종류의 항핵항체가 증명되는 수가 많고 타질환에서는 비교적 한정된 항체밖에 증명되지 않는 것과 대조적이다. IgM 클라스의 항핵항체 자가면역질환 이외에서도 발견되는 수가 있지만, 본 증에서는 IgG 클라스의 것이라는 것이 특징적이다.

LE 현상은 70~90%에서 볼 수 있다. 본증 환자의 항 DNA 항체는 카디오리핀(cardiolipin), 포스파티딜이오시톨, 포스파티딜세린 등의 인지질, IgG의 Fc 대장균 세포벽단백, 연쇄구균의 일부 등과 교차반응이 나타난다.

카디오리핀과의 교차반응은 WASSERMANN 반응 위양성의 원인이 된다. 그밖에 림프구, 적혈구, 혈소판 등에 대한 자가항체도 출현하는 수가 있고 그들 세포의 파괴의 원인이 된다. Sjogren 증후군 합병증에서는 SSA 항체양성률이 높다.

2) 류마토이드 관절염

다발관절염이 만성으로 계속하고 점점 골막이 파괴되어서 관절장해를 일으키는 질환이지만, IgG의 Fc부에 대한 자가항체가 관계되어 있다고 생각되고 있다. 이 항체는 **류마토이드 인자**라고 칭하지만, IgM 클라스의 계열에서 증명되는 수가 흔하다. 그러나, IgG나 IgE 클라스의 계열쪽이 병인적 의의가 높다고 한다. IgG와 류마토이드 인자에 의한 면역복합체가 관절에 침착하여 여기에 호중구가 반응하여 호중구가 방출하는 활성효소나 리소좀 효소에 의한 조직상해, 면역복합체에 반응한 대식세포 자신에서의 혹은 대식세포의 인터루킨 1에 의해 활성화된 섬유아세포에서의 프로스타그랜딘 E2나 플라스미노겐 활성화인자(플라스미노겐에서 플라스민을 생산)에 의한 조직상해, 그리고 면역복합체에 의한 보체의 활성화 결과로서의 조직상해가 원인이라고 생각되고 있다(그림 14-11).

IgG 류마토이드 인자의 경우 자기 자신도 항원이 되기 때문에 그 분자의 류마토이드인자가 상호반응하는 자기회합(self association)이나 IgG에 결합한 류마토이드인자에 류마토이드 인자가 또다시 결합하여 거대한 면역복합체를 형성하게 되는 현상도 볼 수 있다. 병변관절부에는 활성화된 T 세포도 다수 존재하며, 지연형 알레르기의 기전도 관여해 있는 것이라고 생각된다. IgG 류마토이드 인자가 존재하는 환자에서는 혈관염의 합병증이 보이며 악성관절 류마티즘이라 칭한다.

류마토이드 인자의 검출법에는 IgG를 피복한 라텍스 입자를 환자혈청에 응집하는가 어떤가를 보는 RA 테스트, 항체의 결합을 받은 양의 적혈구를 환자혈청이 응집하는가 아닌

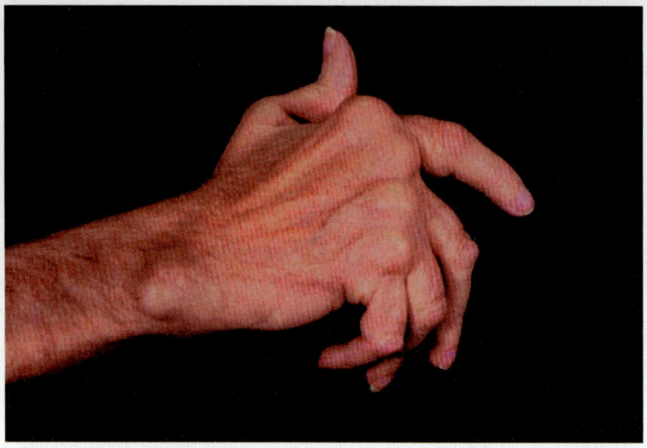

그림 14-11. Rheumatoid arthritis

가를 보는 Waller-Rose법이 고전적이지만 이것들로는 IgM 류마티즘 인자밖에 검출되지 않는다.

관절 류마티즘에서는 혈청 중 류마토이드 인자가 검출되지 않더라도 병변부에 존재한다고 한다.

EB 바이러스 감염세포에만 존재하는 핵항원에 대한 항체(RANA)의 양성률이 높지만 특이성에는 문제가 있다.

3) 전신성 경화증(PSS)

결합조직 교원섬유의 증식이 생기고 혈관의 폐색성 병변을 일으키는 질환이며, 주로 손가락 등의 피부의 부종 경화, 계속적인 위축이 발생한다. Raynaud 현상(동맥의 발작성 수축에 의한 사지말단의 창백화와 계속적인 충혈에 의한 발적, 종창)도 나타난다.

식도의 운동장해 이외에 폐의 혈관과 간질의 병변, 신장의 혈관병변, 심근의 섬유화 등의 합병증도 있다.

항핵항체중에서 Scl-70(Og) 항체의 존재가 본증에 특징적이다. 이것은 DNA 나선구조를 완화하는 토포이소멜라제 1에 대한 항체이다. 장 내 병변의 적은 괴증의 것을 Crest 증후군(손가락 피부의 경화, 석회화, Raynaud 현상, 모세혈관확장, 식도운동장해)이라고 하지만 항센트로메어 항체가 50~90%로 존재하는 것이 특징이다.

4) 피부근염/다발성근염(DM/PM)

특히 사지의 근력저하, 피부홍반을 보인다. 연하장애도 나타난다. 항핵항체 중 Jo-1가 본 증에 특징적이지만, 특히 폐선유합병 예에서 양성률이 높다. 전신성 경화증 합병 예에서는 Ku 항체가 양성인 수가 많다.

5) 혼합성 결합조직질환(MCTD)

임상적으로는 수지의 소세이지종창, Raynaud 현상이 보이며 전신성 홍반성 낭창, 전신성 경화증, 피부근염의 부분적 증상의 중복을 보며, 항리보핵단백(RNP) 항체가 양성인 것을 혼합성 결합조직질환(mixed connetive tissue disease)이라고 한다.

ENA 항체 중에서 RNP 항체는 존재하나, Sm 항체가 존재하지 않는 특징이 있다. Sjogren 증후군 합병례에서는 SSA 항체의 양성율이 높다.

6) Sjogren 증후군

누선, 타액선의 자가면역학적 상해에 의한다고 생각되는 질환이다. 요, 타액의 분비가 불량하게 되고, 눈의 각결막, 구강점막의 건조가 생긴다. 이하선, 림프절의 종대, Raynaud 현상, 관절염, 신염 등도 보인다. 요선, 타액선의 T 세포, B 세포의 침윤이 보이고, 지연형 알레르기 기전으로 보이는 조직상해가 일어나기도 한다. 항핵항체로서는 SSA, SSB 존재가 특징적이다.

7) 다발성 동맥염

결절성 동맥염(periarteristic nodosa; PN)이 고전적인 것이다.

면역결합체나 동맥벽에 대한 항체에 의한 조직상해를 생각하게 된다. 육아종을 보이는 것으로는 지연형 알레르기의 관여도 생각하게 된다. 피하결절, 자반, 심근경색, 신경색, 폐고혈압 등이 나타난다. 혈청에 류마토이드인자, 항핵항체가 증명되는 것도 있지만, 병인과의 관계는 명확하지 않다. 이러한 여러 가지 자가면역질환에 대한 자가항체시험과 진단을 표 14-5에 정리하였다.

표 14-5. 자가항체시험과 진단

질병	항체	비교
하시모토 갑상선염	갑상선	교질갑상선종, 갑상선암 및 아급성 갑상선염과 차이가 있음. 하시모토 갑상선종에는 갑상선 적출이 불필요함.
원발성 점액수종	갑상선	99%의 예에서 검사 양성. 의심 시 갑상선 기능저하 TRH 자극시험에 의하여 "갑상선 저장"을 평가
갑상선 중독증	갑상선	높은 세포질 항체가는 활동성 갑상선염을 뜻하며 수술 후의 점액수종의 경향을 보임 HLA-B8 환자는 재발될 확률이 높지만 항갑상선 약제가 유효하다.
악성 빈혈	위	잠재성 악성빈혈의 진단, 비자가면역성 거대적 아구성 빈혈의 감별진단, 태반의 위아급성 양립성 퇴행변화의 감별에 도움이 된다.
특발성 부신 위축	부신	결핵성과 차이기 있음
중증 근무력증	근육	양성으로 연관된 흉선종을 나타냄 (HLA-B12에서는 더욱 가능성 높음)
	ACH 수용체	80% 이상이 양성
심상성 천포창 및 유천포창	피부	두 질병이 각기 다른 형광 패턴을 보임
자가면역성 용혈성 빈혈	적혈구 (Coombs test)	다른 빈혈증과 차이가 뚜렷함
Sjogren 증후군	타액선 관세포	
원발성 담즙성 간경변 (PBC)	미토콘드리아	검사에서 양성률이 드문 폐사성 황달의 다른 형과 차이가 뚜렷함. 미토콘드리아 항체 양성 PBC와 관련성이 있는 잠원성 간경변의 아군 인정
활동성 만성 감염	평활근 항핵과 20% 미토콘드리아	평활근 항체는 SLE와 구별
류마토이드 관절염	항글로불린 예 : SCAT 및 latex 결합	높은 항체가는 예후 불량
전신성 홍반성 낭창	높은 항핵항체가 DNA, LE-세포	DNA 항체는 급성기에 출현, 이중핵 DNA 항체가 특징적
공피증	핵소체	
기타 교원성 질환	핵	

chapter

15

이식 면역 (Transplantation immunity)

조직이나 장기를 한 개체에서 동일개체의 다른 부위로 또는 다른 개체에게 옮겨주는 조작을 조직 또는 **장기이식**(transplantation)이라 하며 생체가 이식한 조직이나 장기에 대해 면역응답을 일으키는 경우를 **이식면역**(transplantation immunity)이라 하는데, 이때 조직이나 장기를 제공받는 자를 수여자(recipient) 제공하는 자를 공여자(donor)라 한다.

1. 이식과 거부반응

생체에 있어서 면역계는 원래 외계로부터의 유해 침입물질의 배제라고 하는 면에 중요한 기능을 부여하고 있다. 그러나 원시생물에 있어서는 종의 보존이라는 의미로부터 이종과의 융합을 거부하는 기능이 원시적 면역계의 중요한 역할이었다고 생각된다. 고등동물에 있어서는 세균이나 바이러스에 대한 방어기구로서의 면역계가 고도로 진화되어 있으나, 이종과의 융합회피라는 면의 기능도 공존되어 동종항원이나 동계동물 또는 이성동물의 항원을 인식 및 배제의 대상으로 하고 있다. 근대의학의 진보와 함께 치료목적으로 타인의 조직 또는 장기를 이식해야 하는 요구도가 높아지며, 어떤 종의 이식은 이미 실용화되어 있다. 그러나 자연의 섭리에 반대되는 치료법은 많은 경우 면역계의 원래의 기능인 거부반응을 어떻게 극복할 수 있을까 하는 중대한 문제에 직면해 있다.

2. 이식의 종류

이식장기는 이식편의 세포표면에 있는 조직적합항원(이식항원)에 대하여 면역학적 반응에 의해 거부반응이 발생하여 폐절된다. 면역억제되지 않은 수여자에서 이식편이 장기간 생착되는 경우는 조직적합성이 완전히 일치하던가 대부분이 일치할 때에 한하며, 공여자와 수여자 간의 유전학적 관계가 이식편의 생착기간을 크게 좌우하는 인자가 되는 것이다.

일반적으로 자가이식과 동계이식에서는 거의 거부반응이 발생하지 않으나 동종이식이 아닌 이종이식에서는 거의 대부분에서 거부반응이 발생한다.

1) 자가이식(autotransplantation, autograft)

동일개체의 조직을 자신에게 이식하는 것이다. 이식부위는 기술적 면보다 해부학적으로 동일부위(orthotopic) 또는 다른 부위(heterotopic)가 선택된다. 자가이식의 경우는 조직적합성이 일치되어 있으므로 특이적 면역응답(specific immune response)은 발생되지 않는다. 이식편은 영구히 생착이 지속된다.

2) 동계이식(syngenic transplantation, syngraft)

일란성 쌍생아 즉, 유전자 구성이 동일한 순계 동물 사이에서 행하여지는 이식이다. 이 경우는 자웅을 제외하면 유전학적으로 일치한다. 공여자와 수여자 사이의 남성(male)의 Y염색체에 의해 결정되며, 부조직적합항원(minor histocompatibility antigen)이 부적합성을 결정하는 유일의 조건이 된다. 따라서 남성으로부터 동계의 여성(female)에 이식 된 경우에는 오랫동안 생착 후 거부되는 경우가 있을 수 있다.

3) 동종이식(allotransplantation, allograft)

같은 종에 속하는 동물 중에서 유전자구성이 서로 다른 잡종의 개체 간에 행하여지는 이식이나 다른 두 순계 동물 간에 행해지는 이식이다. 부적합의 범위나 거부의 정도는 조직적합 유전자 간의 다른 정도의 차에 있다. 설치류에 있어서 피부이식편의 생착기간도 8내지 수개월까지 다양하다. 임상의 경우 조직적합성시험(tissue typing)을 실시하므로 더욱 적합한 공여자를 선택하는 일이 이식이 성공으로 이어지는 중요한 조건이 된다.

4) 이종이식(xenotransplantation, xenograft)

종이 다른 동물 간에 행하여지는 이식이다. 일반적으로 유전자구성의 현저한 불일치 때문에 강한 특이적 면역응답이 발생되어 빠르게 거부된다. 그러나 수용자가 이식편에 대하여 이종항체(xenogenic antibody)를 많이 갖고 있지 않으면 초회의 피부이식은 융합되고 혈액 순환이 발달되는 경우도 있다. 설치류의 경우 초회의 이종이식의 생착 기간은 6일에서 10일 이내이다.

3. 사람백혈구 항원

순계 동물(inbred strain)의 마우스에서 한정된 수의 H-2 haplotype을 갖고 있으나 사람에서는 잡계(outbred)이며, 다수의 주요조직적합항원 유전자(haplotype)을 갖고 있다. 가족조사나 집단조사에 의해 사람의 주요조직적합 유전자가 제6염색체상에 존재하는 것이 밝혀지고, 사람백혈구항원(human leukocyte antigen; HLA) 유전자지도가 밝혀졌다(그림 15-1). 또 이와 함께 면역학적 응답, 조직의 구성 또는 질환의 이환성에 대하여 사람백혈구항원의 역할을 구명하는 연구도 이루어지고 있다. HLA계는 백혈구 감소증 환자나 분만 후의 여성에서 나타나는 항림프구항체의 연구에 의해 발견되었다. 그 후 국제적으로 세포나 혈청의 교환에 의해 비교 연구하고 집단조사나 가족조사의 결과 해석 등으로 많은 HLA가 밝혀지게 되었다. 또한 면역응답유전자와 HLA 유전자가 아주 근접해 존재하고 있기 때문에 HLA와 질환과의 사이에 연관성이 성립된다고 하며, 유전적 질병 중 어떤 것은 특정의 HLA와 밀접한 관계가 있으며, 또한 특정의 HLA는 민족에 따라 어느 정도 특이성이 있어서 어떤 질환은 특정한 민족군에서 자주 나타나는 경우도 있다.

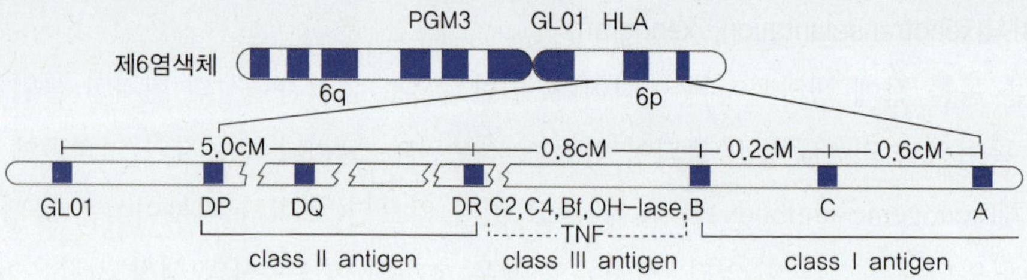

DPw1	DQw1	Dw1	DR1	B5	B49(21)	Cw1	A1
DPw2	DQw2	Dw2	DR2	B7	Bw50(21)	Cw2	A2
DPw3	DQw3	Dw3	DR3	B8	B51(5)	Cw3	A3
DPw4	DQw4	Dw4	DR4	B12	Bw52(5)	Cw4	A9
DPw5	DQw5(w1)	Dw5	DR5	B13	Bw53	Cw5	A10
DPw6	DQw6(w1)	Dw6	DRw6	B14	Bw54(w22)	Cw6	A11
	DQw7(w3)	Dw7	DR7	B15	Bw55(w22)	Cw7	Aw19
	DQw8(w3)	Dw8	DRw8	B16	Bw56(w22)	Cw8	A23(9)
	DQw9(w3)	Dw9	DR9	B17	Bw57(17)	Cw9(w3)	A24(9)
		Dw10	DRw10	B18	Bw58(17)	Cw10(w3)	A25(10)
		Dw11(w7)	DRw11(5)	B21	Bw59	Cw11	A26(10)
		Dw12	DRw12(5)	Bw22	Bw60(40)		A28
		Dw13	DRw13(w6)	B27	Bw61(40)		A29(w19)
		Dw14	DRw14(w6)	B35	Bw62(15)		A30(w19)
		Dw15	DRw15(2)	B37	Bw63(15)		A31(w19)
		Dw16	DRw16(2)	B38(16)	Bw64(14)		A32(w19)
		Dw17(w7)	DRw17(3)	B39(16)	Bw65(14)		A33(w19)
		Dw18(w6)	DRw18(3)	B40	Bw67		A34(10)
		Dw19(w6)	DRw52	Bw41	Bw70		Aw36
		Dw20	DRw53	Bw42	Bw71(w70)		Aw43
		Dw21		B44(12)	Bw72(w70)		Aw66(10)
		Dw22		B45(12)	Bw73		Aw68(28)
		Dw23		Bw46	Bw75(15)		Aw69(28)
		Dw24		Bw47	Bw76(15)		Aw74(w19)
		Dw25		Bw48	Bw77(15)		
		Dw26					

그림 15-1. 제6염색체상의 사람적혈구항원(HLA)의 유전자지도의 HLA 항원계

4. 이식편의 종류에 따른 거부반응의 차이

1) 각종 장기 및 조직편의 이식과 거부반응

장기나 피부편 등을 이식하는 경우는 일방적으로 숙주 측의 면역계가 그 이식편에 대한 면역응답, 즉, 숙주가 이식편 거부반응(host versus graft reaction; HVG)이 유도되어 최종적으로 이식편은 제거된다. 이 경우의 거부반응에는 숙주와 이식편이 유전적 배경에 의한 법칙성이 있다(그림 15-2).

유전적 배경이 동일한 동물의 이식편은 생착되지만 틀린 경우에도 모든 조합에서 거부반응이 발생된다고는 할 수 없다. 즉, 순계 동물의 친계(A×A와 B×B)의 1대 교잡종(Fl hybrid A×B)은 양측 친계의 항원을 갖고 있기 때문에 친계 유래의 이식편을 비자기로 인식하지 않으므로 거부하지 않는다. 그러나 Fl(A×B)의 이식편을 모든 친계(A×A 또는

B×B)에 이식하여도 Fl (A7B)의 편측의 친계 유래 항원이 비자기로 식별되어 거부당한다.

또한 수여자와 공여자의 유전적 배경이 완전히 동일해도 수여자가 암컷이고 공여자가 수컷의 경우에는 수컷 유래의 이식편이 거부당하는 경우도 있을 수 있다(그림 15-3). 그 경우에는 Y 염색체에 의해 발현되는 H-Y 항원이 인식의 대상이 된다. 생체 내에 있어서 면역학적 감시기구로부터 격리된 부위 또는 조직이 존재하는 것이 알려졌다. 즉 각막이나 뇌 또는 고환 등이 여기에 해당된다고 생각된다. 각막이식은 임상에서 빈번하게 행하여지고 있으나 이 경우는 공여자와 수여자 사이의 HLA의 부적합의 경우에도 거부반응이 발생하는 경우가 드물다.

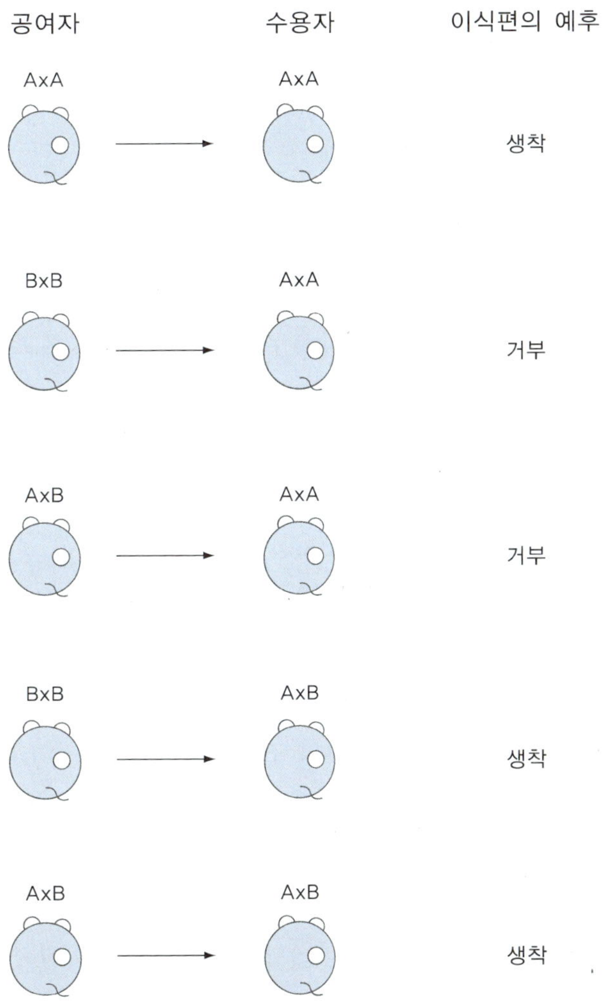

그림 15-2. 이식에 있어서 MHC 구속성

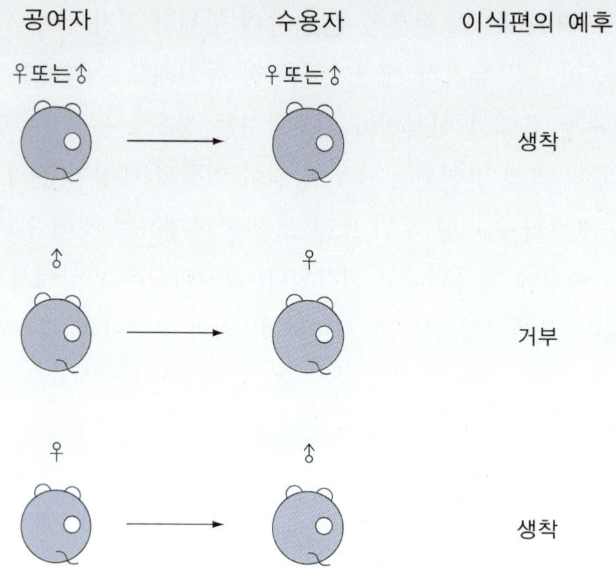

그림 15-3. 동계마우스 사이의 이성항원의 거부반응

2) 골수 등의 조혈계 또는 림프계 세포의 이식과 거부반응

면역담당세포의 이식 또는 그와 같은 세포로 분화할 수 있는 세포의 이식인 경우의 거부반응 양상은 장기 또는 조직이식 등에 있어서의 거부반응과는 달리 복잡하게 된다. 즉, 골수이식의 수용자가 선천성 면역부전 또는 방사선 피폭 등에 의한 후천성 면역부전인 경우에는 이식림프계 세포가 수용자의 각종 장기나 조직에 대한 면역반응으로 이식편이 숙주를 거부하는 역거부반응(graft versus host reaction; GVH)이 종종 유발되기도 한다. 또한 재생불량성빈혈 환자와 같이 수여자 측의 면역능이 어느 정도 떨어져 있는 경우 적혈구계 등의 재생을 목적으로 한 골수이식에 있어서 이식골수세포가 배제되는 결과로서 적혈구 재생의 목적이 달성되지 않는 경우가 있다.

GVH가 유발되기 쉬운 공여자와 수여자의 조합은 HVG와 완전히 반대가 된다. 즉 친계(A×A와 B×B)의 골수세포 등의 림프계 세포를 1대 교잡종 Fl hybrid (A×B)에 이식한 경우는 GVH가 유발되기도 하지만 Fl hybrid 유래의 골수세포 등을 친계(A×A 또는 B×B)에 이식하는 경우는 GVH가 유발되지 않거나, 역으로 HVG가 유발되는 일이 있으며, 그 경우는 이식된 혈구세포가 배제되어 버린다. 이식의 거부반응은 항원에 대해 숙주가 항체를 생산하는 HVG 반응이 일반적이나 GVH 반응은 숙주가 항원이 되어 이식편이 면역반응을 일으키는 형태이나, GVH 반응은 HVG 반응에 비하여 매우 미약하기 때문에 최종적으로 나타나는 결과는 HVG와 같이 이식편이 거부당한 것처럼 나타난다.

5. 거부반응 유발속도에 따른 구분

1) 초급성 거부반응(hyperacute rejection)

기왕에 존재하는 항체와 보체, 특히 세포독성 항체가 주요 원인이며 이식 후 수분 내지 수 시간 내에 일어나는 거부반응 이다.

2) 급성 거부반응(acute rejection)

항체 매개 면역반응보다도 세포 매개 면역반응, 특히 T 세포의 1차 활성화가 주요원인이며, 이식 후 2일 내지 3일 내에 일어나는 반응으로 이식장기에 대한 항체는 없으나, MHC 항원이 다르기 때문에 일어나는 거부반응이다.

3) 만성 거부반응(chronic rejection)

원인은 항체, 면역복합체 등 다양하며, 이식후 수개월 내지 수년 후에 일어나는 거부반응이다.

6. 거부반응을 담당하는 면역계의 종류

어떤 조직항원이 공여자와 수여자 사이에 일치하지 않고 틀리므로 인해서 거부반응에 관여하는 면역응답계도 틀리게 된다. 단 많은 경우 단일 면역기구가 아닌 많은 component가 복잡하게 얽히어 거부반응을 일으키게 된다.

1) T 세포와 거부반응

흉선은 T 세포의 성숙중추임이 알려져, 흉선이 없는 누드마우스는 타계통의 마우스 이식편을 거부하지 않으며, 한편 조류에서는 B 세포의 성숙중추인 파브리시우스낭을 적출하여도 거부반응은 유발되기 때문에 T 세포가 GVH 및 HVG의 중요한 기능세포라는 것이 명백하다. 거부반응에 작용하는 T 세포는 2종류로 분류한다. 그 하나는 클라스 I 항원을 표적으로 하는 지연형 반응을 담당하는 T 세포(TDTH)이다(그림 15-4).

Tc는 클라스 I 항원을 인식하나 실체 기능적분화에는 Th의 도움이 필요하다. TDTH는 이식편의 클라스 II 항원을 인식하여 증식분화하고, 여러 종의 림포카인을 방출하며 대식세포에 의해 표적세포의 파괴를 촉진한다.

2) 항체와 거부반응

이미 이식편에 대한 항체를 갖고 있는 경우, 즉 한 번 거부된 공여자와 같은 이식편을 재이식한 경우에 그 이식편에 대해서 혈류가 재개되는 동시에 이식편 또는 이식장기 내의 항원항체반응에 동반하여, 혈전형성, 다핵백혈구의 침윤 등이 일어나고 이식편이나 장기는 24~48시간 이내에 괴사되어 탈락한다(초급성 거부반응, second set reaction).

그러나 이식편 등에 대하여 항체는 반드시 그들의 거부반응이 촉진되지는 않으며 경우에 따라서는 생착연장효과를 가져온다. 이 경우의 항체를 촉진항체(enhancing antibody)라 하며, 이 항체에 의한 생착 및 연장과의 기전은 명확하지 않다.

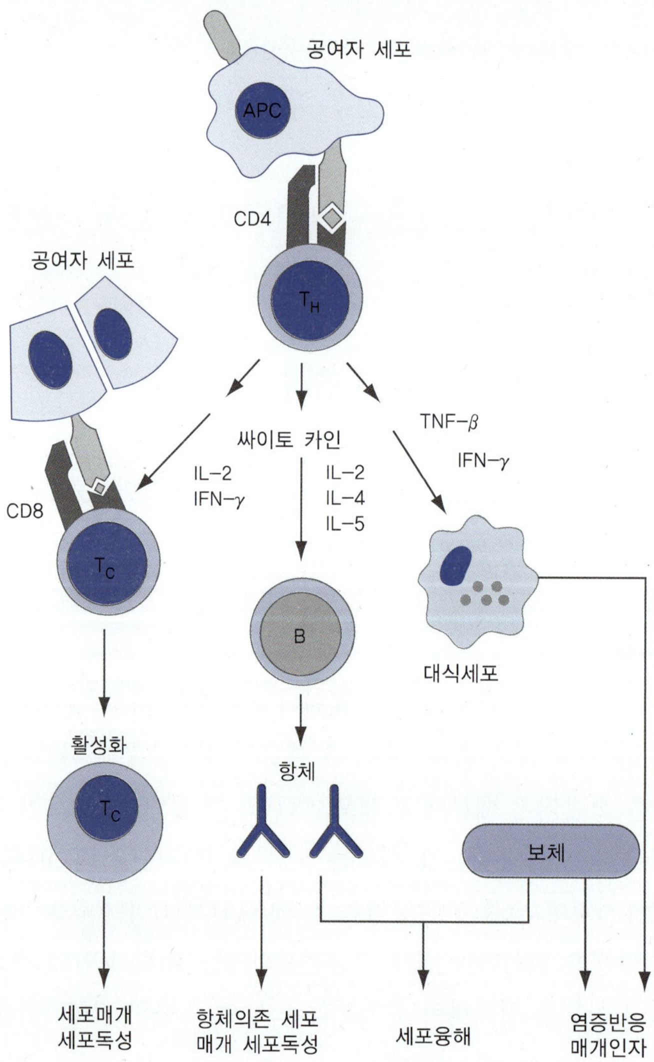

그림 15-4. 거부반응에 관여하는 면역계세포와 면역반응

7. 거부반응의 억제

동종이식을 성공시키려면 면역능을 항원특이적 또는 비특이적으로 억제하는 것이 필수적이다. 가장 이상적인 것은 타 항원에 대하여 면역기능을 온존하는 특이적 면역억제법으로서 이식항원에 대하여 면역응답을 항원특이적으로 억제하여 이식편의 생착 연장을 죄하는 방법이며, 이 분야에 2가지 방향성이 있다. 첫째는 면역항진 항체를 이용하는 것으로 이 항체는 특히 공여자의 클라스 II 항원에 대하여 더욱 유효한 것으로 알려져 있다. 둘째는 이식에 선행하여 공여자의 혈액을 수혈하는 방법(donor specific transfusion; DST)도 임상적으로 유효한 예가 보고되고 있으나 현시점에서는 임상적으로 항원 비특이적 면역억제법이 많이 응용되고 있는데 이 방법은 일반적으로 분열증식이 왕성한 세포집단인 면역담당세포를 이용하여 분열기의 세포에 상태활성을 갖는 스테로이드 등의 약제를 사용한다.

chapter

16

종양면역 (Tumor Immuntiy)

1. 종양관련 항원(tumor associated antigen; TAA)

종양세포는 원래 자신의 세포가 변이된 것이다. 그래서 종양세포의 세포표면항원은 대부분 그 세포가 유래한 정상세포와 동일 항원군에 의해 구성되어 있다. 종양세포에서 특이적으로 발견되고 있는 항원은 그리 많지 않으며 질적으로도 정상항원과 유사하거나 또는 조금 변이된 정도이다.

숙주의 면역학적 감시기구(immunological surveillance system)에서는 용이하게 감지할 수 없는 항원성이 약한 것인 숙주 내에서 오래 살며, 암으로 발육되는 것 같다. 그리고 종양세포에는 정상세포에는 절대 존재하지 않는 종양특이항원(tumor specific antigen; TSA)이 존재하는 것으로 생각된다. 그러나 숙주면역담당세포가 인식하는 종양항원에는 TSA뿐만 아니라 α-fetoprotein (α-FP)과 같이 태생기에는 일반적으로 나타나는데 성숙개체에는 거의 나타나지 않는 것이 종양화 세포에서 발견되는 것 등도 있으며 종양면역에 관계되는 종양항원에 대해서 종양관련 항원이라는 말이 사용된다. TAA에는 다음과 같은 것들이 있다.

1) 바이러스 발암에서의 TAA 발현

종양원성 바이러스는 내재성으로 부모로부터 자녀에게 전해지는 경우와 출생 후 감염되는 경우가 있다. 바이러스성 발암에 의한 TAA에는 바이러스 구성단백항원, 바이러스피막항원, 바이러스 유전자에 지배되어 숙주세포에서 만들어진 항원 등이 있다.

바이러스 발암의 경우에는 바이러스가 동일한 것이라면 종양이 발생한 조직 또는 개체가 다르더라도 항원성이 같은 경우가 많다.

2) 화학발암에서의 TAA 발현

화학물질 중 benzopyrine, methylcholanthrene 등에 의해 유발되는 종양도 TAA를 갖고 있다. 그러나 바이러스에 의해서 유발되는 경우와 달리, 동일물질에 의해 같은 동물에 암이 유발되어도 원발부위가 다르면 서로 항원성이 다르게 된다.

3) 방사선, 자외선 유발암에서의 TAA의 발현

방사선이나 자외선에 노출되어 세포의 유전자가 손상을 받아 종양화되는 경우도 개개의 세포수준에 손상부위가 달라 동일개체에서 종양이 다발되는 경우에도 원발부위에 따라 TAA가 다르게 된다.

4) 태아성 항원의 재출현에 의한 TAA의 발현

어떤 종의 종양세포는 성인조직에서는 나타나지 않으나 태아조직에서 항원이 출현하는 경우가 있다. 이런 종류의 종양항원을 종양태아성 항원(oncofetal antigen; OFA)이라 표현한다. OFA는 엄밀한 의미로는 종양관련 항원이 아니고 정상성인조직에서도 미량 검출되고 있으며, 이런 범주의 항원으로서는 간암 환자에서 높은 빈도로 검출되는 α-FP 및 장관관계의 암 환자에서 자주 검출되는 암태아항원(caroinoembryonic carcinogen; CEA) 등이 있다.

5) 유전자발현 억제기구의 파탄에 의한 TAA의 발현

정상동물에서는 일생동안 발현이 억제되는 많은 유전자가 존재하는데 암화에 동반하여 억제가 해제되는 경우가 있다. 이와 같은 경우 종양의 발생 모체와는 별개의 조직인 개체항원(동종항원)이 발현되는 일이 있고, 이것이 TAA가 되어 면역기구로 인식되는 경우가 있다.

2. 종양에 대한 면역응답

1) 자연면역

종양에 대한 자연면역은 미리 감작되는 것이 아니고 항원 비특이적으로 악성 신생물(종양)을 인식하여 파괴하는 생체 내 감시기구를 의미하며, NK 세포(natural killer cell), 대식세포 및 다핵백혈구계가 주로서 자연면역을 담당하고 있다(그림 16-1).

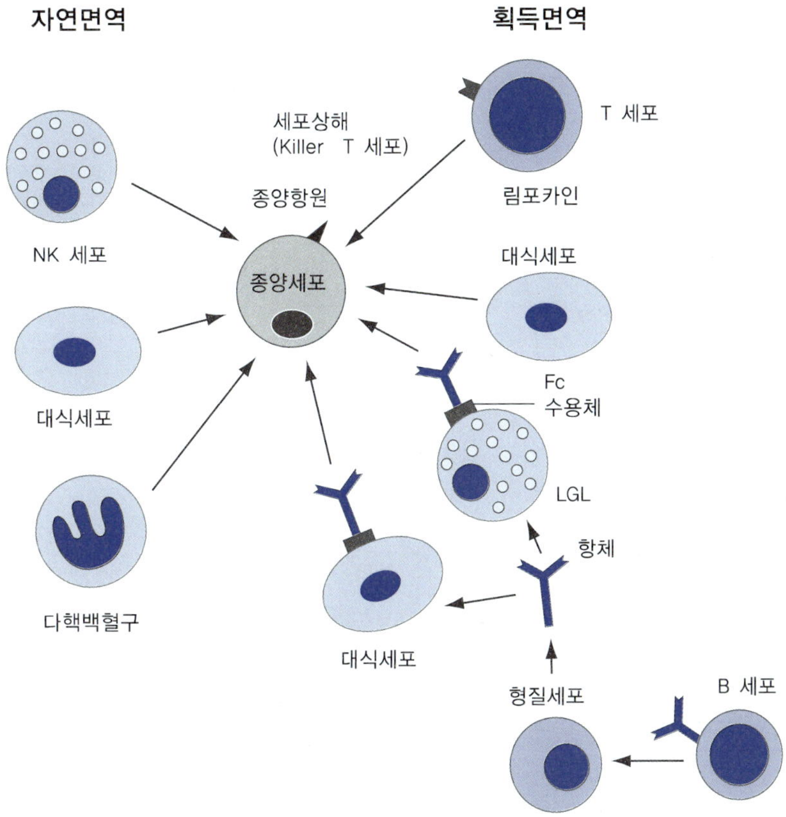

그림 16-1. 자연면역과 획득면역에 관여하는 면역세포들의 관계

NK 세포는 항원특이적 세포상태성 T 세포(killer T cell)와 달리 면역학적 기억과 MHC 구속성이 없으며, 동계(syngenic), 동종(allogenic) 및 이종(xenogenic) 등 여러 가지 표적세포를 파괴할 수 있다. NK 세포는 T 세포, B 세포, 대식세포 및 다핵백혈구 등과도 다르며, 사람이나 마우스에 있어서 NK 세포는 주로 세포형질 내에 azur 과립을 가진 대형과립림프구(Large Granular Lymphocyte; LGL)이고, 말초혈액 중에서 림프구의 2~5%를 차지한다. NK 세포가 어떤 기전으로 어떻게 표적세포 구조를 인식하는지는 확실치 않다.

대식세포와 다핵백혈구는 각각 단독으로 활성을 나타내지 못하고 여러 종의 림포카인과 보체 등의 도움이 필요하며 그들 백혈구가 종양세포와 정상세포를 어떻게 식별하는지에 관해서는 더욱 연구가 필요하다.

2) T 세포에 의한 획득면역

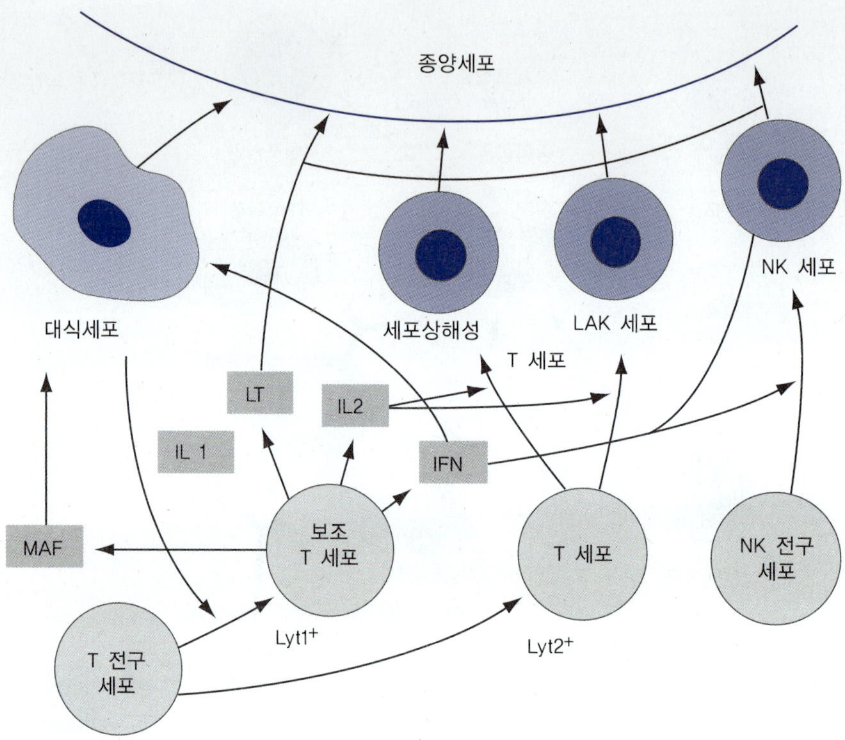

그림 16-2. 종양세포에 대한 면역학적 감시기구의 면역반응

T 세포에 의한 획득면역은 세포독성 T 세포(Tc)와 지연형 반응담당 T 세포(TDHT) 및 억제성 T 세포(Ts) 등이 담당하고 있다. 선천성 흉선 무형성 누드 마우스에 있어서는 이종의 종양을 이식한 경우에도 생착증식되며 발암제에 의해 쉽게 발암되는 것 등으로 T 세포가 종양의 면역에 중요한 역할을 담당하고 있음을 알 수 있다.

T 세포 중에서도 종양의 면역학적 감시기구에 가장 큰 역할을 하고 있는 것은 Tc이며 TDTH는 림포카인을 생산함에 따라 활성 대식세포나 LAK 세포(lymphokine-activated killer cell)를 유도하는데 LAK 세포는 MHC에 구속받지 않고 종양세포를 파괴하는 T 세포로서 IL2의 존재하에서 배양하면 유도되는데, 마우스의 LAK 세포는 Tc와 공통의 표면 marker를 가지고 있다(그림 16-2).

3) 항체의 역할

종양의 발생에 대한 감시나 종양이 생긴 숙주에서 종양항원에 대한 특이항체 세포성 면역반응의 유발로 인한 종양의 배제 등 종양항원에 대한 면역반응이 항종양 효과를 발휘하는 대단히 중요한 역할을 한다. 이 항체들은 종양세포 표면에 결합하여 보체를 활성화시켜 세포독성 작용을 일으키기도 하고 직접 작용을 갖지 못하는 경우에는 Fc 수용체를 갖고 있는 K 세포나 대식세포 등에 부착하여 그들 세포들을 매개로 항종양 효과를 발휘한다. 즉, 종양세포 표면에 붙은 항체는 NK 세포와 대식세포의 항체 의존성 세포매개성 세포상해(antibody-dependent cell-mediated cytotoxicity; ADCC) 작용을 매개하게 된다.

한편 항체는 항종양작용과는 상반되는 종양증식 촉진작용을 하는 항진항체(enhancing antibody)로 작용하기도 한다. 즉, 항체가 NK 세포나 세포독성 T 세포의 표적이 되는 항원과 결합하여 이들 세포에 의한 공격을 방해하여 종양증식을 촉진하게 된다.

3. 종양의 면역요법

종양의 치료에 기대를 충족시켜주는 치료법은 아니지만 보조요법으로서 숙주의 면역반응을 증강시켜 종양에 대한 저항성을 높여주는 면역요법의 효과는 어느 정도는 확실히 인정되고 있으나 현재로서는 면역요법의 유익성에는 한계가 있으며 몇 가지 방법을 소개한다.

1) 종양항원 특이적 면역요법

① 특이항체에 의한 미사일요법

종양에 대한 특이 항체에 항암제를 결합시켜 종양존재부위에 직접 투여하여 항암제를 전신에 투여하는 것보다 효과적으로 종양세포를 공격할 뿐만 아니라 부작용도 줄여주는 방법이다. 이와 같이 항암제 등을 결합시킨 항체를 immunotoxin이라고 한다.

② 클론화 한 T 세포의 수신이입에 의한 면역요법

암생체로부터 채취한 T 세포와 대응하는 항원을 함께 장시간 배양하므로 클론화한 세포독성 T 세포, 지연형 T 세포 또는 그들에 대한 보조 T 세포를 수신이입하는 방법이다.

2) 비특이적 능동면역요법

암상태에서 기능부전인 림프계 세포의 기능을 활성화하여 면역반응을 증강시키는 것을 목적으로 한다.

① 세균성 제제 : BCG, 용혈성 연쇄구균 제제(OK-432), MDP, Nocardia 제제 등

② 싸이토카인 : IL-2, 인터페론 종양괴사인자(TNF) 등

③ 흉선호르몬제 : Thymosin, thymopoiethin 등의 흉선 추출물

3) 비특이적 수동면역요법

암 환자의 림프구나 환자와 MHC가 일치하는 건강인의 림프구를 IL-2와 배양하면 분열증식후 항원비특이적인 세포상해성을 갖는 림프구(Lymphokine-Activated Killer cell; LAK)가 생산되는데 이것을 환자에게 이입하는 방법이다.

4) 기타

이 밖에도 많은 방법들이 있으나 면역요법만으로 암을 완치한다는 것은 어렵기 때문에 면역요법에 직접 암세포를 파괴하거나 증식을 억제시키는 화학요법을 병행하며, 외과적 요법과 방사선요법 등을 병용하여 치료한다면 보다 효과적으로 암을 치료할 수 있을 것이다.

chapter

I

약어 해설
(Acronyms and Abbreviations)

ADA deficiency	Adenosine deaminase deficiency
ADCC	Antibody dependent cellular cytotoxicity
AFP	α -fetoprotein
AIHA	Autoimmune hemolytic anemia
ALG	Antilymphocyte globulin
ALS	Antilymphocyte serum
APC	Antigen presenting cell
ASLO	Antistreptolysin 0
Am	Allotypic marker on human IgA
B cell	Bursa equivalent-(Bone marrow) derived cell
BALT	Bronchus associated Iymphoid tissue
BCG	Bacille Calmette-Guerin
BJP	Bence Jones Protein
BMG	Benign monoclonal Bammopathy
C region	Constant region
Cl INH	Cl inhibitor(inactivator)
Cl, 2 ···· etc.	Numbered components of complement Cl through C9
C3PA	C3 proactivator
C3b INAC	C3b inactivator
CBH	Cutaneous basophil hypersensitivity
CDA	Cell dependent antibody disease
CEA	Carcinoembryonic antigen
CF	Complement fixation Chemotactic factor
CFA	Complete Freunds adjuvant

CFT	Complement fixation test
CGD	Chronic granulomatious disease
CH	Constant domain of an Ig heavy chain
CH5O	50% hemolysis unit
CL	Constant domain of an Ig light chain
CL	Cytotoxic Lymphocyte
CMC	Chronic mucocutaneous candidiasis
CMI	Cell-mediated Lympholysis
Con A	Concanavalin A
DNCB	Dinitrochlorobenzene
DNP	Dinitrophenol
DR antigen	D region related antigen
DTH	Delayed hypersensitivity
E rosette	Erythrocyte rosette
EA	Early antigen
EA rosette	Erythrocyte-antibody complement rosette
EAE	Experimental allergic encephalomyelopathy
ECF-A	Eosinophil chemotactic factor of anaphylaxis
FITC	Fluorescein isothiocyanate
Fab	Antigen binding fragment of an Ig
Fc	Crystalizable fragment of an Ig
FcR	Fc-receptor
Fd	Heavy chain portion of Fab
GALT	Gut associated Iymphoid tissue
GVHR	Graft-versusl-host reaction
Gm	Allotypic marker on human IgG
H-2	Mouse major histocompatibility system
HAT medium	Hypoxanthine, aminopterin, thymidinecontaining medium
IA	Immune adherence
IBL	Immunoblastic Lymphadenopathy
IC	Immune complex
ICA	Islet cell antibody
IEP	Immunoelectrophoresis
IF	Initiating factor Interferon Intrinsic Factor
IFA	Incomplete Freund's adjuvant Intrinsic factor antibody
IRA	Immunoregulatory alphaglobulin

Ia antigen	I-region associated antigen
Id	Idiotype
Ig	Immunoglobuin
Ir gene	Immune response gene
Is gene	Imune suppressor gene
J chain	Joining chain of Ig
K cell	Killer cell
KLH	Keyhole limpet hemocyanine
Km	Allotypic marker on x-type light chain
L chain	Light chain of Ig
LATS	Long acting thyroid stimulator
LATS-P	LATS-protector
LD antigen	Lymphocyte defined antigen
LFT	Latex fixation test
LIF	Leukocyte migration inhibitory factor
LPS	Lipopolysaccharide
LT	Lymphotoxin
Ly	A series of mouse lymphocyte surface antigen
Lyb	A series of mouse B lymphocyte surface antigen
Lyt	A series of mouse T lymhocyte surface antigen
M cell	Macrophage
M component or M protein	Monoclonal Ig component
MAF	Macrophage activation factor
MCTD	Mixed conective tissue disease
MG	Myasthenia gravis
MH	Mixed lymphocyte culture
MLR	Mixed lymphocyte reaction
MLTC	Mixed lymphocyte tumor cell
MPO deficiency	Myeloperoxidase deficiency
MPS	Mononuclear phagocyte system
Mm	Allotypic marker on human IgM
M ø or Mp	Macrophage
NBT	Nitroblue tetrazolium test
NK	Natural killer cell
NZB	New Zealand Black
0 antigen	somatic cell wall

OFT	Oncofetal (or Carcinofetal) antigen
P-K reaction	R·ausnitz-Kustner reaction
PCA	Parietal cell antibody, Passive cutaneous anaphylaxis
PCV	Post capillary venule
PEC	Peritoneal exsudate cell
PFC	Plague forming cell
PHA	Phytohemagglutinin
PN	Polyarteritis nodosa
PNP deficiency	Purine nucleoside phosphorylase deficiency
PPD	Purified protein derivative
PWM	Pokeweed mitogen
RA	Rheumatoid arthritis
RAST	Radioallergosorbent test
RES	Reticuloendotherial system
RF	Rheumatoid factor
RIA	Radioimmunoassay
RE	Radiolmmunoelectrophorsis
Rh	Rhesus antigen
SAA	Serum amyloid A protein
SC	Secretory component
SCID	Severe combined immunodefficiency
SD	Serologically defined (detectable) antigen
SLE	Systemic lupus erythemato sus
SRF	Skin reactive factor
SRS-A	Slow reacting substance of anaphylaxis
SSPE	Subacute scleroslng Panencephalitis antigen of bacteria
SSS	Specific soluble substance
SlgA	Secretory immunoglobulin A
T cell	Thymus derived cell
TA cell	Amplifier Tc cell
TAA	Tumor associated antigen
TD cell	T cells inducing delayed hypersensitivity
TDA	Thymus dependent area
TH cell	Helper T cell
TL	Thymus leukemia antigen
TS cell	Suppressor T cell

TSA	Tumor specific antigen
TSTA	Tumor specific transplantation antigen
Tc cell	Cytotoxic (or killer) T cell
Thy-1	A kind of T cell antigen
V region	Variable region of 18
VH	Variable domain in an Ig heavy chain
VL	Variable domain in an Ig light chain
Vi antigen	Virulence Antigen
slg	Surface immunoglobulin

chapter

II

용어해설
English(한글)

4-hydroxy 3-nitrophenylacetyl (NP)

NIP에 부분적 교차반응성이 있으며, 합텐으로 사용되고 있다.

4-hydroxy 5-iodo 3-nitrophenylacetyl (NIP)

합텐으로서 많이 사용된다.

5-Hydoroxytryptamine, 5-HT (5-하이드록시트립타민)

혈소판이나 비만세포 내에서 볼 수 있는 I형 과민증의 매개물질, 토끼의 과민증 반응에서 유리되며, 평활근을 수축시키고, 혈관 투과성을 증대시킨다.

Λ chains (람다 사슬)

면역글로불린 L사슬의 아이소타입 중 하나

ABO blood group antigens (ABO 혈액형 항원)

적혈구와 내피세포를 비롯한 여러 유형의 세포 표면에 있는 glycosphingolipid 항원 사람마다 항원합성에 요구되는 효소 유전자의 물려받은 allele에 따라 다르다 ABO 항원은 수혈반응과 동종이식편(allograft)의 초급성 거부(hyperacute rejection)를 일으킨다.

Accessory molecule (보조분자, 부속분자)

항원수용기복합체와는 다른 림프구 세포표면 분자로, 림프구 활성화 및 이동에 중요한 부착 또는 신호전달 가능을 매개한다.

Acquired immunodeficiency syndrome (AIDS) (후천면역결핍 증후군)

Acquired immunodeficiency (후천면역결핍)

출생 후에 감염 영양실조, 혹은 면역세포를 고갈시키는 치료법들 때문에 얻게 되는 면역계통의 결핍으로 유전적 결함과는 무관하다.

Activation-induced deaminase (AID) (활성화-유도 deaminase)

면역글로불린(Ig) isotype 전환 재조합 및 Ig 가변부위 고도 체세포 돌연변이에 필요한 효소 AID 결핍은 한 유형의 hyper lgM 증후군을 일으킨다.

Active immunity (능동면역)

외래항원에 대한 노출 및 림프구 활성화로 유도되는 적응영역의 한 형태로 면역원 개체는 항원에 대해 능동적으로 반응한다. Passive immunity (수동면역)와 비교.

Acute phase proteins (급성 반응기 단백질)

HIV: 사람면역결핍바이러스 감염이나 염증 시에 증가하는 한 무리의 혈장단백

Acute phase response (급성기 반응)

급성기 반응물질(acute phage reactant)로 불리는 몇 가지 단백질의 혈장농도가 높아지는 것으로. 감염에 대한 선천면역반응의 일환으로 일어난다. 염증 cytokine 특히 interleukin-6와 종양괴사인자(TNF)에 대한 반응으로 간에서. c-반응 단백질 fibrinogen (섬유소원) 및 혈청 amyloid A를 비롯한 단백질들이 합성된다.

Acute rejection (급성 거부)

이식거부의 한 형태로, T 세포, 큰포식세포 및 항체가 매개하는 혈관과 실질조직의 손상이 발생한다. 대개, 이식 일주일 후에 시작된다. 급성 거부를 매개하는 작동 T 세포 분화 및 항체 생산이 이식항원에 대한 반응으로 일어난다.

Adapter protein

림프구 신호전달(signal transduction) 경로에 관여하는 단백질, 다른 신호전달물질들을 불러 모으기 위한 연결분자 혹은 비계(scaffold) 구실을 한다. T 세포활성화에 관여하는 adapter 단백질들로는 LAT. SLP-76, Grb-2 등이 있다.

Adaptive immunity (적응면역)

림프구가 매개하고 감염체(infectious agent)에 대한 노출로 자극 받아 일어나는 면역 형태 신전면역과는 대조적으로, 적응면역은 개별 기대분자에 대한 절묘한 특이성과 같은 미생물에 반복적으로 노출됨에 따라 더욱 강하게 반응하는 '기억'이 그 특징이다.

Adhesion molecule (부착분자)

세포표면분자로서 다른 세포 또는 세포 외 기질과의 부착 상호반응을 증진시킨다. 백혈구는 sclectin이나 integrin 같은 다양한 유형의 부착분자를 발현하며, 이 분자들은 선천면역과 적응면역반응에서 세포 이동 및 활성화에 중요한 역할을 한다.

Adjuvant (항원보강제, 애주번트)

항원과는 다른, 별도의 물질로 항원에 노출된 부위에 항원제시세포가 많이 모이게 하고, 항원제시세포의 costimulator 및 cytokine 발현을 증대시켜 T 세포 활성화를 증진시킨다.

Affinity maturation (친화력 성숙)

체액면역반응의 진행과 함께 단백질항원에 대한 항체 친화력 증가가 일어나는 과정 친화력 성숙은 면역글로불린 유전자의 체세포 돌연변이(somatic mutation)와 이에 따른 가장 높은 친화력의 항체를 생산하는 B 세포의 선택적 생존의 결과이다.

Affinity(친화력)

어떤 분자(예: 항체)의 개별 결합부위와 그 ligand (예: 항원) 사이의 결합의 세기 해리상수 (Kd)로 표시하며. Kd가 작을수록 강한 혹은 고-친화력 상호작용을 뜻한다.

Agretope (아그레토프)

항원 또는 그 일부에 존재하며 MHC 분자와의 결합성을 가진 부위

AIRE

Autoimmune regulator (AIRE) 유전자가 지정하는 전사인자로, 가슴샘 상피세포의 말초 조직 항원 발현을 촉진하며, 이들 항원에 특이한 T 세포들의 제거[역선택(negative selection)]에 불가결하다. AIRE의 돌연변이는 자가면역 다발내분비 증후군(autoimmune polyendocrine syndrome type 1; APS-l)을 초래한다.

Allele (맞섬유전자, 대립유전자)

염색체의 한 개별 유전자 자리(locus)에 들어가는 유전자 형들 중 하나 이 유전자 자리가 heterozygous (이형접합체)인 사람은 두 개의 염색체에 각각 서로 다른 allele을 갖고 있음을 의미한다. 즉, 한 개는 어머니로부터, 다른 한 개는 아버지로부터 물려받은 것이다. 만일 인구 집단 내에서, 한 개별 유전자에 여러 allele이 존재하면, 그 유전자 혹은 유전자 자리는 다형(polymorphic)이라고 한다. 주조직적합복합체 유전자 자리는 극도로 polymorphic하다.

Allelic exclusion (대립유전자배제)

부모로부터 물려받은 면역글로불린 중쇄(heavy chain) 및 경쇄 (light chain), 그리고 T 세포수용기 8↑사슬 유전자들의 각각 두 개의 allele 중 한 개만 발현하는 것. Allelic exclusion은 성공적으로 재조합된 한쪽 염색체 항원수용기 유전자 자리의 단백질산물이 다른 한 쪽 염색체의 같은 유전자 자리의 재배열을 막아 일어난다.

Allergen (알레르기항원)

즉시과민(allergic)반응을 일으키는 항원. Allergen은 단백질 또는 단백질에 결합한 화학물질로, 아토피가 있는 사람에서 IgE 항체의 생산을 유도한다.

Allergy (알레르기, 과민반응)

아토피 혹은 즉시과민병의 한 형태. 음식알레르기, 벌침알레르기, 페니실린알레르기처럼, 종종 병을 일으키는 항원 유형을 지칭한다. 이 모든 증상은 항원에 의한 비만세포 또는 호염기구의 활성화와 관련이 있다.

Alloantigen (동종항원)

한 종(species) 안에서, 몇몇 개체의 세포나 조직에만 있고 다른 구성원들은 갖고 있지 않기 때문에, 동종이식(allograft)을 외래로 인식하게 하는 항원. Alloantigen은 polymorphic (다형) 유전자들의 산물이다.

Allogeneic graft [allograft(동종이식)]

같은 종이지만, 유전적으로 recipient (수여자)와 다른, donor (공여자)로부터 온 장기 또는 이식조직

Allogenic (동종이계)

동종 내에서 유전적으로 다른 형질

Alloreactive (동종반응성)

Alloantigen에 반응하는 다른, 유전적으로 상이한, 개체의 세포 또는 조직항원을 인식하는 한

개체의 T 세포 또는 항체를 일컬을 때 사용

Allotype (알로타입)

동종의 개체간 에서 유전적으로 서로 다른 다형성 항원의 구조, 특히 면역글로불린 H사슬의 C 영역에 존재하는 유전적 표지

Altered peptide ligands (APLs)

T 세포수용기-접촉 잔기들을 변화시키는 펩티드. 고유(native) 펩티드와는 다른 반응을 일으킴. ALPs는 생리 및 병적 상황 또는 치료에 있어서 T 세포 활성화조절에 중요할 수 있다.

Altered-self recognition hypothesis (변경된 자기 항원 인식의 가설)

항원에 의해서 수식된 자기 MHC 분자가 한 종류의 수용체에 의해 비자기로 인식된다는 가설

Alternative pathway of complement activation [도움체 (보체)활성화 대체경로]

항체와 무관한 도움체계통 활성화 경로. C3b 단백질이 미생물 세포면에 결합함으로써 일어난다. 대체경로는 선천면역계통을 구생하는 요소이며, 감염에 대한 염증반응과 미생물의 직접 용해를 매개한다.

Amplification loop (증폭회로)

C3가 표적세포의 막상에서 분해됨으로써 형성되는 제2보체경로의 피드백 루프

Anaphylatoxins (아나필락시스독소)

도움체 활성화 중에 생성되는 C5a, C4a, C3a 도움체 조각. Anaphylatoxins은 세포표면의 특이 수용기에 결합, 호중구 화학주성과 비만세포의 활성화를 자극하여 급성염증을 촉진한다.

Anaphylaxis (아나필락시스)

전신적으로 일어나는 즉시과민의 극단적인 형태 Anaphylactic shock이라고도 함. 비만세포 혹은 호염기구의 매개체들이 기관지수축, 과도한 조직부종 및 심장혈관허탈(cardiovascular collapse)을 일으킨다.

Anergy (무반응, 무력증)

항원자극에 무반응인 상태. 림프구 anergy (또는 클론성 anergy)는 T 또는 B 세포 클론이 항원에 대해 반응하지 못하는 것이며, 자기항원에 대한 면역관용을 유지하는 기전일 수 있다. 임상에서 anergy는 일반적인 항원에 대한 T 세포 의존 피부 지연과민반응의 전반적인 결함을 말한다.

Antibody feedback [항체되먹임(기전)]

[이미] 분비된 IgG항체가 항체생산을 하향조절하는 기전. 항원-항체 복합체가 B 세포 세포막 면역글로불린(Ig) 및 Fcγ 수용기와 동시에 결합할 때 일어난다. 이 상태에서, Fcγ 수용기의 세포질꼬리가 B 세포에 억제신호를 전달한다.

Antibody repertoire (항체레퍼토리)

한 개체 내에서 발현되는 서로 다른 모든 항체특이성의 집합

Antibody (항체)

당단백질의 일종으로 면역글로불린(Ig)으로도 불리며, 항원과 결합한 B 림프구가 생산한다. 대개 고도의 특이성과 높은 친화력을 갖고 있다. 항체구조의 기본단위는 동일한 두 개의 중쇄(heavy chain)와 동일한 두 개의 경쇄(light chain)로 이루어진다. 중쇄와 경쇄의 아미노-말단의

가변 부위는 항원결합 부위를 이루는 반면, 중쇄 carboxy-말단의 일정 부위는 면역계통의 다른 분자들과 기능적으로 상호작용한다. 누구의 몸 안에나 수백만 종의, 각각 고유한 항원-결합 부위를 갖는, 서로 다른 항체가 존재한다. 분비항체는 항원 중화, 도움체 활성화, 그리고 포식촉진과 미생물파괴 등 다양한 작동기능을 수행한다.

Antibody-dependent cell-mediated cytotoxicity (ADCC; 항체-의존 세포-매개 세포독성)

자연세포독성(NK)세포가 IgG로 도포된 세포를 공격하여 세포용해를 일으키는 과정. IgG의 일정 부위에 대한 특이수용기 FcγRIII(CD16)로 불림-가 NK 세포의 세포막에 발현되어, IgG와의 결합을 매개한다.

Antibody-forming cells, AFC (항체생산세포)

형질세포를 말한다.

Antibody-secreting cell (항체-분비 세포)

분화를 거쳐 분비형의 Ig를 생산하게 된 B림프구. 항체-분비 세포는 항원에 대한 반응으로 생성되며 비장과 림프절의 림프소포(Lymphoid follicle)뿐만 아니라, 골수 안에도 거주한다. 형질세포(plasma cell)는 전형적인 항체-분비 세포이다.

Antigen presentation [항원제시(전달)]

주조직적합복합체 분자에 결합된 펩티드가 항원제시세포 표면에 전시되는 것. 이로써 T 세포수용기가 이를 특이하게 인식할 수 있게 되어, T 세포의 활성화가 일어난다.

Antigen processing (항원처리)

세포 밖 공간 또는 cytosol 유래 단백질 항원의 세포 내 펩티드 전환 및 T 림프구 전시를 위한 주조직적합복합체 분자에 싣기

Antigen(항원)

항체 또는 T 세포 항원수용기(TCR)에 결합하는 분자. 항체와 결합하는 항원은 모든 종류의 분자를 포함한다. 대부분의 TCR은 오로지, 주조직적합복합체 분자와 복합체를 이룬 펩티드 조각하고만 결합한다. 펩티드 ligand와 펩티드가 유래한 자연 단백질 모두, T 세포항원이라고 부른다.

Antigen-presenting cell (APC) (항원제시세포)

단백질항원의 펩티드 조각을 세포 표면의 주조직적합복합체(MHC) 분자에 결합시켜 전시함으로써 항원-특이 T 세포를 활성화시키는 세포, T림프구의 최적 활성화를 위해서 APcs는, 펩티드-MHC 복합체 전시뿐만 아니라, costimulator 분자를 발현해야 한다.

Antiserum (항혈청)

항원으로 면역된 개체의 혈청으로 그 항원에 특이한 항체를 함유한다.

Apoptosis (세포고사, 아포프토시스)

세포 죽음의 과정으로, DNA 절단(cleavage), 핵응축(nuclear condensation)과 분절(fragmentation), 세포막 물집 잡히기(blebbing)가 일어나고, 세포가 포식되는 것으로 끝난다. 염증반응을 일으키지 않는다. 이러한 유형의 세포죽음은 림프구 발달, 외래항원에 대한 림프구반응조절, 자기항원에 대한 관용유지에 중요하다.

Arthus reaction (아르투스반응)

면역복합체가 매개하는 실험적 혈관염으로, 이미 면역된 동물이나 항원-특이 항체를 정맥 내로 주입한 동물의 피하에, 항원을 주입하여 유발시킬 수 있다. 순환항체가 주입된 항원과 결합하여, 항원주입 부위의 작은 동맥 혈관벽에 면역복합체의 침착이 일어나고, 괴사를 동반하는 국소 피부혈관염을 일으킨다.

Atopy(아토피)

갖가지 환경항원에 대한 반응으로 IgE 항체가 생산되고, 강한 즉시과민을 일으키는 성향. 꽃가루나 집먼지 같은 환경항원에 알레르기를 갖는 사람을 atopic하다고 한다.

Autoantibody(자가항체)

자기항원에 특이한 항체. 자가항체는 세포와 조직에 손상을 줄 수 있으며, 여러 자가면역병[예: systemic lupus erthematosus (전신홍반루푸스)]에서 과도하게 생산된다.

Autoimmune disease (자가면역병)

자기관용이 무너져 생기는 병으로 적용면역계통이 자기항원에 대해 반응하고 세포 및 조직 손상을 매개한다. 자가면역병은 장기별로 나타나거나[예: thyroiditis(갑상샘염), diabetes(당뇨병)] 또는 전신적으로 나타난다[예: systemic lupus erthematosus(전신홍반루푸스)].

Autoimmunity (자가면역)

자기항원에 대한 적응면역계통의 반응으로, 자기관용기전이 실패했을 때 일어난다.

Autologous graft [autograft (자가이식, 한몸내이식)]

Donor(공여자)와 recipient(수여자)가 같은 개체인 이식조직이나 이식장기. 임상적으로 자가골수이식이나 자가 피부이식은 자주 시행된다.

Autosomes (상염색체)

성염색체(X 또는 Y) 이외의 염색체

Avidity (결합력)

항체와 항원 같이, 두 분자 사이에 일어나는 전체 상호작용의 강도. 결합력은 친화력뿐만 아니라 상호작용의 valency, 양쪽에 모두 의존한다. 그러므로 열 개의 항원결합 부위를 갖는 5량체인 IgM 항체의 다가항원에 대한 결합력은, 같은 항원에 대한 2량체 IgG 분자의 결합력보다 훨씬 크다. Avidity (결합력)는 세포표면분자들 사이의 다-결합 상호작용으로 매개되는, 세포간 상호작용의 강도를 설명하는 데에도 이용된다.

B cell stimulating factors (B 세포 자극인자)

B 세포의 분화 · 증식에 관여하는 액성 인자로서 그중 일부는 인터루킨이라고 명명되고 있다.

B lymphocyte antigen receptor complex (B 림프구 항원수 용기 복합체) 또는 **B cell receptor (BCR) complex** (B 세포수 용기[BCR]복합체)

B림프구 세포표면에서 발현되는 여러 단백질로 이루어진 복합체로, 항원을 인식하고, 활성화 신호를 전달한다. BCR 복합체는 세포막 면역글로불린(Ig)-항원과 결합-그것에 결부된, Igα 및 Igβ 단백질-신호전달 개시-을 포함한다.

B lymphocyte (B림프구)

항체분자를 생산할 수 있는 유일한 세포유형이며, 따라서 체액면역반응의 중심적인 세포. B 림프구 또는 B 세포는 골수에서 발달하고, 성숙 B 세포는 주로 이차 면역계조직의 림프소포와 골수에서 발견되며, 순환계통 내에서 적은 수로 발견된다.

B-1 B lymphocytes (B-1 B림프구)

개체발생에서 여느 B 세포보다 일찍 발달을 시작하고, junctional diversity (연결다양성)가 거의 없이 제한된 V 유전자 종류만 발현, T-비의존 항원-결합 IgM 항체를 분비하는 B 림프구의 소집합. 많은 B-1 세포들이 CD5(Ly-l) 분자를 발현한다.

Bare lymphocyte syndrome (Bare 림프구 증후군)

제(class)II 주조직적합복합체(MHC) 분자발현 결여가 특정인 면역결핍병으로, 항원제시와 세포-매개 면역의 결합이 초래된다. 제II MHO유전자 전사-조절 인자를 지정하는 유전자의 돌연변이로 인해 발생한다.

Basophil (호염기구)

골수에서 유래하는 순환 과립백혈구의 한 유형으로, 비만세포의 과립에 포함된 것과 동일한 종류의 여러 염증매개체를 함유하고 있는 과립과 고친화력 IgE Fc 수용기 발현 등, 비만세포와 구조적 및 기능적 유사성을 갖고 있다. 항원이 있는 조직 부위로 동원된 호염기구는 즉시과민반응에 기여할 수 있을 것이다.

Belayed type hypersensitivity, DTH (지연형 알레르기)

감작된 T 세포에 의해서 전달되는 IV형 알레르기에 관련되는 지연형 피내반응, 병변은 림프구와 대식세포의 공동작용에 의해서 일어난다. 이 반응은 몇 시간 후에 나타나기 시작하여 24~48시간이 최대에 도달하는 홍반과 경결이 특징이다.

Biozzi mice (바이오찌 마우스)

면양 적혈구에 대해 반응이 강한 계통과 약한 계통의 마우스를 각각 근친교배하여 얻어지는 마우스 계통

Bone marrow transplantation [골수이식(술)]

모든 성숙 혈액세포 및 림프구를 생성하는 골수줄기세포의 이식(술). 임상에서 조혈/림프구 생성관련 질환 및 악성 종양의 치료를 위해 시행된다. 동물을 이용한 여러 가지 면역실험에서도 이용된다.

Bone marrow (뼈속질, 골수)

뼈의 중앙에 위치한 공간(cavity)이며, 성인에서 미숙 림프구를 비롯한 모든 순환 혈액세포들이 생성되는 부위. B 세포 성숙이 일어나는 부위이기도 하다.

Bradykinin (브라디키닌)

혈관투과성 항진을 유도하는 펩타이드이며, 키닌계로부터 생산된다.

Bronchial asthma (기관지천식)

대개 반복되는 폐의 즉시과민반응으로 인한 염증성 질환으로, 간헐적이며 가역적인 기도폐쇄, 만성 호산구 기관지염증 및 기관지 평활근 세포의 비대(hypertrophy)와 과다반응(hyperreactivity)이 나타난다.

Bursa of Fabricius (파브리시우스 낭)

조류에서 B 세포를 분화 · 성숙시키는 기능을 가진 상피조직으로서, 림프구를 많이 가지고 있다 총배설관 가까이에 위치한다.

Bystander Iysis (방관자 용해)

보체 자체의 활성에 의존하지 않고, 2차적으로 일어나는 보체 의존성 세포독성

β 2-microg1obulin (β 2-마이크로글로불린)

세포막상에서 MHC 클라스 I 유전자 산물과 비공유적으로 결합하여 표현되고 있는 폴리펩타이드, MHC와는 다른 유전자에 의해 지배되고 있다.

C domains (C 도메인)

면역글로불린 또는 T 세포 수용체의 일정한 아미노산 배열을 가진 부위로써, 항원과의 결합에는 관여하지 않는다. 일정한 수의 아미노산 잔기를 하나의 구분으로 하여 -S-S-루프에 의해 고차구조를 형성하며, 각 구분은 펩타이드 결합으로 연결되어 있다.

C3 convertase (C3 전환효소)

여러 단백질로 이루어진 효소복합체로, 도움체 활성화의 초기단계에서 생성되며, C3를 자른다. 두 개의 단백분해산물(C3a와 C3b)을 만든다.

C5 convertase (C5 전환효소)

여러 단백질로 이루어진 효소복합체로 C3 convertase에 C3b가 결합함으로써 생성된다. C5를 자름으로써 도움체 활성화의 후기과정을 개시한다.

Capping (캡핑)

세포 표면상의 분자 또는 수용체가 항체를 가함으로써 국소적으로 집합하는 것

Caspases

단백질-기질 aspartic acid 잔기들의 carboxy-말단 쪽을 자르는 세포 내 cysteine protease로, 세포자멸사(apoptosis)를 일으키는 연속단계 효소활성의 요소. 림프구 caspase는 두 가지, 별개의 경로로 활성화된다. 그 하나는 성장인지를 빼앗긴 세포의 미토콘드리아 투과성 변화와 관련이 있으며, 다른 하나는 세포막의 죽음수용기(death receptor)에서 오는 신호와 관련이 있다.

CD markers (CD 표식자)

각종 단클론 항체에 의해서 분류되는 백혈구 분화항원

CD molecules (CD 분자)

Cluster of differentiation (CD)으로 지칭되는, 면역계통의 여러 유형의 세포 표면에 발현되는 분자. Appendix n의 CD 분자 목록을 보라.

Cell cycle (세포주기)

진핵세포에 있어서 세포분열의 일련의 변화를 말하여 Gl, S, G2, M의 4로 구분된다. DNA 합성은 S기에 일어나며 세포분열은 M기에 일어난다.

Cell-mediated immunity (세포매개면역)

T 림프구가 매개하는 적용면역의 한 유형으로, 포식세포의 세포 안에 생존하거나 비포식세포

를 감염시키는 미생물에 대한 방어기전. 세포-매개 면역반응은, 미생물을 포식한 큰포식세포의 활성화 DD4$^+$ T 세포가 매개-와 감염세포 죽이기-eD8$^+$ 세포독성 T 림프구가 수행-를 포함한다.

Cell-mediated immunity, CMI(세포성 면역)

일반적으로 세포 내에 기생하는 생물에 대한 국소반응으로써, 항체(액성 면역)에 의한 것이 아니고, 림프구나 탐식세포에 의해서 야기되는 반응을 설명하기 위해서 만들어진 용어

Central tolerance (중앙관용)

생성("중앙") 림프계기관 안에서 일어나는 자기관용의 한 형태. 미숙 자기반응 림프구가 자기항원을 인식한 결과로, 죽거나 불활성화되어 일어난다. 중앙관용은 골수와 가슴샘 어디에나 존재하는(ubiquitous) — 따라서 몸 전체에 걸쳐 존재할 것으로 보이는—자기 항원에 대해 높은 친화력의 수용기를 갖는 림프구의 출현을 방지한다. 몇몇 말초 조직 단백질에 대한 중앙 T 세포 관용은 이 단백질들의 가슴샘 내 AIRE-의존 발현으로 생길 수도 있다.

Chediak-Higashi syndrome (Chediak–Higashi 증후군)

드문 체세포성 열성(autosomal recessive) 면역결핍병으로, 여러 유형의 세포의 세포질과립 결함에 기인하며, 호중구와 큰포식세포의 용해소체뿐 아니라 세포독성 T 림프구와 자연세포독성세포의 과립도 영향을 받는다. 환자는 고름을 형성하는(pyogenic) 세균감염에 대한 저항력이 낮다.

Chemokine receptor (Chemokine 수용기)

호중구 이동-촉진 신호를 전달하는 세포표면 chemokine 수용기. 이 수용기는 G protein-결합 seven-transmembrance α-helix 수용기집단의 일원이다.

Chemokines

구조적으로 상동한(homologous) 저분자량 cytokine들의 큰 집단. 백혈구 운동(movement)을 자극하고, 혈액에서 조직으로의 백혈구 이동(migration)을 조절한다.

Chemokinesis (케모키데시스)

세포의 유주성을 비특이적으로 활성화시키는 것

Chemotaxis (화학쏠림성, 화학주성)

화학적 농도경사에 따라 일어나는 세포의 이동. 림프구, 다형핵백혈구, 단핵구 및 그 외 백혈구들의 여러 조직으로의 이동은 대개 chemokine 농도경사로 인도된다.

Chimaerism (키메리즘)

한 개체 속에 유전적으로 다른 개체의 세포가 섞여 있는 상태

Chronic granulomatous disease (CGD; 만성 육아종병)

포식세포 산화효소 — 다형핵백혈구와 큰포식세포가 미생물을 죽일 때 필요 — 의 일개 요소를 지정하는 유전자 결함으로 발생하는 드문 유전성 면역결핍병. 반복되는 세포 내 세균 및 진균감염이 특정이며, 대개 만성 세포-매개 면역반응과 육아종 형성이 수반된다.

Chronic rejection (만성 거부)

동종이식(allograft) 거부의 한 유형으로, 장기간에 걸쳐 정상 장기구조의 손상을 가져오는 섬

유증(fibrosis)이 일어나는 것이 특정이다. 많은 경우에서 만성거부의 주요 병적 사건은 혈관내막{intimal) 평활 세포 증식에 따른 이식조직의 동맥 폐쇄(occlusion)이며, 이식편 동맥경화(graft arteriosclerosis)로 불린다.

Cl~C9

보체계의 고전적 및 제2경로를 구성하는 성분, 이들 구성성분에 의한 반응계열이 활성화됨으로써 염증반응, 옵소닌 작용, 세포막 상해성 반응이 일어난다.

Class I major histocompatibility complex (MHC) molecule [제 I 주조직적합복합체(MHC) 분자]

항원제시세포의 표면에서, 단백질항원의 펩티드 조각과 결합하여, T 림프구가 인식할 수 있도록 전시하는 두 가지 다형(polymorphic)이 종이합체(heterodimeric) 세포막단백질 중 한 유형. 제I MHC 분자는 세포의 세포질에서 유래한 펩티드를 전시한다.

Class II major histocompatibility complex (MHC) molecule [제 II 주조직적합복합체(MHC) 분자]

항원제시세포의 표면에서, 단백질항원의 펩티드 조각과 결합하여, T 림프구가 인식할 수 있도록 전시하는 두 가지 다형(polymorphic)이 종이합체(heterdimeric) 세포막단백질 중 한 유형. 제IIMHC 분자는 소포(vesicle)내로 포식/세포내이입(endocytosis) 된 단백질에서 유래된 펩티드를 전시한다.

Class II-associated invariant chain peptide (CLIP)

제II주조직적합복합체(MH)의 펩티드-결합 틈새(cleft)를 차지하는 불변사슬(invariant chain)의 잔존 펩티드. 틈새에 세포내이입(endocytosis)된 단백질항원-유래 펩티드가 들어갈 수 있도록, HLA-DM 분자가 틈새로부터 CLIP을 제거한다.

Class switching (클라스 전환)

면역글로불린의 H 사슬의 정상영역을 코드하는 유전자와 엑손이 그 사이사이에 인트론을 개재하여 나열되고, 이것이 차례로 선택되어 가변부영역의 유전자와 결합하여 각 클라스 특유의 H사슬이 형성된다. 이것이 L사 슬과 결합하여 각 아이소타입의 면역글로불린이 형성된다. 이 과정을 클라스 전환이라 한다.

Classical pathway of complement activation [도움체(보체)활성 전형적경로]

항원-항체 복합체가 C1분자에 결합함으로써 개시되는 도움체계통 활성화 경로. 여러 다른 도움체 단백질들이 관여된 일련의 단백분해 과정이 연이어 일어난다. 전형적 경로는 체액면역계통작동기전의 일환으로, 염증매개체, 항원포식을 위한 opsonin, 세포를 파괴하는 세포용해복합체 등이 생성된다.

Classical pathway (고전적 경로)

이 경로는 항원항체반응 복합물 등의 항체 분자의 Fc 부분에 Cl이 결합함으로써 보체반응이 개시된다. 활성화된 Cl은 C4 및 C2를 분해하여 C3 변환효소활성을 가진 04b2a 복합체를 형성한다. 이 복합체는 C3로부터 C3b를 유도하고, C5~C9의 반응계열을 시동시킨다.

Clonal ignorance (클론성 무시)

림프구 무반응의 한 유형으로, 자기항원에 대해 특이한 림프구가 살아 있고 기능을 다할 수 있음에도 불구하고, 면역계통이 자기항원을 무시하는 것

Clonal selection (클론 선택)

림프구가 항원에 자극되었을 때, 그 항원에 대응하는 수용체를 세포 표면에 가진 림프구만이 선택적으로 분화·증식한다는 기본적 이론

Clonal selection (클론선택)

면역계통의 기본적인 특성으로, 모든 사람은 수많은 클론-유도된 림프구를 보유하며, 각 클론은 단일 전구세포에서 유래, 개별 항원결정기를 인식하고 반응할 수 있다는 사실에 근거한다. 항원이 체내에 들어오면, 그 항원은 자신에 특이한 기존 클론 하나를 선택하고 활성화시킨다.

Clone (클론)

유전적으로 동일한 성질을 가진 생물 또는 세포의 계통, 면역학에서 하나의 클론에 속하는 세포는 동일한 특이성을 갖는다.

Cobra venom factor (코브라 독인자)

코브라 독에 섞여 있으며, 보첸의 제2경로를 무제한으로 활성화하는 작용이 있다. 코브라의 C3c로 생각된다. 포유동물의 B 인자와 반응하여 억제인자의 제어를 받지 않는 강력한 C3 전환효소를 형성한다.

Collectins

Mannose-결합 렉틴을 포함하는 단백질 집단으로, 콜라젠-유사 영역과 렉틴(즉, 탄수화물-결합) 영역이 존재하는 것이 특정이다. Collectin은 선천면역계통에서 미생물 유형-인식 수용기 역할을 하며, Clq에 결합함으로써 도움체계통을 활성화시킬 수 있다.

Colony stimulating factors, CSFs (집락 자극인자)

조혈계 간세포의 분화증식을 제어하는 액성 인자

Colony-stimulating facfors(CSFs; 집락자극인자)

골수 progenitor (조상) 세포의 수적 팽창과 분화를 촉진하는 cytokine. CSFs는 적혈구, 과립세포, 단핵구 및 림프구의 성숙에 필수적이다. Granulocyte-monocyte colony-stimulating factor, c-kit ligand 및 interleukin-3이 CSFs이다.

Combinatorial diversity (조합 다양성)

B 세포나 T 세포 발달 중, 면역글로불린과 T 세포수용기 유전자 자리 체세포 DNA 재조합(somatic recombination) 결과로 얻을 수 있는, 가변(variable)조각, 다양성(diversity)조각 및 결합(joining) 조각(V, D 및 J)의 다양한 조합에 의한, 림프구 항원수용기의 다양성을 일컫는 용어. 제한된 수의 유전자조각으로, 수많은 서로 다른 항원수용기 유전자플 생성할 수 있는 기전이다.

Complement receptor, CRI, CR2, CR3 (보체 수용체)

세포 표면에 표현되는 활성화된 보체에 대한 수용체

Complement receptor, type 2 [CR2; 2형 도움체(보체)수용기]

B 세포와 소포가지세포 표면에 발현되는 수용기로, C3 도움체 단백질의 단백분해조각-C3d. C3dg, iC3b-과 결합한다. CR2는 항원에 의한 B 세포활성화를 증강시키고, 종자중심에서 항원-항체 복합체의 포획을 촉진하여 체액면역반응을 자극한다. CR2는 Epstein-Barr 바이러스

의 수용기이기도 하다.

Complement (도움체, 보체)

상호간에 또는 면역계통의 여러 분자들과 상호작용함으로써, 선천 및 적응면역반응에 중요한 작동요소들을 생성하는 혈청 및 세포표면 단백질 계통. 도움체 활성화는 어떻게 시작되는지에 따라 세 가지 다른 경로가 있다. 활성화가 항원-항체 복합체에 의한 전형적(classical) 경로 : 미생물표면에 의한 대체(alternative)경로 : 미생물과 결합하는 혈장 렉틴에 의한 렉틴(lectin) 경로. 각 도움체 경로는 염증매개체들과 opsonin을 생성하는 일련의 단백분해효소 연쇄반응으로 이루어지고, 세포막-삽입 세포-용해 복합체의 형성으로 끝이 난다.

Complementarity-determining region (CDR; 상보성결정 부위)

개별 항체 및 T 세포수용기(TCRs) 사이에서 아미노산 서열의 차이가 나는 부분들 대부분이 모여 있고, 항원과 접촉하는 면역글로불린(Ig)과 TCR 단백질의 짧은 부분 각 항원수용기 폴리펩티드 사슬의 가변 영역에는 세 개의 CDRs이 있고, 온전한 Ig 또는 TeR 분자에는 여섯 개의 CDRs이 있다. 이러한 소위 "고변이(hypervariable)" 조각은 고리(loop) 구조를 만들고, 한 데 모여, 결합하는 항원의 삼차원 구조에 상보적인 표면을 형성한다.

Concanavalin A (콘카나발린 A)

T 세포에 작용하여 증식을 유도하는 마이토젠

Congenic (공통유전자계)

두 계통의 동물을 비교했을 때, 그 유전자구조의 타이가 이론적으로 단지 하나의 유전자만이 다를 때, 이 두 계통의 동물은 공통 유전자계통의 관계에 있다고 한다.

Constant(C) region [일정 부위(불변 부위)]

면역글로불린(Ig) 또는 T 세포수용기(TCR) 폴리펩티드 사슬의 일부. 개별 B 및 T 세포 클론들마다 같고, 항원결합에 참여하지 않는다. C 부위를 지정하는 DNA 염기서열은 Ig 및 TeR 유전자 자리에서, 가변 부위(V)를 지정하는DNA 염기서열과 공간적으로 분리되어 있다.

Co-receptor

세포막 면역글로불린(Ig) 또는 T 세포수용기(TCR)가 항원과 결합하는 것과 동시에 항원의 다른 한 부분에 결합하고, 최적의 림프구 활성화에 필요한 신호를 전달하는 림프구 세포-표면 수용기. CD4와 CD8은 T 세포 co-receptor로, TCR이 주조직적합복합체 분자의 다형(polymorphic) 잔기 및 전시 펩티드와 결합하는 것과 동시에 비-다형(nonpolymorphic) 부위에 결합한다. 2형 도움체 수용기(CR2)는 B 세포 표면 co-receptor로, 세포막 Ig가 항원의 항원절정기(epitope)와 결합하는 동시에 도움체로 도포된 항원과 결합한다.

Costimulator

항원("제1신호")에 더하여, 숫 T 세포 활성화에 필요한 자극(제2신호)을 제공하는 항원제시세포 표면 분자. 가장 잘 알려진 costimulator는 전문항원제시세포 표면의 CD80과 CD86 분자로 T 세포 표면의 CD28 분자와 결합한다.

Cross presentation(교차제시)

전문항원제시세포(APC)가 다른 세포(예: 바이러스에 감염된 세포 또는 종양세포)의 항원을 전시하여, 숫 CD8$^+$ 세포독성 T 림프구를 활성화(혹은 prime)시키는 기전. 감염된(또는 손상받은) 세포를 전문 APC가 포식한 후, 여느 포식항원처럼 미생물항원을 처리하여 주조직적합복합체 분자와 함께 제시할 때 일어난다. 전문 APC는 T 세포의 costimulation도 함께 제공한다. Cross-priming으로도 불린다.

Cross-matching (교차시험)

이식거부를 최소화하기 위해 시행하는 검사로, 동종이식(allograft)이 필요한 환자를 검사하여 공여자(donor)의 세포표면항원 주로 주조직적합항원에 대해 이미 형성된 항체가 있는지 조사한다. 수여자(recipient)의 혈청과 공여자의 백혈구를 섞고, 도움체를 가한 후 세포용해가 일어나는지 본다.

Cutaneous immune system (피부면역계통)

피부에서 볼 수 있는 선천 및 적응면역 계통의 구성요소들로, 함께 특별한 방법으로, 피부를 통해 들어오는 항원을 검색하고 반응한다. 피부면역 계통의 요소는 각질세포(keratinocyte), Langerhans 세포, 상피내(intraepithelial) 림프구 및 진피(dermal) 림프구가 있다.

Cyclosporine (Cyclosporin A; 시클로스포린)

T 세포 cytokine 유전자 전사를 차단히는 면역억제약물로, 동종이식(allograft)거부 방지에 사용한다. Cyclosporine은 cyclophilin이라는 세포질단백질에 결합하고, cyclosporine-cyclophilin 복합체는 phosphatase인 calcineurin에 부착하고 이를 억제한다. 따라서 전사인자 NFAT의 활성화와 핵이동(nuclear translocation)이 억제된다.

Cytokines (시토카인)

면역 및 염증반응의 매개체로 작용하는 분비단백질들. 선천면역반응에서는 큰포식세포와 자연세포독성(NK)세포가 생산하고, 적응면역 반응에서는 T 림프구가 주로 생산한다.

Cytophillic (세포친화성)

세포 표면과 특이적으로 결합하는 성질

Cytotoxic (or cytolytic) T lymphocyte [CTL; 세포독성(세포용해) T림프구]

바이러스나 그 외 세포 내 미생물로 감염된 숙주세포를 인식하고 죽이는 것이 주요 작동기능인 T 림프구의 한 유형. CTL은 대개 CD8을 발현하고 제I주조직적합복합체 분자가 전시하는 미생물 펩티드를 인식한다. 감염세포를 죽일 때 CTL은 세포막에 구멍을 형성하는 단백질과 단백질분해 효소들이 들어있는 세포질과립을 방출한다.

D genes (D 영역 유전자군)

면역글로불린 H 사슬 또는 T 세포 수용체 β 사슬과 δ 사슬에서, V 영역을 코드하는 유전자와 J 영역을 코드하는 유전자군 사이에 존재하는 유전자군, 이 영역은 J 영역과 V-C 결합과 다양성 성립에 관여한다.

Defensins (디펜신)

상피와 호중구 과립에서 생산되는 cysteine이 풍부한 펩티드로, 다양한 세균 및 진균을 죽이는 광역항생제(broad-spectrum antibiotics)로 작용한다.

Degranulation (탈과립)

비만세포나 호염구에 일어나는 Fc 수용체의 가교를 기회로 하는 과립의 유리, I형 알레르기의 세포가 섞여 있는 상태

Delayed-type hypersensitivity (DTH; 지연과민)

T 세포-의존 큰포식세포 활성화 및 염증으로 인해 조직손상이 일어나는 면역반응. 피하주사된 항원에 대한 DTH 반응은 흔히 세포-매개 면역 분석에 이용된다[예: Mycobacterium tuberculosis에 대한 면역을 검사하는 purified protein derivative (PPDl) 피부시험].

Dendritic cells [가지세포(수지상세포)]

상피를 비롯한 많은 장기에서 발견되는 골수유래 세포로, 가는 세포 막돌기가 형태학적인 특징이다. 가지세포는 숫 T 림프구의 항원제시세포 구실을 하며, 단백질항원에 대한 적응면역반응을 일으키는 데 중요하다.

Desensitization (탈민감)

즉시과민병(예: 알레르기)을 치료하는 한 방법으로, 환자가 알레르기를 보이는 항원을 적은 용량으로 반복 투여하는 것. 종종 이 과정으로 이후 환경에서 항원에 노출되었을 때, 심한 알레르기 반응을 방지할 수 있지만, 그 기전에 대한 이해는 아직 부족하다.

Desetope (디저토프)

MHC 분자상에 존재하는 항원 또는 항원 파편에 강한 친화성이 있는 부위

Determinant (절정기, 결정인자)

항체 또는 T 세포수용기가 결합하는 거대분자 항원의 일부분. T 세포에 대해 결정기란 주조직적합복합체 분자에 결합하는, 단백질 항원의 펩티드 부분으로, T 세포수용기가 이를 인식한다. Epitope와 동의어다.

Di George syndrome (Di George 증후군)

선천적 형성부전(congenital malformation)에 의해, 가슴샘(thymus), 부갑상선(parathyroid gland) 및 그 외 제3 및 제4 pharyngeal pouch유래 구조물의 발달에 결함이 생겨 일어나는 T 세포결핍이다.

Dinitrophenol (DNP)

합텐으로서 많이 사용되고 있다.

Direct antigen presentation [직접 항원제시(전달)]

이식체(graft)의 항원제시세포가 그 세포표면 동종(allogeneic) 주조직적합복합체(MHC) 분자를 recipieent (수여자)의 T 세포에 제시하여, recipient T 세포의 활성화가 유도되는 것. 이때 항원처리는 필요치 않다. (이처럼 recipient T 세포가) 외래 MHC 분자를 직접 인식하는 것은, 자기 MHC 분자 + 외래펩티드를 인식하도록 선택된 여느 T 세포 수용기가 동종(allogeneic) MHC 분자 + 펩티드에 교차반응(cross-reaction)하는 것이다[alloantigens의 indirect entation (간접 동종항원 제시)와 비교].

Diversity (다양성)

어느 누구에게나 개별 항원특이성을 갖는 많은 림프구가 존재하는 것(즉, 림프구 레퍼토리가

크고 다양함). 다양성은 적응면역계통의 기본 특성이며, 림프구 항원수용기(항체와 T 세포수용기)의 항원-결합 부위 구조의 변화가 풍부한 데서(variability) 비롯된다.

Diversity(D) segments [다양성(D)조각]

면역글로불린 중쇄와 TCR, β, δ 사슬의 유전자 자리에 있는, 가변(V) 및 일정(C) 유전자조각 사이, 짧은 유전부호-지정 서열(coding sequences). J 조각과 함께 림프구 발달 중에 V 조각과 체세포 유전자 재조합을 한다. 그 결과로 생긴 재조합 V-D-J DNA가 항원수용기 V 부위 유전부호를 지정한다.

DM

HLA-DM을 보라.

DNA vaccine (DNA 백신)

단백질항원-지정 complementay DNA를 함유하는 세균 plasmid로 사람을 접종하는 백신접종 방법. 이러한 DNA 백신이 작용하는 까닭은 아마도 전문항원제시세포가 plasmid로 in vivo transfect되어, 특이반응을 일으킬 면역원성 펩티드를 발현하기 때문일 것이다. 더욱이, plasmid DNA는 adjuvant (항원보강제) 역할을 하는 unmethylated CpG 핵산염기(세균 DNA의 특정)를 포함하고 있다.

Domain (도메인 분자 내 영역)

비슷한 삼차구조를 가진 펩타이드로 구성되는 단위 영역이며 면역글로불린, 클라스 I, 클라스 II 분자 등에 존재하는 분자 펩타이드 Donor (공여자와 recipient 수여자)가 같은 개체인 이식조직이나 이식장기. 임상적으로 자가골수이식이나 자가피부이식은 자주 시행된다.

Double-negative thymocyte (이중음성[부정] 가슴샘세포)

CD4나 CD8 어느 것도 발현하지 않는, 발달 중인 가슴샘 T 세포의 소집합(subset). Double-negative 가슴샘 세포 대다수는 발달초기 세포로, 항원수용기를 발현하지 않는다. 이 세포들은 나중에, 중간단계인 "double-positive" 단계에서 CD4와 CD8을 함께 발현하며, 더 성숙하여 CD4나 CD8 하나만을 발현하는 single-positive T 세포가 된다.

Double-positive thymocyte (이중양성 가슴샘세포)

CD4와 CD8을 함께 발현하는, 발달 중간 단계에 있는 가슴샘 T 세포의 소집합. Double-positive 가슴샘 세포는 T 세포수용기도 함께 발현하며, 선택과정을 거친다. 선택과정에서 살아남은 세포는 CD4나 CD8 하나만을 발현하는 single-positive T 세포로 성숙한다.

Double-stranded DNA (ds DNA)

이중나선 핵산

Effector cells (효과세포)

면역반응 동안 다음과 같은 작동기능을 수행하는 세포 : cytokine 분비(예: 도움 T 세포), 미생물 죽이기(예: 큰포식세포, 호중구, 호산구). 미생물에 감염된 숙주세포 죽이기(예: 세포독성 T 림프구), 항체분비(예: 분화 B 세포)

Endogenous (내인성의)

생체 내에 기인하는 것

Endosome

세포 내, 세포막으로 이루어진 소포(vesicle)로, 항원처리 중 세포 외 단백질이 그 안으로 이입(internalize)된다. Endosome 내부는 산성 pH이며, 단백질을 제II주조직적합복합체](MHC) 분자에 결합시킬 펩티드로 분해하는 단백분해효소를 함유한다. MIIC로 불리는 endosome의 한 소집합(subset)은 제II MHC가 풍부하고, 제II경로에 의한 항원처리 및 제시에서 특별한 역할을 담당한다.

Endothelium (내피세포)

혈관이나 림프관 등의 안쪽에 위치하는 세포

Endotoxin shock (내독소쇼크)

Septic shock를 보라.

Endotoxin (내독소)

그람음성 세균 세포벽의 한 요소로 lipopolysaccharide (지질다당질)로도 불린다. 죽어가는 세균으로부터 방출되며, cytokine 분비 및 큰 포식세포의 미생물 죽이기 활성 유도, 백혈구가 붙을 내피세포 부착 분자의 발현 등 여러 선천면역반응을 일으킨다. Endotoxin은 지질 요소와 탄수화물(다당류 요소를 함께 갖고 있다.)

Envelope glycoprotein (Env; 외피 당단백질)

Retrovirus 유전자가 지정하는 막 당단백질로, 감염된 세포의 세포막과 바이러스의 숙주세포-유래 막 외피에서 발현된다. 대개, Env 단백질은 바이러스의 감염성에 필요하다. 사람 면역결핍바이러스의 Env 단백질은 gp41과 gp120을 포함하며, 이 단백질들은 사람 T 세포의 CD4와 chemokine 수용기에 결합하여 바이러스 막과 T 세포 막의 융합을 매개한다.

Enzyme-linked immunosorbent assay (ELISA; 효소면역측정법)

고체(solid) 표면에 항원을 고정시키고(immobilized), 공유결합으로 효소에 연결된 특이항체를 이용하여 항원 양을 측정하는 방법. (시료에) 있는 항원의 양은 그 항원에 결합하는 항체의 양에 비례하므로, (항원-항체 결합 후) 항체에 연결된 효소가 무색의 기질을 유색 산물로 전환시키는 양을 분광광도계로 측정하여 항체의 양을 알아냄으로써 항원 양을 잰다.

Eosinophil (호산구)

골수유래 과립세포로, 즉시과민 후기반응(late phase reaction)의 염증성 침윤 내에 많이 나타난다. 많은 알레르기병의 발병과정에 기여한다. 호산구는 연충과 같은 세포의 기생충 방어에 중요하다.

Epitope (에피토프, 항원결정인자)

거대분자항원의 특정부분으로, 항체가 결합하는 곳이다. T 세포가 인식하는 단백질항원인 경우 epitope는 T 세포수용기가 인식할 수 있도록 주조직적합복합제 분자에 결합하는 펩티드 부분이다(Determinant와 동의어).

Epstein-Barr virus(EBV)

Herpesvirus family의 이중나선 DNA 바이러스. 감염단핵구증의 원인이며, 어떤 B 세포 악성 종양 및 코인두암종(nasopharyngeal carcinoma)과 연관된다. EBV는 2형 도움체수용기(CR2

혹은 CD21)에 특이하게 결합하여, B 림프구와 몇몇 상피세포를 감염시킨다.

Exon (엑손)

단백질 부분을 직접 코드하는 유전자 부위

F(ab')2 fragment [$F(ab')_2$ 조각]

IgG 분자의 단백분해 조각으로, 경쇄는 둘 다 완전하게 포함하지만, 중쇄는 가변영역, 첫 번째 일정영역 및 경첩(hinge) 부위만을 포함한다. $F(ab')_2$ 조각은 IgG의 완전한 이가(bivalent) 항원결합 부위 전체를 고스란히 간직하지만, 도움체나 IgG Fc 수용기와는 결합하지 못한다. 항체의 작동기능을 제외한 항원 결합만이 요구되는 연구 및 치료 분야에 이용된다.

Fab

면역글로불린을 파파인으로 분해함으로써 얻어지는 면역글로불린 분자의 파편으로서, N 말단측의 H 사슬과 L 사슬로 구성되며, 항원결합부를 가지고 있다.

Fab fragment (Fab 조각)

IgG 항체분자의 단백분해 조각으로, 완전한 경쇄 한 개와 짝이 되는 중쇄 조각-가변영역과 첫 번째 일정영역-한 개를 포함한다. Fab 조각은 항원과 결합하는 능력은 지녔으나, 세포표면의 IgG Fc 수용기나 도움체와는 상호작용할 수 없다. 그러므로 Fab는 작동기능을 활성화시키지 않으면서 항원결합이 필요한 연구 및 치료분야에 이용된다(Fab' 조각은 중쇄의 hinge 부분도 갖고 있다).

Fas

종양괴사인자 수용기 집단의 일원으로, T 세포를 비롯한 많은 유형의 세포 표면에 발현되며, 자멸에 의한 세포죽음으로 이어지는 신호전달 경로를 일으킨다. 세포죽음 경로는 Fas와 활성화된 T 세포표면에 발현되는 Fas ligand의 결합으로 개시된다. 자기-반응 B 세포 및 T 세포의 Fas-매개 사멸은 활성화에 의해 유도되는 세포사(activation induced cell death)로 불리며 자기관용 유지에 중요하다. Fas 유전자의 돌연변이는 생쥐와 사람에서 autoimmune lymphoproliferative syndrome (ALPS)으로 불리는 전신 자가면역병을 일으킨다. CD95로도 불린다.

Fas ligand

종양괴사인자 단백질 집단의 일원으로, 활성화된 T 세포표면에 발현되는 막 단백질. Fas ligand는 Fas와 결합하여, Fas-발현 세포의 자멸사를 일으키는 신호전달경로를 자극한다. Fas ligand 유전자 돌연변이는 Fas의 돌연변이처럼 생쥐에서 전신 자가면역병을 일으킨다.

Fc

면역글로불린을 파파인으로 분해함으로써 얻어지는 두 줄 H 사슬의 C 말단 파편이며, 세포표면상(B 세포, 대식세포, 비만세포 등)의 Fc 수용체나 Clq 보체성분과 결합할 수가 있다.

Fc receptor (FcR; Fe 수용기)

면역글로불린(Ig)분자 carboxy-말단 일정부위-특이 세포표면수용기. Fc 수용기는 전형적인 다사슬(multichain) 단백질 복합체로. Ig-결합 요소와 신호-전달 요소를 포함한다. 각 IgG isotype들, IgE 및 IgA에 각각 특이한 여러 유형의 Fc 수용기가 있다. Fc 수용기는, 항체-도포된(opsonized) 미생물의 포식, 항원에 의한 비만세포 활성화, 자연세포독성세포의 활성화를 비롯한, 항체의 많은 작동기능들을 매개한다.

Fc(fragment crystalline)

항체의 두 경쇄의 carboxy-말단 부위-disulfide로 연결됨-만을 포함하는 항체 단백분해 조각. Fc 부위는 포식세포와 자연세포독성(NK) 세포의 세포-표면 수용기에 결합하거나, C1 도움체 단백질에 결합함으로써, 작동기능을 매개한다(Fc 조각은 용액 내에서 결정을 이루는 경향이 있기 때문에, 그렇게 이름이 붙여졌다).

FcεRI

IgE 분자의 carboxy-말단 일정 부위에 대한 고친화력 수용기로, 비만세포와 호염기구 표면에 발현된다. 비만세포 표면의 FcεRI 분자는 대개, IgE가 이미 차지하고 있으며, 이 IgE-FcεRI 복합체를 항원이 교차연결(cross-linking)시킴으로써 비만세포가 활성화되며, 즉시과민반응을 일으킨다.

Fcγ receptor (FcrR; Fcγ 수용기)

IgG분자의 carboxy말단 일정 부위에 특이한 세포-표면 수용기. 큰 포식세포와 호중구의 포식작용을 매개하는 고친화력 FcγRI, B 세포에 억제신호를 전달하는 저친화력 FcγRIIb, 자연세포독성세포의 표적지향 및 활성화를 매개하는 저-친화력 Fcγ-RIIIB를 비롯. 여러 유형의 Fc γ 수용기가 있다.

Flow cytometry (유세포측정)

유세포 분석기(flow cytometer)를 이용하는 세포집단 표현형 분석법. 이 기계는 세포부유액 내, 개별 세포-표면 형광을 탐지할 수 있으며, 따라서 형광 probe결합 분자를 발현하는 세포수를 측정할 수 있다. 세포부유액을 형광 또는 그 외 probe로 표지된 항체와 함께 배양한 후, fluorimeter의 laser생성 입사광선(laser-generated incident beam) 속으로 세포를 한 개씩 통과시켜, 세포집단 내 각 세포에 결합 된 probe의 양을 측정한다.

Fluorescence-activated cell sorter (FACS; 형광표지세포 분리기)

Flow cytometer의 적용법 한 가지. 어느 형광 probe가 얼마나 많이, 세포에 결합하는지에 따라 혼합세포집단으로부터 세포를 정제(분리)하는 방법. 먼저 세포를 형광-표지된 probe어느 한 세포집단의 표면 항원-특이 항체 등-로 염색한다. 다음 fluorimeter의 laser생성 입사광선 속으로 세포가 한 개씩 통과할 때, 그 형광신호의 크기에 비례하여 세기 및 방향이 변하는 전자장에 의해 세포마다 진행 방향이 달리 굴절되어, 각 세포는 각각 다른 곳으로 보내진다.

Folicular dendritic cells (소포가지세포)

도움체 수용기, Fc 수용기 및 CD40 ligand를 발현하는 림프소포 내 세포로, 그 긴 세포질돌기는 림프소포 구조의 일부인 그물 모양을 이룬다. 소포가지세포는 그 표면에 B 세포가 인식할 항원을 전시하며, 친화력 성숙과정에서 높은 친화력의 막 면역글로불린을 발현하는 B 세포의 활성화 및 선택에 관여한다.

Follicle (소포)

Lymphoid follicle을 보라.

Foxp3

Forkhead 집단에 속하는 전사인자로, 자연 조절 T 세포에서 발현되며, 또한 그 발달에 필요하다. Foxp3의 유전적 결핍은 심한 자가면역병을 초래한다.

Freund's adjuvant (프로인트 아쥬반트)

계면활성제를 가한 유동파리핀이며, 항원액과 혼합 · 현탁시켜 투여하면 비특이적으로 면역반응을 증강시킬 수가 있다. 이것에는 결핵사균이 함유된 프로인트 완전아쥬반트(FCA)와 함유되지 않은 프로인트 불완전 아쥬반트(FIA)가 있다.

G proteins (G 단백질)

Guanyl nucleotide와 결합하는 단백질로, 결합한 GDP의 GTP 교체를 촉매히는 교환분자로 작용. GTP와 결합한 G 단백질은 여러 신호 전달경로에서 다양한 세포 효소들을 활성화시킨다. 삼합체(trimer) GTP-결합 단백질은 많은 세포-표면 수용기의 세포질 부분에 결부되어 있다(예: chemokine 수용기). 그 외, Ras나 Raf 같이 작은 수용성 G 단백질은 adapter 단백질에 의해 신호전달 경로로 동원된다.

GATA3

숫 T 세포의 TH2 세포 분화를 촉진하는 전사인자

Generative lymphoid organs (생성림프계기관, 중추림프 기관)

미숙 전구세포로부터 림프구가 발달하는 기관. 골수와 가슴샘은 각각 그 안에서 B 세포와T 세포가 발달하는 주요 생성림프계기관이다.

Genome (게놈)

배우자가 가지고 있는 염색체 또는 유전자 전체를 가리키는 용어이며, 생물이 생활기능의 조화를 보존하는 데 필요한 염색체 한 무리를 말한다.

Germ line [생식(배아)세포]

체세포 재조합 또는 돌연변이를 일으키기 이전의 단계에서 생식을 위해 특별히 분화한 세포로서, 다음의 세대 생물개체의 출발점이 된다.

Germinal center (종자중심)

비장, 림프절 또는 점막 림프계조직 내 림프소포 중심의 엷게 염색되는 부위로, T 세포-의존 체액면역반응 중에 형성되며, B 세포 친화력 성숙이 일어나는 부위이다.

Giant cells (거대세포)

많은 핵을 가진 거대한 세포, 대식세포가 융합하거나 육아 조직이 형성될 때 볼 수 있다.

Glomerulonephritis (토리콩팥염, 사구체신염)

콩팥 시구체의 염증으로, 대개 면역병리학적 기전-사구체 기저막 내에 순환 항원-항체 복합체의 침착 사구체-발현 항원에 대한 항체 결합 등-으로 유발된다. 항체는 도움체 및 포식세포를 활성화시켜 염증반응을 일으키고, 이는 콩팥 기능상실(failure)로 이어질 수 있다.

Graft arteriosclerosis (이식편 동맥경화증)

내막(intima) 평활근 세포의 증식으로 인한 이식편의 동맥 폐쇄. 이식 후 6개월 내지 1년 안에 나타나며, 혈관이 있는 이식기관의 만성 거부를 초래한다. 그 기전은 혈관벽 동종항원

(alloantigen)에 대한 만성 면역반응의 결과일 가능성이 크다. 가속화(accelerated) 동맥경화증으로도 불린다.

Graft rejection (이식편거부)

염증, 조직 손상 또는 이식 실패에까지 이를 수 있는 이식기관 혹은 조직에 대한특이 면역반응

Graft (이식, 이식편)

한 신체 부위에서 제거되어 다른-주로 다른 사람의-부위로 옮겨지는 조직 또는 장기.

Graft-versus-host disease (이식대숙주병)

골수이식 수여자(recipient)에서 일어나는 병으로, 이식골수 내 성숙 T 세포가 숙주세포-표면 동종항원(alloantigen)에 대해 일으키는 반응 때문에 일어난다. 이 병은 대개 피부, 간 및 창자에 영향을 끼친다.

Granulocyte colony-stimulating factor (G-CSF; 과립구-집락자극인자)

감염 부위의 활성화 T 세포, 큰포식세포 및 내피세포가 만드는 cytokine으로, 염증반응에서 소모된 호중구의 복구를 위해 골수에 작용, 그 생산 및 동원 증가를 일으킨다.

Granulocyte-monocyte colony-stimlmulating factor (GM-CSF; 과립구-단핵구-집락자극인자)

활성화 T 세포, 큰포식세포, 내피세포 및 골수의 기질 섬유모세포가 생산하는 cytokine. 골수 내 전구세포에 작용, 호중구 및 단핵구 생산을 증가시킨다.

Granuloma (육아종)

활성화된 큰포식세포 및 T 림프구 무리가 만드는 염증조직의 결절로, 종종 괴사 및 섬유화가 수반된다. 육아종성 염증은 하나의 만성 지연 과민으로, 흔히 끈질긴 미생물 감염(예: Mycobacterium tuberculosis 몇몇 진균)이나 쉽게 포식할 수 없는 입자 항원에 대한 반응으로 일어난다.

Granzyme

세포독성 T 림프구와 자연세포독성세포의 과립 내에서 발견되는 serine protease 효소. Exocytosis로 방출된 후, 주로 perforin이 만든 "구멍"을 통해 표적세포 안으로 들어가, caspase를 자르고 활성화 시킨다. 활성화된 caspase는 여러 기질(substrate)을 잘라 표적세포의 자멸사(apoptosis)를 유도한다.

Gut-associated lymphoid tissue, GALT (소화관 관련 림프계 조직)

소화관과 관련된 림프조직, 즉 사람에서는 장간막 림프절, 충수 등을 가리킨다.

$\gamma\delta$ T cell

$CD4^+$ 및 $CD8^+$ T 세포에서 볼 수 있는 일반적인 $\alpha\beta$ T 세포수용기(TCR)와는 다른 형태의 TCR을 발현하는 T 세포 소집합(subset). 이 T 세포는 상피에 많이 있다. 이 T 세포는 미생물의 지질 및 비단백질 항원을 인식한다.

H-2

마우스의 주요 조직적합 복합체

H-2 molecule (H-2 분자)

생쥐의 주조직적합복합체(MHC) 분자. 애초에 생쥐 MHO를 H-2 유전자자리로 불렀다.

Haplotype (일배체형)

부모 중 한 사람으로부터 물려받은 즉 한 염색체에 존재하는 한 벌(set)의 주조직적합복합체 allele들

Haplotype (하플로타입)

하나의 염색체상에 존재하는 유전자의 세트

Hapten (불완전항원, 합텐)

(스스로)항체와 결합할 수 있으나 특이 적응면역반응을 일으키기 위해서는 거대분자(carrier)에 부착되어야 하는 작은 화학물질. 예를 들어 dinitrophenol (DNP)만으로 면역하면 항 DNP 항체반응이 일어나지 않지만, DNP hapten을 단백질에 결합시켜 면역하면 항 DNP 항체생산을 일으킬 수 있다.

Heavy chain class (isolype) swilching (면역글로불린 종류 전환)

B 림프구가 항체의 특이성은 변화시키지 않으면서 자기가 생산하는 항체의 isotype을 IgM에서 IgG, IgE 또는 IgA로 바꾸는 과정. 중쇄 종류 전환은 도움 T 세포 cytokine과 CD40 ligand에 의해 조절되며, (유전자 자리에서) 중쇄 VDJ 조각이 아래쪽 일정 부위 유전자조각과 재조합된다.

Heavy chain (무거운 사슬, 중쇄)

Immunoglobulin heavy chain (면역글로불린 중쇄)을 보라.

Helminth (연충)

기생충(parasitic worm). 연충 감염은 흔히 TH2 반응을 일으키며, 이에 따라 호산구가 풍부한 염증 침윤물 및 IgE 생산이 수반된다.

Helper T cells (보조 T 세포)

B 세포와의 공동작용으로 항체생산을 유도하거나 세포독성 T 세포 유도를 돕는 기능적 T 세포를 가리킨다. 보조 T 세포는 주로 클라스 II 분자에 결합한 항원을 인식한다.

Helper T lymphocyles [도움(조력) T림프구]

T 림프구의 기능적 소집합(subset)의 하나로, 주요 작동기능은 세포-매개 면역반응에서 큰포식세포를 활성화시키고, 체액면역반응에서 B 세포 항체생산을 촉진하는 것이다. 이러한 작동기능은 cytokine 분비, 그리고 큰포식세포 또는 B 세포 CD40 분자와 T 세포 CD40 ligand의 결합으로 매개된다. 대다수의 도움 T 세포는 CD4 분자를 발현한다.

Hematopoiesis (조혈)

골수 및 태아의 간에서 다능성(pluripotential) 줄기세포로부터 적혈구, 백혈구, 혈소판을 비롯한 성숙 혈액세포가 발달하는 것. 조혈은 골수 기질세포, T 세포 및 그 외 여러 유형의 세포들이 생산하는 몇 가지 cytokine으로 조절된다.

Heteronuclear RNA (불균질핵 리보핵산)

진핵생물에 존재하는 불균질, 고분자, DNA가 같은 RNA. 핵내에서 분해되어 mRNA의 전구체로 작용한다.

High endothelial venule(HEV) (높은 내피세포 세정맥)

림프구가 혈액으로부터 말초림프절 또는 점막 림프계조직 기질(stroma)로 나가는-혈관밖유출(extravasation) 특별한 세정맥. REVs는 그 내면이 혈관 안쪽으로 내민 뚱뚱한 내피세포로 이루어지며, 숫 T 세포 결합에 관여하는 특유한 부착분자를 발현한다.

Hinge region (경첩 부위)

면역글로불린 중쇄의 한 부위로, 첫 번째 일정영역과 두 번째 일정영역 사이에 위치한다. 여러 가지 모양을 할 수 있으며, 이로써 두 항원-결합 부위의 거리와 방향에 유연성을 부여한다. 이 경첩 부위 덕택으로 항체분자는 (두 항원-결합 부위 사이의) 최대거리 안에 존재하는 어느 두 개의 항원결정기(epitope)와도 동시에 결합할 수 있다.

Hinge, 돌쩌귀 (경첩)

면역글로불린 H 사슬상의 Fc 영역과 Fab 영역 사이에 존재하며, 유연성이 있는 영역이다. 별도의 exon에 의해서 코드되어 있다.

Histamine (히스타민)

비만세포의 과립에 저장된 혈관활성 아민(amine)으로, 즉시과민의 중요한 매개체들 중 하나이다. 히스타민은 다양한 조직의 특이 수용기에 결합하여, 혈관투과성과 기관지 및 창자 평활근의 수축을 증가시킨다.

Histocompatibillity (조직적합성)

개체 간의 이식편이 생착할 것인가 여부를 결정하는 성질

HLA

Human leukocyte antigen (HLA)을 보라.

HLA-DM

제II주조직적합복합체(MHC) 항원제시경로에서 매우 중요한 역할을 하는 펩티드 교환분자. HLA-DM은 특별한 MHC endosome 구획 안에서 발견되며, 제II MHC 분자에 결부된 불변사슬(invariant chain) 펩티드(CLIP) 제거 및 다른 펩티드와 제II MHC 분자의 결합을 촉진한다. HLA-DM 유전자는 MHC 안에 있으며, 제II MHO 분자와 구조적으로 유사하지만 다형(polymorphic)은 아니다. 생쥐에서는 H-2M으로 불린다.

Homeostasis (항상성)

적응면역계통에서, 미생물항원에 대한 반응 중에 일어날 수 있는 새로운 림프구의 출현과 개별 클론의 엄청난 팽창에도 불구하고, 일정한 림프구 수 및 다양한 림프구 레퍼토리를 유지하는 것. 항상성은 잘 조절된 림프구 생산, 죽음 및 불활성화 경로로 유지된다.

Homing of Lymphocyles (림프구의 방항성 이동)

순환하는 림프구의 어떤 소집합이 방향성을 갖고 특정 부위 조직으로 이동하는 것. 림프구의 homing은 림프구 homing 수용기로 불리는 부착분자의 선별적 발현과 그 수용기에 특이한 addressin으로 불리는 내피세포 ligand들의 각 혈관 내 조직-특이 발현으로 조절된다. 예를 들어, 어떤 T 림프구는 창자 림프계 조직(예: Peyer's patch)으로 선별적으로 이동하며, 이 이동은 T 세포 표면 $\alpha 4\ \beta 1$ integrin과 Peyer's patch 내피 표면 MAdCAM (mucosal addressin cell adhesion molecule)의 결합으로 조절된다.

Homing receptor (귀소수용기)

림프구의 재순환 및 조직 homing에서 서로 다른 경로를 가게 하는 림프구 표면-발현 부착분자. Homing 수용기는 특정 혈관의 내피세포 표면에 발현되는 ligand (addressin으로 불림)와 결합한다.

Human immunodeficiency virus(HIV) (사람면역결핍바이러스)

획득면역결핍증후군(AIDS)의 원인. HIV는 CD4-발현 도움 T 세포, 큰포식세포, 가지세포를 비롯한 여러 유형의 세포를 감염시키는 retrovirus이며, 면역계통의 만성 진행성 파괴를 불러일으킨다.

Human leukocyle antigen(HLA) (사람백혈구항원)

사람 세포 표면에 발현되는 주조직적복합체(MHO)분자. 사람 MHC 분자는 다른 사람의 세포에 노출된 적이 있는 사람(예: 모체, 수혈받은 사람)의 혈청항체가 결합하는 백혈구 표면 동종항원(alloantigen)으로서 처음 발견되었다.

Humanized antibody

재조합된 hybrid 유전자가 지정하는(encod어) 단클론항체로서, 생쥐 단클론항체-유래 항원결합 부위와 사람 항체의 일정 부위로 이루어진다. Humanized antibody는 생쥐 단클론항체에 비해 사람에서 항항체반응을 덜 일으킨다. 임상적으로 종양 및 다양한 염증병 치료에 이용된다.

Humoral immunity (체액면역)

적용면역반응의 한 유형으로 B 림프구가 생산하는 항체가 매개한다. 체액면역은 세포 외 미생물 및 그 독소에 대항하는 주 방어기전이다.

Humoral (체액성의)

혈청 또는 림프액을 비롯한 세포외액성 인자의 총칭

Hybridoma(하이브리도마)

정상 림프구와 불멸화 종양림프구의 세포융합[체성세포(somatic cell) hybridization]으로 얻은 세포주. 특정 항원에 대해 알려진 특이성을 가진 정상 B 세포와 myeloma 세포주의 융합으로 생성된 B 세포 hybridoma는 단클론항체 생산에 이용된다. 특이성이 알려진 정상 T 세포와 종양 T 세포주를 융합하여 얻는 T 세포 hybridoma는 주로 연구용으로 이용된다.

Hyperacute rejection [초급성 거부(반응)]

동종이식(allograft) 또는 이종이식(xenograft) 거부의 한 형태. 이식 후 수 분 내지 수 시간 내에 시작되며, 이식조직 혈관의 혈전 폐쇄(thrombotic occlusion)가 특정이다. 초급성 거부반응은 수여자(recipient)의 순환계통 내에 이미 생성되어 있는 공여자(donor) 내피 항원-혈액형 항원 또는 주조직적합항원 복합체분지과 결합하는 항체가 매개한다.

Hypersensitivity diseases (과민병)

면역반응으로 인한 질환. 과민병은 자기항원에 대해 면역반응이 일어나는 자가면역병과 외래항원-미생물 및 알레르기항원(allergen)에 대한 조절되지 않는, 또는 과도한, 반응으로 초래되는 병들을 포함한다. 과민병에서 나타나는 조직손상은 미생물에 대한 면역계통의 보호 작동 기전과 똑같은 기전으로 일어난다.

hypersensitivity (접촉과민)

특정 화학물질과 접촉했을 때, 피부에 T 세포-매개 지연과민반응을 일으키는 성향. 접촉과민을 일으키는 화학물질은 항원체시세포 표면의 자기단백질 또는 자기분자들을 변형시키며, 이를 $CD4^+$ 또는 $CD8^+$ T 세포가 인식하게 된다.

Hypervariable region (고변이 부위)

항체 또는 T 세포수용기(TCR) 단백질의 가변 부위 안에 있는, 약 열 개의 아미노산으로 이루어진 짧은 부분으로, 항원과 접촉하는 고리(loop) 구조를 만든다. 각 항체의 중쇄 및 경쇄, 그리고 각 TCR α β 사슬 안에는, 세 개의 고변이 부위[상보성결정 부위(complementarity-determining region)로도 불림]가 있다. 개별 항체 및 TCR 사이, 변이의 대부분을 이 부위에서 찾아볼 수 있다.

Idiotope

각 항체 또는 T 세포수용기 분자의 고유 결정기(determinant)로, 대개 한 개 혹은 그 이상의 고변위부위(hypervariable region)로 이루어진다. Idiotope는 개체 내에서 자기관용을 유도하기에는 대개 너무 적은 양으로 존재하기 때문에 "외래"로 인식될 수 있다.

Idiotype (개별특이형)

개별 림프구 클론이 생산하는 항체 또는 T 세포수용기 항원-결합 부위에 존재히는 특유한 구조. Network 가설로 불리는 학설에 의하면, idiotype-항-idiotype 상보적 상호작용(complementary interaction) network은 항정상태(steady state)면역 개통이 항상성(homeostasis)을 이룬 상태에 있으며, 이 항정상태를 항원이 교란시킨다. 이 network의 중요성은 아직 입증되지 않았다.

Igα and Igβ

B 세포 표면막 면역글로불린(Ug)의 발현 및 신호전달기능에 필요한 단백질. Igα와 Igβ의 짝은 disulfide결합으로 서로 연결되어 있으며, 막 Ig의 세포질꼬리(cytoplasmic tail)에 비-공유결합으로 연결되어 B 세포 수용기를 이룬다. Igα와 Igβ의 세포질영역은, 항원유발 B 세포 활성화 초기 신호전달에 관여하는, immunoreceptor tyrosin-based activation motifs; ITAMs를 지닌다.

Immature B lymphocyte (미숙 B림프구)

골수 전구세포로부터 방금 나온 막 IgM^+, IgD^+인 B 세포 항원에 대한 반응으로 증식하거나 분화하지 않고, 오히려 세포고사(apoptosis)나 기능적 무반응을 일으킬 수 있다. 골수에 있는 자기항원-특이 미숙 B 세포는 자기항원과 만나 역선택(negative selection)되어 성숙을 마치지 못한다.

Immediate hypersensitivity (즉시과민)

알레르기병을 일으키며, IgE 및 항원-매개 조직 비만세포-그리고 호염기구-활성화에 의존하는 면역반응 유형. 비만세포와 호염기구는 혈관투과성(permeability) 증가, 혈관확장(vasodilation),

기관지와 내장의(bronchial and visceral) 평활근 수축, 염증 등을 일으키는 매개체를 방출한다.

Immune complex disease (면역복합체병)

혈관벽에 항원-항체 복합체가 침착되어, 도움체 활성화 빛 포식세포 동원이 국소적으로 일어나는 염증성 질환. 면역복합체는 세균항원에 대한 과도한 항체 생산이나, 자가면역질환 전신홍반루푸스(systemic lupus erythematosus) 등-에서 보는 자가항체생산에 따라 생길 수 있다. 동맥, 콩팥사구체 또는 관절활액낭에 면역복합체가 침착되면 혈관염, 사구체신염 및 관절염이 각각 일어날 수 있다.

Immune complex (면역복합체)

한 개 이상의 항체가 항원에 결합한 복합체. 각 항체는 적어도 두 개의 항원-결합부위를 갖고 있으며, 많은 항원들은 다수의 항원결정기(epitope)를 가지므로, 면역복합체의 크기는 매우 다양하다. 면역복합제는 전형적(classical) 도움체 경로 및 Fc 수용기 매개 포식세포 활성화 같은 체액면역 작동기전을 활성화시킨다. 순환 면역복합체가 혈관벽, 콩팥사구체(renal glomeruli) 및 관절활액낭(joint synovia)에 침착되면 염증 및 병이 생길 수 있다.

Immune privileged site (면역특별격리 부위)

면역반응이 접근하지 못하거나 능동적으로 억제되는 신체 부위. 눈의 앞방(anterior chamber), 고환(testes), 뇌 등이 면역특별격리부위의 예이다.

Immune response gene, Ir gene (면역반응유전자)

특정 항원 또는 외래성의 자극에 대한 면역반응의 고저를 결정하는 유전자의 총칭. 이들 유전자는 대부분 MHC에 위치하며, 항원제시세포에 표현되어 있다고 생각된다.

Immune response (면역반응)

외래물질이 몸 안에 들어오면 면역계통의 세포 및 분지들이 일으키는 집단적이고(collective) 조화된(coordinated) 반응

Immune surveillance (면역감시)

변형(transformed)세포 클론이 종양으로 발달하기 전에 이를 인식, 파괴하고 이미 형성된 종양을 죽이는 것이 면역계통의 생리적 기능의 하나라는 개념. 이 용어는 꼭 종양세포가 아니더라도 외래항원(예: 세포 내 미생물에 감염된 경우)을 발현하는 어떤 세포든지, T 세포가 찾아서 파괴하는 기능의 일반적인 의미로 사용하기도 한다.

Immune system [면역계통(면역체계)]

집합적으로(collectively) 감염 병원체에 대해 면역 또는 보호 제공하는 분자 세포, 조직 및 기관

Immunodominant epitope [면역우세 에피토프(항원결정인자)]

항원의 일부분으로 그 항원에 대해 특이한 림프구 대다수가(공통으로 인식하는 부분) T 세포의 immunodominant epitope는 항원제시세포 안에서 생성되며, 주조직적합복합체(MHC) 분자에 가장 잘 결합하고, 따라서, T 세포-자극 가능성이 제일 높은 펩티드이다.

Immunofluorescence [면역형광(법)]

어떤 분자를 찾을 때 항체를 형광 탐색자(probe)로 표지하여 이용하는 기술. 예를 들어 면역형

광현미경 관찰의 경우에는 특정 표면항원을 발현하는 세포를, 형광물질을 결합시킨 항원-특이 항체로 염색하여 형광현미경으로 관찰한다.

Immunofluorescence (면역형광법)

형광색소로 표지한 특이항체를 사용하여 현미경으로 세포 표면이나 조직 중의 항원을 검출하는 방법

Immunogen (면역원)

면역반응을 일으키는 항원. 모든 항원이 다 면역원인 것은 아니다. 예를 들어, 작은 분자량의 화합물(hapten)은 거대분자(macromolecule)에 연결되지 않는 한, 면역반응을 일으키지 못한다.

Immunoglobulin(면역글로불린)

Antilxxly (항체)와 동의어

Immunoglobulin(lg) domain [면역글로불린(lg) 영역]

면역계통의 많은 단백질-면역글로불린, T 세포수용기 및 주조직적합복합체 분자 등-에서 볼 수 있는 삼차원 구형(globular)구조 motif. Ig 영역은 아미노산 약 110개의 크기로, 내부 disulfide 결합을 갖고 있고, 한 층이 3~5 가닥(strand antiparallel) (역 평행) 폴리펩티드 사슬로 이루어진 두 층의 beta-pleated sheet를 포함한다.

Immunoglobulin (lg) heavy chain [면역글로불린(lg) 중쇄(무거운 사슬)]

항체분자를 이루는 두 가지 유형의 폴리펩티드 사슬 중 한 가지. 항체의 기본 구조 단위에는, 두 개의 동일한 중쇄-disulfide 결합으로 서로 연결-와 두 개의 동일한 경쇄가 포함된다. 각 중쇄는 한 개의 가변(V) Ig 영역(domain)과 세 개 내지 네 개의 일정(C) Ig 영역을 갖는다. IgM, IgD, IgG, IgA 및 IgE로 대별되는 각 항체 isotype은, 그 중쇄 일정부위(constant region)의 구조적인 차이로 구별된다. 또한 중쇄 일정부위는 도움체 활성화 포식세포 활용 같은 작동기능을 매개한다.

Immunoglobulin (lg) light chain [면역글로불린(lg) light chain(가벼운 사슬, 경쇄)]

항체분자를 이루는 두 가지 유형의 폴리펩티드 사슬 중 한 가지. 항체의 기본 구조 단위는, 두 개의 중쇄 각각에 disulfide 결합으로 연결 된 두 개의 동일한 경쇄를 포함한다. 각 경쇄는 한 개의 가변(V) 영역(domain)과 한 개의 일정(C) Ig 영역(domain)을 갖는다. κ와 λ로 불리는 두 종류의 경쇄 isotype이 있으며 그 기능은 동일하다. 사람 항체의 약 60%는 κ 경쇄를 가지고, 40%는 λ 경쇄를 가진다.

Immunoglobulin (lg) superfamily

면역글로불린(Ig) 영역-또는 Ig fold으로 불리는 구형(globular)구조 motif황체에서 처음으로 기술됨을 지닌 단백질들의 큰 집단(superfamily). 면역계통에서 중요한 많은 단백질들이 이 superfamily의 구성원이며, 항체, T 세포수용기, 주조직적합복합체, CD4, CD8 등을 포함한다.

Immunohistocnemistry (면역조직화학)

효소에 결합된 항원 특이 항체를 이용하여 조직절편에서 항원의 존재 여부를 검색하는 기술. 효소는 무색의 기질을 유색의 불용성 물질로 전환시켜, 항체 즉 항원이 있는 부위를 찾게 해

준다. 유색 침전물 즉 항원의 위치는 통상적인 광학현미경으로 관찰할 수 있다. 면역조직화학은 진단병리학을 비롯한 다양한 연구 영역에서 일상적으로 이용되는 기술이다.

Immunoperoxidase (면역과산화효소)

Horseradish peroxidase-결합 항체를 이용하는 통상적인 면역조직 화학적 기법으로, 조직절편 내 항원의 존재를 식별하는 데 이용된다. 이 과산화효소는 무색의 기질을 광학현미경으로 관찰할 수 있는 불용성 갈색산물로 전환시킨다.

Immunoprecipitation (면역침전)

특정 분자를 항체와 결합시키고 그 항원-항체 복합체를 불용성(insoluble)이 되게 하여 제2의 항항체, 항체로 침강시키거나, 불용성 입자 또는 구슬에 결합된 일차항체를 이용용액으로부터 분리하는 기법

Immunoreceptor tyrosine-based activation motif (ITAM)

신호전달에 참여하는 다양한 면역계통 막 단백질의 세포질 꼬리(cytoplasmic tails)에서 볼 수 있는, 두 개(copy)의 tyrosine-X -Xleucine 서열-X는 불특정 아미노산으로 이루어진, 보존된(conserved) motif. ITAMs는 T 세포수용기복합체의 ξ 및 CD3 단백질, B 세포수용기복합체의 Igα 및 Igβ 단백질 그리고 여러 Ig Fc 수용기의 신호전달 subunit 안에 존재한다. 이러한 수용기들이 각 ligand에 결합하면, ITAMs의 tyrosine 잔기가 인산화되어 신호전달경로에 있는 세포활성화 신호파급관련 분자들의 부착 부위(docking sites)를 제공한다.

Immunoreceptor tyrosine-based inhibition motif (ITIM)

면역계통의 여러 억제수용기 B 세포의 Fcγ RIIB, 자연세포독성세포의 killer inhibitory receptor 등의 세포질고리(cytoplasmic tails)에서 볼 수 있는 여섯아미노산 isoleucine-X-tyrosine-X-X-leucine (X는 불특정 아미노산)motif. 이 수용기들이 각 ligand에 결합하면, ITIMs의 tyrosine 잔기가 인산화되어 단백질 tyrosine phosphatase가 부착할 부위(docking sites)를 만든다. 이 효소는 다음으로, 다른 신호전달경로를 억제하게 된다.

Immunosuppression (면역억제)

어떤 내재 질병(underlying disease)이나 의도적인의식거부 및 자가면역병을 방지하거나 치료할 목적 약물 투여로 적응 혹은 선천면역계통 요소 한 가지 이상의 억제가 초래되거나 또는 이를 유도하는 것. 가장 일반적으로 사용되는 면역억제약물은 cyclosporine이며, T 세포 cytokine 생산을 차단한다.

Immunotherapy (면역요법)

면역반응을 촉진하는 치료제(therapeutic agent)를 이용하는 병 치료. 예를 들어 암면역요법에서는 종양항원에 대한 능동면역반응을 촉진하거나, 수동면역의 수립을 위해 항종양항체 혹은 T 세포를 투여한다.

Immunotoxin (면역독소)

암 치료에 쓰이게 될 전망이 있는 시약(reagent)으로 강력한 세포독소 ricin이나 디프테리아 독소를 종양세포 표면발현 항원특이 항체와 공유결합으로 연결한 것이다 이런 시약들이 정상세포에는 손상을 주지 않으면서 종양세포를 겨냥해 죽일(target and kill) 수 있을 것으로 희망

한다. 그러나 아직 안전하고 효과적인 면역독소는 개발되지 않았다.

Inbred mouse strain [순계(교배) 생쥐(마우스)]

동기(sibling) 간의 반복 교배로 만든 생쥐계열(strain)로 모든 유전자 자리(genetic locus)에서 homozygosity (동종접합성)를 보인다. 한 inbred strain 내 모든 생쥐는 같은 strain 내의 다른 모든 생쥐와 유전적으로 동일하다(syngeneic: 동계).

Indirect antigen presentation [간접항원제시(전달)]

이식면역에서 공여자(donor: allogeneic)의 주조직적합복합체(MHC) 분자가 수여자(recipient)의 항원제시세포(APCs)에 의해 미생물 단백질이 제시될 때와 동일한 기전으로 제시되는 경로. 동종(allogeneic) MHC 단백질을 수여자의 전문 APCs가 처리해서 나온 펩티드는 수여자(자기 : self)의 MHC 분자에 결부되어 숙주 T 세포에 제시된다. 이 현상은 이식세포 표면의 온전한 동종 MHC 분자를 수여자의 T 세포가 바로 인식하는 직접 항원제시와 대조된다.

Inflammation (염증염)

혈관분포 조직에서 일어나는 선천면역계통의 복합적인 반응으로, 백혈구와 혈장단백질이 감염 부위, 독소노출 부위 또는 세포손상 부위에 축적되고 활성화되는 것. 염증은 백혈구 동원(recruitment)과 체액 및 혈장 단백질의 조직 이동을 촉진하는 혈관벽 변화로부터 시작된다. 국소 적응면역반응은 염증을 촉진할 수 있다. 비록 염증은 감염 통제 및 조직 복구(repair) 촉진의 보호기능을 하지만 조직손상과 병을 일으킬 수도 있다.

Inflammatory bowel disease (IBD) (염증창자병, 염증장병)

궤양결장염(ulcerative colitis)과 Crahn's disease를 비롯한 일군의 질환으로, 위장관(gastraintestin외 tract)의 만성 염증이 특징이다. IBD의 원인은 알려져 있지 않으나 면역기전의 관련 가능성을 비치는 증거가 있다. Interleukin IL-2나 IL-10, 혹은 T 세포 수용기 α 사슬이 없는 gene knockout 생쥐에서 IBD가 발생한다.

Innate immunity (선천면역)

감염에 대한 보호기전으로 감염 발생 전에 미리 존재하는 기전에 의존하고, 미생물에 대해 신속하게 반응할 수 있고, 또한 반복되는 감염에도 본질적으로 똑같이 반응한다. 선천면역계통은 상피 장벽 : 포식세포(호중구, 큰포식세포) : 자연세포독성세포 : 도움체 계통 : 그리고 선천면역세포의 많은 활성을 조절(control)하고 조화(coordinate)하는 cytokine들-주로 단핵 포식세포가 생산-을 포함한다.

Insulin-dependent diabetes mellitus (IDDM) (인슐린의존 당뇨병)

제1형 당뇨병으로도 불리는, 인슐린 결여가 특정인 병으로, 다양한 대사 및 혈관 이상을 초래한다. 인슐린 결핍은 인슐린을 만드는 췌장 Langerhans 섬(islet)의 β cell이 파괴대개 T 세포 매개 자가면역의 결과 되어 일어난다.

Integrins (인테그린)

세포표면의 이형이합체(heterodimeric) 단백질로 주요 기능은 백혈구와 다른 백혈구, 내피세포 및 세포 외 기질 단백질 간부착을 매개하는 것이다. Integrin은 T 세포와 항원제시세포의 상호작용과 백혈구의 혈액에서 조직으로의 이동에 중요하다. Integrin의 ligand결합 친화력은 다양한 자극으로 조절될 수 있으며. integrin의 세포질 영역은 세포뼈대(cytoskeleton)에 결합된다. 1ntegrin에는 두 개의 소집 단(subfamily)이 있으며, 각 소집단의 구성원들은 각자, 보존된 한 β사슬 β1(CD18) 또는 β2(CD29)을 서로 다른 α 사슬과 결부시켜 발현한다. VLA-4는 T 세포 표면에서 발현되는 β1 integrin이며, LF-1은 T 세포와 포식세포 표면에 발현되는 β2 integrin 이다.

Intercellular adhesion molecule-1. ICAM-1 (세포간 접착분자)

많은 종류의 림프계 세포나 비조혈계 세포 표면에 발현되어 있는 세포 표면항원의 하나. LFA-1의 리간드이며, 세포 이동에 관여하고 있다.

Isoelectric focusing (등전점 분획법)

전하에 의해서 단백질 분자를 분리하는 방법, 이 방법은 단백질이 pH경사를 이동할 때 정미(net)의 전하가 0이 되는 점에서 정지하는 성질을 이용한 분리법

Isotype (아이소타입)

동일한 종내에서 공통의 다양성 구조. 면역글로불린의 클라스는 그 전형이다.

Karyotype (핵형)

염색체 조직의 특성을 염색체의 수 및 형태에 의해서 나타낸 것. 염색체간의 전파 또는 특정 염색체의 결손 등에 의한 동종 내 염색체 구조 이상을 탐식할 때 사용된다.

Kinins (키닌)

평활근의 수축, 혈관 확장과 투과성을 항진하는 약리 활성을 가진 폴리 펩타이드의 총칭

Kupffer cells (쿠퍼세포)

간의 동일한 혈관내의 내피 측에서 탐식기능을 하는 세포

Langerhans'cells (랑게르한스 세포)

골수에서 유래하며 표피의 기저층 상층에 존재하는 나뭇가지 모양의 세포. 이 세포는 수입림프관을 통해 피부로부터 운반되어 온 항원을 소속 림프절 내의 T 세포에 제시하는 역할을 하고 있다.

Large granular lymphocytes, LGLs (대과립성 림프구)

세포 원형질내에 아주르 호성 과립을 가지고 있으며, 높은 원형질 대 핵의 비를 가진 림프구, 이 세포는 많은 표현형질과 기능성 마커를 가지고 있다. 주로 K 세포 또는 NK 세포가 이 세포군에 포함된다.

Leucocyte functional antigens LFA (백혈구 기능 관련 항원)

림프구, 단구, 과립구 등에 표현되는 막 항원중 하나. 세포접착분자쪽에 속하며, 비 특이적으로 세포간의 접착을 안정화시키는 역할을 한다.

Leukotriens (류코트리앤)

강한 약리효과를 가진 아라키돈산의 중간 대사산물

Ligand (리간드)

수용체에 대한 결합능을 가진 분자

Linkage disequlilbrium (연쇄불균형)

두 개의 유전자가 일반적인 유전자 빈도에서 예상되는 것 이상으로 높은 빈도의 V 측 영역 및 V 유전자의 하나인 3'측 비 코드 영역 사이에서 흔히 아미노산 결손, 삽입, 변환이 확인되며, V 영역 구조의 다양성 형성에 기여한다는 것이 알려져 있다.

Linkage (연쇄)

두 개의 유전자가 동일 염색체상에서 매우 근접한 상태로 존재하여, 유전적 기능을 선택적으로 저지하는 현상

Lipopolysaccharide, LPS (지질다당체)

B 세포에 작용하여 증식을 유도하는 분열 촉진인자로서, 그람, 음성균 세포벽 유래의 내독소 성분

Ly antigens (Ly항원)

림프계 세포의 분화와 관련하여 마우스 막 표면상에서 볼 수 있는·마커 항원

Lymphokines (림포카인)

림프구에 의해서 생산되는 항체 이외의 생리활성물질로서, 면역담당세포간의 상호작용이나 T 세포의 효과기능에 관여하는 물질의 총칭

Lymphoproliferation gene, LPR (림프구 증식성 유전자)

자가면역질환동물인 MRL 마우스에서 볼 수 있는 림프구 증식성 질환 발증에 관여하는 유전자

Lytic pathway

C5 전환효소의 작용으로 생성된 C5b가 막에 결합하면 C6~C9가 차례로 막에 결합함으로써, 고리 모양의 복합체가 형성되어 세포막 내외를 관통하는 경로가 형성된다.

Major histocompatibility complex. MHC (주요 조직적합성 유전자 복합체)

세포표면에서 동종 이계 이식을 할 때 면역원성을 발휘하며, 면역학적 자기를 결정하고 있는 항원을 지배하는 유전자 영역을 말한다.

Membrane attact complex, MAC (막 공격성 복합체)

보체계의 세포상해경로에서 막에 결합한 C56를 핵으로 하여 형성하는 C5b~C9의 중합체를 가리킨다. 이 복합체는 막을 종단하는 원통상 구조체를 형성한다.

MHC Class I/II restriction [MHC 클라스(I/II) 제한]

T 세포는 골수간세포로부터 흉선의 영향하에 성숙 · 분화하여, 자기의 MHC 항원을 인식하지 않는 성질을 획득한다. 이와 같이 성숙한 T 세포는 자기 MHC 항원과 함께 제공된 항원에 대해서만 반응하는 것을, 자기 이외의 MHC 제한이라 한다.

Migration inhibition factor (대식세포 유주 저지 인자)

림프구에 의해 생산되며, 대식세포의 운동을 저지하는 활성을 가진 일련의 펩타이드

Mitogens (마이토젠)

림프구에 작용하여 증식을 유도하는 물질

Mixed lymphocyte reaction/tixed lymphocyte culture, MLBUMLC (혼합백혈구 반응)

동종 MHC를 표현하는 자극세포에 반응하여 림프구가 유약한 아세포를 형성하는 반응 T 세

포에 의한 동종항원의 인식을 측정하기 위해 사용된다.

Monoclonal (단클론성)

단일 클론으로부터 유도된 것에 대해서 사용된다. 예를 들면, 단일 B 세포 클론으로부터 생산되어 균일한 특이성을 가진 단클론성 항체 등과 같이 사용되고 있다.

Myeloma (골수종)

B 세포계로부터 유도된 림프계 종양

Network theory (네트웍 설)

T 세포 수용체나 항체분자의 이디오타입이 내부 이미지가 되고, 그 이디오타입과 반응하는 수용체를 가진 T 세포 또는 B 세포가 자극되어 차례로 이디오타입으로 직결되는 네트웍이 만들어짐으로써 면역반응이 조절된다는 학설(1974년 N.K. Jem.)

Nude mouse (누드 마우스)

선천적으로 흉선과 체모가 없는 마우스이며, 열성 유전자 nu유전자의 호모 접합체(nu/nu)이다. 누드마우스는 T 세포 기능이 결손 된 실험동물로서, 면역학 분야에 많이 이용된다.

NZB/NZW (뉴질랜드/화이트 마우스)

사람의 전신성 홍반성 낭창(루프스)와 비슷한 증상을 자연발증하는 계통의 마우스이며, 질환 모델 마우스로 이용된다. NZB 마우스 단독으로도 자가면역질환을 일으킬 수 있다.

Paratope (파라토피)

항체분자상에서 항원결정기와 반응하는 결합부위

Periarterioloar lymphatic sheath, PALS (동맥주위 림프구 껍질)

비장의 백색수질을 구성하는 중심정맥 주위에 있는 림프조직의 집합

Phagocytosis (탐식작용)

세포가 커다란 입자를 세포질 속에 있는 식공포(phagosome)로 둘러싸는 과정

Phenotype (표현형)

개체에 최종적으로 표현되는 유전형질(유전자형을 탐조)

Pinocytosis (탐음작용)

액성 또는 고분자물질이 세포내로 포획되어가는 과정

Plaque forming cell, PFC (플라크 형성세포, 용혈반 형성세포)

보체 존재하에 그 주변의 적혈구를 용혈시킴으로써 시험관내에서 검출되는 항체생산세포

Plasma cell (형질세포)

B 세포가 분화 성숙한 최종단계의 세포로서, 항체를 합성 분비한다.

Platelet activating factor, PAF (혈소판 활성화 인자)

혈소판의 응집을 촉진하는 인자, 호염구에 의해서 생산된다.

Pokeweed mitogen, PWM (미국 자리공 마이토젠)

B 세포에 대한 마이토젠

Polyclonal (다클론성)

서로 다른 많은 클론의 세포 또는 그로부터 생산되는 물질에 대해서 사용한다.

Prostaglandins (프로스타글란딘)

아리키돈산의 약리적 유도체로서, 면역반응이나 세포의 이동성을 조절하는 작용이 있다.

Pseudoalleles (가짜 대립유전자)

마치 대립유전자와 같이 가능하지만, 그 유전자는 동일한 대립유전자에 의해서 지배되지는 않는다. C4등이 그 좋은 예이다.

Pseudogenes (가짜 유전자)

다른 유전자와 비슷한 구조를 가지고 있으나 표현되지 않는 유전자, 마우스의 Jk3 등이 그 좋은 예

Purified antigen (subunit) vaccine (정제항원[소단위] 백신)

정제된 항원이나 미생물 소단위(subunit)들로 이루어진 백신. 이런 유형의 백신으로는 디프테리아(diphtheria) 및 파상풍(tetanus) 변형독소(toxoid Pneumococcus 및 Haemophilus influenzae) 다당 류백신, hepatitis B 바이러스와 influenza 바이러스의 정제 폴리펩티드 백신 등이 있다. 정제항원 백신은 항체 및 도움 T 세포 반응을 일으킬 수 있으나, 세포독성 T 림프구 반응은 일으키지 못한다.

Pyogenic bacteria (고름형성균)

그람양성 포도알균(staphylococci) 및 사슬알균(streptococci)처럼 다형핵백혈구가 많이 나타나는 염증반응을 일으키는(즉, 고름을 만드는) 세균. 이런 세균들에 대한 항체반응은 선천면역 작동기전의 감염 퇴치 효율을 크게 높인다.

Radioimmunoassay (RIA ; 방사선면역측정법)

방사선 표지 된 항원-특이 항체를 이용하여 용액 내 항원 농도를 측정하는 고도로 예민하고 특이한 면역학적 방법. 대개 두 종류의 항원-특이 항체가 이용된다. 방사선 표지 되지 않은 첫 번째 항체는 미리 고형 용기 표면에 고정되는데 이는 농도를 측정할 시료 용액 내 항원과 결합, 항원을 움직이지 않게 고정하기 위함이다. 이 (첫 번째 항체로) 고정된 항원과 결합하는 두 번째, 방사선 표지된 항체의 양을 방사선 검출기로 측정함으로써 그 측정치에 비례하는 원래 시료 용액내 항원농도를 잴 수 있다.

Reactive oxygen species (ROS ; 반응성 산소종)

활성화된 포식세포가 생산하는 고도의 반응성을 지닌 superoxide anion, hydroxyl radical, hydrogen peroxide 등의 산소대사물질. ROS는 포식세포가 포식한 세균에 손상을 입히는 oxyhalide를 형성하는 데 이용된다. 또한 ROS는 세포로부터 방출되어, 염증반응을 촉진하거나 조직손상을 일으킬 수 있다.

Receptor editing (수용기편집)

골수에서 자기항원을 인식한 일부 미숙 B 세포가 그들의 면역글로불린(Ig) 특이성을 변화시킬 수 있도록 하는 과정. 수용기편집 과정에서는 RAG 유전자의 재활생화, 부가적인 경쇄 VJ 재조합 및 새로운 Ig 경쇄 생산이 일어나며, 세포가 자가반응하지 않는 새로운 항원수용기를 발현할 수 있게 한다.

Recirculation of lymphocytes (림프구재순환)

숫 림프구가 혈액과 림프계통을 통해 림프절과 비장, 그리고 활성화 되었을 시에는 말초염증 부위를 끊임없이 이동해 다니는 것

Recombination activating gene 1 and 2 (RAG-1 and RAG-2; 재조합활성화유전자1 및 2)

RAG-1과 RAG-2 단백질을 지정하는(encoding 유전자. RAG-1과 RAG-2 단백질은 림프구특이 V(D)J recombinase 구성요소이며, 기능적인 면역글로불린 및 T 세포수용기 유전자가 형성되는 DNA 재조합에 결정적으로 중요하다. RAG 단백질은 발달 중인 B 및 T 세포에서 발현되며, 재조합 인식 염기서열(re∞mbination recognition squence)에 결합한다. 재조합 인식 염기서열은 잘 보존된 일곱 개의 nucleotide(heptamer: V, D또는 J 지정 서열 인근에 위치)와 뒤따르는 정확히 12개 또는 23개의 비-보존 간격 유지 부분(spacer), 또 그 뒤를 따르는 잘 보존된 아홉 개의 nucleotide(nonamer)로 이루어진다. 그러므로 RAG 단백질은 항원수용기 발현과 B와 림프구의 성숙에 필요하다.

Recurrent idiotype (회귀성 이디오타입)

서로 다른 동물 또는 세포계가 특이항원에 대해서 반응할 때 나타내는 이디오타입

Red pulp (적색속질)

굴모양 혈관(vascular sinusoids)으로 이루어진, 비장의 형태적 및 기능적 구획. 적색속질 안에는 많은 큰포식세포, 가지세포, 드문드문 존재하는 림프구, 그리고 형질세포들이 흩어져 있다. 적색속질의 큰 포식세포는 혈액에서 미생물, 그 외 외래 입자 및 손상된 적혈구를 제거한다.

Regulatory T cells (조절 T 세포)

다른 T 세포의 활성화나 작동 기능을 통제하는 T 세포 집단으로, 자기 항원에 대한 관용을 유지하는 데 필요할 수 있다. 대다수의 조절 T세 포는 CD4, CD25, 그리고 FoxP3을 발현한다. 자기 항원을 인식한 결과로 가슴샘에서 발달하는 조절 T 세포는 때로는 "자연(natural)" 조절T 세포로 불린다.

Repertoire (레퍼토리, 목록)

한 개체의 모든 B 및 T림프구가 발현하는 항원수용기, 즉 전체 항원 특이성의 집합

Reticulocyte (세망세포)

림프절이나 비장의 배아중심에서 볼 수 있는 세포로서, T 세포에 대해 강한 항원제공활성이 있다.

Reticuloendothelial system, RES (세망내피계)

골수간세포 유래의 탐식기능을 가진 세포계를 총칭하는 것이며, 간 · 비장 · 림프절 등의 결합조직의 세망세포로 구성 된다.

Reverse transcriptase (역전사효소)

사람 면역결핍 바이러스(HIV) 같은 retrovirus의 효소로, 바이러스의 RNA template로부터 바이러스 유전체의 DNA copy를 합성한다. 정제된 역전사효소는 분자생물학 연구에서, messenger RNA로 부터 특정 유전자의 complementary DNA를 cloning하는 데 널리 시용된다. 역전사효소 억제제는 HIV-1 감염을 치료하는 약물로 이용된다.

Rheumatoid arthritis (류마티스관절염)

관절의 염증성 손상이 주된 특징이고, 때때로 혈관, 폐 및 그 외 다른 조직에 염증이 나타나는 자가면역병, $CD4^+$ T 세포, 활성화된 B림프구 및 형질세포가 염증관절 윤활막(synovium)에서 발견되고, interleukin-1과 종양괴사인자(TNF)를 비롯한 많은 염증 cytokin들이 윤활액 [synovial(joint) fluid] 내에 존재한다.

RIA (방사면역검사)

방사성 동위원소를 표지한 반응물질을 사용하여 항체 또는 항원의 농도를 측정하는 방법

Rosetting (로제트법)

면역글로불린 또는 수용체를 세포표면에 가지고 있는 세포를, 항원을 흡착시킨 적혈구나 세파텍스 입자 사이에서 응집을 일으키고 로제트를 형성시켜서 검출하는 방법을 말한다. 예를 들면 사람의 T 세포는 면양 적혈구에 대한 수용체를 가지고 있으며, 이것을 이용하면 말초혈로부터 특이적으로 T 세포를 분리할 수 있다.

Scavenger receptors (청소세포 수용기)

큰포식세포가 발현하는 세포표면 수용기 집단. 최초에는 산화 또는 acetyl화 된 저밀도 lipoprotein 업자의 세포내 이입을 매개하는 수용기로 알려졌으나, 또한 다양한 미생물과 결합하여 포식을 매개한다.

SCID mouse (SCID생쥐)

골수 전구세포에서 오는 성숙 초기단계가 차단됨으로 인해 B와 T 세포가 없는 생쥐 종류. SCID 생쥐는 DNA의존 단백질 kinase 효소의 한 요소에 돌연변이가 있다. 이 효소는 이중나선 DNA의 break repair에 필요하다. 이 효소의 결핍으로, 재조합과정 중 면역글로불린과 T 세포수용기 유전자조각의 연결이 잘못되어 항원수용기의 발현 에 실패한다.

Secondary immune response (이차면역반응)

항원에 두 번째로 노출되어 일어나는 적응면역반응. 이차반응은 첫 번째 노출 시 일어나는 일차면역반응에 비해 더 빠른 kinetics와 훨씬 더 큰 규모로 일어난다.

Secretory component (분비성분)

Poly Ig 수용기의 세포외 영역이 단백질 분해로 잘리고 남은 부분으로 창자 관내강 안으로 분비되는 IgA 분자에 그대로 붙어있다.

Selectin (셀렉틴)

백혈구의 내피세포 부착을 매개하는 서로 연관성이 높은 세 가지 탄수화물-결합 단백질. 각 selectin 분자는 유사 단위 구조(modular structure) 세포외 칼슘-의존렉틴 영역 등을 가진 단일 사슬막통과(transmembrane) 당단백질이다. Selectin에는 백혈구에서 발현되는 L-selectin (CD62L), 혈소판 및 활성화된 내피세포에서 발현되는 P-selectin(CD62P), 활성화된 내피세포가 발현하는 E-selectin(CD62E)이 있다.

Self major histocompatibility complex (MHC) restriction [자기주조직적합복합체(MHC)제한]

T 세포 성숙과정에서 한 개체의 T 세포가 인식할 수 있는 항원을 가슴샘에 있는 MHC 분자(즉, 자기 MHC 분자)와 그에 결합된 펩티드의 복합체에 국한(또는 제한)시키는 것. T 세포

레퍼토리(목록)의 자기 MHC 제한은 긍정선택(positive selection) 과정의 결과이다.

Self-tolerance (자기관용, 자가관용성)

적응면역계통이 자기항원에 반응하지 않는 것. 주로, 자가반응 림프구가 자기항원에 노출됨으로써 불활성화되거나 죽기 때문이다. 자기관용은 정상 면역계통의 중요한 특성이며 자기관용에 실패하면 자가 면역병이 일어난다.

Septic shock (패혈쇼크)

혈류로 파급된(sepsis) 심한 그람음성 세균 감염의 종종 치명적인 합병증. 혈관기능정지(vascular collapse), 파종 혈관내 응고(disseminated intravascular coagulation) 및 대사장애(metabolic disturbances)가 특징이다. 이 증후군은 세균 지질다당 질(LPS)과 종양괴사인자(TNF), interleukin-12(IL-12), IL-1을 비롯한 여러 cytokine의 효과에 기인한다. 패혈 쇼크는 내독소 쇼크(endotoxin shock)로도 불린다.

Seroconversion (혈청전환)

감염 과정에서 또는 예방접종에 대한 반응으로, 미생물-특이 항체가 생산되어 혈청 내에서 검출되는 것

Serology (혈청학)

혈액(혈청) 항체 및 이들이 항원과 반응하는 것을 연구하는 학문. 혈청학(serology)이라는 용어는 혈청 내에서 미생물-특이 항체를 검출하여 감염병을 진단하는 것을 뜻하기도 한다.

Serotype (혈청형)

혈청학적 검사(즉, 혈청항체)로 서로 구별되는 별개의 항원을 가산 감염미생물 한 종(species) 내 소집합(subset). 한 미생물 혈청형에 대한 체액면역반응은 (그 미생물의) 다른 혈청형에 대해 보호를 제공하지 못할 수 있다(예: influenza virus).

Serum sickness (혈청병)

다량의 단백질항원이 혈액 내에 주입되어 발생하는 병으로, 항원-항체(immune) 복합체가 혈관벽, 특히 신장과 관절의 혈관에 침착되는 것이 특징이다. 면역복합체의 침착으로 도움체 활성화 및 백혈구의 동원이 일어나 사구체신염과 관절염이 발생한다. 혈청병은 최초 diphtheria 를 예방하기 위해 말 혈청 항독소 항체를 함유를 주사 받은 환자에서 일어나는 질환이었다. 이 환자들은 말 단백질에 대한 항체를 생산하고, 이에 따라 이 항체와 주입된 항원으로 이루어지는 면역복합체가 형성된다.

Serum (혈청)

혈액 또는 혈장이 응고한 후에도 액체 상태로 남아 있는, 세포가 들어 있지 않은 액체. 혈액항체는 이 혈청부분에 있다.

Severe combined immunodeficiency (SCID; 심한 복합면역결핍)

B와 T림프구 모두, 발달하지 않거나 제대로 기능하지 않는 면역결핍병. 이에 따라 체액면역과 세포매개면역이 모두 다 손상 받는다. SCID가 있는 어린이들은 생후 1년 안에 감염을 받게 되며, 면역결핍이 치료되지 않는 한, 감염으로 인해 죽는다. SCID에는 여러 개별 유전적 원인이었다.

Signal transducer and activator of transcription (STAT)

I형 및 II형 cytokine 수용기에 cytokine이 결합함으로써 일어나는 반응에서 신호전달분자 및 전사인자로 가능하는 단백질 집단의 구성원. STATs는 세포질 내에 불활성 단량체(monomer)로 존재하다가, 교차연결된 cytokine 수용기의 세포질꼬리(cytoplasmic tail)로 동원되어, 그곳에서 Janus kinase에 의해 그 tyrosine 잔기가 인산화 된다. 인산화된 STAT 단백질은 이합체(dimer)를 이루어 핵으로 이동하며, 다양한 유전자의 promoter 영역의 특이 염기서열에 부착하여 전사를 자극한다. 서로 다른 cytokine에 의해 서로 다른 STAT가 활성화된다.

Single-positive thymocyte (단일양성 가슴샘세포)

가슴샘에서 성숙 중인 T세포 전구세포로, CD4나 CD8 분자 중 하나만 발현한다. 이런 단일양성인 가슴샘세포는 주로 수질(medulla)안에서 발견되며, 가슴샘세포가 CD4와 CD8 분자를 모두 발현하는 이중양성(double-positive) 단계로부터 성숙한 것이다.

Skin test (피부반응검사)

항원 또는 알러젠을 주사하거나 접촉한 후에 피부에 나타나는 반응

Smallpox (마마, 천연두)

Variola 바이러스가 일으키는 병. 마마는 백신접종으로 예방할 수 있는 것으로 입증된 최초의 감염병이며, 또한 전 세계적인 백신접종 프로그램으로 완전히 박멸된 첫 번째 병이기도 하다.

Somatic hypermutation (체세포과다돌연변이)

종자중심 B 세포에서 일어나는 면역글로불린 중쇄 및 경쇄의 고빈도 점돌연변이. 항원에 대한 항체 친화력의 증가를 일으키는 돌연변이는 그 항체를 생산하는 B 세포에 선택적 생존우위를 부여하여, 체액면역 반응의 친화력 성숙으로 이어진다.

Somatic mutation (체세포 돌연변이)

면역글로불린의 특이성을 담당하고 있는 가변부의 다양성을 설명하는 이론의 하나. 개체발달 도중에 발생한 미숙 림프구 집단 중에서 면역글로불린의 V 영역에 돌연변이가 일어나서 다종다양한 특이성을 가진 V 유전자를 생성하는 것

Somatic recombination [체세포(유전자)재조합]

림프구 발달 도중에 항원수용기 가변부위-지정 유전자가 형성되는 DNA 재조합 과정. 비교적 제한된 수의, 서로 떨어져 있는, 물려받은 대로의(gem vine) [가변부위 유전자조각] DNA 염기서열들이 그들 사이에 개재된 중간 염기서열들의 효소적 제거 및 재연결로 하나로 이어진다. 이 과정은 발달 중인 B 또는 T 림프구에서만 일어난다.

Specificity (특이성)

적응면역계통의 중요한 특성. 면역반응이 개별 항원 또는 거대분자항원의 작은 부분들을 구별할 수 있는 능력을 일컫는다. 이러한 미세한 특이성은 구조가 조금만 달라도 결합하지 않는 림프구 항원수용기의 특성덕분이다.

Spleen (비장, 지라)

복부(abdomen)의 왼쪽 위쪽 사분 구역(quadrant)에 위치하는 말초 림프계기관. 비장은 혈액 내 항원에 대한 적응면역반응이 일어나는 주요 장소이다. 비장의 적색속질(red pulp)은 혈액

이 들어 찬 굴모양 혈관(vascular sinusoid)으로 이루어져 있으며, 그 혈판벽에는 미생물(opsonized)과 손상된 적혈구를 섭취하는 포식세포가 깔려있다. 비장의 백색속질(white pulp)은 림프구와 림프소포(lymphoid follicle)를 포함하고 있다.

Stem cell (줄기세포)

끊임없이 분열하면서 추가 줄기세포와 여러 가지 서로 다른 계열의 세포를 만들어내는 미분화세포. 예를 들어, 모든 혈액세포는 골수의 공통 조혈(common hematopoietic) 줄기세포로부터 유래된다.

Superantigen (초항원)

특정 Vβ, T 세포수용기(TCR) 유전자 set(또는 집단)을 발현하는 모든 T 세포와 결합하고 활성화시키는 단백질. 초항원은 항원제시세포 표면 제II주조직적합적합체 분자의 비 다형(nonpolymorphic) 부위에 결합함으로써 T 세포에 제시되어, TCR Vβ, 영역의 보존된 부위와 상호작용한다. 몇 가지 포도알균 enterotoxin은 초항원이다. 이들의 중요성은 이들이 많은 T 세포를 활성화시킴으로써 다량의 cytokine이 생산되어, 패혈쇼크(septic shock)와 유사한 toxic shock syndrome(독소충격 중후군)이라는 임상증상을 일으키는 것이다.

Suppressor T cell (억제 T 세포)

다른 작동 T 림프구의 활성화와 기능을 차단하는 T 세포. 몇몇 억제세 포의 기능은 면역반응을 억제하는 cytokine 생산에 의한 것일 수도 있다.

Suppressor T cell, Ts (억제 T 세포)

T 세포 또는 B 세포에 의한 면역반응을 억제 하는 기능을 가진 T 세포 아군, 억제 T 세포에는 항원특이적인 것 또는 이디오타입 특이적인 것 또는 특이성을 갖지 않은 것 등이 보고되어 있다.

Surrogate light chain [대리 경쇄(가벼운사슬)]

Pre-B 세포에서 면역글로불린 μ 중쇄와 연합하여 pre B 세포 수용 기를 만드는 두 불변단백질의 복합체. 두 개의 대리 경쇄 단백질은 경쇄 V 영역과 상동한 V pre B 단백질과 μ 중쇄에 disulfide bond로 공유 결합되는, λ 15이다.

Switch recombination [전환(유전채재조합)]

면역글로불린 중쇄 종류(class 또는 isotype) 전환의 분자기전. 항체생산 B 세포 내에서 재배열 VDJ 유전자조각이 아래쪽 C 유전자와 재조합하고, 중간에 개재하는 C 유전지는 제거된다. 전환 재조합에서 일어나는 DNA 재조합은 CD40 결합과 cytokine에 의해 유발되며, 각 CH 유전자 자리 5'말단의 intron 내, 전환부위(switch region)으로 불리는 nucleotide 서열이 관여한다.

Synergism (협동작용)

두 종류 이상의 세포가 협조적으로 작용하는 것

Syngeneic graft [동계이식(편)]

수여자(recipient)와 유전적으로 통일한 공여자(donor)로부터 온 이식면 통계이식편은 거부되지 않는다.

Syngeneic (동계)

유전적으로 통일함. 모든 순계(inbred strain) 동물과 모든 종의 일란성 쌍둥이는 동계이다.

Syngenic (동계의)

상염색체상의 유전자 구성이 거의 균일한 계통 유래임을 의미 한다. 흔히 근친교배를 반복함으로써 만들어진 근친교배계 마우스의 실험계통을 말한다.

Systemic lupus erythematosus (SLE; 전신홍반루푸스)

여성에서 압도적으로 많이 나타나는 만성 전신 자가면역병으로, 발진(rash), 관절염(arthritis), 사구체신염(glomerulonephritis), 용혈빈혈(hemolytic anemia), 저혈소판증(thrombocytopenia) 및 중추신경계통 장애가 특정이다. SLE 환자에서는 많은, 다양한 자가항체가 나타나며, 특히 항-DNA 항체가 나타난다. 대부분의 SLE 증상은 자가항체와 그 항원의 면역복합체가 형성되는 것과 이 면역복합체가 여러 다양한 조직의 작은 혈관벽에 침착하는데 기인한다. SLE에서 자기관용이 무너지는 기전에 대해서는 아직 알려지지 않았다.

T cell receptor [TCR; T, 세포수용기(TCR)]

$CD4^+$ 및 $CD8^+$ T림프구 표면에 있는, 클론으로 분포하는 항원수용기로 항원제시세포 표면의 자기 주조직적합복합체 분자와 그에 결합된 외래 펩티드 복합체를 인식한다. 가장 일반적인 형태의 TCR은 a와 β 로 불리는, disulfide로 연결된, 막 통과(transmembrane) 폴리 펩티드 사슬 두 개의 이형이합체(heterodimer)로 이루어진다. α 및 β 각 사슬은 아미노-말단 Ig 유사 가변(V)영역 한개, Ig 유사 일정(C) 영역 한 개, 소수성(hydrophobic) 막-통과 부위 및 짧은 세포질 부위를 지닌다[T 세포의 한 작은 소집합(subset)이 가진, γ와 δ사슬로 이루어진, 덜 일반적인 유형의 TCR은 다른 형태의 항원을 인식한다].

T lymphocyte (T림프구)

적응면역계통에서 세포-매개 면역반응을 실현하는 세포유형. T 림프구는 가슴샘에서 성숙하고, 혈액을 순환하며, 이차 림프계 조직에 거주하고 또한 항원 노출이 발생한 말초 부위로 동원된다. 이 세포는 자기 조직적합복합체 분자에 결합한 외래단백질 펩티드 조각을 인식하는 항원수용기(T 세포수용기)를 발현한다. T 림프구의 기능적 소집합(subset)에는 $CD4^+$도움 T 세포와 $CD8^+$세포독성 T림프구가 있다.

T15

항 포스포릴콜린 항체와 관련되는 이디오타입, TEPC15에 유래하는 골수종 항원 결합구조

T-cell recepto r(TCR) complex (T 세포수용기 복합체)

T림프구 표면의 여러 세포막 단백질의 복합체로, 고도로 다양한 항원-부착 TCR heterodimer와 변함없는 신호전달 단백질인 CD3 γ, δ, ε 및 ξ 사슬로 이루어진다.

T-dependent antigen (T-의존항원)

항체반응을 일으키기 위해서는 B 세포와 도움 T 세포가 다 필요한 항원. T의존 항원은 모두 단백질항원으로, T 세포가 인식하는 몇몇 항원결정기(epitopes)와 B 세포가 인식하는 다른 항원결정기들을 함께 갖고 있다. 도움 T 세포는 B 세포의 성장 및 항체분비세포 분화를 촉진하는 cytokine과 세포표면분자를 생산한다. T의존 항원에 대한 체액면역반응에서는 isotype전환,

친화력 성숙 및 기억이 나타난다.

T-dependent/T-independent antigens (흉선의존성/흉선비의존성항원)

항원자극에 의해 B 세포가 항체생산세포를 분화할 때, T 세포, 특히 보조 T 세포의 관여를 필요로 하는 항원을 흉선의존성 항원이라 한다. 한편 보조 T 세포의 관여 없이 B 세포 항체생산세포로 분화시키는 항원을 흉선비의존성 항원이라 한다.

TH1 cells

도움T 세포의 한 기능적 소집합(subset)으로, interferon-γ를 비롯한 특정 부류의 cytokine을 분비한다. 주요기능은 감염, 특히 세포내 미생물에 대한 포식 세포매개 방어를 자극하는 것이다.

TH17 cells

$CD4^+$ 도움 T 세포의 한 기능적 소집합(subset)으로, interleukin IL-17을 비롯한 특정 부류의 염증 cytokine을 분비한다. 이 cytokine들은(숙주를)특정 세균감염으로부터 보호하며, 또한 자가 면역병의 병원성 반응을 매개하기도 한다.

TH2 cells

도움T 세포의 한 기능적 소집합(subset)으로, interleukin IL-4 및 IL-5를 비롯한 특정 부류의 cytokine을 분비한다. 주기능은 면역글로불린 E (IgE) 및 호산구/비만세포매개 면역반응의 자극과 TH1 반응의 하향조절(down-regulation)이다.

Thy

마우스의 T 세포 마커로서, 두 개의 대립유전자가 존재한다.

Thymocyte (가슴샘세포)

가슴샘에 있는 성숙 T림프구 전구세포

Thymus (가슴샘)

앞 세로칸(anterior mediastinum)에 위치하는 이엽(bilobed) 기관으로, 골수유래 전구세포로부터 T림프구가 성숙하는 장소. 가슴샘은 바깥쪽 피질(cortex)과 안쪽 수질(medulla)로 구분되며, 상피세포, 큰 포식 세포, 가지세포 및 여러 성숙 단계의 수많은 T 세포 전구세포(가슴샘세포 : thymocytes)를 담고 있다.

T-independent antigen (T 비의존항원)

항원특이 도움 T 림프구의 도움 없이 항체반응을 일으킬 수 있는, 다당류와 지질 같은, 비단백질항원. T 비의존항원은 대개 동일한 항원결정기(epitope)를 다수 갖고 있어서 B 세포의 항원수용기를 교차 연결할 수 있기 때문에 B 세포를 활성화시킨다. T 비의존항원에 대한 체액면역반응은 도움 T 세포로부터의 신호가 필요한 중쇄 isotype 전환이나 친화력 성숙을 비교적 잘 일으키지 않는다.

Tissue typing (조직형검사)

동종이식(allograft)을 공여자(doner)와 수여자(recipient)의 짝짓기(matching)를 위하여 개인이 발현하는 개별 주조직적합복합체 (MHC) 대립유전자(allele)를 결정하는 것. 조직형 검사는 human leukocyte antigen (HLA) typing으로도 불리며, 특정 MHC 유전자 산물에 대한 반응성이 알려진 혈청이 각 개인의 림프구를 도움체-의존 용해를 일으키는지를 본다. 또한 현재는

polymerase chain reaction (PCR) 기법을 이용해 한 개인이 특정 MHC allele을 갖고 있는지 조사한다.

Tolerogen (관용원)

면역반응을 일으키는 면역원과는 대조적으로 면역관용을 일으키는 항원. 많은 항원들은 어떻게 체내로 도입되는지에 따라, 관용원이 될 수도 면역원이 될 수도 있다. Adjuvant(항원보강제) 없이 다량 주입된 단백질, 변형(altered) 펩티드 ligand, 구강-투여 항원 등이 관용원성 항원 형태이다.

Toll-like receptors (TLRs)

많은 유형의 세포들이 발현하는 세포 표면 및 endosome의 수용기들로, 많은 개별 병원체결부분자 양식 lipopolysaccharide(지질다당질)와 미생물 핵산 등-을 인식하는 양식인식 수용기이다. TLRs은 염증 촉진 및 바이러스 감염에 대한 저항 촉진 유전자들을 활성화시키는 신호전달 경로에 연결되어 있다.

Toxic shock syndrome(독소충격 증후군)

Staphylococcus aureus 초항원이 일으키는 급성 질환으로, tampon 사용과 관련이 있고, 쇼크, 피부탈락(exfoliation), 결막염 및 설사가 특징적으로 나타난다.

Transforming growth factor-P (TGF-P)

활성화 T 세포, 단핵포식세포 및 그 외 세포들이 생산하는 cytokine으로, 주된 작용은 T 세포의 증식 및 분화 억제, 큰포식세포 활성화 억제 및 염증 cytokine 효과의 차단이다.

Transfusion reaction (수혈부작용, 수혈반응)

수혈 혈액구별에 대한 면역반응으로 대개 수여자(recipient) 몸 안에 이미 형성되어 있는 항체가 공여자(donor) 혈액세포 항원 ABO 혈액형 항원, 조직적합복합체 항원 등에 결합함으로써 일어난다. 수혈반응은 혈관 내 적혈구 용혈 및 심한 경우 신장 손상(kidney damage), 발열(fever), 쇼크, 파종 혈관 내 응고(disseminated intravascular coagulation)를 일으킬 수 있다.

Transfusion (수혈)

순환 혈액세포, 혈소판, 또는 혈장을 한 사람에서 다른 사람으로 이식 하는 것. 수혈은 출혈로 인한 혈액손실을 치료하거나, 생산 부족 혹은 과다 파괴에 의한 한 가지 이상의 혈구세포 결손을 치료하기 위하여 시행된다.

Transgenic mouse

수정란의 풋핵(pronuclei)에 DNA를 주입함으로써 유전체에 외부 유전자가 도입되고, 이를 발현하게 된 생쥐. Transgene은 염색체의 breakpoint에 무작위로 끼어들고, 이후 단순 멘델 형질로 유전된다. 조직-특이 조절 염기서열(regulatory sequence)을 transgene에 추가하여 특정 조직에서 특정 유전자를 발현하는 생쥐를 만들 수 있다. Transgenic mouse는 면역학 연구에서 여러 cytokine, 세포표면 분자 및 세포 내 신호전달분자의 기능을 조사하는데 광범위하게 이용된다.

Transporter-associated with antigen processing (TAP)

ATP의존 펩티드 운반체로, 세포질에서 제I주조직적합복합체(MHC) 분자가 조립되는 세포질 그물 안으로 펩티드를 능동 운반(active transport)히는 일을 한다. TAP는 TAP-l 및 TAP-2 폴리 펩티드로 이루어진 이종이합체 (heterodimeric) 분자로, 두 폴리펩티드 모두 MHC 내 유전자들이 지정한다. 제IMHC 분자가 안정적으로 조립되는데 펩티드가 필요하기 때문에, TAP이 결핍된 동물은 세포 표면에 제IMHC 분자가 아주 적게 발현되며, $CD8^{+}$ T 세포의 발달과 활성화가 감소한다.

Tumor immunity (종양면역)

종양 발달로부터 보호해주는 면역계통의 작용. 면역원성 항원을 발현하는 종양은 강한 면역반응을 일으킨다[예: 종양발생(oncogenic)]. 바이러스가 일으키는 종양은 바이러스 항원을 발현한다.

Tumor necrosis factor (TNF ; 종양괴사인자)

활성화된 단핵포식세포가 주로 생산하는 cytokine으로, 호중구와 단핵구가 감염부위로 동원하도록 지극하고, 이들을 활성화시켜 미생물을 퇴치하게 한다. TNF는 혈관내피세포를 자극하여 부착분자를 발현하게 하고, 큰포식세포 및 내피세포가 chemokine을 분비하게 한다. 심한 감염이 있을 때는 TNF가 다량으로 생산되며, 다량의 TNF는 발열 간에 의한 급성기 단백질 합성, 악액질(cachexia)을 비롯한 전신효과를 나타낸다. TNF가 다량 생산되면 혈관 혈전증 및 쇼크를 일으킬 수 있다[패혈쇼크(septic shock)의 임상 증후군].

Tumor necrosis factor, TNF (종양괴사인자)

주로 대식세포로부터 생산되며, 종양세포에 대해서 세포상해작용을 나타내는 싸이토카인의 하나, 활성화된 T 세포로부터 생산되는 림포카인과 구조적으로 공통성을 가지고 있다.

Tumor-infiltrating lymphocytes (TILs; 종양-침윤 림프구)

수술로 제거된 고형종양의 내부 및 그 주변의 염증성 침윤에서 분리한 림프구로, 종양-특이 세포독성 T 림프구와 자연세포독성세포가 풍부하다. 실험적인 암 치료에서는 종양 환자에서 분리한 TILs을 in vitro에서 고농도의 interleukin-2와 함께 배양하여 증식시킨 후 환자에게 되돌려준다.

Tumor-specific transplantation antigen (TSTA) [종양 특이 이식항원(TSTA)]

실험적으로 발생시킨 동물 종양 세포 표면에 발현되는 항원으로, (이 종양을 이식하여) 종양 이식면에 대한 면역거부를 유도함으로써 찾을 수 있다. TSTAs는 최초 화합물로 유발한 설치류 육종(sarcoma)에서 규명되었으며 세포독성 T 림프구가 매개하는 이식종양 거부를 자극한다.

Two-signal hypothesis (2개 신호가설)

림프구 활성화에는 별개의 두 가지 신호가 필요하다는 증명된 가설. 첫 번째 신호는 항원이며, 두 번째 신호는 미생물 산물 또는 미생물에 대한 선천면역반응 성분이다. 항원(소위, 제1 신호)이 요구되는 것은 잇따라 일어나는 면역반응이 특이해야 함이고, 미생물이나 선천면역반응으로 유발되는 부가적인 자극(제2 신호)이 요구되는 것은 필요할 때(예: 미생물이나 그 외 해로운 물질에 대한 반응이 있을 때) 면역반응이 일어나고, 자기항원을 비롯한 무해한 물질에 대해서는 면역반응이 일어나지 않도록 해야 함을 나타낸다. 제2 신호는 종종 costimulation으로 불린다.

Type I interferons (IFN-α, IFNβ)

구조적인 연관성이 있는 몇 가지 interferon-α(IFN-α)단백질과 한가지 IFN-β 단백질을 포함하는 cytokine 집단. 모두 강력한 항바이러스 작용을 갖고 있다. IFN-α의 주 원천은 단핵포식세포이며 IFN-β는 섬유모세포를 비롯한 많은 세포들이 생산한다. IFN-α 와 IFN-β는 동일한 세포표면 수용기에 결합하며, 유사한 생물학적 반응을 일으킨다. Type I IFNs은 바이러스 복제를 억제하고, 자연세포독성 세포의 용해능을 증가시키고, 바이러스에 감염된 세포의 제I주조직적합복합체 분자 발현을 증가시키고, 특히 사람에서 THI 세포의 발달을 자극한다.

Type I interferons (IFN-α, IFNβ)

구조적인 연관성이 있는 몇 가지 interferon-α (IFN-α)단백질과 한 가지 IFN-β 단백질을 포함하는 cytokine 집단. 모두 강력한 항바이러스 작용을 갖고 있다. IFN-α의 주 원천은 단핵포식세포이며 IFN-β는 섬유모세포를 비롯한 많은 세포들이 생산한다. IFN-α와 IFN-β는 동일한 세포표면 수용기에 결합하며, 유사한 생물학적 반응을 일으킨다. Type I IFNs은 바이러스 복제를 억제하고, 자연세포독성 세포의 용해능을 증가시키고, 바이러스에 감염된 세포의 제I 주조직적합복합체 분자 발현을 증가시키고, 특히 사람에서 THI 세포의 발달을 자극한다.

Urticaria (두드러기)

즉시 과민반응중 작은 혈관으로부터 진피 내로 체액과 혈장단백질이 새어 나와 피부에 잠시 국소적인 부기와 발작이 나타나는 것

V domains (V도메인)

항원과의 결합에 관여하는 부위이며, 면역글로불린(H, L 사슬) 또는 T 세포 수용체의 N말단에 존재한다. 여기에는 초가변부영역이라 불리는 아미노산 배열의 변화가 특히 현저한 부분이 있으며, 항원에 대한 다양성을 담당하고 있다.

V gene segments [가변(V)유전자조각]

면역글로불린 중쇄나 정쇄 또는 T 세포수용기 α, β, γ 및 δ 사슬의 가변영역을 지정하는 DNA 염기서열. 각 항원수용기 유전자 자리는 서로 다른 많은 V 유전자조각을 담고 있고 그 중 어느 하나가 림프구 성숙 과정 도중 아래쪽 D 또는 J 조각과 결합하여 기능을 갖는 항원수용기 유전자를 형성한다.

V genes (V영역 유전자)

면역글로불린 및 T 세포 수용체에서 가변부영역을 코드 하고 있는 유전자군. B 세포 및 T 세포가 분화함에 따라 이 유전자군은 개재배열에 의해서 분단되어 존재하는 D 또는 J영역을 코드하는 유전자군과 융합하여 다양성을 획득한다.

V (D)J recombinase

발달 중인 B와 T림프구에서 기능이 있는 항원수용기 유전자를 형성하는 체세포 재조합을 매개하는 효소의 집단. 이 중 RAG-l과 RAG-2 같은 효소는 발달 중인 림프구 안에서만 발견되며, 그 외 다른 효소들은 대다수의 세포유형에서 볼 수 있는 DNA 복구(repair) 효소들이다.

Vaccine (백신)

미생물 감염에 대한 보호면역 유도를 위해 개체에 투여하는 미생물 항원제제로, 종종 항원보강제(adjuvant)와 섞는다. 항원은 살아 있으나 병독력이 없는 미생물, 죽인 미생물 또는 정제된 미생물 거대분자 성분이다.

Variable region (가변 부위)

면역글로불린 중쇄나 경쇄 또는 T 세포수용기 α, β, γ 및 δ 사슬의 세포외 아미노-말단부위로, 림프구의 모든 클론마다 서로 다른 다양한 아미노산 배열을 가지며, 항원에 대한 특이성을 갖는 부분이다 항원과 결합하는 가변 부분은 고변이(hypervariable) 조각에 국한된다.

Vasoactive amines (혈관작용성 아민)

히스타민이나 세로토닌 등의 화학전달물질을 말한다. 이것은 기관지평활근이나 내피세포에 작용하는 호염구, 비만세포, 혈소판 등에 의해 생산된다.

Virus (바이러스)

단순한 절대 세포내 기생체 또는 감염성 입자로, 단백질 capsid 안에 든 단순한 핵산유전체로 이루어지며 때로는 지질 외피(envelope)를 갖는다. 많은 병원성 동물 바이러스들이 광범위한 병을 일으킨다. 바이러스에 대한 제액면역반응은 세포 감염을 차단하는데 효과적일 수 있고, 자연세포독성세포와 세포독성 T림프구는 이미 감염된 세포를 죽이는데 필요하다.

Western blot

생물학적 시료에서 특정 단백질의 존재를 입증하는 면역학적 기술. 전기영동으로 시료 내 단백질들을 분리하고, 분리된 단백질 배열을 삼투현상을 이용하여 전기 영동 겔(gel)로부터 막으로 옮기고 (blotting), 마지막으로, 효소- 또는 방사선-표지된 항-단백질 특이 항체를 결합시켜, 단백질을 검출한다.

Wheal and flare reaction (두드러기 발적 반응)

피부의 즉시과민반응이 나타난 부위의 국소부종과 발적. 두드러기(wheal)는 혈관투과성 증가를 반영하고, 발적(flare)은 혈액흐름이 국소적으로 증가한 결과이다. 두 가지 변화 모두, histamine 등 활성화된 진피 비만세포로부터 방출된 매개체들이 일으킨다.

White pulp (백색속질)

림프구가 지배적 구성원인 비장의 일부로, periarteriolar lymphoid sheath(PALS)와 소포(follicle)의 형태로 배열되어 있다. 비장의 나머지 부분은 적색속질(red pulp)로, 포식세포가 깔려 있고 혈액이 들어간 굴모양 혈관(vascular sinusoid)으로 되어 있다.

Wiskott-Aldrich syndrome (Wiskott-Aldrich 증후군)

x-연관 병으로 습진(eczema), 저혈소판증(thrombocytopenia) 및 면역결핍-세균감염에 대한 감수성(susceptibility)으로 나타남이 특징이다. 결함은 신호전달경로 및 actin 세포뼈대(cytoskeleton) 조절에 참여하는 한 세포질 단백질-지정 유전자에 있다.

Xenoantigen (이종항원)

다른 종(species)에서 온 이식편에 있는 항원

Xenogeneic graft (이종이식)

수여자의 종(species)과 다른 종에서 유래한 기관 혹은 조직이식편. 면역거부와 연관된 특별한 문제 때문에, 이종이식면(예: 돼지)을 사람에게 이식하는 것은 아직 실행될 수 없다.

X-linked agammaglobulinemia (X-linked 무감마글로불린 혈증)

초기 B 세포 성숙과정의 차단 및 혈청 면역글로불린의 부재가 특정인 면역결핍병으로, Bruton's agammaglobulinemia라고 부르기도 한다. 환자는 화농성 세균감염을 앓는다. 이 병은 B 세포 tyrosine kinase(Btk) 유전자의 돌연변이나 결손 때문에 발생한다. Btk는 발달 중인 B 세포에서 신호전달에 참여하는 효소이다.

X-linked hyper-IgM syndrome (X-linked 과다 IgM 증후군)

드문 면역결핍병으로, CD40 ligand 유전자의 돌연변이로 인해 발생하며, B 세포 중쇄 isotype 전환과 세포매개면역이 일어나지 않는 것이 특징이다. 환자는 화농성 세균 및 세포내 미생물 감염을 모두 앓는다.

Zeta-associated protein of 70 kD (ZAP-70)

항원으로 유발되는 T 세포 활성화에서 초기 신호전달에 중요한 srcfamily계열의 세포질 단백질 tyrosine kinase. ZAP-70은 T 세포 항원수용기복합체 ζ 사슬 세포질꼬리의 인산화-tyrosine에 결합한 후, 신호전달 연속단계의 다른 요소들을 동원하는 연결(adapter) 단백질들을 인산화한다.

ζ chain (ζ 사슬)

세포에서 T 세포수용기복합체의 일부로 발현되는 막 통과(transmembrane) 단백질로, 그 세포질 부분에 immunoreceptor tyrosine-based activation motif(ITAM)를 갖고 있으며, T 세포 활성화 과정에서 단백질 tyrosine kinase인 ZAP-70과 결합한다.

chapter III

용어해설

한글(English)

2개 신호가설(Two-signal hypothesis)

림프구 활성화에는 별개의 두 가지 신호가 필요하다는, 증명된 가설. 첫 번째 신호는 항원이며, 두 번째 신호는 미생물 산물 또는 미생물에 대한 선천면역반응 성분이다. 항원(소위, 제1 신호)이 요구되는 것은 잇따라 일어나는 면역반응이 특이해야 함이고, 미생물이나 선천면역반응으로 유발되는 부가적인 자극(제2 신호)이 요구되는 것은 필요할 때(예: 미생물이나 그 외 해로운 물질에 대한 반응이 있을 때) 면역반응이 일어나고, 자기항원을 비롯한 무해한 물질에 대해서는 면역반응이 일어나지 않도록 해야 함을 나타낸다. 제2 신호는 종종 costimulation으로 불린다.

2형 도움체[보체]수용기(CR2, Complement receptor, type 2)

B 세포와 소포가지세포 표면에 발현되는 수용기로, C3 도움체 단백질의 단백분해조각 C3d. C3dg, iC3b과 결합한다. CR2는 항원에 의한 B 세포활성화를 증강시키고, 종자중심에서 항원항체 복합체의 포획을 촉진하여 체액면역반응을 자극한다. CR2는 Epstein-Barr 바이러스의 수용기이기도 하다.

ABO 혈액형 항원(ABO blood group antigens)

적혈구와 내피세포를 비롯한 여러 유형의 세포 표면에 있는 glycosphingolipid 항원 사람마다 항원합성에 요구되는 효소 유전자의 물려받은 allele에 따라 다르다. ABO 항원은 수혈반응과 동종이식편(allograft)의 초급성 거부(hyperacute rejection)를 일으킨다.

Fe수용기(Fc receptor(FcR)

면역글로불린(Ig)분자 carboxy-말단 일정부위-특이 세포표면수용기. Fc 수용기는 전형적인 다사슬(multichain) 단백질 복합체로. Ig 결합 요소와 신호-전달 요소를 포함한다. 각 IgG isotype들, IgE 및 IgA에 각각 특이한 여러 유형의 Fc 수용기가 있다. Fc 수용기는, 항체-도포된(opsonized) 미생물의 포식, 항원에 의한 비만세포 활성 화, 자연세포독성세포의 활성화를 비롯한, 항체의 많은 작동기능들을 매개한다.

T 림프구(T lymphocyte)

적응면역계통에서 세포매개 면역반응을 실현하는 세포유형. T 림프구는 가슴샘에서 성숙하고, 혈액을 순환하며, 이차 림프계 조직에 거주하고 또한 항원 노출이 발생한 말초 부위로 동원된다. 이 세포는 자기 조직적합복합체 분자에 결합한 외래단백질 펩티드 조각을 인식하는 항원수용기(T 세포수용기)를 발현한다. T 림프구의 기능적 소집합(subset)에는 $CD4^+$도움 T 세포와 $CD8^+$세포독성 T 림프구가 있다.

T 비의존항원(T-independent antigen)

항원-특이 도움 T 림프구의 도움 없이 항체반응을 일으킬 수 있는, 다당류와 지질 같은, 비-단백질항원. T 비의존항원은 대개 동일한 항원결정기(epitope)를 다수 갖고 있어서 B 세포의 항원수용기를 교차 연결할 수 있기 때문에 B 세포를 활성화시킨다. T 비의존항원에 대한 체액 면역반응은 도움 T 세포로부터의 신호가 필요한 중쇄 isotype 전환이나 친화력 성숙을 비교적 잘 일으키지 않는다.

T 세포수용기 복합체[T-cell receptor(TCR) complex]

T 림프구 표면의 여러 세포막 단백질의 복합체로, 고도로 다양한 항원부착 TCR heterodimer와 변함없는 신호전달 단백질인 CD3 γ, δ, ε 및 ξ 사슬로 이루어진다.

T-의존항원(T-dependent antigen)

항체반응을 일으키기 위해서는 B 세포와 도움 T 세포가 다 필요한 항원. T-의존 항원은 모두 단백질항원으로, T 세포가 인식하는 몇몇 항원결정기(epitopes)와 B 세포가 인식하는 다른 항원결정기들을 함께 갖고 있다. 도움 T 세포는 B 세포의 성장 및 항체분비세포 분화를 촉진하는 cytokine과 세포표면분자를 생산한다. T 의존 항원에 대한 체액면역반응에서는 isotype전환, 친화력 성숙 및 기억이 나타난다.

X-linked 과다 IgM 증후군(X-linked hyper IgM syndrome)

드문 면역결핍병으로, CD40 ligand 유전자의 돌연변이로 인해 발생하며, B 세포 중쇄 isotype 전환과 세포매개면역이 일어나지 않는 것이 특징이다. 환자는 화농성 세균 및 세포내 미생물 감염을 모두 앓는다.

X-linked 무감마글로불린 혈증(X-linked agammaglobulinemia)

초기 B 세포 성숙과정의 차단 및 혈청 면역글로불린의 부재가 특징인 면역결핍병으로, Bruton's agammaglobulinemia라고 부르기도 한다. 환자는 화농성 세균감염을 앓는다. 이 병은 B 세포 tyrosine kinase(Btk) 유전자의 돌연변이나 결손 때문에 발생한다. Btk는 발달 중인 B 세포에서 신호전달에 참여하는 효소이다.

가변 [V]유전자조각(V gene segments)

면역글로불린 중쇄나 경쇄 또는 T 세포수용기 α, β, γ 및 δ 사슬의 가변영역을 지정하는 DNA 염기서열. 각 항원수용기 유전자 자리는 서로 다른 많은 V 유전자조각을 담고 있고, 그 중 어느 하나가 림프구 성숙 과정 도중, 아래쪽 D 또는 J 조각과 결합하여 기능을 갖는 항원 수용기 유전자를 형성한다.

가변 부위(Variable region)

면역글로불린 중쇄나 경쇄 또는 T 세포수용기 α, β, γ 및 δ 사슬의 세포외 아미노-말단부위로, 림프구의 모든 클론마다 서로 다른 다양한 아미노산 배열을 가지며, 항원에 대한 특이성을 갖는 부분이다 항원과 결합하는 가변 부분은 고변이(hypervariable) 조각에 국한된다.

가슴샘(Thymus)

앞 세로칸(anterior mediastinum)에 위치하는 이엽(bilobed) 기관으로, 골수-유래 전구세포로부터 T림프구가 성숙하는 장소. 가슴샘은 바깥쪽 피질(cortex)과 안쪽 수질(medulla)로 구분되며, 상피세포, 큰포식세포, 가지세포 및 여러 성숙 단계의 수많은 T 세포 전구세포(가슴샘세포 : thymocytes)를 담고 있다.

가슴샘세포(Thymocyte)

가슴샘에 있는 성숙 T림프구 전구세포

가지세포[수지상세포](Dendritic cells)

상피를 비롯한 많은 장기에서 발견되는 골수유래 세포로, 가는 세포 막돌기가 형태학적인 특징이다. 가지세포는 숫 T 림프구의 항원제시 세포 구실을 하며, 단백질항원에 대한 적응면역반응을 일으키는데 중요하다.

가짜 대립유전자(Pseudoalleles)

마치 대립유전자와 같이 가능하지만, 그 유전자는 동일한 대립유전자에 의해서 지배되지는 않는다. C4 등이 그 좋은 예이다.

가짜 유전자(Pseudogenes)

다른 유전자와 비슷한 구조를 가지고 있으나 표현되지 않는 유전자, 마우스의 Jk3등이 그 좋은 예

간접항원제시[전달](Indirect antigen presentation)

이식면역에서, 공여자(donor: allogeneic)의 주조직적합복합체(MHC) 분자가 수여자(recipient)의 항원제시세포(APCs)에 의해 미생물 단백질이 제시될 때와 동일한 기전으로 제시되는 경로. 동종(allogeneic) MHC 단백질을 수여자의 전문 APCs가 처리해서 나온 펩티드는 수여자(자기 : self)의 MHC 분자에 결부되어 숙주 T 세포에 제시된다. 이 현상은, 이식세포 표면의 온전한 동종 MHC 분자를 받는이의 T 세포가 바로 인식하는 직접 항원제시와 대조된다.

개별특이형(Idiotype)

개별 림프구 클론이 생산하는 항체 또는 T 세포수용기 항원-결합 부위에 존재히는 특유한 구조. Network 가설로 불리는 학설에 의하면, idiotype항 idiotype 상보적 상호작용(complementary interaction) network은 항정상태(steady state)면역 개통이 항상성(homeostasis)을 이룬 상태-에 있으며, 이 항정상태를 항원이 교란시킨다. 이 network의 중요성은 아직 입증되지 않았다.

거대세포(Giant cells)

많은 핵을 가진 거대한 세포, 대식세포가 융합하거나 육아 조직이 형성될 때 볼 수 있다.

게놈(Genome)

배우자가 가지고 있는 염색체 또는 유전자 전체를 가리키는 용어이며, 생물이 생활기능의 조화를 보존하는데 필요한 염색체 한 무리를 말한다.

결합력(Avidity)

항체와 항원 같이, 두 분자 사이에 일어나는 전체 상호작용의 강도. 결합력은 친화력뿐만 아니라 상호작용의 valency, 양쪽에 모두 의존한다. 그러므로 열 개의 항원결합 부위를 갖는 5량체인 IgM 항체의 다가항원에 대한 결합력은, 같은 항원에 대한 2량체 IgG 분자의 결합력보다 훨씬 크다. Avidity(결합력)는 세포표면분자들 사이의 다-결합 상호작용으로 매개되는, 세포간 상호작용의 강도를 설명하는 데에도 이용된다.

경첩 부위(Hinge region)

면역글로불린 중쇄의 한 부위로, 첫 번째 일정영역과 두 번째 일정영역 사이에 위치한다. 여러 가지 모양을 할 수 있으며, 이로써 두 항원결합 부위의 거리와 방향에 유연성을 부여한다. 이 경첩 부위 덕택으로 항체분자는, (두 항원결합 부위 사이의) 최대거리 안에 존재하는 어느 두 개의 항원결정기(epitope)와도 동시에 결합할 수 있다.

경첩(Hinge, 돌쩌귀)

면역글로불린 H사슬상의 Fc 영역과 Fab 영역사이에 존재하며, 유연성이 있는 영역이다. 별도의 엑손(exon)에 의해서 코드되어 있다.

고 내피세정맥(High endothelial venule, HEA)

림프절 내에 존재하는 고 내피 세포로 구성되는 작은 정맥으로서, T 세포가 많이 모이고 이 부분을 통하여 출입한다.

고가변영역(Hypervariable region)

면역글로불린이나 T 세포 수용체의 V 영역에 있어서 특히 많은 아미노산 배열의 변이가 나타나는 부분. 이 영역은 V 영역의 N 말단 측에 존재하며, 항원결합부위 형성에 직접 관여한다.

고름형성균(Pyogenic bacteria)

그람양성 포도알균(staphylococci) 및 사슬알균(streptococci)처럼, 다형핵백혈구가 많이 나타나는 염증반응을 일으키는(즉, 고름을 만드는) 세균. 이런 세균들에 대한 항체반응은 선천면역 작동기전의 감염 퇴치 효율을 크게 높인다.

고변이 부위(Hypervariable region)

항체 또는 T 세포수용기(TCR) 단백질의 가변 부위 안에 있는, 약 열 개의 아미노산으로 이루어진 짧은 부분으로, 항원과 접촉하는 고리(loop) 구조를 만든다. 각 항체의 중쇄 및 경쇄, 그리고 각 TCR $\alpha\beta$ 사슬 안에는, 세 개의 고변이 부위[상보성결정 부위(complementarity-determining region)로도 불림]가 있다. 개별 항체 및 TCR 사이, 변이의 대부분을 이 부위에서 찾아 볼 수 있다.

고전적 경로(Classical pathway)

이 경로는 항원항체반응 복합물 등의 항체 분자의 Fc 부분에 C1이 결합함으로써 보체반응이 개시된다. 활성화된 C1은 C4 및 C2를 분해하여 C3 변환효소 활성을 가진 C4b2a 복합체를 형성한다. 이 복합체는 C3로부터 C3b를 유도하고, C5~C9의 반응계열을 시동시킨다.

골수이식[술](Bone marrow transplantation)

모든 성숙 혈액세포 및 림프구를 생성하는 골수줄기세포의 이식(술). 임상에서 조혈/림프구 생성-관련 질환 및 악성 종양의 치료를 위해 시행된다. 동물을 이용한 여러 가지 면역실험에서도 이용된다.

골수종(Myeloma)

B 세포계로부터 유도된 림프계 종양

공통유전자계(Congenic)

두 계통의 동물을 비교했을 때, 그 유전자구조의 차이가 이론적으로 단지 하나의 유전자만이 다를 때, 이 두 계통의 동물은 공통 유전자계통의 관계에 있다고 한다.

과립구 집락자극인자(Granulocyte colony-stimulating factor; G-CSF)

감염 부위의 활성화 T 세포, 큰포식세포 및 내피세포가 만드는 cytokine으로, 염증반응에서 소모된 호중구의 복구를 위해 골수에 작용, 그 생산 및 동원 증가를 일으킨다.

과립구 단핵구 집락자극인자(Granulocyte-monocyte colony-stimlmulating factor; GM-CSF)

활성화 T 세포, 큰포식세포, 내피세포 및 골수의 기질 섬유모세포가 생산하는 cytokine. 골수내 전구세포에 작용, 호중구 및 단핵구 생산을 증가시킨다.

과민병(Hypersensitivity diseases)

면역반응으로 인한 질환. 과민병은 자기항원에 대해 면역반응이 일어나는 자가면역병과 외래항원-미생물 및 알레르기항원 (allergen)에 대한 조절되지 않는, 또는 과도한, 반응으로 초래되는 병들을 포함한다. 과민병에서 나타나는 조직손상은 미생물에 대한 면역계통의 보호 작동기전과 똑같은 기전으로 일어난다.

관용원(Tolerogen)

면역반응을 일으키는 면역원과는 대조적으로 면역관용을 일으키는 항원. 많은 항원들은 어떻게 체내로 도입되는지에 따라, 관용원이 될 수도 면역원이 될 수도 있다. Adjuvant(항원보강제) 없이 다량 주입된 단백질, 변형(altered) 펩티드 ligand, 구강-투여 항원 등이 관용원성 항원 형태이다.

교차시험(Cross-matching)

이식거부를 최소화하기 위해 시행하는 검사로, 동종이식(allograft)이 필요한 환자를 검사하여 공여자(donor)의 세포표면항원(주로 주조직적합항원)에 대해 이미 형성된 항체가 있는지 조사한다. 수여자(recipient)의 혈청과 공여자의 백혈구를 섞고, 도움체를 가한 후 세포용해가 일어나는지 본다.

교차제시(Cross presentation)

전문항원제시세포(APC)가 다른 세포(예: 바이러스에 감염된 세포 또는 종양세포)의 항원을 전시하여, 숫 $CD8^{+}$ 세포독성 T림프구를 활성화(혹은 prime)시키는 기전. 감염된(또는 손상 받은) 세포를 전문 APC가 포식한 후, 여느 포식항원처럼 미생물항원을 처리하여 주조직적합복합체 분자와 함께 제시할 때 일어난다. 전문 APC는 T 세포의 costimulation도 함께 제공한다.

Cross-priming으로도 불린다.

귀소수용기(Homing receptor)

림프구의 재순환 및 조직 homing에서 서로 다른 경로를 가게 하는 림프구 표면발현 부착분자. Homing 수용기는 특정 혈관의 내피세포 표면에 발현되는 ligand(addressin으로 불림)와 결합한다.

급성 거부(Acute rejection)

이식거부의 한 형태로, T 세포, 큰포식세포 및 항체가 매개하는 혈관과 실질조직의 손상이 발생한다. 대개, 이식 일주일 후에 시작된다. 급성 거부를 매개하는 작동 T 세포 분화 및 항체 생산이 이식항원에 대한 반응으로 일어난다.

급성 반응기 단백질(Acute phase proteins)

감염이나 염증시에 증가하는 한 무리의 혈장단백

급성기 반응(Acute phase response)

급성기 반응물질(acuto phase rcactant)로 불리는 몇 가지 단백질의 혈장농도가 높아지는 것으로. 감염에 대한 선천면역반응의 일환으로 일어난다. 염증 cytokine 특히 interleukin-6와 종양괴사인자(TNF)에 대한 반응으로 간에서. C 반응 단백질 fibrinogen(섬유소원) 및 혈청 amyloid A를 비롯한 단백질들이 합성된다.

기관지천식(Bronchial asthma)

대개 반복되는 폐의 즉시과민반응으로 인한 염증성 질환으로, 간헐적이며 가역적인 기도폐쇄, 만성 호산구 기관지염증 및 기관지 평활근 세포의 비대(hypertrophy)와 과다반응(hyperreactivity)이 나타난다.

내독소(Endotoxin)

그람음성 세균 세포벽의 한 요소로 lipopolysaceharide(지질다당질) 로도 불린다. 죽어가는 세균으로부터 방출되며, cytokine 분비 및 큰 포식세포의 미생물 죽이기 활성 유도, 백혈구가 붙을 내피세포 부착 분자의 발현 등, 여러 선천면역반응을 일으킨다. Endotoxin은 지질 요소와 탄수화물(다당류 요소를 함께 갖고 있다.)

내독소쇼크(Endotoxin shock)

Septic shock를 보라.

내인성의(Endogenous)

생체 내에 기인하는 것

내피세포(Endothelium)

혈관이나 림프관 등의 안쪽에 위치하는 세포

네트워크 설(Network theory)

T 세포 수용체나 항체분자의 이디오타입이 내부 이미지가 되고, 그 이디오타입과 반응하는 수용체를 가진 T 세포 또는 B 세포가 자극되어 차례로 이디오타입으로 직결되는 네트워크가 만들어짐으로써 면역반응이 조절된다는 학설(1774년 N.K. Jern.)

높은 내피세포 세정맥(High endothelial venule; HEV)

림프구가 혈액으로부터 말초림프절 또는 점막 림프계조직 기질(stroma)로 나가는 혈관밖 유출(extravasation)특별한 세정맥. REVs는 그 내면이 혈관 안쪽으로 내민 뚱뚱한 내피세포로 이루어지며, 숫 T 세포 결합에 관여하는 특유한 부착분자를 발현한다.

누드 마우스(Nude mouse)

선천적으로 흉선과 체모가 없는 마우스이며, 열성 유전자 nu유전자의 호모 접합체(nu/nu)이다. 누드 마우스는 T 세포 기능이 결손된 실험동물로서, 면역학 분야에 많이 이용된다.

뉴질랜드/화이트 마우스(NZB/NfW)

사람의 전신성 홍반성 낭창(루프스)와 비슷한 증상을 자연발증하는 계통의 마우스이며, 질환 모델 마우스로 이용된다. NZB 마우스 단독으로도 자가면역질환을 일으킬 수 있다.

능동면역(Active immunity)

외래항원에 대한 노출 및 림프구 활성화로 유도되는 적응영역의 한 형태로 면역원 개체는 항원에 대해 능동적으로 반응한다. Passive immunity(수동면역)와 비교.

다양성(Diversity)

어느 누구에게나 개별 항원특이성을 갖는 많은 림프구가 존재하는 것(즉, 림프구 레퍼토리가 크고 다양함). 다양성은 적응면역계통의 기본 특성이며, 림프구 항원수용기(항체와 T 세포수용기)의 항원-결합 부위 구조의 변화가 풍부한 데서(variability) 비롯된다.

다양성[D]조각(Diversity(D) segments)

면역글로불린 중쇄와 TCR, β, δ 사슬의 유전자 자리에 있는, 가변(V) 및 일정(C) 유전자조각 사이, 짧은 유전부호지정 서열(coding sequences). J 조각과 함께, 림프구 발달 중에 V 조각과 체세포 유전자 재조합을 한다. 그 결과로 생긴 재조합 V-D-J DNA가 항원수용기 V 부위 유전부호를 지정한다.

다클론성(Po1yclonal)

서로 다른 많은 클론의 세포 또는 그로부터 생산되는 물질에 대해서 사용한다.

단일양성 가슴샘세포(Single-positive thymocyte)

가슴샘에서 성숙 중인 T 세포 전구세포로, CD4나 CD8 분자 중 하나만 발현한다. 이런 단일양성인 가슴샘세포는 주로 수질(medulla)안에서 발견되며, 가슴샘세포가 CD4와 CD8 분자를 모두 발현하는 이중양성(double-positive) 단계로부터 성숙한 것이다.

단클론성(Monoclonal)

단일 클론으로부터 유도된 것에 대해서 사용된다. 예를 들면, 단일 B 세포 클론으로부터 생산되어 균일한 특이성을 가진 단클론성 항체 등과 같이 사용되고 있다.

대과립성 림파구(Large granular lymphocytes; LGLs)

세포 원형질내에 아주르 호성 과립을 가지고 있으며, 높은 원형질 대 핵의 비를 가진 림파구, 이 세포는 많은 표현형질과 기능성 마커를 가지고 있다. 주로 K 세포 또는 NK 세포가 이 세포군에 포함된다.

대리 경쇄[가벼운사슬](Surrogate light chain)

Pre-B 세포에서, 면역글로불린 μ 중쇄와 연합하여 pre-B 세포수용기를 만드는 두 불변단백질의 복합체. 두 개의 대리 경쇄 단백질은 경쇄 V 영역과 상동한 V pre-B 단백질과 μ 중쇄에 disulfide bond로 공유결합되는, λ 15이다.

대립유전자(Allele)

특정 유전자좌에서 동종동물내의 서로 다른 유전자 구조

대립유전자배제(Allelic exclusion)

부모로부터 물려받은 면역글로불린 중쇄(heavy chain) 및 경쇄 (light chain) 그리고 T 세포수용기 8↑사슬 유전자들의 각각 두 개의 allele 중 한 개만 발현하는 것. Allelic exclusion은 성공적으로 재조합된 한 쪽 염색체 항원수용기 유전자 자리의 단백질산물이 다른 한 쪽 염색체의 같은 유전자 자리의 재배열을 막아 일어난다.

대식세포 유주 저지 인자(Macrophage migration inhibition factor)

림파구에 의해 생산되며, 대식세포의 운동을 저지하는 활성을 가진 일련의 펩타이드

도메인 분자내 영역(Domain)

비슷한 삼차구조를 가진 펩타이드로 구성되는 단위 영역이며 면역글로불린, 클라스 I, 클라스 II분자 등에 존재하는 분자 펩타이드

도움[조력] T 림프구(Helper T lymphocyles)

T림프구의 기능적 소집합(subset)의 하나로, 주요 작동기능은 세포-매개 면역반응에서 큰포식세포를 활성화시키고, 체액면역반응에서 B 세포 항체생산을 촉진하는 것이다. 이러한 작동기능은 cytokine 분비, 그리고 큰포식세포 또는 B 세포 CD40 분자와 T 세포 CD40 ligand의 결합으로 매개된다. 대다수의 도움 T 세포는 CD4 분자를 발현한다.

도움체 [보체]활성화 대체경로(Alternative pathway of complement activation)

항체와 무관한 도움체계통 활성화 경로. C3b 단백질이 미생물 세포 면에 결합함으로써 일어난다. 대체경로는 선천면역계통을 구생하는 요소이며, 감염에 대한 염증반응과 미생물의 직접 용해를 매개한다.

도움체, 보체(Complement)

상호간에 또는 면역계통의 여러 분자들과 상호작용함으로써, 선천 및 적응면역반응에 중요한 작동요소들을 생성하는 혈청 및 세포표면 단백질 계통. 도움체 활성화는 어떻게 시작되는지에 따라 세 가지 다른 경로가 있다. 활성화가 항원-항체 복합체에 의한 전형적(classical) 경로 : 미생물표면에 의한 대체(alternative)경로 : 미생물과 결합하는 혈장 렉틴에 의한 렉틴(lectin) 경로. 각 도움체 경로는 염증매개체들과 opsonin을 생성하는 일련의 단백분해효소 연쇄반응으로 이루어지고, 세포막-삽입 세포-용해 복합체의 형성으로 끝이 난다.

도움체[보체]활성 전형적경로(Classical pathway of complement activation)

항원항체 복합체가 C1분자에 결합함으로써 개시되는 도움체계통 활성화 경로. 여러 다른 도움체 단백질들이 관여된 일련의 단백분해 과정이 연이어 일어난다. 전형적 경로는 체액면역

계통작동기전의 일환으로, 염증매개체, 항원포식을 위한 opsonin, 세포를 파괴하는 세포용해 복합체 등이 생성된다.

독소충격 증후군(Toxic shock syndrome)

Staphylococcus aureus 초항원이 일으키는 급성 질환으로, tampon 사용과 관련이 있고, 쇼크, 피부탈락(exfoliation), 결막염 및 설사가 특징적으로 나타난다.

동계(Syngeneic)

유전적으로 통일함. 모든 순계(inbred strain) 동물과 모든 종의 일란성 쌍둥이는 동계이다.

동계의(Syngeneic)

상염색체상의 유전자 구성이 거의 균일한 계통 유래임을 의미 한다. 흔히 근친교배를 반복함으로써 만들어진 근친교배계 마우스의 실험계통을 말한다.

동계이식[편](Syngeneic graft)

수여자(recipient)와 유전적으로 통일한 공여자(donor)로부터 온 이식면. 통계이식편은 거부되지 않는다.

동맥주위 림파구 껍질(Periarterioloar lymphatic sheath; PALS)

비장의 백색 수질을 구성하는 중심정맥 주위에 있는 림프조직의 집합

동종이계(Allogeneic)

동종내에서 유전적으로 다른 형질

동종이식(Allogeneic graft[allograft])

같은 종이지만, 유전적으로 recipient(수여자)와 다른, donor(공여자)로부터 온 장기 또는 이식조직

동종항원(Alloantigen)

한 종(species) 안에서 몇몇 개체의 세포나 조직에만 있고 다른 구성원들은 갖고 있지 않기 때문에 동종이식(allograft)을 외래로 인식하게 하는 항원. Alloantigen은 polymorphic(다형) 유전자들의 산물이다.

두드러기(Urticaria)

즉시과민반응 중 작은 혈관으로부터 진피 내로 체액과 혈장단백질이 새어 나와 피부에 잠시 국소적인 부기와 발적이 나타나는 것

두드러기 발적 반응(Wheal and flare reaction)

피부의 즉시과민반응이 나타난 부위의 국소부종과 발적. 두드러기(wheal)는 혈관투과성 증가를 반영하고, 발적(flare)은 혈액흐름이 국소적으로 증가한 결과이다. 두 가지 변화 모두, histamine 등 활성화된 진피 비만세포로부터 방출된 매개체들이 일으킨다.

등전점 분획법(Isoelectric focusing)

전하에 의해서 단백질 분자를 분리하는 방법, 이 방법은 단백질이 pH경사를 이동할 때 정미(net)의 전하가 0이 되는 점에서 정지하는 성질을 이용한 분리법

디(D)영역 유전자군(D genes)

면역글로불린 H사슬 또는 T 세포 수용체 β 사슬과 δ 사슬에서, V영역을 코드하는 유전자와

J 영역을 코드하는 유전자군 사이에 존재 하는 유전자군, 이 영역은 J 영역과 V-C 결합과 다양성 성립에 관여한다.

디앤피(DNP, Dinitrophenol)

합텐으로서 많이 사용되고 있다.

디저토프(Desetope)

MHC분자상에 존재하는 항원 또는 항원 파편에 강한 친화성이 있는 부위

디펜신(Defensins)

상피와 호중구 과립에서 생산되는 cysteine이 풍부한 펩티드로, 다양한 세균 및 진균을 죽이는 광역항생제(broad-spectrum antibiotics)로 작용한다.

람다 사슬(λ chains)

면역글로불린 L사슬의 아이소타입 중 하나

랑게르한스 세포(Langerhans' cells)

골수에서 유래하며 표피의 기저층 상층에 존재하는 나뭇가지 모양의 세포. 이 세포는 수입림프관을 통해 피부로부터 운반되어 온 항원을 소속 림프절내의 T 세포에 제시하는 역할을 하고 있다.

레퍼토리, 목록(Repertoire)

한 개체의 모든 B 및 T림프구가 발현하는 항원수용기, 즉 전체 항원 특이성의 집합

류마티스관절염(Rheumatoid arthritis)

관절의 염증성 손상이 주된 특징이고, 때때로 혈관, 폐 및 그 외 다른 조직에 염증이 나타나는 자가면역병. $CD4^+$ T 세포, 활성화된 B림프구 및 형질세포가 염증관절 윤활막(synovium)에서 발견되고, interleukin-1과 종양괴사인자(TNF)를 비롯한 많은 염증 cytokin들이 윤활액 [synovial(joint) fluid] 내에 존재한다.

류코트리엔(Leukotriens)

강한 약리효과를 가진 아라키돈산의 중간 대사산물

리간드(Ligand)

수용체에 대한 결합능을 가진 분자

림파구 증식성 유전자(Lymphoproliferation gene; LPR)

자가면역질환동물인 MRL 마우스에서 볼 수 있는 림프구 증식성 질환 발증에 관여하는 유전자

림포카인(Lymphokines)

림파구에 의해서 생산되는 항체 이외의 생리활성물질로서, 면역담당세포간의 상호작용이나 T 세포의 효과기능에 관여하는 물질의 총칭

림프구의 방향성 이동(Homing of lymphocyles)

순환하는 림프구의 어떤 소집합이 방향성을 갖고 특정 부위 조직으로 이동하는 것. 림프구의 homing은 림프구 homing 수용기로 불리는 부착분자의 선별적 발현과 그 수용기에 특이한 addressin으로 불리는 내피세포 ligand들의 각 혈관 내 조직-특이 발현으로 조절된다. 예를 들

어, 어떤 T 림프구는 창자 림프계 조직(예: Peyer's patch)으로 선별적으로 이동하며, 이 이동은 T 세포 표면 α 4β 1 integrin과 Peyer's patch 내피 표면 MAdCAM (mucosal addressin cell adhesion molecule)의 결합으로 조절된다.

림프구재순환(Recirculation of lymphocytes)

숫 림프구가 혈액과 림프계통을 통해 림프절과 비장, 그리고 활성화 되었을 시에는 말초염증 부위를 끊임없이 이동해 다니는 것

마마, 천연두(Smallpox)

Variola 바이러스가 일으키는 병. 마마는 백신접종으로 예방할 수 있는 것으로 입증된 최초의 감염병이며, 또한 전 세계적인 백신접종 프로그램으로 완전히 박멸된 첫 번째 병이기도 하다.

마이토젠(Mitogens)

림파구에 작용하여 증식을 유도하는 물질

막 공격성(상해성) 복합체(Membrane attack complex, MAC)

보체계의 세포상 해경로에서 막에 결합한 C56를 핵으로 하여 형성하는 C5b~C9의 중합체를 가리킨다. 이 복합체는 막을 종단하는 원통상 구조체를 형성한다.

만성 거부(Chronic rejection)

동종이식(allograft) 거부의 한 유형으로, 장기간에 걸쳐 정상 장기구조의 손상을 가져오는 섬유증(fibrosis)이 일어나는 것이 특정이다. 많은 경우에서 만성거부의 주요 병적 사건은 혈관내막(intimal) 평활 근세포 증식에 따른 이식조직의 동맥 폐쇄(occlusion)이며, 이식편 동맥경화(graft arteriosclerosis)로 불린다.

만성 육아종병(Chronic granulomatous disease; CGD)

포식세포 산화효소-다형핵백혈구와 큰포식세포가 미생물을 죽일 때 필요-의 일개 요소를 지정하는 유전자 결함으로 발생하는 드문 유전성 면역결핍병. 반복되는 세포내 세균 및 진균감염이 특정이며, 대개 만성 세포-매개 면역반응과 육아종 형성이 수반된다.

맞섬유전자, 대립유전자(Allele)

염색체의 한 개별 유전자 자리(locus)에 들어가는 유전자형들 중 하나 이 유전자 자리가 heterozygous(이형접합체)인 사람은 두 개의 염색체에 각각 서로 다른 allele을 갖고 있음을 의미한다. 즉, 한 개는 어머니로부터 다른 한 개는 아버지로부터 물려받은 것이다. 만일 인구집단 내에서 한 개별 유전자에 여러 allele이 존재하면 그 유전자 혹은 유전자 자리는 다형(polymorphic)이라고 한다. 주조직적합복합체 유전자 자리는 극도로 polymorphic하다.

면역감시(Immune surveillance)

변형(transformed)세포 클론이 종양으로 발달하기 전에 이를 인식, 파괴하고 이미 형성된 종양을 죽이는 것이 면역계통의 생리적 기능의 하나라는 개념. 이 용어는 꼭 종양세포가 아니더라도, 외래항원(예: 세포 내 미생물에 감염된 경우)을 발현하는 어떤 세포든지, T 세포가 찾아서 파괴하는 기능의 일반적인 의미로 사용하기도 한다.

면역계통[면역체계](Immune system)

집합적으로(collectively) 감염 병원체에 대해 면역 또는 보호 제공하는 분자 세포, 조직 및 기관

면역과산화효소(Immunoperoxidase)

Horseradish peroxidase-결합 항체를 이용하는 통상적인 면역조직 화학적 기법으로, 조직절편 내 항원의 존재를 식별하는데 이용된다. 이 과산화효소는 무색의 기질을 광학현미경으로 관찰할 수 있는 불용성 갈색산물로 전환시킨다.

면역글로불린 종류 전환[Heavy chain class(isolype) swilching]

B림프구가 항체의 특이성은 변화시키지 않으면서 자기가 생산하는 항체의 isotype을 IgM에서 IgG, IgE 또는 IgA로 바꾸는 과정. 중쇄 종류 전환은 도움 T 세포 cytokine과 CD40 ligand에 의해 조절되며, (유전자 자리에서) 중쇄 VDJ 조각이 아래쪽 일정 부위 유전자조각과 재조합된다.

면역글로불린(Immunoglobulin)

Antilxxly(항체)와 동의어

면역글로불린[Ig] 영역[Immunoglobulin(Ig) domain]

면역계통의 많은 단백질 면역글로불린, T 세포수용기 및 주조직적합복합체 분자 등 에서 볼 수 있는 삼차원 구형(globular)구조 motif. Ig 영역은 아미노산 약 110개의 크기로, 내부 disulfide 결합을 갖고 있고, 한 층이 3~5 가닥(strand antiparallel(역 평행) 폴리펩티드 사슬로 이루어진 두 층의 beta-pleated sheet를 포함한다.

면역독소(Immunotoxin)

암 치료에 쓰이게 될 전망이 있는 시약(reagent)으로, 강력한 세포독소 ricin이나 디프테리아 독소를 종양세포 표면 발현 항원-특이 항체와 공유결합으로 연결한 것이다 이런 시약들이 정상세포에는 손상을 주지 않으면서 종양세포를 겨냥해 죽일(target and kill) 수 있을 것으로 희망한다. 그러나 아직 안전하고 효과적인 면역독소는 개발되지 않았다.

면역반응(Immune response)

외래물질이 몸 안에 들어오면 면역계통의 세포 및 분지들이 일으키는 집단적이고(collective) 조화된(coordinated) 반응

면역반응유전자(Immune response gene, Ir gene)

특정 항원 또는 외래성의 자극에 대한 면역반응의 고저를 결정하는 유전자의 총칭. 이들 유전자는 대부분 MHC에 위치하며, 항원제시세포에 표현되어 있다고 생각된다.

면역복합체(Immune complex)

한 개 이상의 항체가 항원에 결합한 복합체. 각 항체는 적어도 두 개의 항원-결합부위를 갖고 있으며, 많은 항원들은 다수의 항원결정기(epitope)를 가지므로, 면역복합체의 크기는 매우 다양하다. 면역복합제는 전형적(classical) 도움체 경로 및 Fc수용기 매개 포식세포 활성화같은 체액면역 작동기전을 활성화시킨다. 순환 면역복합체가 혈관벽, 콩팥사구체(renal glomeruli) 및 관절활액낭(joint synovia)에 침착되면 염증 및 병이 생길 수 있다.

면역복합체병(Immune complex disease)

혈관벽에 항원항체 복합체가 침착되어, 도움체 활성화 빛 포식세포 동원이 국소적으로 일어나는 염증성 질환. 면역복합체는 세균항원에 대한 과도한 항체 생산이나, 자가면역 질환-전신

홍반루푸스(systemic lupus erythematosus)등 에서 보는 자가항체 생산에 따라 생길 수 있다. 동맥, 콩팥사구체 또는 관절활액낭에 면역복합체가 침착되면 혈관염, 사구체신염 및 관절염이 각각 일어날 수 있다.

면역억제(Immunosuppression)

어떤 내재 질병(underlying disease)이나 의도적인 의식거부 및 자가면역병을 방지하거나 치료할 목적-약물 투여로 적응 혹은 선천면역계통 요소 한 가지 이상의 억제가 초래되거나, 또는 이를 유도하는 것. 가장 일반적으로 사용되는 면역억제약물은 cyclosporine이며, T 세포 cytokine 생산을 차단한다.

면역요법(Immunotherapy)

면역반응을 촉진하는 치료제(therapeutic agent)를 이용하는 병 치료. 예를 들어 암면역요법에서는 종양항원에 대한 능동면역반응을 촉진하거나, 수동면역의 수립을 위해 항-종양항체 혹은 T 세포를 투여한다.

면역우세 에피토프[항원결정인자](Immunodominant epitope)

항원의 일부분으로, 그 항원에 대해 특이한 림프구 대다수가 공통으로 인식하는 부분. T 세포의 immunodominant epitope는 항원제시 세포 안에서 생성되며, 주조직적합복합체(MHC) 분자에 가장 잘 결합하고, 따라서, T 세포-자극 가능성이 제일 높은 펩티드이다.

면역원(Immunogen)

면역반응을 일으키는 항원. 모든 항원이 다 면역원인 것은 아니다. 예를 들어, 작은 분자량의 화합물(hapten)은 거대분자(macromolecule)에 연결되지 않는 한, 면역반응을 일으키지 못한다.

면역조직화학(Immunohistocnemistry)

효소에 결합된 항원 특이 항체를 이용하여, 조직절편에서 항원의 존재 여부를 검색하는 기술. 효소는 무색의 기질을 유색의 불용성 물질로 전환시켜, 항체 즉 항원이 있는 부위를 찾게 해준다. 유색 침전물 즉 항원의 위치는 통상적인 광학현미경으로 관찰할 수 있다. 면역조직화학은 진단병리학올 비롯한 다양한 연구 영역에서 일상적으로 이용되는 기술이다.

면역침전(Immunoprecipitation)

특정 분자를 항체와 결합시키고 그 항원-항체 복합체를 불용성(insoluble)이 되게 하여 제2의 항항체, 항체로 침강시키거나, 불용성 입자 또는 구슬에 결합된 일차항체를 이용-용액으로부터 분리하는 기법

면역특별격리 부위(Immune privileged site)

면역반응이 접근하지 못하거나, 능동적으로 억제되는 신체 부위. 눈의 앞방(anterior chamber), 고환(testes), 뇌 등이 면역특별격리부위의 예이다.

면역형광[법](Immunofluorescence)

어떤 분자를 찾을 때, 항체를 형광 탐색자(probe)로 표지하여 이용하는 기술. 예를 들어 면역형광현미경 관찰의 경우에는 특정 표면항원을 발현히는 세포를, 형광물질을 결합시킨 항원-특이 항체로 염색하여 형광현미경으로 관찰한다.

무거운 사슬, 중쇄(Heavy chain)

Immunoglobulin heavy chain(면역글로불린 중쇄)을 보라.

무반응, 무력증(Anergy)

항원자극에 무반응인 상태. 림프구 anergy(또는 클론성 anergy)는 T 또는 B 세포 클론이 항원에 대해 반응하지 못하는 것이며, 자기항원에 대한 면역관용을 유지하는 기전일 수 있다. 임상에서 anergy는 일반적인 항원에 대한 T 세포 의존 피부 지연과민반응의 전반적인 결함을 말한다.

미국 자리공 마이토젠(Pokeweed mitogen, PWM)

B 세포에 대한 마이토젠

미숙 B림프구(Immature B lymphocyte)

골수 전구세포로부터 방금 나온 막 IgM^+, IgD^+인 B 세포 항원에 대한 반응으로 증식하거나 분화하지 않고, 오히려 세포고사(apoptosis)나 기능적 무반응을 일으킬 수 있다. 골수에 있는 자기항원-특이 미숙 B 세포는 자기항원과 만나 역선택(negative selection) 되어 성숙을 마치지 못한다.

바이러스(Virus)

단순한 절대 세포내 기생체 또는 감염성 입자로, 단백질 capsid 안에 든 단순한 핵산유전체로 이루어지며, 때로는 지질 외피(envelope)를 갖는다. 많은 병원성 동물 바이러스들이 광범위한 병을 일으킨다. 바이러스에 대한 체액면역반응은 세포 감염을 차단하는데 효과적일 수 있고, 자연세포독성세포와 세포독성 T림프구는 이미 감염된 세포를 죽이는데 필요하다.

바이오거 마우스(Biozzi mice)

면양 적혈구에 대해 반응이 강한 계통과 약한 계통의 마우스를 각각 근친교배하여 얻어지는 마우스 계통

반응성 산소종(Reactive oxygen species; ROS)

활성화된 포식세포가 생산하는 고도의 반응성을 지닌 superoxide anion, hydroxyl radical, hydrogen peroxide 등의 산소대사물질. ROS는 포식세포가 포식한 세균에 손상을 입히는 oxyhalide를 형성하는 데 이용된다. 또한, ROS는 세포로부터 방출되어, 염증반응을 촉진하거나 조직손상을 일으킬 수 있다.

방관자 용해(Bystander lysis)

보체 자체의 활성에 의존하지 않고, 2차적으로 일어나는 보체 의존성 세포독성

방사선면역측정법(Radioimmunoassay[RIA])

방사선 표지 된 항원특이 항체를 이용하여 용액 내 항원 농도를 측정하는 고도로 예민하고 특이한 면역학적 방법. 대개 두 종류의 항원특이 항체가 이용된다. 방사선 표지 되지 않은 첫 번째 항체는 미리 고형 용기 표면에 고정되는데 이는 농도를 측정할 시료 용액 내 항원과 결합, 항원을 움직이지 않게 고정하기 위함이다. 이(첫 번째 항체로)고정된 항원과 결합하는 두 번째, 방사선 표지된 항체의 양을 방사선 검출기로 측정함으로써 그 측정치에 비례하는 원래 시료 용액내 항원농도를 잴 수 있다.

백색속질(White pulp)

림프구가 지배적 구성원인 비장의 일부로, periarteriolar lymphoid sheath(PALS)와 소포(follicle)의 형태로 배열되어 있다. 비장의 나머지 부분은 적색속질(red pulp)로, 포식세포가 깔려 있고 혈액이 들어간 굴모양 혈관(vascular sinusoid)으로 되어 있다.

백신(Vaccine)

미생물 감염에 대한 보호면역 유도를 위해 개체에 투여하는 미생물 항원제제로, 종종 항원보강제(adjuvant)와 섞는다. 항원은 살아 있으나 병독력이 없는 미생물, 죽인 미생물, 또는 정제된 미생물 거대분자 성분이다.

백혈구 기능 관련 항원(Leukocyte functional antigens; LFA)

림파구, 단구, 과립구 등에 표현되는 막 항원중 하나. 세포접착분자쪽에 속하며, 비 특이적으로 세포간의 접착을 안정화시키는 역할을 한다.

베타2 마이크로글로불린(β_2-microglobulin)

세포막상에서 MHC 클라스 I유전자 산물과 비공유적으로 결합하여 표현되고 있는 폴리펩타이드, MHC와는 다른 유전자에 의해 지배되고 있다.

변화한 자기 항원 인식의 가설(Altered-self recognition hypothesis)

항원에 의해서 수식된 자기 MHC분자가 한 종류의 수용체에 의해 비자기로 인식된다는 가설

보조 T 세포(Helper T cells)

B 세포와의 공동작용으로 항체생산을 유도하거나 세포독성 T 세포 유도를 돕는 기능적 T 세포를 가리킨다. 보조 T 세포는 주로 클라스 II분자에 결합한 항원을 인식한다.

보조분자, 부속분자(Accessory molecule)

항원수용기복합체와는 다른 림프구 세포표면 분자로, 림프구 활성화 및 이동에 중요한 부착 또는 신호전달 가능을 매개한다.

보체 수용체(Complement receptor, CRl, CR2, CR3)

세포 표면에 표현되는 활성화된 보체에 대한 수용체

보체(Complement)

염증반응, 탐식작용의 항진, 세포용해작용 등에 관여하는 각종 혈청단백질 인자를 가리킨다. 보체계 자체는 항원 등에 대한 특이성을 갖지 않으나, 항체의 반응에 의해 활성화되어 각종 면역반응에서 중요한 기능을 담당한다.

부착분자(Adhesion molecule)

세포표면분자로서 다른 세포 또는 세포외 기질과의 부착 상호반응을 증진시킨다. 백혈구는 sclectin이나 integrin 같은 다양한 유형의 부착분자를 발현하며, 이 분자들은 선천면역과 적응면역반응에서 세포 이동 및 활성화에 중요한 역할을 한다.

분비성분(Secretory component)

Poly Ig 수용기의 세포외 영역이 단백질 분해로 잘리고 남은 부분으로 창자 관내강 안으로 분비되는 IgA분자에 그대로 붙어있다.

불균질핵 리보핵산(Heteronuclear RNA)

진핵생물에 존재하는 불균질, 고분자 DNA가 같은 RNA. 핵내에서 분해되어 mRNA의 전구체로 작용한다.

불완전항원, 합텐(Hapten)

스스로 항체와 결합할 수 있으나 특이 적응면역반응을 일으키기 위해서는 거대분자(carrier)에 부착되어야 하는 작은 화학물질. 예를 들어, dinitrophenol (DNP)만으로 면역하면 항 DNP 항체반응이 일어나지 않지만, DNP hapten을 단백질에 결합시켜 면역하면 항 DNP 항체생산을 일으킬 수 있다.

브라디키닌(Bradykinin)

혈관투과성 항진을 유도하는 펩타이드이며, 키닌계로부터 생산된다.

비장, 지라(Spleen)

복부(abdomen)의 왼쪽 위쪽 사분 구역(quadrant)에 위치하는 말초 림프계기관. 비장은 혈액내 항원에 대한 적응면역반응이 일어나는 주요 장소이다. 비장의 적색속질(red pulp)은 혈액이 들어 찬 굴모양 혈관(vascular sinusoid)으로 이루어져 있으며, 그 혈판벽에는 미생물(opsonized)과 손상된 적혈구를 섭취하는 포식세포가 깔려있다. 비장의 백색속질(white pulp)은 림프구와 림프소포(lymphoid follicle)를 포함하고 있다.

뼈속질, 골수(Bone marrow)

뼈의 중앙에 위치한 공간(cavity)이며, 성인에서 미숙 림프구를 비롯한 모든 순환 혈액세포들이 생성되는 부위. B 세포 성숙이 일어나는 부위이기도 하다.

사람면역결핍바이러스(Human immunodeficiency virus; HIV)

감염으로 인한 병을 $CD4^+$ T 세포 고갈이 특징이며. 심한 세포매개 면역 결함이 초래된다. 임상적으로. AIDS에는 기회감염(opportunistic infection) 암, 소모 증후군(wasting syndrome) 및 뇌병증(cncephalopathy)이 나타난다.

사람면역결핍바이러스(Human immunodeficiency virus; HIV)

획득면역결핍증후군(AIDS)의 원인. HIV는 CD4-발현 도움 T 세포, 큰포식세포, 가지세포를 비롯한 여러 유형의 세포를 감염시키는 retrovirus이며, 면역계통의 만성 진행성 파괴를 불러일으킨다.

사람백혈구항원(Human leukocyle antigen; HLA)

사람 세포 표면에 발현되는 주조직적복합체(MHO)분자. 사람 MHC 분자는 다른 사람의 세포에 노출된 적이 있는 사람(예: 모체, 수혈받은 사람)의 혈청항체가 결합하는 백혈구 표면 동종항원(alloantigen)으로서 처음 발견되었다.

사이클로스포린(Cyclosporin)

세포성 면역반응에 있어서, T 세포의 초기 증식기에 억제적으로 작용하는 면역억제제이며, 장기이식 등에서 사용되고 있다.

사이토카인(Cytokiness)

면역반응에서 세포간의 상호작용을 중개하는 각종 액성 인자를 총칭

상보성결정 부위(Complementarity-determining region; CDR)

개별 항체 및 T 세포수용기(TCRs) 사이에서 아미노산 서열의 차이가 나는 부분들 대부분이 모여 있고, 항원과 접촉하는 면역글로불린(Ig)과 TCR 단백질의 짧은 부분 각 항원수용기 폴리펩티드 사슬의 가변 영역에는 세 개의 CDRs이 있고, 온전한 Ig 또는 TeR분자에는 여섯 개의 CDRs이 있다. 이러한 소위 "고변이(hypervariable)" 조각은 고리(loop) 구조를 만들고, 한데 모여, 결합하는 항원의 삼차원 구조에 상보적인 표면을 형성한다.

상염색체(Autosomes)

성염색체(X 또는 Y) 이외의 염색체

생성림프계기관, 중추림프 기관(Generative lymphoid organs)

미숙 전구세포로부터 림프구가 발달하는 기관. 골수와 가슴샘은 각각 그 안에서 B 세포와 T 세포가 발달하는 주요 생성림프계기관이다.

생식(배아)세포(Germ line)

체세포 재조합 또는 돌연변이를 일으키기 이전의 단계에서 생식을 위해 특별히 분화 한 세포로서, 다음의 세대 생물개체의 출발점이 된다.

서망내피계(Reticuloendothelial system; RES)

골수간세포 유래의 탐식기능을 가진 세포계를 총칭하는 것이며, 간·비장·림프절 등의 결합조직의 세망세포로 구성 된다.

서포친화성(Cytophillic)

세포 표면과 특이적으로 결합하는 성질

선천면역(Innate immunity)

감염에 대한 보호기전으로, 감염 발생 전에 미리 존재하는 기전에 의존하고, 미생물에 대해 신속하게 반응할 수 있고, 또한 반복되는 감염에도 본질적으로 똑같이 반응한다. 선천면역계통은 상피 장벽 : 포식세포(호중구, 큰포식세포) : 자연세포독성세포 : 도움체 계통 : 그리고 선천면역세포의 많은 활성을 조절[control]하고 조화[coordinate]하는 cytokine들-주로 단핵 포식세포가 생산을 포함한다.

세망세포(Reticulocyte)

림프절이나 비장의 배아중심에서 볼 수 있는 세포로서, T 세포에 대해 강한 항원제공활성이 있다.

세포간 접착분자(Intercellular adhesion molecule-1, ICAM-1)

많은 종류의 림프계 세포나 비조혈계 세포 표면에 발현되어 있는 세포 표면항원의 하나. LFA-1의 리간드이며, 세포 이동에 관여하고 있다.

세포고사, 아포프토시스(Apoptosis)

세포 죽음의 과정으로, DNA 절단(cleavage), 핵응축(nuclear condensation)과 분절(fragmentation), 세포막 물집 잡히기(blebbing)가 일어나고, 세포가 포식되는 것으로 끝난다. 염증반응을 일으키지 않는다. 이러한 유형의 세포죽음은 림프구 발달, 외래항원에 대한 림프구반응조절, 자기항원에 대한 관용유지에 중요하다.

세포독성(Cytotoxic)

세포를 상해하는 성질

세포독성[세포용해] T림프구[Cytotoxic(or cytolytic) T lymphocyte; CTL]

바이러스나 그 외 세포내 미생물로 감염된 숙주세포를 인식하고 죽이는 것이 주요 작동기능인 T림프구의 한 유형. CTL은 대개 CD8을 발현하고 제I 주조직적합복합체 분자가 전시하는 미생물 펩티드를 인식 한다. 감염세포를 죽일 때 CTL은 세포막에 구멍을 형성하는 단백질과 단백질분해 효소들이 들어있는 세포질과립을 방출한다.

세포매개면역(Cell-mediated immunity)

T림프구가 매개하는 적용면역의 한 유형으로, 포식세포의 세포 안에 생존하거나 비 포식세포를 감염시키는 미생물에 대한 방어기전. 세포매개 면역반응은, 미생물을 포식한 큰 포식세포의 활성화 $DD4^{+}$ T 세포가 매개와 감염세포 죽이기 $eD8^{+}$ 세포독성 T림프구가 수행을 포함한다.

세포성 면역(Cell-mediated immunity; CMI)

일반적으로 세포내에 기생하는 생물에 대한 국소반응으로써, 항체(액성 면역)에 의한 것이 아니고, 림파구나 탐식세포에 의해서 야기되는 반응을 설명하기 위해서 만들어진 용어

세포주기(Cell cycle)

진핵세포에 있어서 세포분열의 일련의 변화를 말하며 Gl, S, G2, M의 4단계로 구분된다. DNA합성은 S기에 일어나며 세포분열은 M기에 일어난다.

셀렉틴(Selectin)

백혈구의 내피세포 부착을 매개하는 서로 연관성이 높은 세 가지 탄수화물-결합 단백질. 각 selectin 분자는 유사 단위 구조(mduular structure) 세포외 칼슘-의존렉틴 영역 등-를 가진 단일 사슬막통과(transmembrane) 당단백질이다. Selectin에는 백혈구에서 발현되는 L-selectin (CD62L), 혈소판 및 활성화된 내피세포에서 발현되는 P-selectin(CD62P), 활성화된 내피세포가 발현하는 E-selectin(CD62E)이 있다.

소포(Follicle)

Lymphoid follicle을 보라.

소포가지세포(Follicle dendritic cells)

도움체 수용기, Fc 수용기 및 CD40 ligand를 발현하는 림프소포 내 세포로, 그 긴 세포질돌기는 림프소포 구조의 일부인 그물 모양을 이룬다. 소포가지세포는 그 표면에 B 세포가 인식할 항원을 전시하며, 친화력 성숙과정에서 높은 친화력의 막 면역글로불린을 발현하는 B 세포의 활성화 및 선택에 관여한다.

소화관 관련 림프계 조직(Gut-associated lymphoid tissue, GALT)

소화관과 관련된 림프조직, 즉 사람에서는 장간막 림프절, 충수 등을 가리킨다.

수용기편집(Receptor editing)

골수에서 자기항원을 인식한 일부 미숙 B 세포가 그들의 면역글로불린(Ig) 특이성을 변화시킬 수 있도록 히는 과정. 수용기편집 과정에서는 RAG 유전자의 재활생화, 부가적인 경쇄 V

J 재조합 및 새로운 Ig 경쇄 생산이 일어나며, 세포가 자가반응하지 않는 새로운 항원수 용기를 발현할수 있게 한다.

수혈(Transfusion)

순환 혈액세포, 혈소판, 또는 혈장을 한 사람에서 다른 사람으로 이식 하는 것. 수혈은, 출혈로 인한 혈액손실을 치료하거나, 생산 부족 혹은 과다 파괴에 의한 한 가지 이상의 혈구세포 결손을 치료하기 위하여 시행된다.

수혈부작용, 수혈반응(Transfusion reaction)

수혈 혈액구별에 대한 면역반응으로, 대개 수여자(recipient) 몸 안에 이미 형성되어 있는 항체가 공여자(donor) 혈액세포 항원 ABO 혈액형 항원, 조직적합복합체 항원 등에 결합함으로써 일어난다. 수혈반응은 혈관 내 적혈구 용혈 및 심한 경우 신장 손상(kidney damage), 발열(fever), 쇼크, 파종 혈관 내 응고(disseminated intravascular coagulation)를 일으킬 수 있다.

순계[교배] 생쥐[마우스](Inbred mouse strain)

동기(sibling) 간의 반복 교배로 만든 생쥐계열(strain)로, 모든 유전자 자리(genetic locus)에서 homozygosity(동종접합성)를 보인다. 한 inbred strain 내 모든 생쥐는 같은 strain 내의 다른 모든 생쥐와 유전적으로 동일하다(syngeneic: 동계).

시클로스포린(Cyclosporine A)

T 세포 cytokine 유전자 전사를 차단하는 면역억제약물로, 동종이식(allograft)거부 방지에 사용한다. Cyclosporine은 cyclophilin이라는 세포질단백질에 결합하고, cyclosporine-cyclophilin 복합체는 phosphatase인 calcineurin에 부착하고 이를 억제한다. 따라서 전사인자 NFAT의 활성화와 핵이동(nuclear translocation)이 억제된다.

시토카인(Cytokines)

면역 및 염증반응의 매개체로 작용하는 분비단백질들. 선천면역반응에서는 큰포식세포와 자연세포독성이 K)세포가 생산하고, 적응면역 반응에서는 T 림프구가 주로 생산한다.

심한 복합면역결핍(Severe combined immunodeficiency; SCID)

B와 T 림프구 모두, 발달하지 않거나 제대로 기능하지 않는 면역결핍병 : 이에 따라 체액면역과 세포매개면역이 모두 다 손상 받는다. SCID가 있는 어린이들은 생후 1년 안에 감염을 받게 되며, 면역결핍이 치료되지 않는 한, 감염으로 인해 죽는다. SCID에는 여러 개별 유전적 원인이었다.

씨(C) 도메인(C domains)

면역글로불린 또는 T 세포 수용체의 일정한 아미노산 배열을 가진 부위로써, 항원과의 결합에는 관여하지 않는다. 일정한 수의 아미노산 잔기를 하나의 구분으로 하여 -S-S-루프에 의해 고타구조를 형성하며, 각 구분은 펩타이드 결합으로 연결되어 있다.

씨디(CD) 표식자(CD markers)

각종 단클론 항체에 의해서 분류되는 백혈구 분화항원

아그레토프(Agretope)

항원 또는 그 일부에 존재하며 MHC분자와의 결합성을 가진 부위

아나필라톡신(Anaphylatoxins)

보체분자 유래의 펩타이드(C3a와 C5a)로서, 비만 세포의 탈과립이나 평활근의 수축을 유발한다.

아나필락시스(Anaphylaxis)

전신적으로 일어나는 즉시과민의 극단적인 형태 Anaphylactic shock이라고도 함. 비만세포 혹은 호염기구의 매개체들이 기관지수축, 과도한 조직부종 및 심장혈관허탈(cardiovascular collapse)를 일으킨다.

아나필락시스독소(Anaphylatoxins)

도움체 활성화 중에 생성되는 C5a, C4a, C3a 도움체 조각. Anaphylatoxins은 세포표면의 특이수용기에 결합, 호중구 화학주성과 비만세포의 활성화를 자극하여 급성염증을 촉진한다.

아르투스반응(Arthus reaction)

면역복합체가 매개하는 실험적 혈관염으로, 이미 면역된 동물이나 항원-특이 항체를 정맥 내로 주입한 동물의 피하에, 항원을 주입하여 유발시킬 수 있다. 순환항체가 주입된 항원과 결합하여, 항원주입 부위의 작은 동맥 혈관벽에 면역복합체의 침착이 일어나고, 괴사를 동반하는 국소 피부혈관염을 일으킨다.

아르투스반응(Atopy)

갖가지 환경항원에 대한 반응으로 IgE 항체가 생산되고, 강한 즉시과민을 일으키는 성향. 꽃가루나 집먼지 같은 환경항원에 알레르기를 갖는 사람을 atopic하다고 한다.

아이소타입(Isotype)

동일한 종내에서 공통의 다양성 구조. 면역글로불린의 클라스는 그 전형이다.

아쥬반트(Adiuvant)

항원과 함께 투여함으로써 항원에 대한 면역반응을 비특이적으로 증강시키는 물질

아토피(Atopy)

lgE 항체를 매개로 하는 항원 특이적 면역반응에 의해서 일어나는 습진, 천식, 비염 등을 중심으로 하는 병적 상태를 가리킨다. 일반적으로 I형 알레르기 소인을 지칭한다.

알레르기, 과민반응(Allergy)

아토피 혹은 즉시과민병의 한 형태. 음식알레르기, 벌침알레르기, 페니실린알레르기처럼 종종 병을 일으키는 항원 유형을 지칭한다. 이 모든 증상은 항원에 의한 비만세포 또는 호염기구의 활성화와 관련이 있다.

알레르기항원(Allergen)

즉시과민(allergic)반응을 일으키는 항원. Allergen은 단백질 또는 단백질에 결합한 화학물질로, 아토피가 있는 사람에서 IgE 항체의 생산을 유도한다.

알로타입(Allotype)

동종의 개체간에서 유전적으로 서로 다른 다형성 항원의 구조, 특히 면역글로불린 H 사슬의 C영역에 존재하는 유전적표지

앨와이(Ly)항원(Ly antigens)

림프계 세포의 분화와 관련하여 마우스 막 표면상에서 볼 수 있는 마커 항원

억제 T 세포(Suppressor T cell)

다른 작동 T 림프구의 활성화와 기능을 차단하는 T 세포. 몇몇 억제세 포의 기능은 면역반응을 억제하는 cytokine 생산에 의한 것일 수도 있다.

에피토프, 항원결정인자(Epitope)

거대분자항원의 특정부분으로, 항체가 결합하는 곳이다. T 세포가 인식하는 단백질항원인 경우 epitope는 T 세포수용기가 인식할 수 있도록 주조직적합복합제 분자에 결합하는 펩티드 부분이다(Determinant와 동의어).

엑손(Exon)

단백질 부분을 직접 코드하는 유전자 부위

역전사효소(Reverse transcriptase)

사람 면역결핍 바이러스(HIV) 같은 retrovirus의 효소로, 바이러스의 RNA template로부터 바이러스 유전체의 DNA copy를 합성한다. 정제된 역전사효소는 분자생물학 연구에서, messenger RNA로 부터 특정 유전자의 complementary DNA를 cloning하는 데 널리 시용된다. 역전사효소 억제제는 HIV-1 감염을 치료하는 약물로 이 용된다.

연쇄(Linkage)

두 개의 유전자가 동일 염색체상에서 매우 근접한 상태로 존재하여, 유전적 기능을 선택적으로 저지하는 현상

연쇄불균형(Linkage disequlilbrium)

두 개의 유전자가 일반적인 유전자 빈도에서 예상되는 것 이상으로 높은 영역의 V측 영역 및 Y 유전자의 하나인 3'측 비 코드 영역 사이에서 흔히 야미노산 결손, 삽입, 변환이 확인되며, V영역 구조의 다양성 형성에 기여한다는 것이 알려져 있다.

연충(Helminlh)

기생충(parasitic wonn). 연충 감염은 흔히 TH2반응을 일으키며, 이에 따라 호산구가 풍부한 염증 침윤물 및 IgE 생산이 수반된다.

염증염(Inflammation)

혈관분포 조직에서 일어나는 선천면역계통의 복합적인 반응으로, 백혈구와 혈장단백질이 감염 부위, 독소노출 부위, 또는 세포손상 부위에 축척되고 활성화되는 것. 염증은 백혈구 동원(recruitment)과 체액 및 혈장 단백질의 조직 이동을 촉진하는 혈관벽 변화로부터 시작된다. 국소 적응면역반응은 염증을 촉진할 수 있다. 비록 염증은 감염 통제 및 조직 복구(repair) 촉진의 보호기능을 하지만 조직손상과 병을 일으킬 수도 있다.

염증창자병, 염증장병[Inflammatory bowel disease(IBD)]

궤양결장염(ulcerative colitis)과 Crahn's disease를 비롯한 일군의 질환으로, 위장관(gastraintestin외 tract)의 만성 염증이 특징이다. IBD의 원인은 알려져 있지 않으나 면역기전의 관련 가능성을 비치는 증거가 있다: Interleukin IL-2나 IL-l0, 혹은 T 세포 수용기 α 사슬

이 없는 gene knockout 생쥐에서 IBD가 발생한다.

외피 당단백질(Envelope glycoprotein; Env)

Retrovirus 유전자가 지정하는 막 당단백질로, 감염된 세포의 세포막과 바이러스의 숙주세포-유래 막 외피에서 발현된다. 대개, Env 단백질은 바이러스의 감염성에 필요하다. 사람 면역결핍바이러스의 Env 단백질은 gp41과 gp120을 포함하며, 이 단백질들은 사람 T 세포의 CD4와 chemokine 수용기에 결합하여 바이러스 막과 T 세포막의 융합을 매개한다.

유세포측정(Flow cytometry)

유세포분석기(flow cytometer)를 이용하는 세포집단 표현형 분석법. 이 기계는 세포부유액 내, 개별 세포-표면 형광을 탐지할 수 있으며, 따라서 형광 probe결합 분자를 발현하는 세포수를 측정할 수 있다. 세포부유액을 형광 또는 그 외 probe로 표지 된 항체와 함께 배양한 후, fluorimeter의 laser생성 입사광선(laser-generated incident beam) 속으로 세포를 한 개씩 통과시켜, 세포집단 내 각 세포에 결합 된 probe의 양을 측정한다.

육아종(Granuloma)

활성화된 큰포식세포 및 T 림프구 무리가 만드는 염증조직의 결절로, 종종 괴사 및 섬유화가 수반된다. 육아종성 염증은 하나의 만성 지연 과민으로, 흔히 끈질긴 미생물 감염(예: Mycobacterium tuberculosis, 몇몇 진균)이나, 쉽게 포식할 수 없는 입자 항원에 대한 반응으로 일어난다.

이식, 이식편(Graft)

한 신체 부위에서 제거되어 다른-주로 다른 사람의 부위로 옮겨지는 조직 또는 장기.

이식대숙주병(Graft-versus-host disease)

골수이식 수여자(recipient)에서 일어나는 병으로, 이식골수 내 성숙 T 세포가 숙주세포-표면 동종항원(alloantigen)에 대해 일으키는 반응 때문에 일어난다. 이 병은 대개 피부, 간 및 창자에 영향을 끼친다.

이식편 동맥경화증(Graft arteriosclerosis)

내막(intima) 평활근 세포의 증식으로 인한 이식편의 동맥 폐쇄. 이식 후 6개월 내지 1년 안에 나타나며, 혈관이 있는 이식기관의 만성 거부를 초래한다. 그 기전은 혈관벽 동종항원(alloantigen)에 대한 만성 면역반응의 결과일 가능성이 크다. 가속화(accelerated) 동맥경화증으로도 불린다.

이식편거부(Graft rejection)

염증, 조직 손상, 또는 이식 실패에까지 이를 수 있는 이식기관 혹은 조직에 대한특이 면역반응

이종이식(Xenogeneic graft)

수여자의 종(species)과 다른 종에서 유래한 기관 혹은 조직이식편. 면역거부와 연관된 특별한 문제 때문에 이종이식편(예: 돼지)을 사람에게 이식하는 것은 아직 실행될 수 없다.

이종항원(Xenoantigen)

다른 종(species)에서 온 이식편에 있는 항원

이중양성 가슴샘세포(Double-positive thymocyte)

CD4와 CD8을 함께 발현하는, 발달 중간 단계에 있는 가슴샘 T 세포의 소집합. Double-positive 가슴샘 세포는 T 세포수용기도 함께 발현하며, 선택과정을 거친다. 선택과정에서 살아남은 세포는 CD4나 CD8 하나만을 발현하는 single-positive T 세포로 성숙한다.

이중음성[부정] 가슴샘세포(Double-negative thymocyte)

CD4나 CD8 어느 것도 발현하지 않는, 발달 중인 가슴샘 T 세포의 소집합(subset). Double-negative 가슴샘 세포 대다수는 발달초기 세포로, 항원수용기를 발현하지 않는다. 이 세포들은 나중에, 중간단계인 "double-positive"단계에서. CD4와 CD8을 함께 발현하며, 더 성숙하여 CD4나 CD8 하나만을 발현하는 single-positive T 세포가 된다.

이차면역반응(Secondary immune response)

항원에 두 번째로 노출되어 일어나는 적응면역반응. 이차반응은 첫 번째 노출 시 일어나는 일차면역반응에 비해 더 빠른 kinetics와 훨씬 더 큰 규모로 일어난다.

인슐린의존 당뇨병(Insulin-dependent diabetes mellitus; IDDM)

제1형 당뇨병으로도 불리는, 인슐린 결여가 특정인 병으로, 다양한 대사 및 혈관 이상을 초래한다. 인슐린 결핍은 인슐린을 만드는 췌장 Langerhans 섬(islet)의 β cell이 파괴 대개 T 세포 매개 자가면역의 결과-되어 일어난다.

인테그린(Integrins)

세포표면의 이형이합체((heterodimeric) 단백질로, 주요 기능은 백혈구와 다른 백혈구, 내피세포 및 세포외 기질 단백질 간부착을 매개하는 것이다. Integrin은 T 세포와 항원제시세포의 상호작용과 백혈구의 혈액에서 조직으로의 이동에 중요하다. Integrin의 ligand결합 친화력은 다양한 자극으로 조절될 수 있으며. integrin의 세포질 영역은 세포뼈대(cytoskeleton)에 결합된다. 1ntegrin에는 두 개의 소집 단(subfamily)이 있으며, 각 소집단의 구성원들은 각자, 보존된 한 β 사슬 β 1(CD18) 또는 β 2(CD29)-을 서로 다른 α 사슬과 결부시켜 발현한다. VLA-4는 T 세포 표면에서 발현되는 β 1 integrin이며, LF-1은 T 세포와 포식세포 표면에 발현되는 β 2 integrin이다.

일배체형(Haplotype)

부모 중 한 사람으로부터 물려받은 즉 한 염색체에 존재하는 한 벌(set)의 주조직적합복합체 allele들

일정 부위[불변 부위](Constant(C) region)

면역글로불린(Ig) 또는 T 세포수용기(TCR) 폴리펩티드 사슬의 일부. 개별 B 및 T 세포 클론들마다 같고, 항원결합에 참여하지 않는다. C 부위를 지정하는 DNA 염기서열은 Ig 및 TeR 유전자 자리에서, 가변 부위(V)를 지정하는DNA 염기서열과 공간적으로 분리되어 있다.

자가면역(Autoimmunity)

자기항원에 대한 적응면역계통의 반응으로, 자기관용기전이 실패했을 때 일어난다.

자가면역병(Autoimmune disease)

자기관용이 무너져 생기는 병으로 적용면역계통이 자기항원에 대해 반응하고 세포 및 조직

손상을 매개한다. 자가면역병은 장기별로 나타나거나[예: thyroiditis(갑상샘염), diabetes(당뇨병)] 또는 전신적으로 나타난다[예: systemic lupus erthematosus(전신홍반루푸스)].

자가이식, 한몸내이식(Autologous graft(autograft)

자가항체(Autoantibody)

자기항원에 특이한 항체. 자가항체는 세포와 조직에 손상을 줄 수 있으며, 여러 자가면역병[예: systemic lupus erthematosus(전신홍반루푸스)]에서 과도하게 생산된다.

자기관용, 자가관용성(Self-tolerance)

적응면역계통이 자기항원에 반응하지 않는 것. 주로, 자가반응 림프구가 자기항원에 노출됨으로써 불활성화되거나 죽기 때문이다. 자기관용은 정상 면역계통의 중요한 특성이며, 자기관용에 실패하면 자가 면역병이 일어난다.

자기주조직적합복합체[MHC]제한(Self major histocompatibility complex(MHC) restriction)

T 세포 성숙과정에서, 한 개체의 T 세포가 인식할 수 있는 항원을 가슴샘에 있는 MHC 분자(즉, 자기 MHC 분자)와 그에 결합된 펩티드의 복합체에 국한(또는 제한)시키는 것. T 세포 레퍼토리(목록)의 자기 MHC 제한은 긍정선택(positive selection) 과정의 결과이다.

작동세포(Effector cells)

면역반응 동안 다음과 같은 작동기능을 수행하는 세포 : cytokine 분비(예: 도움 T 세포), 미생물 죽이기(예: 큰포식세포, 호중구, 호산구). 미생물에 감염된 숙주세포 죽이기(예: 세포독성 T 림프구), 항체분비(예: 분화 B 세포)

장미양법(Resetting)

면역글로불린 또는 수용체를 세포표면에 가지고 있는 세포를 항원을 흡착시킨 적혈구나 세파텍스 입자 사이에서 응집을 일으키고 로제트를 형성시켜서 검출하는 방법을 말한다. 예를 들면 사람의 T 세포는 면양 적혈구에 대한 수용체를 가지고 있으며, 이것을 이용하면 말초혈로부터 특이적으로 T 세포를 분리 할 수 있다.

재조합활성화유전자1 및 2(Recombination activating gene 1 and 2(RAG-1 and RAG-2))

RAG-1과 RAG-2 단백질을 지정하는(encoding 유전자. RAG-1과 RAG-2 단백질은 림프구-특이 V(D)J recombinase 구성요소이며, 기능적인 면역글로불린 및 T 세포 수용기 유전자가 형성되는 DNA 재조합에 결정적으로 중요하다. RAG 단백질은 발달 중인 B 및 T 세포에서 발현되며, 재조합 인식 염기서열(re∞mbination recognition squence)에 결합한다. 재조합 인식 염기서열은 잘 보존된 일곱 개의 nucleotide(heptamer: V, D또는 J 지정 서열 인근에 위치)와 뒤따르는 정확히 12개 또는 23개의 비-보존 간격 유지 부분(spacer), 또 그 뒤를 따르는 잘 보존된 아홉 개의 nucleotide(nonamer)로 이루어진다. 그러므로 RAG 단백질은 항원수용기 발현과 B와 림프구의 성숙에 필요하다.

적색속질(Red pulp)

굴모양 혈관(vascular sinusoids)으로 이루어진, 비장의 형태적 및 기능적 구획. 적색속질 안에는 많은 큰포식세포, 가지세포, 드문드문 존재하는 림프구, 그리고 형질세포들이 흩어져 있다. 적색속질의 큰 포식세포는 혈액에서 미생물, 그 외 외래 입자 및 손상된 적혈구를 제거한다.

적응면역(Adaptive immunity)

림프구가 매개하고 감염체(infectious agent)에 대한 노출로 자극 받아 일어나는 면역 형태 신전면역과는 대조적으로, 적응면역은 개별 기대분자에 대한 절묘한 특이성과 같은 미생물에 반복적으로 노출됨에 따라 더욱 강하게 반응하는 '기억'이 그 특징이다.

전신홍반루푸스(Systemic lupus erythematosus; SLE)

여성에서 압도적으로 많이 나타나는 만성 전신 자가면역병으로, 발진(rash), 관절염(arthritis), 사구체신염병(iomerulonephritis), 용혈빈혈(hemolytic anemia), 저혈소판증(thrombocytopenia) 및 중추신경계통 장애가 특정이다. SLE 환자에서는 많은, 다양한 자가항체가 나타나며, 특히 항 DNA 항체가 나타난다. 대부분의 SLE 증상은 자가항체와 그 항원의 면역복합체가 형성되는 것과 이 면역복합체가 여러 다양한 조직의 작은 혈관벽에 침착하는데 기인한다. SLE에서 자기관용이 무너지는 기전에 대해서는 아직 알려지지 않았다.

전환(유전채재조합)(Switch recombination)

면역글로불린 중쇄 종류(class 또는 isotype) 전환의 분자기전. 항체생산 B 세포 내에서 재배열 VDJ 유전자조각이 아래쪽 C 유전자와 재조합하고, 중간에 개재하는 C 유전지는 제거된다. 전환 재조합에서 일어나는 DNA 재조합은 CD40 결합과 cytokine에 의해 유발되며, 각 CH 유전자 자리 5'말단의 intron 내, 전환부위(switch region)으로 불리는 nucleotide 서열이 관여한다.

절정기, 결정인자(Determinant)

항체 또는 T 세포수용기가 결합하는 거대분자 항원의 일부분. T 세포에 대해 결정기란 주조직적합복합체 분자에 결합히는, 단백질 항원의 펩티드 부분으로, T 세포수용기가 이를 인식한다. Epitope와 동의어다.

접촉과민(Coontact(hyper)sensitivity)

특정 화학물질과 접촉했을 때, 피부에 T 세포매개 지연과민반응을 일으키는 성향. 접촉과민을 일으키는 화학물질은 항원체시세포 표면의 자기단백질 또는 자기분자들을 변형시키며, 이를 $CD4^+$ 또는 $CD8^+$T 세포가 인식하게 된다.

정상영역(Constant region)

면역글로불린(H 사슬과 L 사슬) 또는 T 세포 항원 수용체 (α, β, γ, δ 사슬)의 일정한 아미노산 배열을 가진 부위

정제항원[소단위] 백신(Purified antigen(subunit) vaccine)

정제된 항원이나 미생물 소단위(subunit)들로 이루어진 백신. 이런 유형의 백신으로는 디프테리아(diphtheria) 및 파상풍(tetanus) 변형독소(toxoid Pneumococcus 및 Haemophilus influenzae 다당류백신, hepatitis B 바이러스와 influenza 바이러스의 정제 폴리펩티드 백신 등이 있다. 정제항원 백신은 항체 및 도움 T 세포 반응을 일으킬 수 있으나, 세포독성 T림프구 반응은 일으키지 못한다.

제II 주조직적합복합체[MHC] 분자(Class I major histocompatibility complex (MHC) molecule)

항원제시세포의 표면에서, 단백질항원의 펩티드 조각과 결합하여, T 림프구가 인식할 수 있

도록 전시하는 두 가지 다형(polymorphic) 이 종이합체(heterodimeric) 세포막단백질 중 한 유형. 제I MHC 분자는 세포의 세포질에서 유래한 펩티드를 전시한다.

조절 T 세포(Regulatory T cells)

다른 T 세포의 활성화나 작동 기능을 통제하는 T 세포 집단으로, 자기 항원에 대한 관용을 유지하는 데 필요할 수 있다. 대다수의 조절 T세 포는 CD4, CD25, 그리고 FoxP3올 발현한다. 자기 항원을 인식한 결과로 가슴샘에서 발달하는 조절 T 세포는 때로는 "자연(natural)" 조절 T 세포로 불린다.

조직적합성(Histocompatibillity)

개체간의 이식편이 생착할 것인가 여부를 결정 하는 성

조직형검사(Tissue typing)

동종이식(allograft)을 공여자(doner)와 수여자(recipient)의 짝짓기(matching)를 위하여 개인이 발현하는 개별 주조직적합복합체(MHC) 대립유전자(allele)를 결정하는 것. 조직형 검사는 human leukocyte antigen(HLA) typing으로도 불리며, 특정 MHC 유전자 산물에 대한 반응성이 알려진 혈청이 각 개인의 림프구를 도움체-의존 용해를 일으키는지를 본다. 또한 현재는 polymerase chain reaction(PCR) 기법을 이용해 한 개인이 특정 MHC allele을 갖고 있는지 조사한다.

조합 다양성(Combinatorial diversity)

B 세포나 T 세포 발달 중, 면역글로불린과 T 세포수용기 유전자 자리 체세포 DNA 재조합(somatic recombination) 결과로 얻을 수 있는, 가변(variable)조각, 다양성(diversity)조각 및 결합(joining)조각(V, D, 및 J)의 다양한 조합에 의한, 림프구 항원수용기의 다양성을 일컫는 용어. 제한된 수의 유전자조각으로, 수많은 서로 다른 항원수용기 유전자플 생성할 수 있는 기전이다.

조혈(Hematopoiesis)

골수 및 태아의 간에서 다능성(pluripotential) 줄기세포로부터 적혈구, 백혈구, 혈소판을 비롯한 성숙 혈액세포가 발달하는 것. 조혈은 골수 기질세포, T 세포 및 그 외 여러 유형의 세포들이 생산하는 몇 가지 cytokine으로 조절된다.

종양괴사인자(Tumor necrosis factor(TNF))

활성화된 단핵포식세포가 주로 생산하는 cytokine으로, 호중구와 단핵구가 감염부위로 동원하도록 지극하고, 이들을 활성화시켜 미생물을 퇴치하게 한다. TNF는 혈관내피세포를 자극하여 부착분자를 발현하게 하고, 큰포식세포 및 내피세포가 chemokine을 분비하게 한다. 심한 감염이 있을 때는 TNF가 다량으로 생산되며, 다량의 TNF는 발열, 간에 의한 급성기 단백질 합성, 악액질(cachexia)을 비롯한 전신효과를 나타낸다. TNF가 다량 생산되면 혈관 혈전증 및 쇼크를 일으킬 수 있다[패혈쇼크(septic sh∞k)의 임상 증후군].

종양면역(Tumor immunity)

종양 발달로부터 보호해주는 면역계통의 작용. 면역원성 항원을 발현하는 종양은 강한 면역반응을 일으킨다[예: 종양발생(oncogenic)]. 바이러스가 일으키는 종양은 바이러스 항원을 발현한다.

종양-침윤 림프구[Tumor-infiltrating lymphocytes(TILs)]

수술로 제거된 고형종양의 내부 및 그 주변의 염증성 침윤에서 분리한 림프구로, 종양 특이 세포독성 T 림프구와 자연세포독성세포가 풍부하다. 실험적인 암 치료에서는, 종양 환자에서 분리한 TILs을 in vitro에서 고농도의 interleukin-2와 함께 배양하여 증식시킨 후, 환자에게 되돌려준다.

종양-특이 이식항원[TSTA](Tumor-specific transplantation antigen; TSTA)

실험적으로 발생시킨 동물 종양 세포 표면에 발현되는 항원으로, (이 종양을 이식하여)종양 이식면에 대한 면역거부를 유도함으로써 찾을 수 있다. TSTAs는 최초, 화합물로 유발한 설치류 육종(sarcoma)에서 규명되었으며, 세포독성 T 림프구가 매개하는 이식종양 거부를 자극한다.

종자중심(Germinal center)

비장, 림프절 또는 점막 림프계조직 내 림프소포 중심의 엷게 염색되는 부위로, T 세포의존 체액면역반응 중에 형성되며, B 세포 친화력 성숙이 일어나는 부위이다.

주요 조직적합성 복합체 클라스(HI) 제한(MHC Class 1/H restriction)

T 세포는 골수간세포로부터 흉선의 영향하에 성숙 ·분화하여, 자기의 MHC항원을 인식하지 않는 성질을 획득한다. 이와 같이 성숙한 T 세포는 자기 MHC항원과 함께 제공된 항원에 대해서만 반응하는 것을 자기 이외의 MHC 제한이라 한다.

줄기세포(Stem cell)

끊임없이 분열하면서 추가 줄기세포와 여러 가지, 서로 다른 계열의 세포를 만들어내는 미분화세포. 예를 들어, 모든 혈액세포는 골수의 공통 조혈(common hematopoietic) 줄기세포로부터 유래된다.

중앙관용(Central tolerance)

생성("중앙") 림프계기관 안에서 일어나는 자기관용의 한 형태. 미숙 자기반응 림프구가 자기항원을 인식한 결과로, 죽거나 불활성화되어 일어난다. 중앙관용은 골수와 가슴샘 어디에나 존재하는 (ubiquitous ← 따라서 몸 전체에 걸쳐 존재할 것으로 보이는 자기 항원에 대해 높은 친화력의 수용기를 갖는 림프구의 출현을 방지한다. 몇몇 말초 조직 단백질에 대한 중앙 T 세포 관용은 이 단백질들의 가슴샘 내 AIRE-의존 발현으로 생길 수도 있다.

즉시과민(Immediate hypersensitivity)

알레르기병을 일으키며, IgE 및 항원-매개 조직 비만세포 그리고 호염기구 활성화에 의존하는 면역반응 유형. 비만세포와 호염기구는 혈관투과성(따meability) 증가, 혈관확장(vasodilation), 기관지와 내장의(bronchial and visceral) 평활근 수축, 염증 등을 일으키는 매개체를 방출한다.

증폭회로(Amplification loop)

C3가 표적세포의 막상에서 분해됨으로써 형성되는 제 2보체경로의 피드백 루프

지연과민(Delayed-type hypersensitivity; DTH)

T 세포-의존 큰포식세포 활성화 및 염증으로 인해 조직손상이 일어나는 면역반응. 피하주사

된 항원에 대한 DTH 반응은 흔히 세포 매개 면역 분석에 이용된다.(예: Mycobacterium tuberculosis에 대한 면역을 검사하는 purified protein derivative(PPDl 피부시험).

지연형 알레르기(Delayed type hypersensitivity; DTH)

감작된 T 세포에 의해서 전달되는 IY형 알레르기에 관련되는 지연형 피내반응, 병변은 림파구와 대식세포의 공동작용에 의해서 일어난다. 이 반응은 몇 시간 후에 나타나기 시작하여 24~48시간이 최대에 도달하는 홍반과 경결이 특징이다.

지질다당체(Lipopolysaccharide; LPS)

B 세포에 작용하여 증식을 유도하는 분열 촉진인자로서, 그람 음성균 세포벽 유래의 내독소 성분

직접 항원제시[전달](Direct antigen presentation)

이식체(graft)의 항원제시세포가 그 세포표면 동종(allogeneic) 주조직적합복합체(MHC) 분자를 recipieent(수여자)의 T 세포에 제시하여, recipient T 세포의 활성화가 유도되는 것. 이때 항원처리는 필요치 않다. [이처럼 recipient T 세포가] 외래 MHC 분자를 직접 인식하는 것은, 자기 MHC분자 + 외래펩티드를 인식하도록 선택된 여느 T 세포 수용기가 동종(allogeneic)MHC 분자 + 펩티드에 교차반응{cross-reaction)하는 것이다[alloantigens의 indirect entation(간접 동종항원 제시)와 비교].

질종양괴사인자(Tumor necrosis factor; TNF)

주로 대식세포로부터 생산되며, 종양세포에 대해서 세포상해작용을 나타내는 싸이토카인의 하나, 활성화된 T 세포로부터 생산되는 림포카인과 구조적으로 공통성을 가지고 있다.

집락 자극인자(Colony stimulating factors; CSFs)

조혈계 간세포의 분화증식을 제어하는 액성 인자

집락자극인자(Colony-stimulating facfors; CSFs)

골수 progenitor(조상) 세포의 수적 팽창과 분화를 촉진하는 cytokine. CSFs는 적혈구, 과립세포 단핵구 및 림프구의 성숙에 필수적이다.

Granulocyte-monocyte colony-stimulating factor, c-kit ligand 및 interleukin-3이 CSFs이다.

청소세포 수용기(Scavenger receptors)

큰포식세포가 발현하는 세포-표면 수용기 집단. 최초에는 산화 또는 acetyl화 된 저밀도 lipoprotein 업자의 세포내 이입을 매개하는 수용기로 알려졌으나, 또한 다양한 미생물과 결합하여 포식을 매개한다.

체세포 돌연변이(Somatic mutation)

면역글로불린의 특이성을 담당하고 있는 가변부의 다양성을 설명하는 이론의 하나. 개체발달 도중에 발생한 미숙 림파구 집단 중에서 면역글로불린의 V영역에 돌연변이가 일어나서 다종 다양한 특이성을 가진 Y유전자를 생성하는 것

체세포[유전자]재조합(Somatic recombination)

림프구 발달 도중에 항원수용기 가변부위지정 유전자가 형성되는 DNA 재조합 과정. 비교적 제한된 수의, 서로 떨어져 있는, 물려받은 대로의(gem vine) [가변부위 유전자조각] DNA 염

기서열들이 그들 사이에 개재된 중간 염기서열들의 효소적 제거 및 재연결로 하나로 이어진다. 이 과정은 발달 중인 B 또는 T림프구에서만 일어난다.

체세포과다돌연변이(Somatic hypermutation)

종자중심 B 세포에서 일어나는 면역글로불린 중쇄 및 경쇄의 고-빈도 점돌연변이. 항원에 대한 항체 친화력의 증가를 일으키는 돌연변이는 그 항체를 생산하는 B 세포에 선택적 생존우위를 부여하여, 체액면역 반응의 친화력 성숙으로 이어진다.

체액면역(Humoral immunity)

적용면역반응의 한 유형으로 B림프구가 생산하는 항체가 매개한다. 체액면역은 세포외 미생물 및 그 독소에 대항하는 주 방어기전이다.

체액성의(Humoral)

혈청 또는 림프액을 비롯한 세포외액성 인자의 총칭

초급성 거부[반응](Hyperacute rejection)

동종이식(allograft) 또는 이종이식(xenograft) 거부의 한 형태. 이식 후 수 분 내지 수 시간 내에 시작되며, 이식조직 혈관의 혈전 폐쇄(thrombotic occlusion)가 특징이다. 초급성 거부반응은 수여자(recipient)의 순환계통 내에 이미 생성되어 있는 수여자(donor) 내피 항원-혈액형 항원 또는 주조직적합항원 복합체분지와 결합하는 항체가 매개한다.

초항원(Superantigen)

특정 Vβ, T 세포수용기(TCR) 유전자 set(또는 집단)을 발현하는, 모든 T 세포와 결합하고 활성화시키는 단백질. 초항원은 항원제시세포 표면 제 II 주조직적합적합체 분자의 비 다형(nonpolymorphic) 부위에 결합함으로써 T 세포에 제시되어, TCR Vβ, 영역의 보존된 부위와 상호작용한다. 몇 가지 포도알균 enterotoxin은 초항원이다. 이들의 중요성은 이들이 많은 T 세포를 활성화시킴으로써 다량의 cytokine이 생산되어, 패혈쇼크(septic shock)와 유사한 toxic shock syndrome(독소충격 중후군)이라는 임상증상을 일으키는 것이다.

친화력 성숙(Affinity maturation)

체액면역반응의 진행과 함께 단백질항원에 대한 항체 친화력 증가가 일어나는 과정 친화력 성숙은 면역글로불린 유전자의 체세포 돌연변이(somatic mutation)와 이에 따른 가장 높은 친화력의 항체를 생산하는 B 세포의 선택적 생존의 결과이다.

친화력(Affinity)

어떤 분자(예: 항체)의 개별 결합부위와 그 ligand (예: 항원) 사이의 결합의 세기 해리상수(Kd)로 표시하며. Kd가 작을수록 강한 혹은 고-친화력 상호작용을 뜻한다.

친화성(Affinity)

항원결정기와 항체결합부위간의 결합력

친화성의 성숙(Affinity maturation)

면역이 경과함에 따라 항체 친화성이 상승하는 것

캡핑(Capping)

세포 표면상의 분자 또는 수용체가 항체를 가함으로써 국소적으로 집합하는 것

케모키체시스(Chemokinesis)

세포의 유주성을 비특이적으로 활성화시키는 것

코브라 독 인자(Cobra venom factor)

코브라 독에 섞여 있으며, 보체의 제 2 경로를 무제한으로 활성화하는 작용이 있다. 코브라의 C3c로 생각된다. 포유동물의 B 인자와 반응하여 억제인자의 제어를 받지 않는 강력한 C3 전환효소를 형성한다.

콘카나발린 A(Concanavalin A)

T 세포에 작용하여 증식을 유도하는 마이토젠

쿠퍼세포(Kupffer cells)

간의 동일한 혈관 내피측에서 탐식기능을 하는 세포

클라스 전환(Class switching)

면역글로불린의 H 사슬의 정상영역을 코드하는 유전자와 엑손이 그 사이사이에 인트론을 개재하여 나열되고, 이것이 차례로 선택되어 가변부영역의 유전자와 결합하여 각 클라스 특유의 H 사슬이 형성된다. 이것이 L 사슬과 결합하여 각 아이소타입의 면역글로불린이 형성된다. 이 과정을 클라스 전환이라 한다.

클론(Clone)

유전적으로 동일한 성질을 가진 생물 또는 세포의 계통, 면역학에서 하나의 클론에 속하는 세포는 동일한 특이성을 갖는다.

클론선택(Clonal selection)

면역계통의 기본적인 특성으로, 모든 사람은 수많은 클론-유도된 림프구를 보유하며, 각 클론은 단일 전구세포에서 유래, 개별 항원결정기를 인식하고 반응할 수 있다는 사실에 근거한다. 항원이 체내에 들어오면, 그 항원은 자신에 특이한 기존 클론 하나를 선택하고 활성화 시킨다.

클론성 무시(Clonal ignorance)

림프구 무반응의 한 유형으로, 자기항원에 대해 특이한 림프구가 살아 있고 기능을 다할 수 있음에도 불구하고, 면역계통이 자기항원을 무시하는 것

키닌(Kinins)

평활근의 수축, 혈관 확장과 투과성을 항진하는 약리 활성을 가진 폴리 펩타이드의 총칭

키메리즘(Chimaerism)

한 개체 속에 유전적으로 다른 개체의 세포가 섞여 있는 상태

탈과립(Degranulation)

비만세포나 호염구에 일어나는 Fc 수용체의 가교를 기회로 하는 과립의 유리, I형 알레르기의 세포가 섞여 있는 상태

탈민감(Desensitization)

즉시과민병(예: 알레르기)을 치료하는 한 방법으로, 환자가 알레르기를 보이는 항원을 적은 용량으로 반복 투여하는 것 종종 이 과정으로 이후 환경에서 항원에 노출되었을 때, 심한 알

레르기 반응을 방지할 수 있지만, 그 기전에 대한 이해는 아직 부족하다.

탐식작용(Phagocytosis)

세포가 커다란 입자를 세포질 속에 있는 식공포(phagosome)로 둘러싸는 과정

탐음작용(Pinocytesis)

액성 또는 고분자물질이 세포내로 포획되어가는 과정

토리콩팥염, 사구체신염(Glomerulonephritis)

콩팥시구체의 염증으로, 대개 면역병리학적 기전사구체 기저막 내에 순환 항원-항체 복합체의 침착 사구체 발현 항원에 대한 항체 결합 등-으로 유발된다. 항체는 도움체 및 포식세포를 활성화시켜 염증반응을 일으키고, 이는 콩팥 기능상실(failure)로 이어질 수 있다.

특이성(Specificity)

적응면역계통의 중요한 특성. 면역반응이 개별 항원 또는 거대분자항 원의 작은 부분들을 구별할 수 있는 능력을 일컫는다. 이러한 미세한 특이성은 구조가 조금만 달라도 결합하지 않는 림프구 항원수용기의 특성덕분이다.

파라토피(Paratope)

항체분자상에서 항원결정기와 반응하는 결합부위

파브리시우스 낭(Bursa of Fabricius)

조류에서 B 세포를 분화성숙시키는 기능을 가진 상피조직으로서, 림파구를 많이 가지고 있다. 총배설관 가까이에 위치한다.

패혈쇼크(Septic shock)

혈류로 파급된(sepsis) 심한 그람음성 세균 감염의 종종 치명적인 합병증. 혈관기능정지(vascular collapse), 파종 혈관내 응고(disseminated intravascular coagulation) 및 대사장애(metabolic disturbances)가 특징이다. 이 증후군은 세균 지질다당 질(LPS)과 종양괴사인자(TNF), interleukin-12(IL-12), IL-1을 비롯한 여러 cytokine의 효과에 기인한다. 패혈 쇼크는 내독소 쇼크 (endotoxin shock)로도 불린다.

표현형(Phenotype)

개체에 최종적으로 표현되는 유전형질(유전자형을 참조)

프로스타글란딘(Prostaglandins)

아리키돈산의 약리적 유도체로서, 면역반응이나 세포의 이동성을 조절하는 작용이 있다.

프로인트 아쥬반트(Freund's adjuvant)

계면활성제를 가한 유동파리핀이며, 항원액과 혼합·현탁시켜 투여하면 비특이적으로 면역반응을 증강시킬 수가 있다. 이것에는 결핵사균이 함유된 프로인트 완전아쥬반트(FCA)와 함유되지 않은 프로인트 불완전 아쥬반트(FIA)가 있다.

플라크 형성세포, 용혈반 형성세포(Plaque forming cell; PFC)

보체 존재하에 그 주변의 적혈구를 용혈시킴으로써 시험관내에서 검출되는 항체생산세포

피부면역계통(Cutaneous immune system)

피부에서 볼 수 있는 선천 및 적응면역 계통의 구성요소들로, 함께 특별한 방법으로, 피부를

통해 들어오는 항원을 검색하고 반응한다. 피부면역 계통의 요소는 각질세포(keratinocyte), Langerhans세포, 상피내(intraepitheliaI) 림프구 및 진피(dermal) 림프구가 있다.

피부반응검사(Skin test)

항원 또는 알러젠을 주사하거나 접촉한 후에 피부에 나타나는 반응

하이브리도마(Hybridoma)

정상 림프구와 불멸화 종양림프구의 세포융합[체성세포(somatic cell) hybridization]으로 얻은 세포주. 특정 항원에 대해 알려진 특이성을 가진 정상 B 세포와 myeloma 세포주의 융합으로 생성된 B 세포 hybridoma는 단클론항체 생산에 이용된다. 특이성이 알려진 정상 T 세포와 종양 T 세포주를 융합하여 얻는 T 세포 hybridoma는 주로 연구용으로 이용된다.

하플로타입(Haplotype)

하나의 염색체상에 존재하는 유전자의 세트

합텐(Hapten)

작은 분자로서 항원결정기는 가지고 있으나 그것만으로는 항체 생산을 유도할 수 없다. 항체 생산을 유도하기 위해서는 운반체를 필요로 한다.

항상성(Homeoslasis)

적응면역계통에서, 미생물항원에 대한 반응 중에 일어날 수 있는 새로운 림프구의 출현과 개별 클론의 엄청난 팽창에도 불구하고, 일정한 림프구 수 및 다양한 림프구 레퍼토리를 유지하는 것. 항상성은 잘 조절된 림프구 생산, 죽음 및 불활성화 경로로 유지된다.

항원(Antigen)

항체 또는 T 세포 항원수용기(TCR)에 결합하는 분자. 항체와 결합하는 항원은 모든 종류의 분자를 포함한다. 대부분의 TCR은 오로지, 주조직적합복합체 분자와 복합체를 이룬 펩티드 조각하고만 결합한다. 펩티드 ligand와 펩티드가 유래한 자연 단백질 모두, T 세포항원이라고 부른다.

항원(Antigen)

항체생산을 유도하고, 항체와 특이적으로 반응하는 분자

항원보강제, 애주번트(Adjuvant)

항원과는 다른, 별도의 물질로 항원에 노출된 부위에 항원제시세포가 많이 모이게 하고, 항원제시세포의 costimulator 및 cytokine 발현을 증대시켜 T 세포 활성화를 증진시킨다.

항원의 처리(Antigen precessing)

항원이 항원제시세포에 포착되어 T 세포에 제공될 때까지의 세포내 처리과정

항원제공(제시)세포(Antigen-presenting cells; APC)

항원을 T 세포에 제공하고, T 세포의 활성화를 야기시키는 기능을 가진 세포군

항원제시 ; 제공(Antigen. presentation)

항원제공세포에 의해서 이루어지며, T 세포가 항원을 인식하는데 필요한 과정, T 세포는 항원제공세포에 의해서 처리되고, 그 세포 표면에 표현된 항원을 인식한다.

항원제시[전달](Antigen presentation)

주조직적합복합체 분자에 결합된 펩티드가 항원제시세포 표면에 전시되는 것. 이로써 T 세포 수용기가 이를 특이하게 인식할 수 있게 되어, T 세포의 활성화가 일어난다.

항원제시세포(Antigen-presenting cell; APC)

단백질항원의 펩티드 조각을 세포 표면의 주조직적합복합체(MHC) 분자에 결합시켜 전시함으로써 항원 특이 T 세포를 활성화시키는 세포, T림프구의 최적 활성화를 위해서 APcs는, 펩티드-MHC 복합체 전시뿐만 아니라, costimulator 분자를 발현해야 한다.

항원처리(Antigen processing)

세포 밖 공간 또는 cytosol 유래 단백질 항원의 세포내 펩티드 전환 및 T 림프구 전시를 위한 주조직적합복합체 분자에 싣기

항체 의존성 세포독성(Antibody-dependent cell-mediated cytotoxicity)

면역글로불린 G에 대한 Fc 수용체를 가진 세포가 표적세포에 결합한 특이항체의 Fc 수용체를 개재하여 표적세포를 상해하는 반응

항체(Antibody)

당단백질의 일종으로 면역글로불린(Ig)으로도 불리며, 항원과 결합한 B림프구가 생산한다. 대개 고도의 특이성과 높은 친화력을 갖고 있다. 항체구조의 기본단위는 동일한 두 개의 중쇄(heavy chain)와 동일한 두 개의 경쇄(light chain)로 이루어진다. 중쇄와 경쇄의 아미노-말단의 가변 부위는 항원결합 부위를 이루는 반면, 중쇄 carboxy-말단의 일정 부위는 면역계통의 다른 분자들과 기능적으로 상호작용한다. 누구의 몸 안에나 수백만 종의, 각각 고유한 항원-결합 부위를 갖는, 서로 다른 항체가 존재한다. 분비항체는 항원 중화, 도움체 활성화, 그리고 포식촉진과 미생물파괴 등 다양한 작동기능을 수행한다.

항체(Antibody)

항원에 대응해서 생산되는 단백질분자이며, 그 항원과 특이적으로 결합하는 능력을 가진 면역글로불린, 항원 항체 반응에 의해서 여러 가지 생체반응이 일어난다.

항체되먹임[기전](Antibody feedback)

이미 분비된 IgG 항제가 항체생산을 하향조절하는 기전. 항원-항체 복합체가 B 세포 세포막 면역글로불린(Ig) 및 Fcγ 수용기와 동시에 결합할 때 일어난다. 이 상태에서, Fcγ 수용기의 세포질꼬리가 B 세포에 억제신호를 전달한다.

항체생산세포(Antibody-forming cells; AFC)

형질세포를 말한다.

항체-의존 세포-매개 세포독성(Antibody-dependent cell-mediated cytotoxicity; ADCC)

자연세포독성(NK)세포가 IgG로 도포된 세포를 공격하여 세포용해를 일으키는 과정. IgG의 일정 부위에 대한 특이수용기 FeyRIII(CD16)로 불림-가 NK 세포의 세포막에 발현되어, IgG와의 결합을 매개한다.

항혈청(Antiserum)

항원으로 면역된 개체의 혈청으로 그 항원에 특이한 항체를 함유한다.

핵형(Karyotype)

염색체 조직의 특성을 염색체의 수 및 형태에 의해서 나타낸 것. 염색체간의 전파 또는 특정 염색체의 결손 등에 의한 동종내 염색체 구조 이상을 탐식할 때 사용된다.

혈관작용성 아민(Vasoactive amines)

히스타민이나 세로토닌 등의 화학전달물질을 말한다. 이것은 기관지평활근이나 내피세포에 작용하는 호염구, 비반세포, 혈소판 등에 의해 생산된다.

혈소판 활성화 인자(Platelet activating factor; PAF)

혈소판의 응집을 촉진하는 인자, 호염구에 의해서 생산된다.

혈청(Serum)

혈액 또는 혈장이 응고한 후에도 액체 상태로 남아 있는, 세포가 들어 있지 않은 액체. 혈액항체는 이 혈청부분에 있다.

혈청병(Serum sickness)

다량의 단백질항원이 혈액 내에 주입되어 발생하는 병으로, 항원항체(immune) 복합체가 혈관벽, 특히 신장과 관절의 혈관에 침착되는 것이 특징이다. 면역복합체의 침착으로 도움체 활성화 및 백혈구의 동원이 일어나 사구체신염과 관절염이 발생한다. 혈청병은 최초, diphtheria를 예방하기 위해 말 혈청항독소 항체를 함유 주사 받은 환자에서 일어나는 질환이었다. 이 환자들은 말 단백질에 대한 항체를 생산하고, 이에 따라 이 항체와 주입된 항원으로 이루어지는 면역복합체가 형성된다.

혈청전환(Seroconversion)

감염 과정에서 또는 예방접종에 대한 반응으로, 미생물-특이 항체가 생산되어 혈청 내에서 검출되는 것

혈청학(Serology)

혈액(혈청) 항체 및 이들이 항원과 반응하는 것을 연구하는 학문. 혈청학(serology)이라는 용어는 혈청 내에서 미생물-특이 항체를 검출하여 감염병을 진단하는 것을 뜻하기도 한다.

혈청형(Serotype)

혈청학적 검사(즉, 혈청항체)로 서로 구별되는 별개의 항원을 가산 감염미생물 한 종(species) 내 소집합(subset). 한 미생물 혈청형에 대한 체액면역반응은(그 미생물의) 다른 혈청형에 대해 보호를 제공하지 못 할 수 있다(예: influenza virus).

협동작용(Synergism)

두 종류 이상의 세포가 협조적으로 작용하는 것

형광표지세포 분리기(Fluorescence-activated cell sorter; FACS)

Flow cytometer의 적용법 한 가지. 어느 형광 probe가 얼마나 많이, 세포에 결합하는지에 따라 혼합세포집단으로부터 세포를 정제(분리) 하는 방법. 먼저 세포를 형광-표지 된 probe어느 한 세포집단의 표면 항원-특이 항체 등-로 염색한다. 다음, fluorimeter의 laser생성 입사광선 속으로 세포가 한 개씩 통과할 때, 그 형광신호의 크기에 비례하여 세기 및 방향이 변하는 전자장에 의해 세포마다 진행 방향이 달리 굴절되어, 각 세포는 각각 다른 곳으로 보내진다.

형질세포(Plasma cell)

B 세포가 분화 · 성숙한 최종단계의 세포로서, 항체를 합성 분비 한다.

호산구(Eosinophil)

골수유래 과립세포로, 즉시과민 후기반응(late phase reaction)의 염증성 침윤 내에 많이 나타난다. 많은 알레르기병의 발병과정에 기여한다. 호산구는 연충과 같은 세포의 기생충 방어에 중요하다.

호염기구(Basophil)

골수에서 유래하는 순환 과립백혈구의 한 유형으로, 비만세포의 과립에 포함된 것과 동일한 종류의 여러 염증매개체를 함유하고 있는 과립과 고-친화력 IgE Fc 수용기 발현 등, 비만세포와 구조적 및 기능적 유사성을 갖고 있다. 항원이 있는 조직 부위로 동원된 호염기구는 즉시과민반응에 기여할 수 있을 것이다.

혼합백혈구반응(Mixed lymphocyte reaction/mixed lymphocyte culture, MLR/MLC)

동종 MHC를 표현하는 자극세포에 반응하여 림파구가 유약한 아세포를 형성하는 반응. T 세포에 의한 동종항원의 인식을 측정하기 위해 사용된다.

화학쏠림성, 화학주성(Chemotaxis)

화학적 농도경사에 따라 일어나는 세포의 이동. 림프구, 다형핵백혈구, 단핵구 및 그 외 백혈구들의 여러 조직으로의 이동은 대개 chemokine 농도경사로 인도된다.

화학주화성(Chemotaxis)

주화성 인자의 자극에 의해 호중성구가 자극되고, 그 인자의 농도경사에 따라서 조직내에 침윤, 집적되어 가는 현상

활성화-유도 deaminase(Activation-induced deam inase; AID)

면역글로불린(Ig) isotype 전환-재조합 및 Ig 가변부위 고도 체세포 돌연변이에 필요한 효소 AID 결핍은 한 유형의 hyper IgM 증후군을 일으킨다.

황체레퍼토리(Antibody repertoire)

한 개체 내에서 발현되는 서로 다른 모든 항체특이성의 집합

황체-분비 세포(Antibody-secreting cell)

분화를 거쳐 분비형의 Ig를 생산하게 된 B 림프구. 항체-분비 세포는 항원에 대한 반응으로 생성되며 비장과 림프절의 림프소포(Lymphoid follicle) 뿐만 아니라, 골수 안에도 거주한다. 형질세포(plasma cell)는 전형적인 항체분비 세포이다.

회귀성 이디오타입(Recurrent idiotype)

서로 다른 동물 또는 세포계가 특이항원에 대해서 반응할 때 나타내는 이디오타입

효과세포(Effector cells)

면역효과 발현에 직접 관여하는 림파구 또는 식세포

효소면역측정법(EIA)

효소를 표지한 반응물질을 사용하여 항체 또는 항원의 농도를 측정하는 방법

효소면역측정법(Enzyme-linked immunosorbent assay; ELISA)

고체(solid) 표면에 항원을 고정시키고(immobilized), 공유결합으로 효소에 연결된 특이항체를 이용하여 항원 양올 측정히는 방법. (시료에) 있는 항원의 양은 그 항원에 결합하는 항체의 양에 비례하므로, (항원항체 결합 후) 항체에 연결된 효소가 무색의 기질을 유색 산물로 전환시키는 양을 분광광도계로 측정하여 항체의 양을 알아냄으로써, 항원 양을 잰다.

후천면역결핍 증후군(Acquired immunodeficiency syndrome; AIDS)

후천면역결핍(Acquired immunodeficiency)

출생 후에 감염 영양실조, 혹은 면역세포를 고갈시키는 치료법들 때문에 얻게 되는 면역계통의 결핍으로 유전적 결함과는 무관하다.

흉선의존성/흉선비의존성항원(T-dependent/ T-independent antigens)

항원자극에 의해 B 세포가 항체생산세포를 분화할 때, T 세포, 특히 보조 T 세포의 관여를 필요로 하는 항원을 흉선의존성 항원이라 한다. 한편 보조 T 세포의 관여 없이 B 세포 항체생산세포로 분화시키는 항원을 흉선비의존성 항원이라 한다.

히스타민(Histamine)

비만세포의 과립에 저장된 혈관활성 아민(amine)으로, 즉시과민의 중요한 매개체들 중 하나이다. 히스타민은 다양한 조직의 특이 수용기에 결합하여, 혈관투과성과 기관지 및 창자 평활근의 수축을 증가시킨다.

히스타민(Histamine)

혈관확장 작용, 평활근수축 작용, 세포분비항진작용을 가진 혈관작동성 아민이며, 비만세포 또는 호염구로부터 유리된다.

chapter

찾아보기(한글)

chapter

찾아보기(영문)

N

P

R

S

T

임상 면역학

1998년 2월 25일 1판 발 행
2010년 3월 15일 2판 발 행
2013년 7월 20일 2판 2쇄 발 행
2016년 2월 20일 2판 3쇄 발 행

정가 30,000 원

저 자 : 권혁한 · 김미경 · 김은중 · 김진각 · 박기호
박은석 · 성희경 · 엄용빈 · 윤중수 · 이영종
이재식 · 정우복 · 조혜경 · 허지혜

발 행 자 : 최병진

발 행 처 : 도서출판 고 려 의 학
(02880) 서울 성북구 성북로9길 1 보문빌딩 3층
Tel. 765-0333, 0337
Fax. 743-2288

ISBN 987-89-7043-758-3
등록번호 : 제 1-519호 1978. 6. 29.